耳鼻咽喉疾病诊治

主编　刘德刚　代　兵　刘爱华　刘英娟
　　　陈　珂　时　宁　王东海　李春燕

中国海洋大学出版社
·青岛·

图书在版编目（CIP）数据

耳鼻咽喉疾病诊治 / 刘德刚等主编. 青岛：中国海洋大学出版社，2024.6. -- ISBN 978-7-5670-3893-6

Ⅰ．R76

中国国家版本馆CIP数据核字第2024JP9927号

Diagnosis and Treatment of Otorhinolaryngology Diseases

出版发行	中国海洋大学出版社
社　　址	青岛市香港东路23号　　　　　邮政编码　266071
出 版 人	刘文菁
网　　址	http://pub.ouc.edu.cn
电子信箱	369839221@qq.com
订购电话	0532-82032573（传真）
责任编辑	韩玉堂　李　燕　　　　　　　电　　话　0532-85902349
印　　制	日照报业印刷有限公司
版　　次	2024年6月第1版
印　　次	2024年6月第1次印刷
成品尺寸	185 mm×260 mm
印　　张	25.25
字　　数	640千
印　　数	1～1000
定　　价	198.00元

发现印装质量问题，请致电0633-8221365，由印刷厂负责调换。

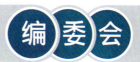

前 言
FOREWORD

　　耳鼻咽喉疾病不仅影响着人们的健康,更是对人们的日常生活造成了极大的威胁。因此,对耳鼻咽喉疾病的深入研究和有效治疗,无疑是医学界面临的重要课题。随着科技的进步和医学的发展,人们对耳鼻咽喉疾病的认识越来越深入,诊治手段也日益丰富和精准。同时,新的药物和手术技术的出现,也为耳鼻咽喉疾病的治疗提供了新的可能。然而,尽管医学已经取得了显著的进步,但耳鼻咽喉疾病的诊治仍面临着诸多挑战。一方面,这些疾病的种类繁多、病因复杂且症状各异,使得诊断和治疗变得困难重重。另一方面,耳鼻咽喉疾病的发病率也在逐年上升,给医疗系统带来了沉重的负担。因此,我们需要继续加大对耳鼻咽喉疾病的研究力度,探索新的诊治方法,提高治疗效果,减轻患者的痛苦。《耳鼻咽喉疾病诊治》一书在此背景下应运而生。

　　本书以耳鼻咽喉科常见病为主要内容,分别从疾病的病因、发病机制、临床表现、诊断与鉴别诊断、治疗等方面展开了详细的论述,重点介绍新成果、反映新进展、展示新趋势。本书内容翔实,语言精练,重点突出,既顺应了现代医学的发展需要,又能强化耳鼻咽喉科医务人员的基本技能,还能提高耳鼻咽喉科医师的诊治水平,是一本对耳鼻咽喉科临床工作者大有裨益的参考书。

　　总的来说,耳鼻咽喉疾病诊治是一个充满挑战与机遇的领域。我们需要在探索中不断前行,以科技为引领,以患者为中心,努力提升诊治水平,为人们的健康保驾护航。希望本书的出版能够为耳鼻咽喉科疾病诊治做出贡献,也盼望广大读者批评指正。

《耳鼻咽喉疾病诊治》编委会

2024 年 4 月

目 录
CONTENTS

第一章

耳的应用解剖学及生理学

第一节　耳的应用解剖学

按解剖部位可将耳分为外耳、中耳、内耳三部分。外耳包括耳郭及外耳道。中耳包括鼓室、鼓窦、乳突及咽鼓管。内耳分骨迷路及膜迷路,膜迷路藏于骨迷路内,分为耳蜗、前庭及半规管。中耳及内耳皆位于颞骨内。其具体结构见外、中、内耳剖面图(图 1-1)。

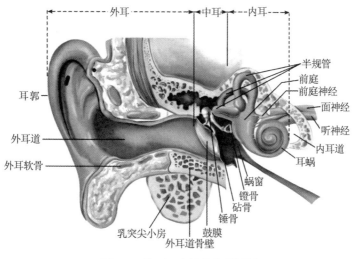

图 1-1　外、中、内耳结构剖面图

一、外耳

外耳包括耳郭、外耳道。外耳道起源于第一鳃沟,外胚层上皮向深部扩展成原始外耳道。围成外耳门的是第一鳃弓的后缘和第二鳃弓的前缘,从这两个鳃弓产生耳郭。

(一)耳郭

人的耳郭虽较某些低等哺乳动物的小并且多数不能活动,但仍有收集声波的功能。双侧耳郭协同集声对判断声源方向有帮助。其表面凹凸不平呈喇叭形,故有其自身的滤波特性,可随声波的入射角不同而改变声音的特性。

耳郭除耳垂外均由弹性软骨组成，外形似贝壳，一般两侧对称。耳郭借韧带、肌肉、软骨和皮肤附着于头颅侧面，一般与头颅约成 30 度夹角。耳郭卷向外面的游离缘名耳轮，起于外耳门（外耳道口）上方的耳轮脚。耳轮的前方有一与其大致平行的弧形隆起，名对耳轮，其上端分叉成为对耳轮脚。耳轮与对耳轮之间有一狭窄而弯曲的凹沟，名舟状窝或耳舟。对耳轮前方深大的窝名为耳甲，它被耳轮脚分为上下两部，上部名耳甲艇，下部名耳甲腔，耳甲腔通入外耳门。佩戴助听器时，耳甲艇和耳甲腔是插入耳模的部位，尤其是耳模耳甲艇部分若未嵌入其内，使声音从其四周泄露将引起助听器啸叫。外耳门前方有一突起名耳屏。对耳轮前下端与耳屏相对的突起名对耳屏。耳屏与对耳屏间的凹陷名耳屏间切迹。对耳屏的下方无软骨的部分名耳垂。

耳郭的神经支配复杂，有来自脑神经的三叉神经、面神经、舌咽神经和迷走神经的分支，以及来自颈丛的耳大神经和枕小神经的分支。其中耳大神经是支配耳郭的主要神经，因此，在施行耳郭固定术、皱纹切除术和腮腺手术时，应尽可能保留耳大神经。

耳郭血供丰富，由颈外动脉分支供应。耳郭前面主要由颞浅动脉分支供应，耳郭后面主要由耳后动脉的分支供应。耳后动脉有小分支穿过耳郭软骨与耳郭前面的颞浅动脉分支相吻合。耳郭静脉与动脉伴行，回流至颞浅静脉和耳后静脉。颞浅静脉汇入耳后静脉，最后汇至颈内静脉。耳后静脉汇入颈外静脉，有时耳后静脉经乳突导静脉与乙状窦交通，因此，外耳感染可以引起颅内并发症，但极罕见。

(二)外耳道

外耳道为一个一端封闭的管腔，由耳甲腔到鼓膜，是长为 25～35 mm 的稍弯曲管道，外 1/3 为软骨部，内 2/3 为骨部。两部交界处管腔最窄称峡部。新生儿外耳道只有软骨部，骨部以后逐渐生长。

外耳道的皮肤较薄，与软骨膜和骨膜粘连较紧，所以当外耳道皮肤炎症肿胀时，疼痛较剧。软骨部皮肤含有类似汗腺构造的耵聍腺，能分泌耵聍，并富有毛囊和皮脂腺。

胚胎期如第一、二鳃弓发育障碍，可引起耳郭畸形，发生耳郭缺如、副耳郭、小耳、巨耳、耳前瘘管等。第一鳃裂未闭合，则可发生鳃裂囊肿或瘘管。瘘管内口位于峡部下壁，少数可通入中耳，外口位于胸锁乳突肌前缘下颌角平面。

外耳道的血液供应有颞浅动脉、耳后动脉及上颌动脉耳深支。颞浅动脉居耳轮脚前，切开皮肤后，易找到该动脉。

外耳的感觉神经分布较丰富，来自三叉神经、迷走神经、面神经、舌咽神经的分支和来自颈丛的耳大神经和枕小神经。

外耳的淋巴引流至耳郭周围淋巴结。耳郭前的淋巴流入耳前淋巴结与腮腺淋巴结，耳郭后的淋巴流入耳后淋巴结，耳郭下部及外耳道下壁的淋巴流入耳下淋巴结、颈浅淋巴结及颈深淋巴结上群。

二、中耳

中耳介于外耳与内耳之间，包括鼓室、咽鼓管、鼓窦、乳突 4 个重要部分。中耳是声波传导的主要部分，结构虽小，但极为重要。

(一)鼓室

鼓室为颞骨内的一个含气空腔，形似六面体小盒。位于鼓膜与内耳外侧壁之间，向前借咽鼓管与鼻咽部相通；向后借鼓窦入口与鼓窦、乳突气房相通，其容积为 1～2 mL。鼓室分为三部分：

位于鼓膜紧张部上缘平面以上的部分,名上鼓室;位于鼓膜紧张部上、下缘平面之间的部分,名中鼓室;位于鼓膜紧张部下缘平面以下的部分,名下鼓室。鼓室的上下径约为 14 mm,前后径约为 11 mm,内外径为 2～6 mm,以鼓岬与鼓膜处内外径最短。

鼓室内容包括听小骨、肌肉、韧带、神经及血管。鼓室黏膜薄,血运丰富,覆盖鼓室骨壁、鼓膜内面及上述内容物表面,形成许多皱襞和小隐窝,隐窝开口皆向鼓室。

听小骨由锤骨、砧骨和镫骨连接而成听骨链(图 1-2),肌肉包括鼓膜张肌和镫骨肌,神经包括鼓室丛、面神经和鼓索神经,动脉血液主要来自颈外动脉,静脉流入翼静脉丛和岩上窦。

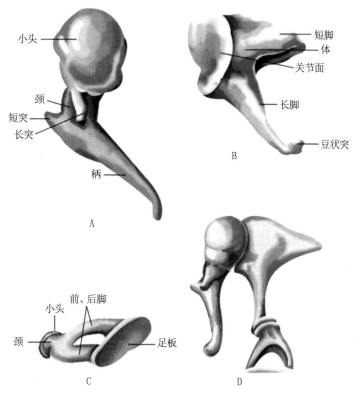

图 1-2　听小骨
A.锤骨;B.砧骨;C.镫骨;D.听骨链

(二)咽鼓管

咽鼓管为沟通鼓室与鼻咽的通道,全长为 31～38 mm,平均为 36 mm,由骨部(外 1/3)和软骨部(内 2/3)构成(图 1-3)。

咽鼓管的鼓室端开口称为鼓室口,位于鼓室前壁的上部、鼓膜张肌半管之下。鼻咽端的开口称为咽口,位于鼻咽侧壁,在下鼻甲后端之后 1 cm 处。咽鼓管在咽口处最宽,向外端逐渐变窄,在骨部和软骨部交界处最窄,称为峡部,内径为 1～2 mm,从峡部向鼓室口处又逐渐增宽。小儿咽鼓管较短,管腔较大,管的长轴与水平面交角小,近于水平,故鼻咽部炎症易经此管侵入鼓室而引起急性中耳炎。

正常情况下,在静息状态时,咽鼓管由于软骨的被动弹性和周围组织的压力而关闭,在吞咽、打哈欠时,由于邻近有关肌肉的收缩,使咽鼓管软骨部张开。与咽鼓管功能有关的肌肉有腭帆张肌、腭帆提肌、咽上缩肌和咽鼓管咽肌。

3

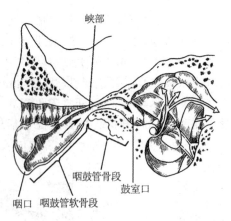

峡部

咽鼓管骨段

鼓室口

咽口 咽鼓管软骨段

图 1-3　咽鼓管

(三)鼓窦

鼓窦为鼓室后上的含气腔,是鼓室与乳突气房间相互交通的枢纽。出生时即有,其变异较大,为乳突手术中应注意的重要标志。新生儿因乳突未发育,其位置较浅较高,居外耳道上方,距骨皮质仅 2～4 mm。成人距乳突筛区 10～15 mm,其大小及形状随乳突气化程度而不同,偶有因未发育或幼时炎症而无鼓窦,手术时应注意。鼓窦通上鼓室有 6 mm 圆形口,称鼓窦口。

(四)乳突

乳突位于颞骨后下部。乳突中含有气房,这些气房有重要的临床意义。出生时鼓窦已经存在,而乳突尚未发育,呈海绵状骨质,周岁时乳突才初具规模。乳突的气化通常始于胚胎后期,在婴幼儿时期及儿童期继续进行。

大多数乳突气房来自鼓窦的气化,小部分直接从下鼓室向内侧气化,经面神经管垂直段到达乳突区,因此有时面神经垂直段骨管可有裂缝。成人正常乳突含有许多蜂窝状气房,气房的大小和多少因人而异,在乳突的前、上部者一般较大,在下部者一般较小。

乳突气房后界与乙状窦和小脑相邻,向上借鼓室盖与大脑颞叶相邻。根据乳突气化的情况可将乳突分为 4 种类型(图 1-4)。

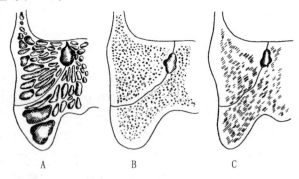

A　　　　B　　　　C

图 1-4　乳突类型

A.气化型;B.板障型;C.硬化型

1.板障型

气房小而多,类似颅骨的板障结构,骨皮质较厚。

2.气化型

乳突全部气化,气房发育完全,整个乳突由互相沟通的气房及与鼓窦相通的气房构成。气房较大,气房之间分隔的骨壁较薄,乳突外形也较大。由于此型乳突骨皮质较薄,感染时骨皮质易因炎性破坏而穿破,引起乳突表面的骨膜下脓肿,尤以小儿多见。

3.硬化型

乳突气房没有发育,乳突为致密的骨密质构成,鼓窦存在,但常较小。此型占9.71%,双侧者占3.88%。

4.混合型

以上3型中任何2型或3型同时存在者。

三、内耳

内耳又称迷路,外有骨壳,名骨迷路,位于颞骨岩部内。骨迷路内包含膜迷路,膜迷路内含内淋巴液,膜迷路与骨迷路之间的空隙,称为外淋巴隙,含外淋巴液。

(一)骨迷路

由致密的骨质构成,可分为前庭、骨半规管和耳蜗,如图1-5所示。

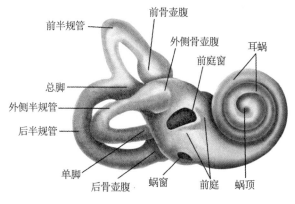

图1-5　骨迷路(右)

1.前庭

前庭居于耳蜗与骨半规管间,为不规则椭圆形腔,直径约为4 mm,内纳椭圆囊和球囊。前下部较窄,与耳蜗前庭阶相通。后上部较宽,有骨半规管的5个开口。外壁为鼓室内壁,有前庭窗及蜗窗。上壁有面神经迷路段跨越。内壁为内耳道底,上有斜行的前庭嵴,嵴前下为球囊窝,后方为椭圆囊窝。两窝壁上方及嵴下方皆有许多小孔,有神经纤维通过。嵴的后方中部有前庭水管口,为内淋巴管口。

2.骨半规管

骨半规管位于前庭的后上方,每侧有3个约成2/3环形的小骨管,称为外(水平)、前(上)、后(垂直)骨半规管。每侧3个骨半规管互相垂直。每个骨半规管的两端均开口于前庭。一端稍膨大,称骨壶腹;前、后骨半规管的另一端合组成一总骨脚,外骨半规管的另一端称单骨脚。故3个骨半规管共有5个孔通入前庭。

3.耳蜗

耳蜗位于前庭前方,形似蜗牛壳,尖向外前方近咽鼓管处,底向内后方,构成内耳道底,底部有许多小孔,蜗神经穿过进入耳蜗。耳蜗由中央近似锥形的蜗轴和围绕蜗轴约2转的骨管组成。蜗轴有伸入骨性蜗管内的骨螺旋板将其分为上、下两部,上部为前庭阶,下部为鼓阶,两阶间有蜗管相隔,在蜗轴尖端借蜗孔相通,鼓阶借蜗窗与鼓室相通,由蜗窗膜封闭。前庭阶借前庭窗与鼓室相通,由镫骨底板及环状韧带封闭。在蜗窗附近有蜗水管内口,外淋巴液经此与蛛网膜下腔相通,蜗管长约为30 mm。

(二)膜迷路

膜迷路由膜管和膜囊组成,借纤维束固定于骨迷路内,悬浮于外淋巴中。膜迷路内充满内淋巴。可分为椭圆囊及球囊、膜半规管、膜蜗管,各部相互连通(图1-6)。

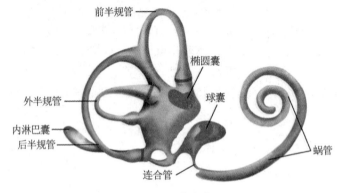

图 1-6　膜迷路

1.椭圆囊

借结缔组织、微血管及前庭神经与骨壁紧密相连,其后壁有5个开口通膜半规管,前壁有椭圆囊球囊小管与球囊相通,其底部前外侧有增厚的感觉上皮区,称椭圆囊斑,主要感受头在矢状面上的静平衡和直线加速度,影响四肢的屈伸肌的张力。

2.球囊

位于前庭的前内下方的球囊隐窝中,内前壁有前庭神经的终器,名球囊斑(位觉斑)。球囊下端经连合管与蜗管相通。

3.膜半规管

3个膜半规管位于相应的骨半规管内,约占骨半规管腔隙1/4。有3个膨大的膜壶腹,1个单膜脚和1个总膜脚,共5个开口与椭圆囊相通。在每个膜壶腹内有一横行的镰状隆起名为壶腹嵴,为平衡感受器。

膜蜗管为耳蜗内的膜性管道,其切面呈三角形。外侧壁为较厚的螺旋韧带,附着于前庭神经嵴与基底膜嵴间的螺旋管外侧壁上,上覆有血管丰富的假复层上皮,称血管纹。耳蜗骨管分成上下两部,上部称前庭阶,下部称鼓阶,两管中充满外淋巴液。在骨质螺旋板近底处有一薄膜,称前庭膜,由前庭膜、基底膜和一部分螺旋韧带围成膜质蜗管,管中充满内淋巴液。

（游雅婷）

6

第二节　听觉生理学

耳的主要功能为司听觉和平衡觉。听觉功能的高度敏感性,一方面取决于内耳听觉感受器对振动能量所特有的感受能力,另一方面还有赖于中耳精巧的机械装置,后者将声波在空气中的振动能量高效能地传递到内耳。

一、声音传入内耳的途径

整个听觉系统是一个机械声学-神经生物学系统。从外耳集声、中耳传声至耳蜗基底膜振动及毛细胞纤毛弯曲为物理过程或称声学过程。毛细胞受刺激后引起细胞生物电变化、化学递质释放,神经冲动传至各级听觉中枢,经过多层次的信息处理,最后在大脑皮质引起听觉,可统称为生理过程。

声音可通过两种途径传入内耳,一种是通过空气传导,另一种是通过颅骨传导,在正常情况下,以空气传导为主。

(一)空气传导

声波的振动被耳郭收集,通过外耳道达鼓膜,引起鼓膜-听骨链机械振动,后者之镫骨足板的振动通过前庭窗而传入内耳外淋巴。此途径称空气传导,简称气导。声音的空气传导过程简示如图 1-7 所示。

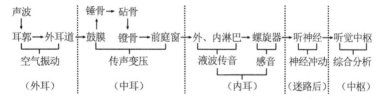

图 1-7　声音的空气传导过程简示

声波传入内耳外淋巴后转变成液波振动,后者引起基底膜振动(图 1-8),位于基底膜上的 Corti 器毛细胞静纤毛弯曲,引起毛细胞电活动,毛细胞释放神经递质激动螺旋神经节细胞树突末梢,产生动作电位。神经冲动沿脑干听觉传导径路达大脑颞叶听觉皮质中枢而产生听觉。

此外,鼓室内的空气也可先经圆窗(蜗窗)膜振动而产生内耳淋巴压力变化,引起基底膜发生振动。这条径路在正常人是次要的,仅在正常气导的经前庭窗径路发生障碍或中断,如鼓膜大穿孔、听骨链中断或固定时才发生作用。

(二)骨传导

骨传导简称骨导,指声波通过颅骨传导到内耳使内耳淋巴液发生相应的振动而引起基底膜振动,耳蜗毛细胞之后的听觉传导过程与上述气导传导过程相同。骨导的方式有 3 种,包括移动式骨导、压缩性骨导和骨鼓径路骨导。前两种骨导的声波是经颅骨直接传导到内耳的,为骨导的主要途径;后一种骨导的声波先经颅骨、再经鼓室才进入内耳,乃骨导的次要途径。

1.移动式骨导

移动式骨导又称惰性骨导。声波作用于颅骨时,颅骨包括耳蜗作为一个整体反复振动,即做移动式振动。由于内耳淋巴液的惰性,故在每个振动周期中,淋巴液的位移稍落后于耳蜗骨壁。当耳蜗骨壁在振动周期中向上位移时,耳蜗淋巴液的位移暂时跟不上骨壁的位移,而使圆窗膜向外凸出;当耳蜗骨壁向下位移时,淋巴液使镫骨足板向外移位。在振动周期中,两窗相间地外凸,引起基底膜发生往返的位移而产生振动(图1-9)。理论上,前庭窗与圆窗的活动度应相等,方可得到移动式骨导的最佳效果,但两窗活动在正常情况下并非相等,从而影响此效果。因此,在病理情况下,两窗的活动度差别越大,则移动式骨导的损失也越大。另外,在移动式骨导时,除淋巴液的惰性引起基底膜振动外,听骨链的惰性也参与了类似的作用。听骨链悬挂在鼓室与颅骨的连接并不牢固,当颅骨移动时,由于惰性而使整个听骨链的位移稍落后于耳蜗骨壁的位移。就镫骨足板与前庭窗的关系来看,上述因素使镫骨足板在前庭窗内的位移运动与在气导时的振动相同,其结果亦相当于正常气导的振动。声波频率低于800 Hz(有谓低于500 Hz)时,移动式骨导起主要作用。

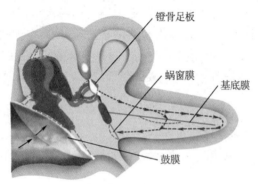

图1-8　声音的传导途径

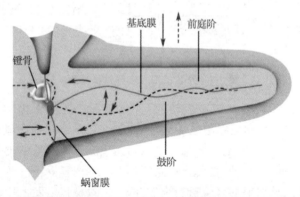

图1-9　移动式骨导的耳蜗淋巴流动情况(基底膜随耳蜗淋巴流动变位示意)

2.压缩式骨导

声波的振动通过颅骨达耳蜗骨壁时,颅骨包括耳蜗骨壁随声波的疏密相呈周期性的膨大和压缩,即做压缩式振动。在密相时,耳蜗骨壁被压缩,但淋巴液的可压缩性很小,按理基底膜两侧的淋巴液亦同时并同等地受到压迫,在这种情况下,若镫骨底板和圆窗膜处于相同相位的振动,即同时向外或同时向内运动,则基底膜将处于静止状态,此时Corti器受到的机械振动刺激或微乎其微,或等于零。然而,由于圆窗的活动度大于前庭窗5倍,且前庭阶与鼓阶的容量之比为5∶3,故在声波密相时,被压缩的骨壁促使半规管内的外淋巴被挤入容量较大的前庭阶,再流入容量较小的鼓阶,而圆窗膜活动度又大于镫骨足板,故基底膜向鼓阶(向下)位移。在声波疏相时,迷路骨壁弹回,淋巴液恢复原位,基底膜向上位移复原(图1-10)。声波疏、密相的反复交替作用导致基底膜振动,形成对耳蜗毛细胞的有效刺激。因此,两窗活动度的差别越大,基底膜的位移也越大,由此所产生的有效刺激也越大。反之,则越小。根据这种机制,压缩式骨导随听骨链的抗力增加而加强,800 Hz以上之声波的骨导主要采取此种方式。

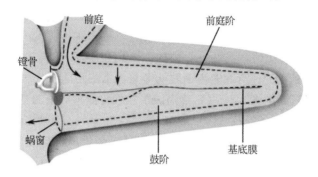

前庭　　　　　前庭阶

镫骨

蜗窗

鼓阶　　　　基底膜

图1-10　压缩式骨导耳蜗淋巴流动情况(基底膜向鼓阶内移位示意)

3.骨鼓径路骨导

颅骨在声波作用下振动时,可通过下颌骨小头或外耳骨壁,将其传至外耳道、鼓室及四周空气中,再引起鼓膜振动。后者再按正常气导方式将声波振动传入内耳。这种传导途径称骨鼓径路骨导。骨鼓径路骨导可能在人听取自身的说话声方面居于特殊地位。

二、外耳的生理

外耳包括耳郭和外耳道。外耳主要功能是将空气中的声波传播到鼓膜。外耳对空气介质传播来的声音有两个方面的影响:其一是对某些频率段的声波有增压作用,其二是有助于声源定位。此外,外耳道尚可保护中耳结构免受损伤。

(一)对声波的增压作用

头颅犹如声场中的一个障碍物。头颅可通过对声波的反射作用而产生声压增益效应,反射波在头的声源侧集聚而产生更强的声场,该现象称障碍效应。声压增益的大小既与头围和波长的比值有关,也与声波入射方位角有关。

耳郭不仅可收集声波到外耳道,它还对声压有增益效应。Shaw的实验表明,耳甲可使频谱峰压点在5.5 kHz的纯音提高10 dB的增益。耳郭边缘部亦对较宽频谱范围的声波有1~3 dB的增益效应。

外耳道是声波传导的通道,其一端为鼓膜所封闭。根据物理学原理,一端封闭的圆柱形管腔对波长为其管长4倍的声波起最佳共振作用。人的外耳道长约2.5 cm,其共振频率的波长为10 cm,按空气中声速每秒340 m计算,人的外耳道共振频率应为3.4 kHz,由于外耳道的内侧端为具有弹性的鼓膜封闭,并非坚硬的界面;外耳道实为呈S形的弯曲管道,而非圆柱形直管;加之耳郭的共振效应,以及头颅和耳甲等部位对声波的反射、绕射等效应,因此外耳道的实际共振频率尚需进行修正。Wiener和Ross试验结果表明,人的外耳道共振频率峰值在2.5 kHz。Shaw的试验支持该结论,同时还发现,外耳道共振频率峰值增益效应可达11~12 dB。

(二)对声源的定位作用

人类声源定位最重要的线索是声波到达两耳时的强度差(IID)和时间差(ITD)。头颅可通过障碍效应和阴影效应(指波长与头颅大小相比相对较短的声波,从头颅侧方到达一耳时,该声波在头颅区域范围内被阻断,导致对侧耳声压减小的现象)而产生耳间强度差,协助声源定位。耳郭尚可通过对耳后声源的阻挡和耳前声源的集音而有助于声源定位。

三、中耳的生理

中耳的主要功能是将外耳道内空气中的声能传递到耳蜗的淋巴液。这种由气体到液体的声能转换是通过鼓膜与听骨链的振动来耦联的。声波从一种介质传递到另一种介质时透射的能量取决于这两种介质声阻抗的比值。当两种介质的声阻抗相等时,这两种介质之间的声能传递最有效,两种介质声阻抗相差愈大,则声能传递效能愈差。水的声阻抗大大高于空气的声阻抗。空气与内耳淋巴液的声阻抗相差约 3 800 倍,当声波由空气传到淋巴液时约有 99.9% 的声能被反射而损失了,仅约 0.1% 的声能可透射传入淋巴液中,故在空气-液体界面的传递中,约损失了 30 dB 的声能。中耳的主要功能则是通过阻抗匹配作用,使液体之高声阻抗与空气之低声阻抗得到匹配,从而可将空气中的声波振动能量高效地传入内耳淋巴液体中去。这种功能是通过鼓膜和听骨链作为声波变压增益装置来完成的。

(一)鼓膜的生理功能

1.鼓膜的振动形式

鼓膜的振动频率一般与声波一致,但其振动形式则因声音的频率不同而有差异。

Helmholtz(1863)最早提出弧形鼓膜具有杠杆作用的假说。他认为鼓膜某些部位的振动幅度大于锤骨柄的振动幅度,类似杠杆作用,而使到达鼓膜的声压传至听骨链时被放大。然而,Békésy(1960)应用电容声探头直接研究人尸体鼓膜振动时观察到,当频率低于 2 400 Hz 的声波作用于鼓膜时,整个鼓膜以鼓沟上缘切线(锤骨前突与外侧突的连线)为转轴而呈门式振动。鼓膜不同部位的振幅大小不同,以锤骨柄下方近鼓环处振幅最大。Torndorf 和 Khanna(1970)采用激光全息摄影干涉仪技术观察猫的鼓膜振动模式,发现在低频声(比如<1 kHz)刺激时,鼓膜呈杠杆式振动;而在高频率时,鼓膜振动形式比较复杂,鼓膜呈分区段式振动,有相当面积区域的鼓膜振动未能被传送到锤骨柄。

2.鼓膜的增压效应

声波作用于鼓膜,通过听骨链之镫骨足板作用于前庭窗。根据水力学原理,若不考虑微量机械摩擦损耗,则作用于鼓膜上的总压力应与作用于前庭窗上的总压力相等。由于鼓膜的面积大大超过镫骨足板的面积,故作用于镫骨足板(前庭窗)单位面积上的压力大大超过作用于鼓膜上的压力。根据 Békésy 的测量,人的鼓膜面积约为 85 mm^2。由于鼓膜周边嵌附于鼓沟内,其有效振动面积约为其实际面积的 2/3,即鼓膜的有效振动面积约为 55 mm^2。而镫骨足板面积约为 3.2 mm^2,55:3.2 约等于 17 倍,即作用于鼓膜的声压传至前庭窗膜时,单位面积压力增加了 17 倍。也就是说,在不考虑弧形鼓膜杠杆作用的前提下,鼓膜通过水力学原理可使传至前庭窗的声压提高 17 倍。此外,由于鼓膜振幅与锤骨柄振幅之比为 2:1,所谓鼓膜的弧形杠杆作用可使声压提高 1 倍。

3.鼓膜-听骨链的单窗传导效应

声波传播至前庭窗和蜗窗之间的相位差(时差)对能否有效刺激内耳 Corti 器有很大的影响。Wever 等人(1950)通过动物实验观察到,前庭窗和蜗窗膜位移为反相(即前庭窗向内位移而蜗窗膜向外凸出)时,可使耳蜗听觉敏感度提高。因此,通过完整的鼓膜听骨链传音系统可保证声波对前庭窗的单窗传音功能。

(二)听骨链的生理

听骨链构成鼓膜与前庭窗之间的机械联系装置,其主要的生理功能是作为一个杠杆系统,将声波由鼓膜传至内耳,实现有效的阻抗匹配。

1.听骨链的杠杆作用

3个听小骨以特殊方式连接形成一弯形的杠杆系统。听骨链的运动轴相当于向前通过锤骨颈部前韧带、向后通过砧骨短突之间的连线上。以听骨链的运动轴心为支点,可将锤骨柄与砧骨长突视为杠杆的两臂,在运动轴心的两侧,听小骨的质量大致相等。但该杠杆两臂的长度不相等,锤骨柄与砧骨长突之比为1.3∶1.0。因此,当声波传至前庭窗时,借助听骨链杠杆作用可增加1.3倍。由此也可说明,听骨链杠杆力学机制对声压的增益作用尚有限,故在鼓室成形术中,应重视水力学机制在声压增益中的重要作用,即重视鼓膜面积与镫骨足板面积之比的作用。

2.听骨链的运动形式

鼓膜的振动传至锤骨柄的尖端时,当锤骨柄向内移的瞬间,锤骨头与砧骨体因其在转轴上的位置而向外转;砧骨长突及镫骨因位于转轴的下方,故其运动方向与锤骨柄一致而向内移。Békésy(1951)在人尸体上观察到,在中等强度声压作用时,镫骨足板沿其后脚的垂直轴(短轴)振动,故足板的前部振幅大于后部,呈类似活塞样运动,可有效地推动前庭阶中的外淋巴来回振动。当声强接近于痛阈时,镫骨足板沿其前后轴(长轴)呈摇摆式转动,此时,外淋巴液只在前庭窗附近振动,因而避免了强声引起的基底膜过度位移所造成的内耳损伤,然而,Guinan 和 Peake(1967)观察猫的镫骨足板运动形式,发现在一般声强范围(甚至在 130 dB SPL)的低频纯音刺激,镫骨呈活塞式运动而无明显的沿轴枢式摇动。这种轴枢式摇动仅发生在声强极大时。

(三)中耳的增压效应

由上述可知,当外耳道内的声波由鼓膜经听骨链传至前庭窗时,中耳结构通过阻抗匹配作用,在三个阶段产生增压作用,即圆锥形鼓膜的弧形杠杆作用、鼓膜有效振动面积与镫骨足板之比的水力学机制作用,以及听骨链的杠杆作用。鼓膜有效振动面积与镫骨足板面积之比约为17∶1,听骨链杠杆系统中锤骨柄与砧骨长突的长度之比为1.3∶1.0,故不包括鼓膜杠杆作用在内的中耳增压效率为$17.0×1.3=22.1$倍,相当于27 dB。若计入弧形鼓膜的杠杆作用,则整个中耳增压效率约为30 dB。因此,整个中耳的增压作用基本上补偿了声波从空气传入内耳淋巴液时,因两种介质之间阻抗不同所造成的30 dB的能量衰减。此外,中耳结构也具有共振特性。研究发现,听骨链对$500\sim2\ 000$ Hz的声波有较大的共振作用,呈带通功能。

由此可见,通过中耳、外耳道及耳郭对声波的共振作用及中耳的转换功能,使中耳及外耳的传音结构正好对语言频率的声波有最大的增益和传导效能。

(四)中耳病变对中耳传音增益功能的影响

中耳不同结构和不同程度的病变皆可影响中耳的阻抗匹配作用,甚至影响中耳经前庭窗的单窗传音功能,从而降低中耳的传音增益效能。

1.鼓膜穿孔对纯音听阈的影响

Payne 和 Githler(1951)的研究显示了猫耳鼓膜穿孔面积与部位对不同频率纯音听阈的影响。

2.听骨链中断对纯音听阈的影响

Wever 和 Lawrence(1954)通过记录耳蜗微音电位,观察听骨链功能丧失时,在三种不同情况下对中耳传音功能的影响(图 1-11)。第一种情况:声波直接作用于前庭窗(曲线 A)导致约 30 dB 的听力损失。第二种情况:将鼓膜和听骨链全部除去(曲线 B),此时平均听力损失约 45 dB,较曲线 A 的听力损失加重 15 dB。此乃由于声波同时作用于两窗而造成两窗间声波相位差消失所致。第三种情况是听骨链中断而鼓膜完整(曲线 C),此时最大听力损失可达 60 dB。这种单纯听骨链中断造成的 60 dB 的听力损失除 30 dB 的中耳增压效益丧失和 15 dB 的两窗声压抵消作用外,尚有额外 15 dB 的听力损失是由于鼓膜对声压的衰减造成的。

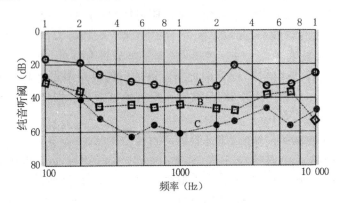

图 1-11　听骨链中断对纯音听阈的影响

3.中耳传音系统机械特性改变对纯音听阈的影响

凡能使中耳传音系统质量增加的疾病,可使高频区的听力损失明显。能使中耳传音系统劲度增加的疾病,可导致低频区的听力损失明显。值得强调的是,中耳传音结构的病变并非都表现为气导听阈提高。中耳传音结构病变所致中耳共振特性的改变亦可影响骨导听阈。如临床耳硬化患者出现以在 2 kHz 处骨导下降 15 dB 为特征的 Carhart 切迹,此乃中耳传音结构共振特性的改变所致。

(五)中耳肌肉的生理

中耳肌肉有两块:鼓膜张肌和镫骨肌。从解剖学角度来看,两者收缩时作用力的方向相拮抗:鼓膜张肌收缩时向前向内,使鼓膜向内运动;而镫骨肌收缩时向后向外,使镫骨足板以后缘为支点,前部向外跷起而离开前庭窗。

在受外界声或其他种类刺激时,可诱发中耳肌肉的反射性收缩,由声刺激引起的该反射活动称为中耳肌肉的声反射。后者习惯上在人体常仅指镫骨肌反射。鼓膜张肌的声反射阈一般比镫骨肌反射阈高15～20 dB。

1.镫骨肌反射的反射弧

分为同侧声反射弧和对侧声反射弧两条径路。

(1)同侧声反射弧:声刺激经中耳达耳蜗,耳蜗毛细胞兴奋性信号经由螺旋神经节双极细胞(1 级神经元)的中枢突传至耳蜗腹核(2 级神经元),耳蜗腹核神经元轴突部分经斜方体至同侧面神经运动核的内侧部、部分经斜方体至同侧内上橄榄核再传至同侧面神经运动核内侧部,面神经运动核神经元的轴突形成面神经,分出镫骨肌支支配同侧镫骨肌。

(2)对侧声反射弧:第 1、2 级神经元传导径路与同侧反射弧相同,同侧耳蜗腹核神经元轴突,经同侧内上橄榄核至对侧面神经运动核,再经对侧面神经及镫骨肌支支配对侧的镫骨肌。因此,声刺激一侧耳可引起双侧耳的声反射。

2.镫骨肌反射阈值

在语言频率范围,正常人健康耳的镫骨肌反射阈值为70～80 dB SPL(感觉级),而且同侧耳镫骨肌反射阈值平均比对侧耳低5 dB(Møller 1961)。此外,双耳给声比单耳给声刺激诱发声反射的反射阈值低。在有重振的感音性聋患者中,声反射阈提高的幅度比听阈上升的幅度要小,即诱发声反射所需的声音强度感觉级比正常人要小,故根据听阈与反射阈值之间的差值可以判断有无重振及其程度。Metz及Jespen等人认为两者阈值差低于60 dB者,表示有重振现象(Metz重振试验)。此外,耳蜗以上部位病变者,其声反射阈值提高,有时声反射丧失。

在耳科正常人及感音性聋患者,500～1 000 Hz持续强声所引起的镫骨肌反射,在刺激开始后的10 s内收缩强度无明显衰减。而蜗后病变的耳聋患者因有病理性适应现象,镫骨肌收缩的强度衰减很快,衰减到开始收缩时的幅值的一半所需的时间称半衰期。Anderson报道,蜗后病变者的镫骨肌反射半衰期在6 s以内。故镫骨肌反射的强度与持续时间对听神经病变的早期诊断有一定价值。

3.耳内肌反射性收缩的意义

耳内肌反射在听觉方面的意义尚未完全了解。耳内肌声反射被认为可通过对声强的衰减作用而保护内耳结构免受损伤。然而,由于声反射有一定的潜伏期,且具有破坏内耳结构的强声多为爆炸声或间歇期极短的脉冲声波,故声反射对内耳的保护作用尚有争议。但耳内肌声反射在持续性低频强声环境中对内耳有一定的保护功能。

(六)咽鼓管的生理

咽鼓管作为在正常情况下连接鼓室和咽部的唯一通道,它的主要功能有4个。

1.保持中耳内外压力平衡的作用

当鼓室内气压与外界大气压保持平衡时,有利于鼓膜及中耳听骨链的振动,维持正常听力。调节鼓膜两侧气压平衡的功能由咽鼓管完成。咽鼓管骨部管腔为开放性的;而软骨部具有弹性,在一般情况下处于闭合状态。当吞咽、打哈欠,以及偶尔在咀嚼与打喷嚏时,通过腭帆张肌、腭帆提肌及咽鼓管咽肌的收缩作用瞬间开放。其中腭帆张肌起主要的作用。当鼓室内气压大于外界气压时,气体通过咽鼓管向外排出比较容易;而外界气压大于鼓室内压时,气体的进入则比较困难。不同条件下咽鼓管开放所需的压力有异。

2.引流中耳分泌物的作用

鼓室黏膜及咽鼓管黏膜之杯状细胞与黏液腺所产生的黏液,可借咽鼓管黏膜上皮的纤毛运动,而被不断地向鼻咽部排出。

3.防止逆行性感染的作用

正常人咽鼓管平时处于闭合状态,仅在吞咽的瞬间才开放,来自鼻腔的温暖、洁净、潮湿的空气在鼻咽与口咽隔离的瞬间经过一个无菌区——咽鼓管再进入中耳。咽鼓管软骨部黏膜较厚,黏膜下层中有疏松结缔组织,使黏膜表面产生皱襞,后者具有活瓣作用,加上黏膜上皮的纤毛运动,可防止鼻咽部的液体、异物等进入鼓室。

4.阻声和消声作用

在正常情况下,咽鼓管的闭合状态可阻隔说话、呼吸、心搏等自体声响的声波经鼻咽腔、咽鼓管而直接传入鼓室。在咽鼓管异常开放的患者,咽鼓管在说话时不能处于关闭状态,这种阻隔作用消失,声波经异常开放的咽鼓管直接传入中耳腔,产生自听过响症状。此外,呼吸时引起的空气流动尚可通过开放的咽鼓管自由进入中耳腔而产生一种呼吸声,这种呼吸声还可掩蔽经外耳道传导的外界声响。

此外,正常的咽鼓管还可能有消声作用。由于咽鼓管外 1/3 段(咽鼓管骨部)通常处于开放状态,呈逐渐向内(向软骨部)变窄的漏斗形,且表面被覆部分呈皱襞状的黏膜,这些解剖结构特征在某种程度上类似于吸声结构。咽鼓管鼓室段的上述结构特征有利于吸收因圆窗膜及鼓膜振动所引起的鼓室内的声波。

四、耳蜗的听觉生理

(一)耳蜗的功能结构特点

耳蜗的结构在本章第一节中已有详细叙述,在此仅从听觉功能角度来简述耳蜗的功能结构特点。

(1)耳蜗形如蜗壳,人体耳蜗由一条骨性的蜗管围绕一锥形的蜗轴盘绕 $2\frac{1}{2} \sim 2\frac{3}{4}$ 周所构成。若将骨性蜗管以非螺旋模式绘出,则可较容易地了解前庭阶、中阶(膜性蜗管)和鼓阶这 3 个管腔的关系。膜性蜗管是一条充满内淋巴的盲管;而前庭阶和鼓阶内充满外淋巴,两者可以在蜗顶处通过蜗孔相互交通。

(2)声波的感受器官——Corti 器位于基底膜上。Corti 器外毛细胞的纤毛顶端嵌入盖膜之中,而内毛细胞的纤毛与盖膜没有直接的接触。

(3)基底膜的内侧端附着于骨螺旋板的鼓唇,而盖膜之内侧端附着于骨螺旋板的前庭唇,故二者振动时的运动轴不同。

(4)人的基底膜长度约为 31.5 mm,但其宽度则自耳蜗底周至耳蜗顶周逐渐增宽。在近镫骨处基底膜的宽度约 0.04 mm,至蜗孔处宽度约达 0.5 mm。

(5)毛细胞的长度自耳蜗底周至耳蜗顶周逐渐变长。因此,Corti 器的质量可随毛细胞长度的增加而增加。

(二)耳蜗力学

当声音作用于鼓膜上时,声波的机械振动通过听小骨传递到前庭窗,这种振动随即引起耳蜗外淋巴液及耳蜗隔部的振动。耳蜗隔部是指耳蜗中将前庭阶与鼓阶分开的结构,由前庭膜和基底膜构成其边界,其间有 Corti 器及黏性液体(主要为内淋巴)。上述由前庭窗传入内耳的声波所引起的耳蜗外淋巴液及耳蜗隔部的振动使耳蜗液体向圆窗位移,它导致在基底膜产生一个位移波,这种位移波由耳蜗底部向顶部运行。

1.行波学说

Békésy 在人和豚鼠尸体上进行了一系列的实验后提出行波学说。他根据实验绘出耳蜗隔部行波形式的振动图。当某种频率的声波刺激耳蜗时,耳蜗隔膜随声波的刺激以行波的形式振动。行波起始于镫骨处并向着耳蜗顶部的方向传导,行波的振幅在行波向耳蜗顶部移行的过程中逐渐增大,振幅在相应频率区达最大后,随之迅速衰减。行波的速度在行波向耳蜗顶部移行的过程中逐渐减慢,故行波的相位随着传导距离的增加而改变,其波长亦逐渐减小,但在耳蜗隔部上任何点的振动频率都与刺激声波的频率相同。

2.基底膜振动的非线性特征

Békésy 的行波学说被 Johnstone 和 Bovle(1967)、Johnstone 和 Taylor(1970)、Johnstone(1970),以及 Wilson 和 Johnstone(1975)等学者所证实。然而这些学者采用 Mossbauer 技术和

电容性波导探测技术观测到的基底膜行波振动的波峰较陡和窄,其调谐曲线较陡窄和尖锐。Rhode 的实验结果进一步表明,基底膜调谐曲线的锐度与动物耳蜗的生理状态有关,在生理状态下,基底膜表现出某种程度的带通滤波器的特性,基底膜振动呈非线性,对声音刺激更敏感。

(三)毛细胞转导

1.耳蜗的精细运动形式

(1)剪切运动:TerKuile(1900)提出 Corti 器网状层与盖膜相对运动的概念。当由声音刺激而产生耳蜗隔部上下振动时,盖膜和基底膜分别以骨螺旋板前庭唇和鼓唇为轴上下位移。这样,盖膜和网状层之间产生一种相对的辐射状位移,亦即剪切运动。盖膜与网状层之间的剪切运动可引起外毛细胞静纤毛弯曲。而内毛细胞的静纤毛则可随着盖膜与网状层之间的淋巴液的液流而弯曲。毛细胞纤毛的弯曲可引起毛细胞兴奋,从而诱发机械-电的换能过程。

(2)剪切运动的类型:上面介绍的产生于盖膜和网状层之间的侧向(基底膜横轴方向)的相对位移称辐射(横向)剪切。此外,还有一种沿基底膜纵轴方向的位移产生纵向剪切。

2.毛细胞转导模型

Davis(1965)提出解释耳蜗毛细胞功能的电阻调制及电池理论。该理论将耳蜗中阶的蜗内电位(EP)作为直流电源,即电池;毛细胞顶部表皮板相当于可变电阻。当基底膜振动时,产生于盖膜与网状层之间的剪切运动使毛细胞静纤毛弯曲或偏转,改变毛细胞顶端的膜电阻而调制进入毛细胞的电流,后者产生感受器电位。

3.毛细胞转导过程

Spoendlin(1968)和 Pickles 等人(1984)报道,毛细胞静纤毛之间存在有横向的交联结构。Pickles(1984)根据静纤毛之间的这种结构特征,以及其他研究进展提出毛细胞转导机制的假说。该假说认为,位于短静纤毛顶端与长静纤毛之间的横向交联结构可检测剪切运动,当静纤毛向长静纤毛方向弯曲时,位于短静纤毛顶部的横向交联结构被牵引向长静纤毛方向伸展,膜离子通道开启;而当长静纤毛向短静纤毛方向弯曲时,静纤毛之间的横向交联结构松弛而关闭膜离子通道。

从上述内容可归纳毛细胞转导过程如下:正的蜗内电位和负的毛细胞胞内静息电位共同构成跨过毛细胞顶部膜的电压梯度,耳蜗隔部的运动引起毛细胞静纤毛弯曲,后者通过牵引静纤毛之间的横向连接而使静纤毛离子通道开放,离子(主要是 K^+)顺着电压梯度进入毛细胞,引起毛细胞去极化,后者引起毛细胞释放化学递质而兴奋听神经纤维。近年来单个离体毛细胞膜离子通道的研究进展已揭示,钙离子参与毛细胞部分 K^+ 通道的调控,以及毛细胞神经递质的释放过程。

(四)听神经的生理功能

听神经的主要功能是将耳蜗毛细胞机-电转换的信息向听觉系统各级中枢传递。

1.单根听神经纤维对纯音的反应

在没有其他刺激时,听神经纤维对一个纯音的刺激总是表现为兴奋性的反应,从不出现抑制反应。当听神经纤维的特性频率或最佳频率为高频时,典型的调谐曲线由一个频率非常敏感的锐而窄的尖峰和一个频谱较宽的尾部组成,故单根听神经纤维具有带通滤波的特性。而且不同的听神经纤维有不同的特性频率。

2.单根听神经纤维对短声的反应

短声持续时间短,频谱能量较宽。听神经纤维对短声的反应亦显示其频率选择性。

3.单根听神经纤维对复杂声的反应

(1)双音压制:如前所述,听神经纤维对单个纯音的刺激仅表现为兴奋性反应,没有抑制性反应。然而,一个纯音的存在可影响听神经纤维对另一个纯音刺激的反应。如果恰当安排某两种纯音的频率和强度,则第二种纯音能抑制或压制听神经纤维对第一种纯音的刺激反应,该现象被称为双音压制。"双音压制"一词仅用于在耳蜗内的上述现象,因为它并非由抑制性突触所介导。

(2)掩蔽:指一种刺激可降低受刺激对象对另一种刺激的反应的现象。当环境中存在其他声音刺激时,人体就对某一特定的听力降低,这就是声学上的掩蔽现象。

(五)耳声发射

耳科学领域近20年来重大的研究进展之一是对耳声发射现象的探讨。Gold(1948)曾提出耳蜗能产生声能的假设。而Kemp(1978)则首次从外耳道检测到由耳蜗产生的声信号。凡起源于耳蜗并可在外耳道记录到的声能皆称耳声发射(OAEs)。根据刺激声的有无可将耳声发射分为自发性耳声发射(SOAEs)和诱发性耳声发射(EOAEs)。诱发性耳声发射按刺激声的种类可进一步分为瞬态诱发性耳声发射(TEOAE)、刺激频率性耳声发射(SFOAE),以及畸变产物耳声发射(DPOAEs)。SOAEs指在不给声刺激的情况下,外耳道内记录到的单频或多频、窄带频谱、极似纯音的稳态声信号。在听力正常人群50%～70%可测得SOAEs。TEOAE指由短声或短音等短时程刺激声诱发的OAE。由于TEOAE具有5～10 ms的潜伏期,Zwicker(1983)称之为延迟性诱发性耳声发射(DEOAEs)。又因TEOAE早先被Kemp报道,且被Kemp称为"回声",故有人称TEOAE为"Kemp回声"。SFOAE是指由单个低强度的持续性纯音刺激所诱发,在外耳道记录到频率与刺激频率相同的耳声发射信号。而DPOAEs是由两个不同频率但相互间呈一定频比关系的持续性纯音刺激所诱发的、频率与刺激频率不同的耳声发射信号,其频率与这两个刺激音的频率呈数学表达关系。

耳声发射的产生机制尚未阐明。许多实验结果表明,OAEs起源于耳蜗,与耳蜗外毛细胞的功能状态密切相关。OAEs的产生可能是一个主动的耗能过程,是耳蜗主动力学过程的一个现象。

(六)耳蜗生物电现象

除细胞内电位以外,在耳蜗尚可以引导出如下4种电位:①蜗内电位;②耳蜗微音电位;③和电位;④听神经动作电位。此4种耳蜗生物电位除蜗内电位以外,后3种皆由声波刺激所引起。

1.蜗内电位

Békésy(1952)首先从蜗管内淋巴记录到+50～+80 mV的静息电位(以前庭阶的外淋巴为参考视作零电位)。该电位即蜗内电位(EP),又称蜗内直流电位。

实验证明,蜗内电位是由血管纹细胞的主动分泌过程所形成,它有赖于血管纹中间细胞的钠-钾泵的作用。它是毛细胞跨膜电位差的组成成分,在毛细胞转导过程中有重要的意义。哺乳类动物蜗内电位对缺氧敏感。

2.耳蜗微音电位

基底膜振动经Corti器盖膜和表皮板之间的剪切运动,导致毛细胞纤毛交替性弯曲与复位,调制毛细胞顶部膜电阻呈交替性下降和增加,产生交流性质的毛细胞感受器电位,这就是耳蜗微音电位(CM)。耳蜗微音电位响应速度极快,潜伏期低于0.1 ms,无不应期,在人和动物语言频率范围内可重复刺激声的频率。

3.和电位

和电位(SP)也是感受器电位。它是在中等或较强声波刺激时,由毛细胞产生的一种直流性质的电位变化。和电位包括正 SP（＋SP）及负 SP（－SP）两种成分。声刺激强度较低时＋SP 较明显,随着刺激强度增加,－SP 渐占优势。Davis 等（1958）认为外毛细胞受声音刺激后产生＋SP,而－SP 由内毛细胞产生,与耳蜗隔部的不对称性有关。

试验和临床研究表明,膜迷路积水的情况下,－SP 的幅值相对增加。

4.听神经动作电位

听神经动作电位（AP）是耳蜗对声音刺激所发生的一系列反应中的最后一个反应。它是耳蜗换能后所产生的电信号,它的作用是向中枢传递声音信息。从听神经干,或从耳蜗附近（如蜗窗电极）引导出的电位是许多听神经纤维同步排放的电能,通过容积导体传导到电极部位的电位变化,称听神经复合动作电位（CAP）。它是一个先负后正的双相脉冲波。由短声刺激时,可获得听神经纤维同步排放较好的 CAP。典型的 CAP 由两个或两个以上的负相波峰组成,它们分别被称为 N_1、N_2、N_3……

CAP 对缺氧、代谢抑制剂等药物比较敏感。由于 CAP 容易引导记录,它早已被广泛地应用于动物实验并被列为临床听力学检查内容之一。

五、耳蜗传出神经系统功能

耳蜗传出神经系统的功能尚未完全阐明,Wiederhold 和 Kiang（1970）报道,电刺激橄榄耳蜗束可抑制由低至中强度声刺激诱发的听神经动作电位,提示传出神经可影响耳蜗听觉功能。Warrev 和 Liberman（1989）研究表明,对侧声刺激可通过传出神经系统抑制同侧耳听神经对声刺激的反应。Mott 等人（1989）和 Collet 等人（1990）报道,对侧耳声刺激尚可抑制同侧耳的自发性和诱发性耳声发射振幅。

目前一般认为,橄榄耳蜗束在减轻噪声对内耳的损伤,以及提高耳蜗在噪声环境中对声音的分辨能力等方面有一定的作用。

六、听觉中枢生理

与听觉中枢有关的结构包括蜗神经核、上橄榄核、斜方体核、外侧丘系核、下丘、内侧膝状体和听觉皮层等。

（一）听觉皮层下各级神经核团及听觉皮层生理

1.蜗神经核生理

Pfeiffer（1966）根据神经元对短纯音刺激的反应类型,将蜗神经核的神经元分为 4 型:①初始样细胞;②"给声"反应细胞;③"斩波"细胞;④暂停和建立反应细胞。

蜗神经核神经元的调谐曲线在频率选择性方面与听神经类似,仅后腹核的"给声"反应细胞之调谐曲线较宽。蜗神经核神经元对单音刺激可表现为兴奋和抑制两种不同的效应,故调谐曲线既可为兴奋反应的阈值,亦可为抑制反应的阈值。

2.上橄榄核复合体生理

上橄榄核复合体（SOC）由 4 个亚核组成。实验表明,上橄榄内侧核及外侧核细胞可识别双耳传来的声信号中的强度差和时间差。提示上橄榄核复合体可对声音信息进行处理,在声源定位方面起着重要的作用。

3.外侧丘系核

外侧丘系核区域的细胞反应类型与上橄榄核内冲动传入区域细胞的反应特性类似。

4.下丘

下丘神经元的排列有明显的频率分布特征,并可分辨声信号的耳间时间差和强度差。故在处理声音信息及进行声源定位方面也起着非常重要的作用。

5.内侧膝状体

在听觉传导通路中,内侧膝状体是大脑听觉皮层以下的最高一个神经核团,它的神经元投射到听觉皮层。内侧膝状体多数神经元为双耳敏感性,对双耳间声信息的时间差和强度差敏感。内侧膝状体神经元调谐曲线的宽窄变化较大,某些神经元对单个纯音成分不反应,但对复杂声较敏感。

6.大脑听觉皮层

与听觉传导通路中其他神经核团的神经元一样,听觉皮层神经元对双耳传入冲动的反应可表现为双耳兴奋性;或一耳兴奋性,而另一耳呈抑制性。这些神经元在处理传入信息、进行声源定位方面可能起重要的作用。频率分辨是中枢听觉处理的基础,其机制包括部位编码和时间编码。部位编码机制是以各频率特异性反应的神经元在听觉皮层有一定规律的排列为基础,时间编码机制是以听神经纤维以神经冲动发放的模式对声音刺激的时间模式进行编码为基础。言语和其他复杂声音的识别包括了双重机制。

(二)听觉中枢生物电现象

声刺激引起听觉末梢和中枢神经系统的诱发电位称听性诱发电位或听性诱发反应(AEPs或 AERs)。听性诱发反应的分类方法有数种,如根据电反应的性质,可分为瞬态反应、持续反应;根据电反应的潜伏期和时程,可分为初反应、快反应、中反应、慢反应及迟反应。

由于听性诱发电位可客观反映听觉末梢或听觉中枢神经系统的功能状态,数种听诱发电位已被列为临床听力检查内容。

(三)听觉与认知功能听觉通路

除了存在自下而上,转化外界的信息并传导至听觉中枢的上行通路外,还存在自上而下,由中枢向耳蜗传导的下行传导通路。心理、情感等心理物理学因素参与了较高层面的下行通路,人类能够利用认知功能来处理感知到的听觉信号。如果声音信号清晰,大脑将更有能力利用这些信息,反之,聆听非常费劲时认知功能将降低。当上行传导通路受损时,下行传导通路会通过增强注意力、注重上下文的语境信息、最大限度利用短时记忆功能和应用以前获得的知识。听觉损失将会影响记忆力、言语理解和其他的认知的缺陷。这些理论对于听觉的康复具有积极的意义。

(李春燕)

第三节　平衡生理学

前庭系统生理学是研究前庭系统功能及其正常活动规律的科学。

一、维持平衡功能的 3 个信息系统

在日常生活中,人体主要依靠前庭、视觉和本体感觉这 3 个系统的外周感受器感受身体位置、运动及外界的刺激,向中枢传送神经冲动,经平衡中枢信息整合处理后,传出指令达相应的运

动神经核,通过各种反射性运动,维持身体在空间适宜的位置,亦即维持平衡。

前庭感受器感受头的运动及头位相对于重力方向的信号:半规管壶腹嵴感受头的旋转运动,即感受头部角加速度运动刺激;而耳石器感受头部直线加速度运动刺激。重力也属于一种直线加速度运动,当头倾斜时,耳石器可感受头部相对于重力方向的改变。因此,可将所有作用于人体、并可引起前庭平衡反应的外力,分为角加速度运动和直线加速度运动两大类。

视觉感受器主要提供头部相对于环境物体位置的变化,以及头部相对于周围物体运动的信息。这些信息有助于中枢神经系统确定从耳石器传入的信号是由头部相对于重力方向的倾斜刺激而引发,还是因头部线性运动刺激所产生的。

而体感系统通过位于肌腱、关节和内脏的本体感受器,感受身体的位置和运动,以及身体各部位的相对位置和运动。比如,体感信息可帮助中枢神经系统区别头部旋转的信号是头部相对于颈部的运动所刺激而产生,还是由躯体在腰部的弯曲所引起。

因此,身体平衡的维持是由前庭系统、视觉系统及本体感觉系统三者传入信息与平衡整合中枢相互协调来完成的。如果这3个系统中有任何一个系统发生了功能障碍,在代偿功能出现后,依靠另外两个系统的正常功能尚可使人在一般的日常生活中维持身体平衡。倘若这3个系统中有2个系统发生功能障碍,则在日常生活中难以维持身体平衡。例如,前庭功能障碍的患者在黑暗环境中或闭目时行走常感不稳,此乃前庭系统和视觉系统皆不能向中枢神经系统提供信息之故。就维持平衡功能而言,上述3个系统中以前庭系统最为重要。

二、前庭感受器的生理

前庭感受器包括3个半规管、椭圆囊和球囊。

(一)前庭毛细胞兴奋的机制

毛细膜对不同离子的通透具有选择性。胞膜这种离子通透选择性是通过膜离子通道的开放与关闭来实现的。实验观察到,在生理性刺激时,毛细胞顶部表皮板电阻的变化与静纤毛的弯曲角度有关。兴奋性刺激引起毛细胞膜电位的电压变化称发生器电位,后者引起毛细胞释放神经递质,神经递质作用于传入神经末梢,调节传入神经的排放率,前庭传入神经纤维形成神经电活动传入各级前庭中枢。因此,毛细胞参与机械-电转导过程。前庭毛细胞的静纤毛尚可随钙离子浓度的改变而改变其劲度,这可能与静纤毛结构中含有肌动蛋白有关。

(二)半规管的生理功能

膜半规管的内径约 0.4 mm,管腔内充满内淋巴。膜半规管管腔内的内淋巴在膜壶腹处被壶腹嵴帽所阻断。壶腹嵴帽为一弹性结构膜,它从壶腹嵴表面延伸至壶腹的顶壁而将内淋巴阻断。前庭毛细胞之纤毛埋于嵴帽内。半规管主要感受正负角加速度的刺激。当头位处于静止状态时,嵴帽两侧的液压相等,壶腹嵴帽处于中间位置。在正或负加速度的作用下,膜性半规管内的内淋巴因惰性或者惯性作用产生逆旋转方向或者顺旋转方向的流动。故壶腹嵴帽可随内淋巴的流动而倾斜位移,继之使埋于嵴帽内的毛细胞纤毛倾斜位移而刺激毛细胞,实现机械-电转换功能。

1.半规管的排列特征

人体每个半规管皆形成直径为 6.5 mm 的 2/3 周弧形管。这6个半规管环的排列有如下3个特性:①每侧的3个半规管所围成的平面基本上互相垂直;②两侧外半规管在同一平面上,一侧前半规管与对侧后半规管互相平行;③半规管平面与眼外肌平面相近。故从半规管总效应来看,可感受空间任何方向(平面)的角加(减)速度。而且当头部在空间任何一个平面上做旋转运动时,都将引起两侧与运动平面平行的半规管的综合反应,若角加速度平面与各半规管平面都不平行,则所引起的反应将随作用于各半规管的分力而定。

2.半规管力学及其反应机制

当半规管随角加速度运动而旋转时,管中的内淋巴液在运动初起时由于惰性作用,其运动落后于旋转的管壁,即在角加速度刚刚开始的一段时间内,内淋巴相对于半规管来说,是处于逆旋转方向的流动状态;随后由于管壁的摩擦力的带动,内淋巴才逐渐顺旋转方向流动;当半规管从角加速或角恒速运动变为角减速运动时,内淋巴又因惯性作用,在一段时间内仍以较大的速度顺原旋转方向流动。在上述情况下,因壶腹嵴始终都是随着角加(减)速度的方向运动着的,故内淋巴必将从一侧或另一侧冲击随半规管旋转的壶腹嵴,使壶腹嵴帽发生偏斜、在壶腹嵴上做切线式位移。壶腹嵴帽相对于毛细胞表皮板平面的偏斜和位移所产生的剪切力作用于顶端埋于嵴帽的毛细胞纤毛,使毛细胞纤毛偏斜弯曲,启动毛细胞转导过程。当内淋巴流动停止或变为恒速运动时,壶腹顶可依靠其自身的弹性而逐渐恢复到正常位置。壶腹嵴帽完全恢复到正常位置后,刺激亦告终止,此时身体即使仍处于恒速运动状态中,壶腹嵴顶并不发生偏斜或位移,换言之,壶腹嵴帽不能感受恒速运动。

Flourens(1842)报道,给鸽的半规管造孔并刺激膜迷路时,可诱发出特征性的头部运动,头部运动的平面与受刺激的半规管平面相同。Ewald(1892)明确阐述了半规管平面和内淋巴流动方向与诱发性眼震和头部运动方向之间的关系,这些发现被后人称之为 Ewald 定律(Ewald laws)。

(1)诱发性眼震和头部运动所在的平面一致,总是发生在受刺激半规管的平面和内淋巴流动的方向上。

(2)在外半规管,内淋巴向壶腹流动时引起较强的反应(眼震或头部运动),而内淋巴离壶腹流动时引起较弱的反应,反应的强弱之比为 2:1。

(3)在后半规管,内淋巴离壶腹流动时引起较强的反应,而内淋巴向壶腹流动时引起较弱的反应。因此,内淋巴的流动方向与后半规管的反应强弱关系,恰与其在外半规管的情况相反。

对前庭终器的超微结构研究发现,前庭毛细胞的纤毛分布及毛细胞排列都有一定规律,即前庭毛细胞呈极性的排列方式。外半规管壶腹嵴毛细胞之动纤毛都位于靠近椭圆囊的一侧,而前、后半规管壶腹嵴的毛细胞之动纤毛都位于远离椭圆囊的一侧。前庭毛细胞感受外力作用时有方向敏感性:当内淋巴流动等外力作用使静纤毛束向动纤毛方向弯曲时,毛细胞去极化而兴奋;当静纤毛束在外力作用下呈离开动纤毛方向弯曲时,毛细胞超极化而处于抑制状态。因此,壶腹嵴毛细胞的极性排列类型及毛细胞感受外力的方向敏感性,可能是 Ewald定律的功能解剖基础。

半规管在静止时是否对肌张力的维持起作用,至今尚无定论。对半规管是否能接受直线加速度运动的刺激,目前仍有争议。然而,Schuknecht(1969)报道了 2 例良性阵发性位置性眩晕的病理发现:其椭圆囊、球囊和壶腹嵴感觉上皮无异常,仅后半规管壶腹嵴顶有耳石物质沉着。而旨在使沉积物从壶腹嵴顶脱落的头部运动练习可加速这种患者自愈。因此,良性阵发性位置性眩晕可被视为半规管对线性加速度敏感的一个例证。

(三)耳石器的生理功能

椭圆囊和球囊又称耳石器。其主要功能是感受直线加速度运动的刺激,由此引起位置感觉、反射性地产生眼球运动及体位调节运动等,维持人体静平衡。

1.耳石器的排列特征

椭圆囊斑略与外半规管平行,球囊斑略与同侧前半规管平行。椭圆囊斑和球囊斑的空间排列形式,以及耳石器毛细胞沿着弧形微纹极性排列的特性,使耳石器可感受各个方向的直线加速度运动的刺激,重力也是直线加速度运动的一种形式。当人体直立时,椭圆囊斑感受左、右方向直线加速度运动的刺激,以及前后方向直线加速度运动的刺激。球囊在这种体位时则感受头-足轴向直线加速度运动的刺激,以及前后方向直线加速度运动的刺激。

在直线加速度运动(包括重力)的作用下,由于耳石膜中耳石的比重远重于其周围的内淋巴的比重,其惰性引起耳石膜发生逆作用力方向的位移,通过在耳石膜与囊斑毛细胞表皮板之间产生的剪切力牵引毛细胞纤毛,引起毛细胞纤毛弯曲,从而启动毛细胞转导过程。耳石器毛细胞机械-电换能转导过程与半规管大致相同,最后通过调节传入神经纤维的电活动而向各级前庭中枢传导。

2.耳石器力学及功能

直线加速度运动刺激耳石器可反射性地产生眼球运动和体位调节运动。耳石器受刺激引起的眼球运动可使头部运动时眼球向相反方向移动,这在保持视觉清晰方面有重要意义,而耳石器受刺激时的体位调节是通过改变四肢肌张力,从而调整身体的姿势和体位,这在维持身体平衡方面有重要作用。另外,一些研究结果表明球囊可感受次声波的刺激。

三、前庭中枢生理

来自前庭外周器官(半规管和耳石器)的前庭神经电活动信号传至前庭神经核,前庭神经核将前庭外周器官的信号向上传至大脑皮质平衡中枢,引起位置及平衡感觉。

(一)前庭神经核及其传导束的生理

前庭神经核仅有部分神经元直接受前庭神经的投射,而前庭神经核的大部分神经元接受来自颈部、脊髓、小脑、网状结构,以及对侧前庭神经核的传入投射。前庭神经核对来自上述各处传入的信息进行分析和处理。通过传出通路将传出信号送达各处有功能联系的神经核团和神经元(如眼运动神经核,脊髓前角运动神经元),引起各种前庭反射。因此,前庭神经核不仅是一个传入平衡冲动信号的中继站,也是一个将身体各处不断传来的平衡冲动信息进行综合分析和处理的场所。

1.前庭与眼外肌运动核的联系

刺激半规管和耳石器都可通过前庭眼束引起眼球运动,称前庭眼反射(VOR)。前庭眼反射的功能意义是在头部运动时,使眼球向与头部运动相反的方向移动,以便保持清晰视力。这样,在一定限度的运动速度范围内能使人们看清眼前的物景。前庭眼反射现象已被应用于临床检查前庭功能,如旋转试验、冷热试验等,通过诱发性眼震电图来检查前庭功能状态。

2.前庭与脊髓前角运动神经元的联系

前庭脊髓束的主要功能是控制颈肌、躯干和四肢肌肉的运动,刺激前庭可引起前庭脊髓反射(VSR),前庭脊髓反射的功能意义是通过调节颈部、躯干及四肢抗重力肌肉的肌张力和运动来稳定头部和身体。前庭脊髓反射受小脑和高级神经中枢的控制。由于前庭脊髓反射的肌肉反应的复杂性,且影响前庭脊髓反射的因素很多,故在利用前庭脊髓反射作为观察项目(如倾倒、颈部侧转等)来检查前庭功能时,其准确性往往不及眼震电图。

3.前庭与小脑间的关系

前庭小脑束可将体位变动刺激前庭外周器官所产生的冲动传至小脑。小脑可经过小脑传出通路对眼外肌、颈部、躯干和四肢肌肉的反射性运动和肌张力状态进行反射性调节,以纠正偏差、维持平衡;并配合大脑皮质的冲动,使得在运动中仍能如常地随意动作。

4.前庭与脑干网状结构的联系

该通路与前庭刺激引起的自主神经系统反应有密切关系。

5.前庭与大脑皮质的联系

近年来研究发现,前庭皮层通路至少有三级突触:①前庭神经核;②丘脑;③大脑皮质。电刺激人体上雪氏回及下顶内沟可引起旋转感或者身体不平稳感。

(二)刺激前庭的反应

前庭神经核与眼运动核、脊髓前角运动神经元、小脑、脑干网状结构及大脑皮质等有着广泛而复杂的联系。前庭感受器受刺激后,通过各级中枢及其投射的联系,可引起眩晕、眼震、平衡失调、倾倒及自主神经反应。当前庭系统发生疾病时,可以出现上述症状。病变发生在前庭神经核以下者,因病理性刺激均先上传到前庭神经核,继而影响到所有上述各传导束,故可产生全部前庭异常反应,如眩晕、眼震、平衡失调、错指物位、呕吐等;或者产生近于全部的前庭异常反应,此乃各种前庭反应的阈值有所不同之故。这种情况,称前庭反应协调。病变发生在前庭神经核以上者,则因很难使所有的传导束都受到影响,故可只出现一部分前庭异常反应,而另一部分前庭反应仍保持正常,称前庭反应分离,上述两种情况对于前庭系统病变的定位诊断很有帮助。因此,这些内容成为临床诊断前庭系统疾病的重要根据和观察项目。

四、前庭传出神经系统生理

电生理实验表明,前庭传出神经系统对前庭传入神经系统有兴奋和抑制两种不同的影响。Goldberg 等人(1980)报道,电刺激鼠、猴前庭传出神经系统可引起多数前庭传入神经的自发性电活动排放率增加,仅对不到1%的前庭传入神经自发性电活动呈抑制性效应。然而,当传入神经因受刺激而表现兴奋性或抑制性反应时,刺激传出神经可减少传入神经受刺激反应的增益。神经药理学研究发现,乙酰胆碱对蛙前庭传入神经自发性电活动也表现为兴奋性和抑制性两种不同的效应。前庭传出神经系统的功能意义尚有待阐明。

五、前庭系统几种特殊生理现象

由于前庭神经核在中枢神经系统内有较广泛的联系,前庭神经系统的生理功能及其在病理状态下的表现都比较复杂,许多现象及其机制至今尚未完全阐明。本节就疲劳、适应、习服、代偿及冲动复制等现象简略介绍如下。

(一)疲劳现象

对于持续存在或反复给予的刺激,前庭系统出现反应性降低或消失的现象,称疲劳。疲劳现象的特点:如将刺激强度增大,疲劳程度也随之加重,将刺激停止后,疲劳现象消失缓慢。经数分钟至数小时休息后,疲劳现象可完全消失。疲劳现象产生的部位可能在前庭神经突触处。

(二)习服现象

前庭习服指前庭系统由于受到一系列相同的刺激所表现为反应性逐渐降低或衰减的现象。前庭习服产生后可存在数周至数月,如以后继续刺激则可使之延续很久。前庭习服产生的具体部位和机制尚不清楚,一般认为它产生于前庭中枢。

(三)适应现象

临床上常将适应与习服相混淆。前庭适应指前庭眼反射系统对任何改变了的刺激,进行相应的调整,以获得最佳的前庭眼反射反应。适应的发生除了前庭冲动传入,尚需视觉信号参与,现认为前庭适应控制产生于小脑。

(四)前庭功能代偿现象

单侧迷路功能急性丧失所引起的症状可在数天至数周内消失,大多数人在一个月以内可正常工作,这就是迷路功能丧失后的代偿现象。

(五)冲动复制

当机体受到复杂而有节律的综合刺激时,中枢神经系统即可将这种传入的前庭冲动作为母型加以复制,以便加以对抗和控制。在刺激消失后,这种前庭冲动的复制尚可保留数小时至数天,以致外来刺激虽已消失,机体还存在着与受刺激时相似的前庭反应。

(六)运动病

运动病指因运动而引起的一种综合征,包括眩晕、出汗、恶心、呕吐、流涎增加、打哈欠及全身不适等一组症状。运动病常常因前庭系统受刺激而引起,但也可由视觉刺激(如持续的视动刺激)所产生。太空病是运动病的一种,乃在太空中由头部主动运动所引起。

(陈　珂)

第二章

鼻的应用解剖学及生理学

第一节 鼻的应用解剖学

鼻分为外鼻、鼻腔和鼻窦三部分。外鼻位于面部正中间,鼻腔被鼻中隔分为左右两个,鼻腔的前上部、两侧和后部共有 4 对鼻窦,分别为额窦、筛窦、上颌窦和蝶窦。

一、外鼻

外鼻由骨和软骨构成支架,外覆以软组织和皮肤。

(一)外鼻形状

外鼻形似一个基底向下的三棱锥体,上窄下宽。前棱上端位于两眶之间,与额部相连,称为鼻根;向下为鼻梁;前棱的下端为鼻尖;鼻梁的两侧为鼻背;鼻尖两侧的半圆形隆起称为鼻翼;三棱锥体的底部为鼻底;鼻底被鼻中隔的前下缘及大翼软骨的内侧脚构成的鼻小柱分成左右两个前鼻孔。鼻翼向外侧与面颊交界处有一浅沟称为鼻唇沟。

(二)外鼻骨性支架

骨部支架上方为额骨的鼻部——鼻骨,两侧为上颌骨额突。额骨的鼻骨切迹与鼻骨相连,成为鼻骨的坚强支撑点。

鼻骨成对,其上缘、外侧缘和下缘分别与额骨、上颌骨额突、鼻外侧软骨上缘连接,鼻骨后面的鼻骨嵴与额嵴、筛骨垂直板和鼻中隔软骨连接。鼻骨上端窄而厚,下端宽而薄,在外力作用于鼻根部时,容易发生鼻骨骨折,故临床上的鼻骨骨折多数发生在下 2/3 处,如鼻骨下端发生内沉,可造成鞍鼻。

鼻骨下缘、上颌骨额突内缘和上颌骨腭突游离缘共同围成梨状孔,鼻骨下缘为梨状孔的最高点,如果此处特别高耸,则称为驼峰鼻。

(三)外鼻软骨支架

外鼻软骨支架主要由鼻外侧软骨(隔背软骨)和大翼软骨组成,另有数目不等的小软骨,如籽状软骨的小翼软骨参与,借助于致密的结缔组织附着在梨状孔边缘,各软骨之间也通过结缔组织连接,故该支架弹性很大,在一般外力作用下,变形后可以恢复原形,不易导致局部畸形。由于其形状、大小和结构的不同,故构成了人类各家族和种族的鼻型特点(图 2-1)。

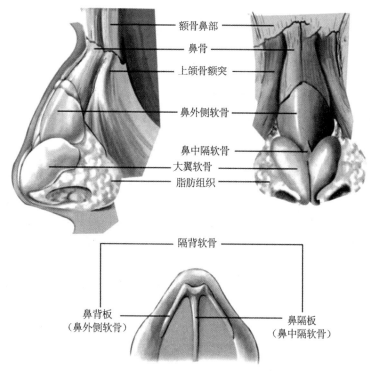

图 2-1　外鼻的软骨支架,侧、前、底面观

鼻外侧软骨又名隔背软骨鼻背板,位于鼻梁与鼻背的侧面,上方连接鼻骨下缘和上颌骨额突,两侧鼻外侧软骨的内侧缘,在鼻中线会合并连接鼻中隔软骨的前上缘。隔背软骨的底面观呈"↑",两侧翼为鼻外侧软骨,中间为鼻隔板,即鼻中隔软骨。大翼软骨又名下侧鼻软骨,呈马蹄形,外侧脚构成鼻翼支架,左右内侧脚夹住鼻中隔软骨前下缘构成鼻小柱支架。小翼软骨和籽状软骨,统称为鼻副软骨,充填于鼻外侧软骨和大翼软骨之间。

(四)外鼻皮肤

外鼻部皮肤厚薄不一,鼻根、鼻梁及其侧面皮肤较薄,皮下组织较疏松,可以出现皱纹。鼻尖、鼻翼和鼻前庭皮肤较厚,与下方的纤维组织和软骨膜连接紧密,炎症时皮肤肿胀压迫神经末梢,引起比较剧烈的疼痛。外鼻部皮肤含有较多汗腺和皮脂腺,上部皮肤含汗腺较多,下部含皮脂腺较多,以鼻尖和鼻翼最明显,是粉刺、痤疮、疖肿及酒渣鼻的好发部位。

(五)外鼻神经

有感觉神经和运动神经。感觉神经为三叉神经眼神经的末梢神经鼻睫神经和上颌神经的分支眶下神经所支配,以上颌神经为主。运动神经主要为面神经颞支,支配鼻部运动。

(六)外鼻血管及淋巴

1.动脉

外鼻的动脉主要来自鼻背动脉、筛前动脉、额动脉、面动脉、上唇动脉、眶下动脉的分支。

2.静脉

外鼻的静脉分别经内眦静脉、面前静脉汇入颈内静脉。但内眦静脉可经眼上、下静脉与海绵窦相通,面部静脉管内无瓣膜,血液可上下流通,故当鼻面部感染或疖肿时,若治疗不当或用力挤压,则可引起海绵窦血栓性静脉炎或其他颅内并发症。

3.淋巴

外鼻的淋巴管汇集于下颌下淋巴结、耳前淋巴结和腮腺淋巴结。

二、鼻腔

鼻腔由鼻中隔分为左右各一,每侧鼻腔分为鼻前庭和固有鼻腔两部分。每侧鼻腔为一前后开放的狭长腔隙,冠状切面呈三角形,顶部较窄,底部较宽,前起于前鼻孔,后止于后鼻孔。

(一)鼻前庭

鼻前庭为介于前鼻孔和固有鼻腔之间的空腔,位于鼻腔最前段,起于鼻缘,止于鼻内孔(鼻阈),鼻大翼软骨的弧形隆起为鼻前庭的支架。鼻内孔较前鼻孔狭小,为鼻腔最狭窄处,对鼻的呼吸功能有重要影响。

鼻前庭被覆皮肤,富于粗硬的鼻毛,并富有皮脂腺和汗腺,在男性尤为丰富,鼻前庭较易发生疖肿,且疼痛剧烈。前鼻孔由鼻翼的游离缘、鼻小柱和上唇围绕而成。

(二)固有鼻腔

固有鼻腔简称为鼻腔,前界为鼻内孔,后界为后鼻孔,由内、外、顶、底四壁组成。

1.鼻腔内侧壁

鼻腔内侧壁为鼻中隔,有骨部和软骨部两部分。骨部为筛骨垂直板和犁骨,软骨部为鼻中隔软骨和下侧鼻软骨内侧脚。软骨膜和骨膜外面覆盖有黏膜(图2-2)。鼻中隔常有轻度偏曲、嵴突和矩状突,在不伴有症状时可以不进行处理。

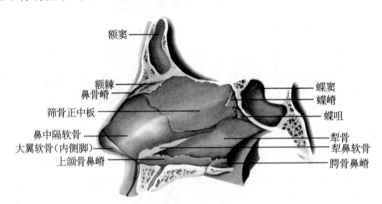

图 2-2　鼻中隔的组成

利氏动脉区(利特尔区):由颈内动脉和颈外动脉系统的分支在鼻中隔最前下部分黏膜内血管汇集成丛,称为利特尔区,此处黏膜常发生上皮化生,并呈现小血管扩张和表皮脱落,因此最易出血,大多数鼻出血皆源于此,故亦称鼻中隔易出血区。

2.外侧壁

外侧壁是鼻解剖结构中最为复杂的区域,也和鼻窦炎的发病有密切关系,分别由上颌骨、泪骨、下鼻甲骨、筛骨、腭骨垂直板及蝶骨翼突构成。外侧壁上有突出于鼻腔中的3个呈阶梯状排列的骨性组织,游离缘皆向内下方悬垂,分别为上鼻甲、中鼻甲、下鼻甲。下鼻甲为独立的骨质,中、上鼻甲为筛骨的一部分。下、中、上鼻甲大小皆递次缩小1/3,前端的位置又依次后退1/3。各鼻甲的外下方均有一裂隙样空间,称为鼻道,故有上、中、下三鼻道,各鼻甲与鼻中隔之间的共同狭窄腔称总鼻道(图2-3、图2-4、图2-5)。

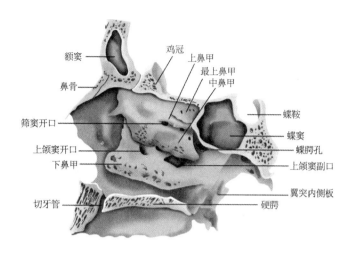

图 2-3　鼻腔外侧壁的骨性组成

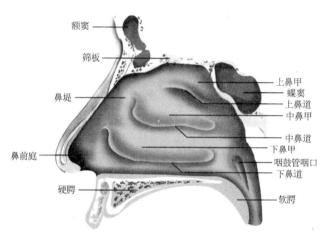

图 2-4　鼻腔外侧壁的黏膜结构

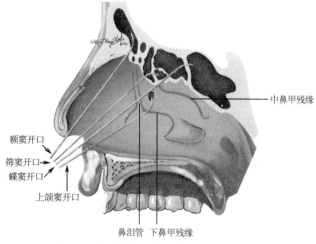

图 2-5　鼻腔外侧壁切除鼻甲之后各窦开口

由于鼻甲及鼻道的形成,缩小了鼻腔空间,增加了鼻腔黏膜的表面面积,在鼻腔的生理功能上有着非常重要的意义。

(1)上鼻甲及上鼻道:上鼻甲属于筛骨的一部分,位于鼻腔外侧壁后上方,为各鼻甲中最小,有时仅为一黏膜皱襞。后组筛窦开口于上鼻道。上鼻甲内后上方有一凹陷称蝶筛隐窝,为蝶窦的开口处。

(2)中鼻甲及中鼻道:中鼻甲亦属筛骨的一部分,分成前后两部分,分别为垂直部及水平部,中鼻甲前端附着于筛窦顶壁和筛骨水平板连接处的前颅底,下端游离垂直向下,是气流进入鼻腔后首先冲击的部位;中鼻甲后端延续到筛窦之下方,与颅底无直接的骨性连接。中鼻甲后部在向后延伸中,逐渐向外侧转向,附着在纸样板后部,并向上连接到前颅底,称为中鼻甲基板,是支撑和固定中鼻甲的一个重要结构。中鼻甲基板将筛窦分成前组筛窦和后组筛窦,其生理作用是能减少前组鼻窦的炎症向后组鼻窦扩散。

中鼻甲是重要的手术解剖标志,手术操作应严格保持在中鼻甲的外侧进行,其内侧为筛板,筛板的损伤可导致脑脊液鼻漏,是鼻腔手术的一个严重并发症。中鼻甲后端附着处的后上方,离后鼻孔上缘的上、后方约 12 mm 处为蝶腭孔所在,有蝶腭动脉和蝶腭神经通过。局麻下鼻内镜手术时阻滞该处神经和血管,能有效减少出血和缓解疼痛。

中鼻甲的解剖变异较多,有中鼻甲气化或筛窦气房发育延伸到中鼻甲内形成筛甲气房,造成中鼻甲前端过度膨大;中鼻甲反向弯曲,即中鼻甲呈弧形突向中鼻道;中鼻甲前端骨质增生。中鼻甲的气化和曲线异常是常见的中鼻道解剖畸形,可导致中鼻道的狭窄和阻塞,影响中鼻道正常的黏液纤毛传输功能,妨碍鼻窦的通气和引流,成为鼻窦阻塞性炎症的重要因素。

中鼻道位于中鼻甲之下外侧,为前组鼻窦的开口引流所在,也是鼻内镜手术进路中最重要的区域,其解剖结构复杂,中鼻道外侧壁上有两个隆起,前下隆起为钩突;后上隆起为筛泡,在两个隆起之间有一半月状裂隙,称为半月裂,半月裂向前下和后上扩大呈漏斗状,名筛漏斗,筛漏斗以钩突为内界,筛泡为外界,向内经半月裂、中鼻道与鼻腔相通,前界为盲端,前上端为额隐窝,额窦引流口开放于此,其后为前组筛窦开口,最后为上颌窦开口(图 2-6)。

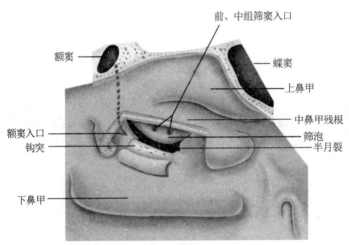

图 2-6 中鼻道外侧壁

窦口鼻道复合体(OMC):中鼻甲、中鼻道及其附近的区域解剖结构的异常和病理改变与鼻窦炎的发病最为密切,这一区域称为窦口鼻道复合体。它是以筛漏斗为中心的附近区域,包括筛漏斗、钩突、筛泡、半月裂、中鼻道、中鼻甲、前组筛房、额窦口及上颌窦自然开口等一系列结构。这一区域的解剖发生异常,如钩突肥大,中鼻甲肥大,泡性中鼻甲,中鼻甲反向弯曲,筛泡肥大等,均会影响前组鼻窦的通气和引流,导致鼻窦炎的发生。

(3)下鼻甲及下鼻道:下鼻甲骨为独立呈水平状卷曲的薄骨,附着于上颌骨内侧壁和腭骨垂直板,其上缘中部的泪突与泪骨相连,并与上颌骨腭突后面的骨槽共同形成鼻泪管。上缘后部的筛突连接中鼻道钩突的尾端,共同参与上颌窦自然口和鼻囟门的构成。

下鼻甲后端距咽鼓管咽口 1.0～1.5 cm,故下鼻甲肿胀或肥大时,病变的下鼻甲可影响咽鼓管鼻咽开口,导致咽鼓管功能障碍。

下鼻甲之外侧、附着部和鼻腔外侧壁之间为下鼻道,是各鼻道中最宽长者,其外侧壁常向上颌窦内膨隆。下鼻道呈穹隆状,其顶端有鼻泪管开口,距前鼻孔 3.0～3.5 cm。在下鼻道上颌窦开窗时,应控制进针部位,不要损伤鼻泪管道开口。距离下鼻甲前端 1～2 cm 的下鼻甲外侧壁骨质较薄,是上颌窦穿刺的最佳进针位置。

3.顶壁

顶壁呈穹隆状,甚为狭小,分为三段:前段倾斜上升,为额骨鼻部及鼻骨的背侧面;中段呈水平状,为分隔颅前窝与鼻腔的筛骨水平板,又称筛板,筛板薄而脆,为嗅区黏膜的嗅丝通过,在外伤或手术时易发生损伤,导致脑脊液鼻漏;后段倾斜向下,由蝶窦前壁构成。

4.底壁

底壁即硬腭的鼻腔面,与口腔相隔。前 3/4 由上颌骨腭突,后 1/4 由腭骨水平部组成。

5.后鼻孔

后鼻孔是鼻腔与鼻咽部的通道,左右各一,被鼻中隔分隔,由蝶骨体下部(上)、蝶骨翼突内侧板(外)、腭骨水平部后缘(下)和犁骨后缘(内)构成,上覆黏膜,在成人呈椭圆形,高 25.0 mm,宽 12.5 mm,双侧后鼻孔经鼻咽部交通。

(三)鼻腔黏膜

前起鼻前庭内鳞状上皮和柱状上皮的过渡区,向鼻腔内延伸,广泛分布于鼻腔各壁和鼻道,与鼻咽部、鼻窦和鼻泪管黏膜连续,按各部位组织学构造和生理功能不同,分为嗅区黏膜和呼吸区黏膜两部分。

1.嗅区黏膜

嗅区黏膜分布在鼻腔顶中部,向下至鼻中隔上部和鼻腔外侧壁上部等嗅裂区域。为假复层无纤毛柱状上皮,由支持细胞、基底细胞和嗅细胞组成。嗅细胞为具有嗅毛的双极神经细胞,顶部的树突呈棒状伸向细胞表面,末端膨大呈球状(嗅泡),并发出 10～30 根纤毛,感受嗅觉。基部伸出细长轴突,形成无髓鞘神经纤维,通过筛骨水平板进入颅内,止于嗅球。

2.呼吸区黏膜

(1)鼻腔前 1/3 自前向后的黏膜上皮为鳞状上皮、移行上皮、假复层柱状上皮,鼻腔后 2/3 为假复层纤毛柱状上皮,由纤毛细胞、柱状细胞、杯状细胞、基底细胞组成。

(2)鼻黏膜呼吸区上皮的纤毛细胞分布以鼻底最为密集,越向鼻腔上部分布越稀少。每个纤毛细胞表面有 200 根左右纤毛。鼻腔黏膜的纤毛向鼻咽部摆动,鼻窦内的纤毛向鼻窦开口自然摆动。这种方向一致的整体运动可以将进入鼻腔鼻窦的细菌、病毒、灰尘、污染颗粒等有害物质,以及鼻腔鼻窦的分泌物运送到咽部咽下或吐出,是鼻腔非特异性保护功能的重要功能单位。

（3）鼻腔黏膜下层具有丰富的杯状细胞、黏液腺和浆液腺，为鼻分泌物的主要来源之一，鼻分泌物在黏膜表面形成随纤毛运动而向后移动的黏液毯，黏液毯由外层的黏蛋白和内层供纤毛运动的水样层构成。黏液毯是鼻黏膜重要的保护机制之一。鼻分泌物同样是鼻腔特异性与非特异性化学保护物质的主要来源，如免疫球蛋白、溶菌酶等。

三、鼻腔的血管、淋巴和神经

（一）动脉

动脉主要为来自颈内动脉的分支眼动脉和颈外动脉的分支上颌动脉（图2-7、图2-8）。

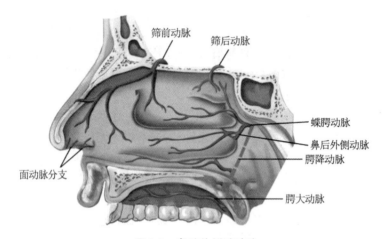

图 2-7　鼻腔外侧壁动脉

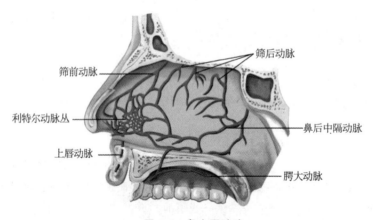

图 2-8　鼻中隔动脉

1.眼动脉

眼动脉自视神经管颅口前5 mm从颈内动脉分出，走行在视神经管的下外方，入眶后，分出筛前动脉和筛后动脉，分别穿过相应的筛前孔和筛后孔进入筛窦，紧贴在筛窦顶壁的骨冠内，在筛窦内侧进入前颅窝，并在鸡冠旁骨缝中进入鼻腔。筛前动脉供应前组筛窦、额窦、鼻腔外侧壁和鼻中隔前上部，筛前动脉颅底附着处为额隐窝的后界，是鼻内镜额窦手术的重要解剖标志。筛后动脉供应后筛、鼻腔外侧壁和鼻中隔的后上部。

2.上颌动脉

上颌动脉在翼腭窝内分出蝶腭动脉、眶下动脉和腭大动脉供应鼻腔。其中蝶腭动脉是鼻腔的主要供血动脉。蝶腭动脉经蝶腭孔进入鼻腔，分成内侧支和外侧支。外侧支分成鼻后外侧动脉，进而分成下鼻甲支、中鼻甲支和上鼻甲支，供应鼻腔外侧壁后部、下部和鼻腔底。内侧支（鼻腭动脉），经蝶窦开口的前下方分成鼻后中隔动脉，分布于鼻中隔后部和下部。在鼻内镜手术中，在中鼻甲后端附着处的外上方行神经、血管阻滞，可达到有效地减少出血和麻醉的作用。鼻腭动脉、筛前动脉、筛后动脉、上唇动脉和腭大动脉在鼻中隔前下部黏膜下相互吻合，形成动脉丛，称为利特尔动脉丛，是鼻出血的最常见部位。

（二）静脉

鼻腔前部、后部和下部的静脉汇入颈内、外静脉，鼻腔上部静脉经眼静脉汇入海绵窦。鼻中隔前下部的静脉构成静脉丛，称为克氏静脉丛，为鼻部常见出血部位。在老年人下鼻道外侧壁后部近鼻咽部有扩张的鼻后侧静脉丛，称为鼻咽静脉丛，是鼻腔后部出血的重要来源。

（三）淋巴

鼻腔前1/3的淋巴管与外鼻淋巴管相连，汇入耳前淋巴结、腮腺淋巴结及颌下淋巴结。鼻腔后2/3的淋巴汇入咽后淋巴结和颈深淋巴结上群。鼻部恶性肿瘤可循上述途径发生淋巴结转移。

（四）神经

鼻腔的神经包括三类，分别为嗅神经、感觉神经和自主神经（图2-9、图2-10）。

1.嗅神经

嗅神经分布于嗅区黏膜，嗅神经中枢突汇集成嗅丝，经筛孔到达嗅球。

2.感觉神经

感觉神经为三叉神经之眼神经和上颌神经的分支。

（1）眼神经：眼神经分出鼻睫神经，分成筛前神经和筛后神经，与同名动脉伴行，进入鼻腔分布于鼻中隔和鼻腔外侧壁前、上部。

（2）上颌神经：穿过或绕过蝶腭神经节后分出蝶腭神经，经蝶腭孔进入鼻腔分成鼻后上外侧支和鼻后上内侧支，分布于鼻腔外侧壁后部、鼻腔顶和鼻中隔。鼻后上内侧支有一较大的分支称为鼻腭神经，斜行分布于鼻中隔上。

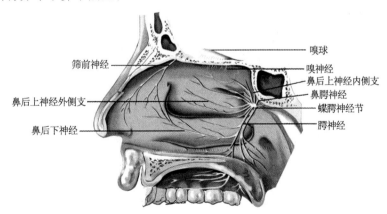

图 2-9　鼻腔外侧壁的神经

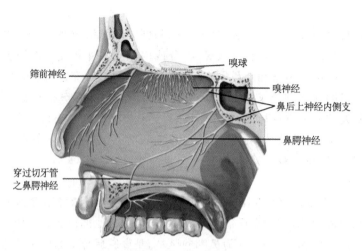

图 2-10　鼻中隔的神经

（3）自主神经：自主神经主管鼻黏膜血管的舒缩，有交感神经和副交感神经。交感神经来自颈内动脉交感神经丛组成的岩深神经，副交感神经来自面神经分出的岩浅大神经，其在翼管内组成翼管神经，经蝶腭神经节后进入鼻腔。交感神经主管鼻黏膜血管收缩；副交感神经主管鼻黏膜血管扩张和腺体分泌。

四、鼻窦

鼻窦是鼻腔周围颅面骨中的一些含气空腔，左右成对，共有 4 对，依其所在颅骨命名，称为上颌窦、筛窦、额窦和蝶窦，依照窦口引流的位置、方向和鼻窦的位置，又将鼻窦分为前组鼻窦和后组鼻窦。前组鼻窦包括上颌窦、前组筛窦、额窦，窦内引流至中鼻道，后组鼻窦包括后组筛窦和蝶窦，后组筛窦引流至上鼻道，蝶窦引流至蝶筛隐窝。

（一）上颌窦

上颌窦为 4 对鼻窦中最大者，平均容积 13 mL，有 5 个壁。

1.前壁

前壁中央薄而凹陷，称为尖牙窝，行上颌窦 Caldwell-Luc 手术时经此进入上颌窦腔。在尖牙窝上方，眶下缘之下 12 mm，正对瞳孔有一骨孔称眶下孔，眶下神经和同名血管从此分出。

2.后外壁

后外壁与翼腭窝及颞下窝毗邻，上颌窦肿瘤破坏此壁时，可侵犯翼内肌，导致张口受限。在严重鼻出血时，可经此壁结扎上颌动脉。

3.内壁

内壁为中鼻道和下鼻道外侧壁的大部分，在接近鼻腔底部处骨质较厚，愈向上愈薄，在下鼻甲附着处最薄，是经下鼻道上颌窦穿刺的最佳部位。内壁的后上方邻接后组筛窦，称为筛上颌板，为经上颌窦途径行筛窦开放术（Lima 手术）的手术进路。上颌窦自然开口位于上颌窦内侧壁前上方。

上颌窦内侧壁有一骨性裂孔，前界为下鼻甲的泪突和泪骨下端，后界为腭骨垂直板，上界是与筛窦连接的上颌窦顶壁，下界为下鼻甲附着处。此骨性窦口被钩突和下鼻甲的筛突呈十字形的连接分割成四个象限。其中前上象限是真正的上颌窦自然开口，其余 3 个象限被双层黏膜和致密结缔组织封闭,称为鼻囟门。上颌窦自然开口直径大小不一,平均 2.8 mm。经鼻内镜上颌窦自然口扩大时,可通过寻找钩突尾部的后上方,或者下鼻甲中部上缘上方的后囟门来定位、扩大上颌窦口。

4.上壁

上壁为眼眶的底部,外伤引起的眶底爆折,常常导致眶内容下垂到上颌窦内,引起眼球活动障碍、复视、眼球内陷。

5.底壁

底壁相当于上颌牙槽突,常低于鼻腔底部,为上颌突各骨壁中骨质最厚者,与上列第二尖牙及第一、二磨牙根部有密切关系,其牙根常与上颌窦腔仅由一层菲薄骨质相隔,有时直接埋藏于窦内黏膜之下,故牙根尖感染容易侵入窦内,引起牙源性上颌窦炎。

(二)额窦

额窦位于额骨的内、外两层骨板之间,在筛窦的前上方,左右各一,有大约 2% 的额窦未发育。额窦在出生时还未形成,6 个月至 2 岁开始向额骨中气化,4 岁有豌豆大小,6~7 岁额窦向上发展更快,10~12 岁具有临床重要性,20 岁发展至成人形态。额窦通过额窦口与额隐窝相通,额隐窝的前界为鼻丘气房的后壁,后界为筛泡和泡上气房的前界,根据钩突上端的附着位置不同,其内界和外侧界的构成不同,如钩突附着在纸样板,则钩突上端和部分纸样板成为额隐窝的外侧界,如附着在颅底、中鼻甲和钩突上端分叉,则钩突上端和部分中鼻甲的上端组成额隐窝的内侧界。由此可见,钩突上端的附着方式决定了额隐窝的引流状态,通过判断钩突上端的附着方式便于寻找额窦口的位置。

(三)筛窦

筛窦位于鼻腔外上方筛骨内,是鼻腔外侧壁上部与眼眶之间、蝶窦之前、前颅底之下的蜂窝状气房结构,为 4 对鼻窦中解剖关系最复杂、变异最多、与毗邻器官联系最密切的解剖结构。

筛窦气房根据其发育不同,气房数量可为 4~17 个至 8~30 个,筛窦被中鼻甲基板分成前组筛窦与后组筛窦。前组筛窦开口于中鼻道,后组筛窦开口于上鼻道。

1.外侧壁

筛窦的外侧壁为眼眶的内侧壁,由泪骨和纸样板组成。鼻内镜手术时,如果损伤纸样板,容易导致眶筋膜破裂和眶脂肪脱出于筛窦内,术后眼眶青紫,严重时有损伤眼内直肌导致眼球活动障碍和复视,视神经损伤导致严重视力下降和失明。纸样板上缘与额骨连接处为额筛缝,相当于筛顶水平,从前向后依次为 Dacron 点、筛前动脉孔和筛后动脉孔。

2.内侧壁

筛窦内侧壁为鼻腔外侧壁之上部,附有上鼻甲和中鼻甲。

3.顶壁

内侧与筛骨水平板连接,外侧与眶顶延续,筛顶上方为前颅窝。筛顶与筛板的连接有水平型(即筛顶与筛板是延续的)、高台型(筛顶与筛板之间形成一高度差)、倾斜型等方式。在外伤和手术时,这一位置很容易造成损伤,引起脑脊液鼻漏。筛板和筛顶连接处的下方为中鼻甲的颅底附着处。在鼻手术时,如果用钳夹住中鼻甲反复摇动,也很容易损伤筛板。

4.下壁

下壁为中鼻道上部结构,如筛泡、钩突、鼻丘气房等。

5.前壁

前壁由额骨筛切迹、鼻骨嵴和上颌骨额突组成。

6.后壁

后壁与蝶窦毗邻,后组筛窦变异极大,如果最后组筛窦气化到蝶窦上方,称为蝶上筛房。如果视神经管隆突在最后组筛窦的外侧壁形成突向窦内的隆起,称为视神经隆突,具有该结节的最后筛房,称为 Onodi 气房。

(四)蝶窦

蝶窦位于蝶骨体内,居鼻腔最上后方。由于气化程度不一,大小和形态极不规则。蝶窦在 3 岁开始发育,6 岁大部分已发育。成人蝶窦的平均大小:高 20 mm,宽 18 mm,前后长12 mm,容积 7.5 mL。Van Alyea(1951)将蝶窦分成 4 型:甲介型(5%)、鞍前型(4.5%)、鞍基底型(23.5%)和枕鞍型(67%)。卜国铉(1965)将蝶窦分成 8 型:未发育型、甲介型、鞍前型、半鞍型、全鞍型鞍枕型、额面分隔型和冠面分隔型。蝶窦分型的临床意义在于可以指导经蝶窦垂体瘤手术的术式选择。甲介型和鞍前型或需在手术导航仪的引导下经蝶窦垂体瘤切除术。

蝶窦各壁的毗邻:蝶窦外侧壁结构复杂,与海绵窦、视神经管、颈内动脉毗邻。在气化良好的蝶窦,视神经管和颈内动脉在外侧壁上形成隆起,骨壁菲薄甚至缺如,鼻内镜手术容易导致视力损害和大出血。顶壁上方为颅中窝的底壁,呈鞍型,称为蝶鞍。蝶鞍上方为脑垂体。前壁参与构成鼻腔顶壁的后份和筛窦的后壁,上方有蝶窦开口开放到蝶筛隐窝,前壁的前方有中鼻甲的后端附着。后壁骨质甚厚,毗邻枕骨斜坡。下壁为后鼻孔上缘和鼻咽顶,翼管神经位于下壁外侧的翼突根部。

(刘德刚)

第二节 鼻颅的相关解剖学

鼻腔顶部的筛骨水平板(筛板),额窦后壁、筛窦顶壁,以及蝶窦的上、后、侧壁均与颅相毗邻,通常我们将此区域颅底称为鼻颅底。由于这一解剖关系的确立,临床上对于一些源于鼻腔鼻窦疾病侵及颅,或颅鼻沟通性疾病,或靠近鼻的颅内疾病,可经鼻-鼻窦进颅进行外科处理,在取得好的疗效同时,又能达到微创的目的。

一、鼻前颅底

额窦的后壁即为颅前窝前壁的一部分,当额窦气化好扩展到颞骨前缘时,颅前窝前壁的大部分均可为额窦的后壁,有时过度气化的额窦可侵及眶上,可占据额骨大部。额窦的后壁一般较薄,额窦黏膜与硬脑膜之间仅有极薄的骨板相隔,其黏膜静脉与硬脑膜和蛛网膜的静脉相通。额窦板障层的 Breschet 静脉向内走行汇入上矢状窦。并有可能存在骨裂隙,额窦的感染可因此侵入颅内。

鼻腔顶壁的筛板和筛窦的顶壁(筛顶)共同组成前颅底的中央部分。筛窦静脉可流入眼静脉而汇入海绵窦。

筛板也称为筛骨水平板,筛板薄、有多个小孔,即筛孔,嗅神经穿过筛孔进入颅内。筛板的宽度为 1.0~4.3 mm,其中前段较窄,中段最宽。筛板外侧和筛顶相连,由中鼻甲附着处将它们分界。

筛顶为筛窦的顶壁,额骨眶板的内侧部分。其内侧与筛板相连接,外侧延续额骨眶板的外侧部分,即眶顶壁。筛顶与筛板的连接关系,对于经鼻颅底手术有着重要的意义,一般有以下几种方式:①高台式,筛顶以台阶式与筛板相连接;②倾斜式,筛顶由外向内逐渐倾斜至筛板并相连接;③不规则型,由前向后,筛顶与筛板的连接关系出现变化,或前为高台式,中、后为倾斜式,反之也可;④双侧不平衡式或有称为混合式,一侧为高台式,另一侧为倾斜式。其中以高台式和倾斜式最为常见(图 2-11)。

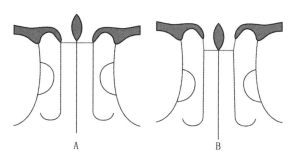

图 2-11 筛板与筛顶连接关系示意

A.倾斜式;B.高台式

二、鼻中颅底

鼻中颅底区域主要是蝶窦区域的毗邻,蝶窦居颅底深部,与中颅窝的蝶鞍,颈内动脉、海绵窦、视神经管、视交叉,以及第Ⅲ、Ⅳ、Ⅴ、Ⅵ对脑神经等重要结构的关系极为密切。蝶窦黏膜静脉一部分流入眼静脉,另一部分汇入海绵窦。由于蝶窦本身的气化变异及其与后组筛窦解剖关系的多变异性,使之与上述多种重要结构的毗邻也相应变化。

蝶窦顶壁:气化良好的蝶窦,其顶壁与整个蝶鞍底部毗邻,即为鞍底。蝶鞍内容脑垂体。蝶鞍前方有鞍结节,其后方突起为前床突。前床突的正前方是视交叉,两侧紧邻视神经的颅内口。蝶鞍后部为鞍背,其两角圆球状突起是后床突。鞍背与枕骨基底部即为蝶窦的后壁,共同构成斜坡,上接脑桥,下接延髓。蝶鞍两侧为海绵窦。

蝶窦外侧壁:此壁外侧毗邻的重要结构由上而下分别是视神经、颈内动脉和海绵窦。当蝶窦过度气化时,外侧壁骨质菲薄甚至缺如,上述重要结构可以仅于蝶窦黏膜下凸入窦腔内,是发生失明、大出血等重大外科并发症的最危险的解剖变异。

蝶窦的解剖变异需注意三点:①依蝶窦的气化程度,其与蝶鞍的位置关系有所变化,气化类型有甲介型(6%),鞍前型(36%),鞍型(48%)。②蝶窦内隔的变化较大,不宜将蝶窦中隔作为蝶窦中线位置。但与鼻中隔后缘相接的蝶骨咀或称蝶骨峭则可作为判断蝶窦的中线位置。③后组筛窦与蝶窦的关系变异,当后组筛窦气化较好时,可发展成蝶窦上筛房,此时蝶窦外侧壁外的重要颅底结构与蝶窦的位置关系可发生相应变化。

三、鼻侧颅底(鼻与翼腭窝)

翼腭窝位于上颌骨(或者说是上颌窦后壁)与翼突之间,为一狭窄的骨性间隙,其前界为上颌骨,后界为翼突及蝶骨大翼之前面,顶为蝶骨体下面,内侧壁为腭骨的垂直部。此窝上部较宽,向下渐窄,窝内容有颌内动脉、上颌神经及蝶腭神经节。

翼腭窝后上经圆孔与颅腔交通,其内上经蝶腭孔与鼻腔交通,其下方接翼腭管,与鼻腔外侧壁毗邻。临床上将上颌窦后壁打开即可进入到翼腭窝。

(刘德刚)

第三节 鼻眼的相关解剖学

眼眶为一四边锥形的骨性结构,容纳眼球及眶内容物,底边朝前为眶口,眶口约 35.4 mm× 38.1 mm,眶深 40~50 mm,容积 25~28 mL。眼眶有 4 个壁:上壁、下壁、内侧壁和外侧壁。鼻腔、鼻窦与眼的关系非常密切,许多结构为鼻眼所共有。眼眶的前上方为额窦,眼眶内侧的前部为前组筛窦,后部为后组筛窦,视神经与蝶窦毗邻;下壁为上颌窦的顶壁。

一、鼻窦与视神经管

视神经管由蝶骨小翼和蝶骨体构成,位于蝶窦外、上侧壁的圆形骨性管道,但在某些情况下可位于后组筛窦的外侧壁。内侧壁平均长度约 10 mm,直径 4~6 mm,管内有视神经、眼动脉和交感神经纤维通过。视神经管分颅口和眶口,由于视神经管与后组筛窦和蝶窦的紧密关系,为经鼻内镜视神经减压术提供了良好的解剖学依据和通道。同时,在慢性鼻窦炎、特别是后组筛窦和蝶窦感染时容易引起视神经炎。

视神经管在鼻窦外侧壁形成的隆起称为视神经结节,具有视神经结节的最后组筛房称为 Onodi 气房。视神经结节的形态变异较大,可以分成 3 种类型。

(一)管型

视神经管有 1/3 以上的管周突出于窦腔内,出现率约为 30%。

(二)半管型

视神经管有 1/3 以下出现在窦腔内,出现率约为 20%。上述两种情况在行经鼻内镜鼻窦手术时容易造成视神经损伤。

(三)压迹型

视神经管在窦内略为隆起,出现率约为 50%。

二、鼻窦与眶内侧壁

筛窦与眶之间由一层薄骨板相隔,其骨性部从前向后依次为上颌骨额突、额骨、鼻突、泪骨、筛骨纸样板和蝶骨,上方以额筛缝与额骨眶板连接,在额筛缝内自前向后有 Dacryon 点、筛前动脉孔、筛后动脉孔。下界以颌筛缝与上颌骨眶壁连接。纸样板非常菲薄,在鼻窦手术时很容易损伤,导致眶内脂肪脱出、内直肌损伤、眶内出血和血肿。

三、鼻腔与泪囊

泪道包括泪小点、泪小管、泪总管、泪囊和鼻泪管,其中泪囊和鼻泪管与鼻腔的关系最密切。泪囊位于前后泪嵴之间的泪囊窝内,由上颌骨额突和泪骨组成,前泪嵴属于上颌骨额突,位于泪囊前方;后泪嵴属于泪骨,较薄。泪囊的后内侧以泪骨为界与鼻丘气房和前筛房毗邻,泪囊长12~15 mm,宽4~7 mm,上端为盲端,在内眦上3~5 mm,下端逐渐变窄,移行于鼻泪管。泪囊的后壁相当于钩突上端前部附着缘的前方,上界相当于中鼻甲前端附着处。泪囊内侧壁与鼻腔之间有两层结构:鼻腔黏骨膜、上颌骨额突和泪骨。

鼻泪管延续泪囊向下,开口于下鼻道顶端,总长15~20 mm,直径3~7 mm。

(刘德刚)

第四节　鼻的生理学

一、外鼻的生理

外鼻位于颅面的中央,其形状随着人种或种族的不同而有一定的差异。外鼻的外形和轮廓高低的均衡及其与面部各结构或器官之间的匀称关系,对人的容貌有着十分重要的影响,鼻翼的活动有助于面部表情和鼻阻力的调整。

二、鼻腔的生理

鼻腔主要有呼吸、嗅觉功能,另外还有共鸣、反射、吸收和排泄泪液等功能。外界空气经过鼻腔处理后,才适合人体的生理需求,否则易引起呼吸道不适。

(一)呼吸功能

鼻腔为呼吸道的首要门户,在机体与外界环境的接触中起着重要的作用。

1.对气体的引流作用

鼻腔吸入的空气在鼻内孔处受到阻力后便分为两股气流,即层流和紊流。层流从鼻内孔朝后上方向弧形流向鼻后孔再散开,为鼻腔气流的大部分,与通气量关系甚大,亦是肺部进行气体交换的主要部分。层流与鼻腔黏膜接触面积最广,可以充分发挥鼻腔调节湿度和温度的作用。紊流形成于鼻内孔的后方,是呈旋涡状而又不规则的气流,为吸入空气的小部分,有利于气体充分汇合,增加气体与鼻腔黏膜之间的相互接触,可使鼻腔更有效地发挥对气体的引流作用。

2.鼻阻力的产生和生理意义

阻力是维持正常鼻通气的重要前提,鼻阻力由鼻瓣区的多个结构形成。鼻瓣区包括鼻中隔软骨前下端、鼻外侧软骨前端和鼻腔最前端的梨状孔底部。同时,鼻阻力与下鼻甲的大小也有很大的关系。鼻内或鼻瓣区产生的鼻阻力为全部呼吸道阻力的40%~50%,其有助于吸气时形成胸腔气压,使肺泡扩张以增加气体交换面积,同时也使呼气时气体在肺泡内停留的时间延长,以留有足够的气体交换时间。因此,正常鼻阻力的存在对充分保护肺泡气体交换过程的完成是重要的。如果鼻腔阻力降低(如萎缩性鼻炎、下鼻甲过度切除),可出现肺功能下降;鼻阻力过大(如肥厚性鼻炎),也会造成鼻腔通气不足,影响呼吸和循环功能。

3.鼻周期或称生理性鼻甲周期

正常人两侧下鼻甲黏膜内的容量血管呈交替性和规律性的收缩与扩张,表现为两侧鼻甲大小和鼻腔阻力呈相应的交替性改变,但左右两侧的鼻总阻力仍保持相对的恒定,2~7 h出现一个周期,称为生理性鼻甲周期或鼻周期。鼻周期对呼吸无明显影响,所以正常人常不自觉,但如果两侧鼻腔不对称(如鼻中隔偏曲),两侧在周期收缩阶段的最小阻力不相等,总阻力发生显著变化,出现周期性明显鼻塞。生理性鼻甲周期的生理意义在于促使睡眠时反复翻身,有助于解除睡眠的疲劳。

4.温度调节作用

人体的温度与外界的温度不同,当吸入的气体温度太低,会对下呼吸道的黏膜造成大的伤害,鼻腔的作用就是将吸入鼻腔的外界空气调节到近似正常体温,以保护下呼吸道黏膜不受损害,这一功能多依赖于鼻腔广大而迂曲的黏膜和丰富的血液供应所维持。

5.湿度调节作用

鼻黏膜中含有大量的腺体,在 24 h 呼吸期间分泌约 1 000 mL 液体,其中 70% 用以提高吸入空气的湿度,少部分向后流入咽部。常用口呼吸者,会出现口干舌燥。

6.过滤及清洁作用

鼻前庭的鼻毛由四周伸向前鼻孔中央,对空气中较粗大的粉尘颗粒及细菌有阻挡和过滤作用。较小的尘埃颗粒吸入鼻腔后可随气流的紊流部分沉降,或随层流散落在鼻黏膜表面的黏液毯中,不能溶解的尘埃和细菌随鼻黏膜的纤毛摆动到达鼻后孔,进入咽腔,被吐出或咽下。

7.黏膜纤毛系统的作用

人类鼻腔、鼻窦黏膜大部分为假复层柱状黏膜上皮,每个柱状上皮细胞有 250～300 根纤毛,长度 5～7 μm,平均直径 0.3 μm,每根纤毛朝鼻咽部方向摆动的频率大约 1 000 次/分钟。在纤毛的表面覆盖了一层黏液毯,其主要成分为无机盐、黏多糖、黏蛋白、溶菌酶,95% 为水,黏液毯以每分钟 5 mm 的速率形成自前向后的黏液波,这一现象对维持鼻腔正常清洁功能起到重要的作用。

8.防御作用

空气中含有灰尘、细菌和真菌等,但吸入空气达到鼻腔后部时,几乎无细菌存在,说明鼻腔黏膜对吸入空气的清洁、防御作用非常重要。较粗颗粒被鼻毛阻挡,吸入鼻腔后也可被喷嚏反射所清除。较细的尘粒和细菌附着在黏液毯上,借助于上皮纤毛运动,向后排至鼻咽部,为鼻腔的第一道防御线。鼻黏液中含有"溶菌酶",具有抑菌和溶解细菌的作用,加上白细胞的噬菌作用,称为鼻腔的第二道防御线。鼻腔的 pH 能影响溶菌酶的作用和纤毛运动,正常鼻分泌物的 pH 为 5.6～6.5,溶菌酶在酸性环境中能保持最有效功能,这与鼻腔内细菌的存在与否有一定的关系。文献报道,鼻分泌物的 pH 在 6.5 以下者,鼻腔细菌培养为阴性,若酸碱度为碱性,鼻腔可出现细菌。

(二)嗅觉功能

嗅觉功能主要依赖于鼻腔嗅区黏膜和嗅细胞,嗅觉起到识别、报警、增加食欲和影响情绪的作用。

(三)发声共鸣功能

鼻腔在发声时起共鸣作用,使得声音悦耳动听,鼻腔阻塞出现鼻塞性鼻音,腭裂出现开放性鼻音,鼻音为语音形成的重要部分。

(四)鼻的反射功能

鼻腔内神经分布丰富,当鼻黏膜遭受到机械性、物理性或化学性刺激时,可引起广泛的呼吸和循环方面的反应。反应的程度取决于刺激的强度,强度从打喷嚏到呼吸心跳停止。鼻腔最重要的反射有鼻肺反射和喷嚏反射。鼻肺反射以鼻黏膜三叉神经为传入支,广泛分布于支气管平滑肌的迷走神经为传出支,以三叉神经核和迷走神经核为中枢核,形成反射弧。鼻肺反射是鼻部疾病引起支气管病变的原因之一。喷嚏反射的传入支为三叉神经,当鼻黏膜三叉神经末梢受到刺激时,发生一系列的反射动作,如深吸气,悬雍垂下降,舌根上抬,腹肌和膈肌剧烈收缩,声门突然开放,气体从鼻腔急速喷出,借以清除鼻腔中的异物和刺激物。

(五)鼻黏膜的其他功能

1.免疫功能

鼻黏膜是局部黏膜免疫系统的重要组成部分,黏膜内的免疫活性成分在上呼吸道黏膜防御方面起着重要的作用。鼻黏膜的上皮细胞(杯状细胞)、黏膜下腺体(浆液腺细胞、黏液腺细胞)、分泌性细胞(浆细胞)不仅产生分泌物,且可由血管渗出血浆蛋白、或由细胞合成和分泌免疫物质,这些成为鼻黏膜免疫系统构成的基础。

来源于鼻黏膜的各种具有免疫防御功能的物质可分为非特异性与特异性两大类,前者为天然免疫物质主要为溶菌酶、乳铁蛋白,后者则是在抗原的刺激下产生如免疫球蛋白 A 和 G(IgA、IgG)。二者共同构成鼻黏膜的免疫屏障。

2.增加吸收的有效面积

人类鼻腔黏膜表面积约 150 cm^2,呼吸区黏膜表层上皮细胞约有许多微绒毛,可增加吸收的有效面积,鼻黏膜上皮下层有丰富毛细血管、静脉窦、动-静脉吻合支,以及毛细淋巴管交织成网,使吸收的药物可迅速进入血液循环。

3.排泄泪液功能

泪液通过泪小点、泪小管、泪总管、泪囊和鼻泪管到达下鼻道的顶部。

三、鼻窦的生理

目前对鼻窦生理学的了解还不十分透彻,相关研究资料也不多,按照经典的观点认为鼻窦具有下述4项生理功能。

(1)增加呼吸区黏膜面积,促进对吸入空气的加温加湿作用。

(2)对声音的共鸣作用。

(3)减轻头颅重量。

(4)缓冲冲撞力,保护重要器官。

(刘德刚)

第三章

咽喉的应用解剖学及生理学

第一节　咽的应用解剖学

咽位于颈椎前方,为呼吸道和消化道上端的共同通道,上宽下窄、前后扁平,略呈漏斗形。上起颅底,与颅底之间隔有咽腱膜,横径约 3.5 cm;下至 C_6 下缘平面,于环状软骨下接食管入口,横径约 1.5 cm;全长约 12 cm。前壁不完整,由上而下分别与鼻腔、口腔和喉相通;后壁扁平,与椎前筋膜相邻;两侧与颈内动脉、颈内静脉和迷走神经等重要的血管、神经毗邻。

一、咽的分部

咽根据其位置,自上而下可分为鼻咽、口咽和喉咽三部分(图 3-1、图 3-2)。

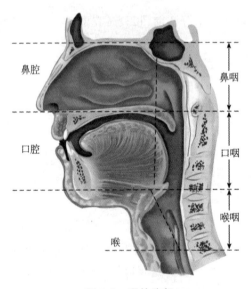

图 3-1　咽的分部

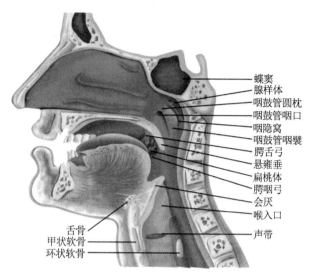

图 3-2 咽部矢状面解剖结构

(一)鼻咽

鼻咽属上呼吸道的一部分(图 3-3),又称上咽。顶部位于蝶骨体和枕骨基底部下方,下至软腭游离缘平面,略呈不规则的立方形,垂直径 5.5～6.0 cm,横径和前后径随年龄增长变化较大。向前经后鼻孔通鼻腔,后面平对第 1、2 颈椎,向下经鼻咽峡续口咽。可分为六个壁,即前、后、顶、左右两侧和底壁。其中顶壁向后壁移行,形似穹隆,两壁之间无明显界线,常合称为顶后壁。

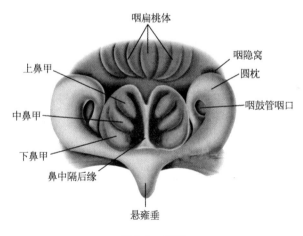

图 3-3 鼻咽

1.顶后壁

顶后壁由蝶骨体、枕骨底部和 $C_{1～2}$ 构成。鼻咽顶外侧靠近颅底的破裂孔和岩尖,封闭破裂孔的纤维组织与咽腱膜相连,肿瘤组织易借此通道侵入颅内。顶部与后壁移行处黏膜内有丰富的淋巴组织集聚,称腺样体,又称咽扁桃体。若腺样体肥大,使鼻咽腔变小,可影响鼻呼吸,或阻塞咽鼓管咽口,引起耳鼻闭塞感或听力减退。

2.侧壁

侧壁左右对称,主要结构有咽鼓管咽口及咽隐窝。

(1)咽鼓管咽口:两侧下鼻甲后端向后1.0～1.5 cm处各有一开口,略呈三角形或喇叭形,即为咽鼓管咽口,其后上方有一唇状隆起称咽鼓管圆枕,它是寻找咽鼓管咽口的标志,咽鼓管咽口周围的散在淋巴组织称咽鼓管扁桃体,咽鼓管是鼻咽通向中耳的管道,具有重要的生理功能。

(2)咽隐窝:为咽鼓管圆枕后上方的凹陷。其上方紧邻颅底破裂孔,此处是鼻咽癌的好发部位。

3.前壁

前壁的正中是鼻中隔后缘,两侧为后鼻孔,经此通鼻腔。

4.底壁

底壁由软腭背面及其后缘与咽后壁之间围成的"鼻咽峡"所构成,并经此与口咽相通。吞咽时,软腭上提与咽后壁接触,关闭鼻咽峡,鼻咽与口咽暂时隔开,防止饮食向鼻咽腔逆流。

(二)口咽

口咽是口腔向后方的延续,又称中咽。它介于软腭游离缘与会厌上缘平面之间,习惯称的咽部即指此区。

向前经咽峡与口腔相通。所谓咽峡,是由上方的悬雍垂和软腭游离缘、下方舌背、两侧腭舌弓和腭咽弓所围成的环形狭窄部分。腭舌弓又名前腭弓,腭咽弓又名后腭弓,两弓之间为扁桃体窝,腭扁桃体即位于其中(图3-4)。两侧腭咽弓后方各有纵行条索状淋巴组织,称为咽侧索。口咽后壁平对 $C_{2\sim3}$。

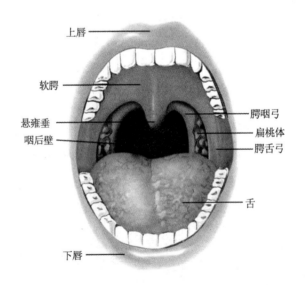

图 3-4　口咽

口腔顶盖称腭。前2/3为硬腭,由上颌骨腭突和腭骨水平部组成;后1/3为软腭,由腭帆张肌、腭帆提肌、腭舌肌、腭咽肌、悬雍垂肌等肌肉组成。口腔下方为舌和口底部。舌由肌肉群组成。舌背表面粗糙,覆盖复层扁平上皮,与舌肌紧密相连。后端有盲孔,为胚胎甲状舌管咽端的遗迹。舌后1/3即舌根,上面有淋巴组织团块,称舌扁桃体。舌下面的舌系带黏膜结缔组织突出于中央,向下移行于口底,两侧有颌下腺开口。

(三)喉咽

喉咽又称下咽。上起会厌软骨上缘,逐渐缩小形如漏斗,下至环状软骨下缘平面接食管入口,该部位有环咽肌环绕。后壁平对第3~6颈椎;前面自上而下有会厌、杓状会厌襞和杓状软骨所围成的入口,称喉入口,经此通喉腔。在会厌前方,舌会厌外侧襞和舌会厌正中襞之间,左右各有两个浅凹称会厌谷,异物易嵌顿停留于此处。在喉入口两侧各有两个较深的隐窝名为梨状窝,梨状窝下端为食管入口(图3-5),喉上神经内支经此窝入喉并分布于其黏膜下。两侧梨状窝之间,环状软骨板之后称环后隙。

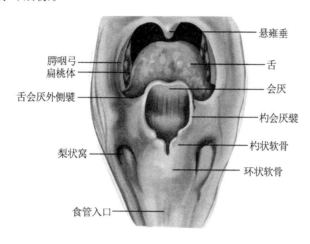

图3-5 喉咽

二、咽壁的构造

(一)咽壁的分层

咽壁由内至外有4层,即黏膜层、纤维层、肌肉层和外膜层。纤维层与黏膜层紧密附着,无明显黏膜下组织层。

1.黏膜层

咽的黏膜与鼻腔、口腔、喉和咽鼓管黏膜相延续。鼻咽部的黏膜主要为假复层纤毛柱状上皮,固有层中含混合腺。口咽和喉咽的黏膜均为复层鳞状上皮,除含有丰富的黏液腺和浆液腺外,还有大量的淋巴组织聚集,与咽部的其他淋巴组织共同构成咽淋巴环。

2.纤维层

纤维层又称腱膜层,介于黏膜和肌层之间,主要由颅咽筋膜构成。上端较厚接颅底,下部逐渐变薄,两侧的纤维层在咽后壁正中线上形成坚韧的咽缝,为两侧咽缩肌附着处。

3.肌肉层

咽的肌肉按其功能的不同,分为3组(图3-6)。

(1)咽缩肌组:咽缩肌主要包括咽上缩肌、咽中缩肌和咽下缩肌3对。咽缩肌纤维斜行,自下而上依次呈迭瓦状排列,包绕咽侧壁及后壁。两侧咽缩肌相对应,在后壁中线止于咽缝。各咽缩肌共同收缩时可使咽腔缩小。吞咽食物时,咽缩肌由上而下依次收缩,将食物压入食管。

(2)咽提肌组:咽提肌包括茎突咽肌、腭咽肌及咽鼓管咽肌。3对咽提肌纵行于咽缩肌内面下行,并渐次分散入咽壁,收缩时可使咽、喉上举,咽部松弛,封闭喉口,开放梨状窝,使食物越过会厌进入食管,以协调吞咽动作。

(3)腭帆肌组:包括腭帆提肌、腭帆张肌、腭舌肌、腭咽肌和悬雍垂肌。该组肌群收缩时上提软腭,关闭鼻咽腔,同时,也使咽鼓管咽口开放。如发生麻痹,吞咽时软腭不能上举隔开咽腔的鼻部和口部,食物将向鼻咽、鼻腔反流(图 3-7);亦可由于咽鼓管功能受限出现中耳症状。

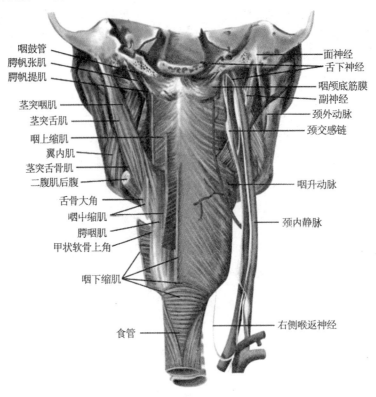

图 3-6　咽肌后面观

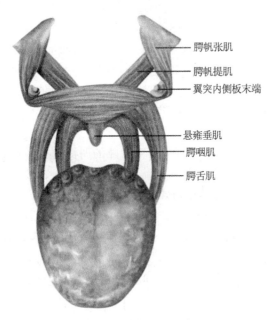

图 3-7　腭帆肌组示意

4.外膜层

外膜层又称筋膜层,覆盖于咽缩肌之外,由咽肌层周围的结缔组织组成,上薄下厚,是颊咽筋膜的延续。

(二)筋膜间隙

咽筋膜与邻近筋膜之间的疏松组织间隙,较重要的有咽后隙、咽旁隙(图 3-8)。这些间隙的存在,有利于吞咽时咽腔的运动,并可协调头颈部的活动。咽间隙的存在既可限制某些病变的发展,将病变局限于一定范围之内,又可为某些病变的扩散提供途径。

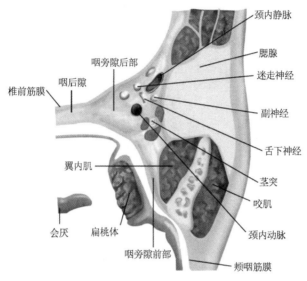

图 3-8　咽的筋膜间隙

1.咽后隙

咽后隙位于椎前筋膜与颊咽筋膜之间,上起颅底,下至上纵隔,相当于第 1、2 胸椎平面,两侧仅以薄层筋膜与咽旁间隙相隔,中线处被咽缝将其分为左右两部分,每侧咽后间隙中有疏松结缔组织和淋巴组织。在婴幼儿期,咽后隙有较多淋巴结,儿童期逐渐萎缩,至成人时仅有极少淋巴结。扁桃体、口腔、鼻腔后部、鼻咽、咽鼓管及鼓室等处的淋巴引流于此。因此,这些部位的炎症可引起咽后淋巴结感染,形成咽后脓肿,咽后脓肿常见于 1 岁以内婴幼儿。

2.咽旁隙

咽旁隙又称咽侧间隙或咽上颌间隙。位于咽后隙的两侧,左右各一,形如锥体。锥底向上至颅底,锥尖向下达舌骨。内侧为颊咽筋膜和咽缩肌,与扁桃体相邻;外侧为下颌骨升支、腮腺深面及翼内肌;后界为颈椎前筋膜。茎突及其附着肌肉将此间隙分为两部分,前隙较小,内有颈外动脉及静脉丛通过,内侧与扁桃体毗邻,扁桃体炎症可扩散至此隙;后隙较大,内有颈内动脉、颈内静脉、舌咽神经、迷走神经、舌下神经、副神经、交感神经干等通过,另有颈深淋巴结上群位于此隙,咽部感染可向此隙蔓延。

咽旁隙向前下与下颌下隙相通;向内、后与咽后间隙相通;向外与咬肌间隙相通。咽旁隙的炎症可循上述通道向其他筋膜间隙扩散。

三、咽的淋巴组织

咽黏膜下淋巴组织丰富,较大淋巴组织团块呈环状排列,称为咽淋巴环,主要由咽扁桃体(腺样体)、咽鼓管扁桃体、腭扁桃体、咽侧索、咽后壁淋巴滤泡及舌扁桃体构成内环,其淋巴流向颈部淋巴结。这些淋巴结间又互相交通,自成一环,称外环,主要由咽后淋巴结、下颌角淋巴结、颌下淋巴结、颏下淋巴结等组成(图3-9)。咽部的感染或肿瘤不能为内环的淋巴组织所局限时,可扩散或转移至相应的外环淋巴结。

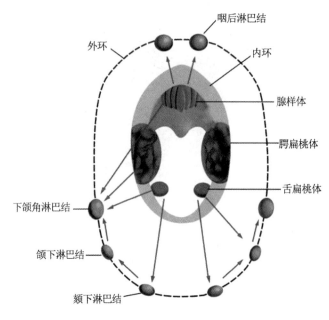

图3-9 咽淋巴环

咽部淋巴均流入颈深淋巴结。鼻咽部淋巴先汇入咽后淋巴结,再流入颈深上淋巴结;口咽部的淋巴主要汇入下颌角淋巴结;喉咽部淋巴管穿过甲状舌骨膜,汇入颈内静脉附近的淋巴结。

(一)腺样体

腺样体又称咽扁桃体,位于鼻咽顶壁与后壁移行处,形似半个剥皮橘子,表面不平,有5～6条纵形沟隙,居中的沟隙最深,在其下端有时可见一囊状小凹,称咽囊,为胚胎早期上皮随脊索顶端退化凹陷而成,随年龄增长大多逐渐消失,仅少数保留至成年。如咽囊开口堵塞可形成囊肿,炎症时称为咽囊炎。腺样体自出生后即存在,6～7岁时最显著,一般10岁以后逐渐萎缩。

(二)腭扁桃体

腭扁桃体又称扁桃体,位于口咽两侧腭舌弓与腭咽弓围成的三角形扁桃体窝内,为咽淋巴组织中最大者。3～5岁时淋巴组织增生,腭扁桃体可呈生理性肥大,中年以后逐渐萎缩。

1.扁桃体的结构

扁桃体是一对呈扁卵圆形的淋巴上皮器官,可分为内侧面(游离面)、外侧面(深面)、上极和下极。扁桃体内侧游离面朝向咽腔,表面有鳞状上皮黏膜覆盖,其黏膜上皮向扁桃体实质陷入,形成6～20个深浅不一的盲管,称为扁桃体隐窝,常为细菌、病毒存留繁殖的场所,易形成感染"病灶"(图3-10)。除内侧面外,其余部分均由结缔组织所形成的被膜所包裹。外侧面与咽腱膜和咽上缩肌相邻,咽腱膜与被膜间有疏松结缔组织,形成一潜在间隙,称扁桃体周围隙。扁桃体切除术时,此处易剥离,扁桃体周围脓肿即在此间隙发生。扁桃体上、下均有黏膜皱襞,上端称半月襞,位于腭舌弓与腭咽弓相交处;下端称三角襞,由腭舌弓向下延伸包绕扁桃体前下部构成。

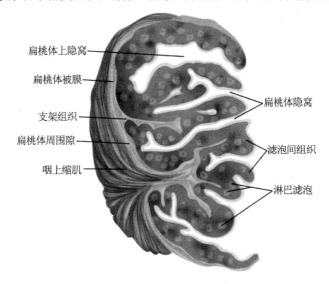

图 3-10 腭扁桃体冠状切面

扁桃体为淋巴组织构成,内含许多结缔组织网和淋巴滤泡间组织。构成扁桃体包膜的结缔组织深入扁桃体组织内,形成小梁(支架),在小梁之间有许多淋巴滤泡,滤泡中有生发中心,其间淋巴细胞多呈丝状分裂。滤泡间组织为发育期的淋巴细胞。

2.扁桃体的血管

腭扁桃体的血液供应十分丰富,动脉有 5 支,均来自颈外动脉的分支:①腭降动脉为上颌动脉的分支,分布于扁桃体上端及软腭。②腭升动脉为面动脉的分支。③面动脉扁桃体支。④咽升动脉扁桃体支。以上 4 支均分布于扁桃体、腭舌弓及腭咽弓。⑤舌背动脉,来自舌动脉,分布于扁桃体下端。其中面动脉的扁桃体分支分布于腭扁桃体实质,是主要供血动脉(图 3-11)。其他各支仅分布于邻近的黏膜及肌肉中,并不穿过包膜深入扁桃体中。

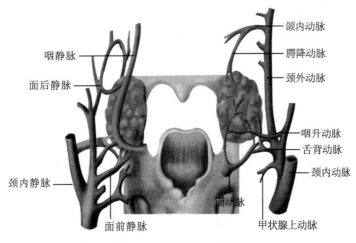

图 3-11 扁桃体血管分布

扁桃体静脉血先流入扁桃体包膜外的扁桃体周围静脉丛,经咽静脉丛及舌静脉汇入颈内静脉。

3.扁桃体的神经

扁桃体由咽丛、三叉神经第二支(上颌神经)及舌咽神经的分支共同支配。

(三)舌扁桃体

舌扁桃体位于舌根部,呈颗粒状,大小因人而异,含有丰富的黏液腺。有短而细的隐窝,隐窝及周围的淋巴组织形成淋巴滤泡,构成舌扁桃体。

(四)咽鼓管扁桃体

咽鼓管扁桃体常简称为管扁桃体,为咽鼓管咽口后缘的淋巴组织,炎症肥大时可阻塞咽鼓管咽口而致听力减退或中耳感染。

(五)咽侧索

咽侧索为咽部两侧壁的淋巴组织,位于腭咽弓后方,呈垂直带状,由口咽部上延至鼻咽,与咽隐窝淋巴组织相连。

四、咽的血管及神经

(一)动脉

咽部的血液供应来自颈外动脉的分支,有咽升动脉、甲状腺上动脉、腭升动脉、腭降动脉、舌背动脉等。

(二)静脉

咽部的静脉血经咽静脉丛与翼丛流经面静脉,汇入颈内静脉。

(三)神经

咽部神经主要有舌咽神经、迷走神经和交感神经干的颈上神经节所构成的咽丛,司咽的感觉和相关肌肉的运动。其中腭帆张肌则受三叉神经第三支即下颌神经支配,其他腭肌由咽丛支配。感觉神经为蝶腭神经节分支;腭大神经分布到硬腭、牙龈及牙槽突内面;腭中神经分布在软腭后外侧及扁桃体上极;腭小神经分布在软腭后边缘。

(郭万宏)

第二节 喉的应用解剖学

一、喉的软骨

构成喉支架的软骨共有9块,形状大小不同。单个而较大的有甲状软骨、环状软骨及会厌软骨;成对而较小的有杓状软骨、小角软骨、楔状软骨。此外,尚有数目不定的籽状软骨及麦粒软骨(图3-12)。

(一)会厌软骨

会厌软骨位于舌骨及舌根后面,在喉入口之前,上宽下窄形如树叶;其下部窄段称为会厌软骨茎(柄),下端借甲状会厌韧带连接于甲状软骨交角内面上切迹下方。软骨上缘游离,在成人多呈圆形,平展,在儿童则其两侧缘向内卷曲,较软。会厌结节是会厌黏膜及其下的结缔组织形成的隆起,位于会厌喉面的根部,紧接室襞在甲状软骨附着处的上方。会厌软骨的前后覆以黏膜称会厌,为喉入口的活瓣,吞咽时会厌向前下封闭喉入口,保护呼吸道免受食团侵入。

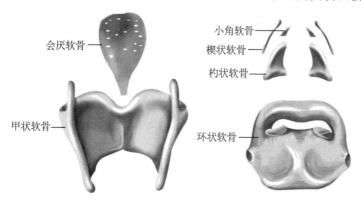

图 3-12 喉软骨

(二)甲状软骨

甲状软骨为喉软骨中最大的一块,由左右对称的四方形甲状软骨板组成,构成喉前壁和侧壁的大部分(图 3-13)。甲状软骨板的前缘在正中线上互相融合构成前角,后缘彼此分开。在正中融合处的上方呈 V 形切迹,称甲状软骨切迹,为颈部手术的一个重要标志。两块甲状软骨板在前缘会合形成一定的角度,此角度在男性近似直角,上端向前突出,称为喉结,为成年男性的特征;在女性则近似钝角。甲状软骨两板的后缘钝圆,有茎突咽肌和咽腭肌附着。甲状软骨板的外侧面自后上向前下有一斜线,为甲状舌骨肌、胸骨舌骨肌及咽下缩肌的附着处。斜线上端名甲状上结节,下端名甲状下结节。两侧翼板后缘各向上下延伸形成甲状软骨上角及下角。上角借甲状舌骨侧韧带与舌骨大角连接。下角内侧面有关节面与环状软骨形成环甲关节。

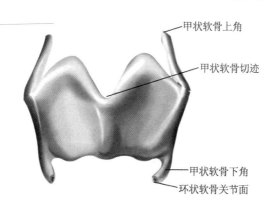

图 3-13 甲状软骨

(三)环状软骨

环状软骨是喉部唯一呈完整环形的软骨,对于支撑呼吸道保持其通畅特别重要,是形成喉腔下部的前壁、侧壁,特别是后壁的支架(图 3-14)。如被损伤,常后遗喉狭窄。其前部细窄,名环状软骨弓,垂直径为 5~7 mm;后部高而呈方形,为环状软骨板,垂直径为 2~3 cm,构成喉后壁的大部。环状软骨板的上缘两侧各有一长圆形关节面,与杓状软骨构成环杓关节。每侧板弓相接处的外侧各有一关节面,与甲状软骨下角形成环甲关节。板的背面正中有一条自上而下的纵嵴,名正中嵴,食管纵肌部分纤维附于此。在嵴的两侧各有一浅凹,称板凹,为环杓后肌的起始处。

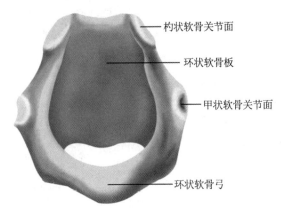

图 3-14　环状软骨正面观

- 杓状软骨关节面
- 环状软骨板
- 甲状软骨关节面
- 环状软骨弓

环状软骨弓的上缘与甲状软骨下缘之间为环甲膜,膜前皮下有一淋巴结,称喉前淋巴结,可因喉癌转移而肿大。环状软骨下缘借环气管韧带与第一气管环相连。环状软骨弓也为施行气管切开手术的重要标志,其位置有年龄上的差异,3 个月的婴儿其高度约相当于第四颈椎下缘平面,6 岁时降至 C_5 以下,青春期降至 C_6 平面。

(四)杓状软骨

杓状软骨亦称披裂软骨。形如三棱锥体,可分为尖、底、两突及三面。位于环状软骨板上缘的外侧,两者之间构成环杓关节。大部分喉内肌起止于此软骨。杓状软骨的基底呈三角形,前角名声带突,为声韧带及声带肌的附着处;外侧角名肌突,环杓侧肌及部分甲杓肌外侧部的肌纤维附着于其侧部,环杓后肌附着于其后部,杓肌附着于其底部的后内角。杓状软骨前外侧面不光滑,此面的下部有甲杓肌和环杓侧肌的部分肌纤维附着。内侧面较窄而光滑,构成声门后端的软骨部分,约占声门全长的 1/3。

(五)小角软骨

小角软骨是细小的软骨,位于杓状软骨顶端,居杓会厌襞后端。从表面观察该处黏膜较膨隆,称小角结节。

(六)楔状软骨

楔状软骨位于杓会厌襞内,小角软骨之前。可能缺如。

(七)麦粒软骨

麦粒软骨为纤维软骨。包裹于舌骨甲状侧韧带内。

在喉的软骨中,甲状软骨、环状软骨和杓状软骨的大部分为透明软骨,可发生骨化;会厌软骨、甲状软骨中央部、杓状软骨声带突和尖及籽状软骨为弹性软骨,其余均属纤维软骨,只发生钙化。甲状软骨于 18 岁即可开始出现骨化。最先发生于后下角,逐渐向上向前发展,两侧翼板的中央最后发生骨化。骨化程度男性较女性明显。环状软骨骨化无明显性别差异,多先自背板上缘开始,多不发展至下缘。杓状软骨亦可完全骨化,一般男性多于女性,两侧常对称发生。喉软骨对保存喉功能很重要,软骨表面均覆有软骨膜,喉软骨及软骨膜对癌向喉内发展有暂时性的限制作用,每一种保存喉功能的手术都应考虑保留甲状软骨和其他软骨。故研究喉癌对喉软骨侵犯的部位、范围,能为临床手术指示方向。

喉软骨的关节活动:喉软骨有两对关节,即一对环甲关节和一对环杓关节。

环甲关节:由甲状软骨下角内侧面的关节面与环状软骨弓板相接处外侧的关节面构成。此对关节是甲状软骨和环状软骨之间的两个共同支点,如两软骨前部的距离缩短,则后部的距离就有所增加,从而使环状软骨板后仰,附着于背板上的杓状软骨也随之后仰,使声带的张力增加,配合了声门的闭合。如环甲关节活动障碍,必将影响声带的弛张,使发声时声门裂不能紧闭,出现梭形缝隙。若一侧环甲关节活动障碍,或两侧活动不对称,在发声时,声门出现偏斜,后部偏向患侧或活动较差一侧。

环杓关节:由环状软骨板上部的关节面与杓状软骨底部的关节面构成。环杓关节是一对更为灵活的关节,对声门的开闭起重要作用,环杓关节的活动形式有两种:一种认为杓状软骨在环状软骨上活动,主要以其垂直轴为中心,向外或向内做回旋运动以开闭声门;另一种认为杓状软骨是沿着环状软骨背板两肩上的关节面呈上下、内外、前后滑动,两侧杓状软骨互相远离或接近以开闭声门。回旋运动和滑动两者是密切相关的。与此同时,杓状软骨还有一定程度的向内或向外偏跨的配合活动。

二、喉的韧带及膜

喉体的各软骨之间有纤维状韧带组织相连接,主要如下(图 3-15、图 3-16)。

甲状舌骨膜为连接舌骨与甲状软骨上缘的薄膜,由弹性纤维组织构成。膜的中央部分增厚,名甲状舌骨中韧带,两侧较薄,有喉上神经内支及喉上动脉、静脉经此穿膜入喉。膜的后外侧缘增厚部分名甲状舌骨侧韧带。

喉弹性膜为一宽阔展开的弹性纤维组织,属喉黏膜固有层的一部分,分上、下两部。自喉入口以下至声韧带以上者为上部,较薄弱;在室襞边缘增厚的部分,名室韧带。室韧带前端附着于甲状软骨交角内面、声韧带附着处的上方,后端附着于杓状软骨前外侧面的中部。

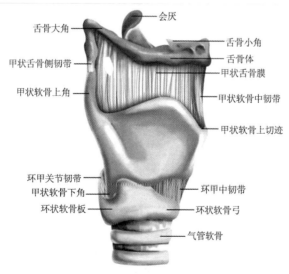

图 3-15 喉的韧带结构

51

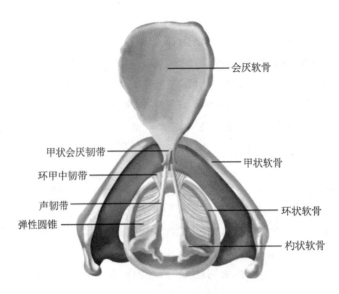

会厌软骨

甲状会厌韧带
环甲中韧带
声韧带
弹性圆锥

甲状软骨

环状软骨

杓状软骨

图 3-16 喉弹性圆锥

下部为喉弹性圆锥,为一层坚韧而具弹性的结缔组织薄膜,其下缘分为两层,内层附着于环状软骨的下缘,外层附着于环状软骨的上缘。向上,此膜前方附于甲状软骨交角内面的近中间处,后附着于杓状软骨声带突,其上缘两侧各形成一游离缘,名声韧带(图 3-16)。在甲状软骨下缘与环状软骨弓上缘之间,弹性圆锥前部的、可伸缩的、裸露在两侧环甲肌之间的部分,名环甲膜,其中央增厚而坚韧的部分称环甲中韧带,为环甲膜切开术入喉之处。

甲状会厌韧带连接会厌下端与甲状软骨,由弹性纤维组成,厚而坚实。

舌会厌正中襞为自会厌舌面中央连接舌根的黏膜襞。其两侧各有舌会厌外侧襞。在舌会厌正中襞与外侧襞之间,左右各有一凹陷,称会厌谷。吞咽时流质及半流质食物常将其充满。也为易藏异物之处。

杓会厌襞自会厌两侧连向杓状软骨,构成喉入口的两侧缘。在此襞后外下方,每侧有一凹陷,名梨状隐窝,尖锐异物也易停留此处。喉上神经经此窝的前襞和底部,在黏膜下形成一斜向内下行走的襞,称喉上神经襞,然后分出细支到达喉上部。于梨状隐窝内涂抹表面麻醉剂可麻醉喉上神经,临床上常用。

环杓后韧带为环杓关节后面的纤维束。

环气管韧带为连接环状软骨下缘与第 1 气管环的纤维膜。

三、喉的肌肉

喉的肌肉分为喉外肌及喉内肌两组,均为横纹肌,除杓横肌为单块外,均成对存在。

(一)喉外肌

喉外肌将喉与周围结构相连,包括附着于颅底、舌骨、下颌骨、喉及胸骨的肌肉。以舌骨为中心可分为舌骨上肌群和舌骨下肌群。前者包括二腹肌、茎突舌骨肌、下颌舌骨肌和颏舌骨肌;后者包括胸骨舌骨肌、胸骨甲状肌、甲状舌骨肌和肩胛舌骨肌。其作用是使喉体上升或下降,同时使喉固定,并对吞咽、发声起辅助作用。咽中缩肌等舌骨上方的肌肉可使喉随舌骨上升而上升。发声时,则在胸骨甲状肌的共同作用下,当舌骨固定时,使甲状软骨向前、下方倾斜,从而增加声带的张力。

(二)喉内肌

喉内肌起点及止点均在喉部,收缩时使喉的有关软骨发生运动。依其功能分成以下 4 组
(图 3-17、图 3-18)。

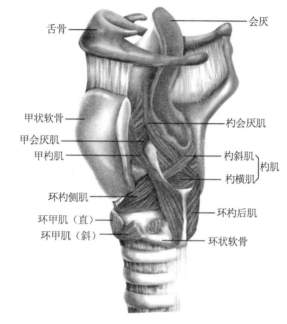

图 3-17 喉内肌

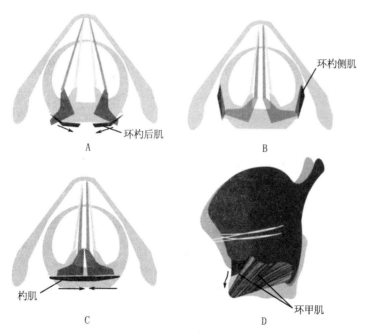

图 3-18 喉肌功能示意
A.环杓后肌收缩使声带外展,声门开大;B.环杓侧肌收缩时使声带内收,声门关
闭;C.杓肌收缩亦使声带内收,声门关闭;D.环甲肌及甲杓肌收缩,使声带紧张

1.使声门张开

使声门张开的主要为环杓后肌。该肌起于环状软骨背面之浅凹,止于杓状软骨肌突之后部。环杓后肌收缩拉杓状软骨的肌突向内下方,声带突则向外转动,使声门开大,并使声带紧张。环杓后肌为喉内肌中唯一的外展肌,如两侧同时麻痹,则可能发生窒息。

2.使声门关闭

使声门关闭的有环杓侧肌和杓肌。环杓侧肌紧贴在弹性圆锥的外面,外侧被甲状软骨所遮盖。其起于环状软骨弓两侧的上缘,向上、向后止于杓状软骨肌突的前面。收缩时,声带突内转,向中央会合,使声带内收、声门裂的膜间部关闭,声带稍显弛缓,声门裂的后 1/3(软骨间部)则成三角形张开。杓肌为杓横肌和杓斜肌的合称。杓横肌起于一侧杓状软骨后外侧缘,止于对侧杓状软骨后外侧缘;杓斜肌成 X 形位于杓横肌后方,起于一侧杓状软骨肌突,止于对侧杓状软骨顶端。杓肌收缩时使两块杓状软骨靠拢,以闭合声门裂后部。

3.使声带紧张和松弛

使声带紧张和松弛的有环甲肌和甲杓肌。环甲肌起于环状软骨弓的前外侧,向上止于甲状软骨下缘。该肌收缩时甲状软骨和环状软骨弓接近,以环甲关节为支点,增加杓状软骨和甲状软骨之间的距离,将甲杓肌拉紧,使声带紧张度增加,并略有使声带内收的作用。也有人认为,当发声时,环咽肌收缩,使环状软骨在脊柱前固定不动,而甲状软骨下缘向环状软骨弓接近;当吞咽时,环状软骨弓向甲状软骨下缘靠近。甲杓肌包括由甲状软骨至杓状软骨的所有肌纤维,起自甲状软骨板交角的内面及环甲中韧带,止于两处:其一止于声韧带及声带突的部分,名甲杓肌内侧部或声带部(也称声带肌或甲杓内肌);其二止于杓状软骨外侧缘和肌突前内侧的部分,名甲杓肌外侧部,也称甲杓侧肌。甲杓肌收缩时使杓状软骨内转,以缩短声带(使声带松弛)及兼使声门裂关闭。甲杓肌、声韧带及其黏膜组成声带,发声的音调与甲杓肌等的紧张度有关。

4.使会厌活动的肌群

使会厌活动的肌群主要有杓会厌肌和甲状会厌肌。杓会厌肌为一部分杓斜肌绕杓状软骨顶部延展至杓会厌襞而成。该肌收缩使喉入口收窄。甲状会厌肌为甲杓肌一部分延展于声带突及杓状软骨之外侧缘达杓会厌襞及会厌软骨外侧缘而成,收缩使喉入口扩大。

四、喉的黏膜

喉黏膜由上皮层和固有层两层组成,喉弹性膜是固有层的一部分。

喉黏膜与喉咽及气管的黏膜相连续,在会厌喉面、小角软骨、楔状软骨及声带表面的黏膜表层与深层附着甚紧,其他各处附着较松,特别是杓会厌襞及声门下腔最松,故易发生肿胀或水肿。喉黏膜极为敏感,受异物刺激可引起咳嗽,将异物咳出。在声带、杓状软骨间切迹、会厌的舌面与部分喉面、部分的杓会厌襞,以及室襞的游离缘等处属复层鳞状上皮,其余各处属纤毛柱状上皮,与气管黏膜相同。

除声带游离缘外,喉黏膜内有大量混合性腺体,特别在会厌根部的舌面,杓会厌襞的前缘和喉室小囊等处更为丰富,分泌黏液以润滑声带。

五、喉腔

喉腔是由喉支架围成的管状腔,上与喉咽腔相通,下与气管相连。以声带为界,将喉腔分为声门上区、声门区和声门下区三部(图3-19)。

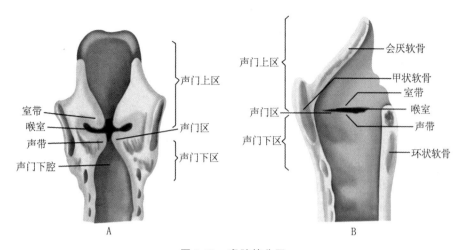

图 3-19 喉腔的分区

A.喉的额状切面后面观；B.喉的矢状切面内面观

1.声门上区

声门上区位于声带上缘以上，其上口呈三角形，称喉入口，由会厌游离缘、杓会厌襞和位于此襞内的楔状软骨、小角结节及杓状软骨间切迹所围成。声门上区之前壁为会厌软骨，两侧壁为杓会厌襞，后壁为杓状软骨。介于喉入口与室带之间者，又称喉前庭，上宽下窄，前壁较后壁长。

（1）室带：亦称假声带，左右各一，位于声带上方，与声带平行，由黏膜、喉腺、室韧带及少量肌纤维组成，外观呈淡红色。前端起于甲状软骨板交角内面，后端止于杓状软骨前面。室带厚约 4 mm，男性长 18 mm，女性长 14 mm。发声时边缘呈凸面向上的弧形，喉入口开大，黏液流出，使声带润滑；呼吸时边缘展直，喉室入口成窄隙状。

（2）喉室：位于声带和室带之间，开口呈椭圆形的腔隙，其前端向上向外延展成一小憩室，名喉室小囊或喉室附部，属喉囊退化的残余部分，其大小和范围具有个体和年龄差异。此处有黏液腺，分泌黏液，润滑声带。

声门上区又可分为两个亚区：上喉区和上喉区以外的声门上区。前者包括舌骨上会厌舌面，两侧杓会厌襞。后者包括舌骨下会厌喉面、室带及喉室。

2.声门区

声门区位于声带之间，包括两侧声带、前连合、杓状软骨和后连合。

声带：位于室带下方，左右各一，由声韧带、声带肌和膜组成。在间接喉镜下声带呈白色带状，边缘整齐。前端位于甲状软骨板交角的内面，两侧声带在此融合成声带腱称前连合。声带后端附着于杓状软骨的声带突，故可随声带突的运动而张开或闭合。声带张开时，出现一个等腰三角形的裂隙，称为声门裂，简称声门。空气由此进出，为喉最狭窄处。声门裂的前 2/3 介于两侧声韧带之间者称膜间部，后 1/3 介于两侧杓状软骨声带突之间者称为软骨间部，此部亦即所谓后连合。男性声带较女性长。成年男性的声带平均长度约为 21 mm，成年女性声带长度约为 17 mm。X 线拍片测量声带生理长度，则分别为成年男性平均 20 mm，成年女性 15 mm。日本平野实对尸体声带测量的结果：新生儿声带全长为 2.5～3.0 mm，膜部长 1.3～2.0 mm，软骨部长 1.0～1.4 mm，无性别差异。变声期声带因喉部迅速增大而被拉长，此时增长较多，并出现男大于女的差异。到 20 岁时，声带基本停止增长，男性全长 17～21 mm，女性为 11～15 mm；膜部男性长 14.5～18.0 mm,女性为 8.5～12.0 mm。软骨部男性长 2.5～3.5 mm,女性为 2～3 mm。

　　声带结构可分为上皮层、固有层和声带肌,由浅入深依次为:①上皮层,为复层鳞状上皮;②固有层浅层,又称任克层(Reinker layer),为疏松结缔组织;③弹力纤维层;④胶原纤维层,其与第 3 层弹力纤维层构成固有层深层即声韧带;⑤肌肉层,即声带肌。声带肌的肌束纤维走行与人体其他部位肌束纤维走行不同,它有纵、横、斜三向走行。平野实(1981)将 5 层结构分为 3 部:第 1、2 层组成被覆层;第 3、4 层组成过渡层;第 5 层为体层(body)。声带在发声运动时,因环甲肌、声带肌的不同作用,各部由于不同声高、不同声强而产生不同形式的运动。发胸声时,声带肌收缩比环甲肌有力,声带本体部变硬及弹性增高,被覆层松弛,黏膜波明显。发假声时,声带肌不收缩或轻微收缩,而环甲肌用力收缩,因此声带本体部和被覆层都被动拉紧,保持同样张力,声带振动时黏膜波消失,上述现象在喉动态镜下可清楚观察到。

　　3.声门下区

　　声门下区为声带下缘以下至环状软骨下缘以上的喉腔,该腔上小下大。此区黏膜下组织疏松,炎症时容易发生水肿,常引起喉阻塞。

六、喉的神经、血管及淋巴

(一)喉的神经

　　喉的神经主要有两个:喉上神经和喉返神经,均为迷走神经的分支(图 3-20)。另还有交感神经。

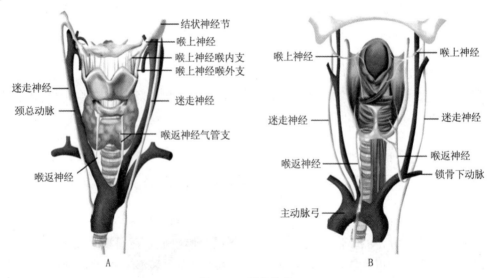

图 3-20　喉的神经
A.正面观;B.背面观

　　1.喉上神经

　　喉上神经分为内、外两支。外支主要为运动神经,支配环甲肌及咽下缩肌,但也有感觉支穿过环甲膜分布至声带及声门下区前部的黏膜。内支主要为感觉神经,在喉上动脉的后方穿入甲状舌骨膜,分布于会厌谷、会厌、声门后部的声门裂上、下方,口咽,小部分喉咽及杓状软骨前面等处的黏膜。也可能有运动神经纤维支配杓肌。内支有分支与喉返神经的后支吻合。

　　喉上神经受损时,喉黏膜感觉丧失,由于环甲肌瘫痪,声带松弛,音调降低。

2.喉返神经

迷走神经下行后分出喉返神经,两侧径路不同。右侧在锁骨下动脉之前离开迷走神经,绕经该动脉的前、下、后,再折向上行,沿气管食管沟的前方上升,在环甲关节后方进入喉内;左侧径路较长,在迷走神经经过主动脉弓时离开迷走神经,绕主动脉弓部之前、下、后,然后沿气管食管沟上行,取与右侧相似的途径入喉。喉返神经主要为运动神经,但也有感觉支分布于声门下腔、气管、食管及一部分喉咽的黏膜。

喉返神经分支变异甚多,一般在环甲关节后面或内面分为前、后两支,但也有常在环状软骨以下处进行喉外分支者。据北京市耳鼻咽喉科研究所解剖组的观察,喉返神经绝大多数在喉外即开始分支,但真正入喉者均为两支。后支进入环杓后肌,支配环杓后肌及杓肌,与喉上神经内支的分支吻合;前支在环甲关节后面上行进入环杓侧肌,支配除环甲肌、环杓后肌及杓肌以外的喉内各肌。总之,喉返神经(包括前、后支)乃支配除环甲肌以外的喉内各肌。有人认为,喉返神经也有运动神经纤维支配环甲肌。

喉返神经左侧径路较右侧长,故临床上受累机会也较多。单侧喉返神经损伤后出现短期声音嘶哑,若为双侧损伤则使声带外展受限,常有严重呼吸困难,需做气管切开。

3.交感神经

交感神经由颈上神经节发出的咽喉支,通过咽神经丛,分布到喉的腺体及血管。

(二)喉的血管

喉的血管来源有两个:一为甲状腺上动脉(来自颈外动脉)的喉上动脉和环甲动脉(喉中动脉);一为甲状腺下动脉(来自锁骨下动脉)的喉下动脉。喉上动脉在喉返神经的前下方穿过甲状舌骨膜进入喉内。环甲动脉自环甲膜上部穿入喉内。喉下动脉随喉返神经于环甲关节后方进入喉内。静脉与动脉伴行,汇入甲状腺上、中、下静脉。

(三)喉的淋巴

喉腔各区的淋巴分布引流情况见图 3-21,其与喉癌的局部扩展及向颈部转移有密切关系。

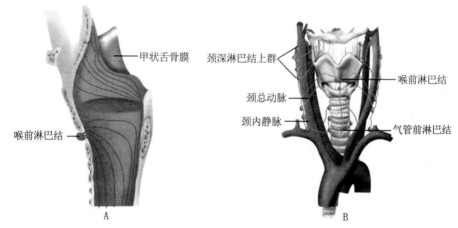

图 3-21　喉的淋巴

喉的淋巴分成两个高度分隔的系统,即浅层和深层淋巴系统。

1.浅层淋巴系统

浅层淋巴系统为喉的黏膜内系统,左右互相交通。

2.深层淋巴系统

深层淋巴系统为喉的黏膜下系统,左右互不交通。声门区几乎没有深层淋巴组织,故将声门上区和声门下区的淋巴系统隔开,又因左右彼此互不交通,故喉的深层淋巴系统可分成4个互相分隔的区域:即左声门上,左声门下,右声门上及右声门下。婴儿和儿童淋巴管更发达,既稠密又粗大。随着年龄的增长,喉的淋巴组织有某种程度的退化。

喉腔各区的淋巴分布引流情况:①声门上区,淋巴组织最丰富,淋巴管稠密而粗大。除喉室外,此区的毛细淋巴管在杓会厌襞的前部集合成一束淋巴管,穿过梨状窝前壁,向前向外穿行,伴随喉上血管束穿过甲状舌骨膜离喉;多数(约98%)引流至颈总动脉分叉部和颈深上淋巴结群,少数(约2%)引流入较低的淋巴结群和副神经淋巴结群。喉室的淋巴管穿过同侧的环甲膜、甲状腺进入颈深中淋巴结群(喉前、气管旁、气管前和甲状腺前淋巴结)和颈深下淋巴结群。②声门区,声带几乎无深层淋巴系统,只有在声带游离缘有稀少纤细的淋巴管,故声带癌的转移率极低。③声门下区,较声门上区稀少,亦较纤细。可分为两部分:一部分通过环甲膜中部进入喉前淋巴结和气管前淋巴结(常在甲状腺峡部附近),然后汇入颈深中淋巴结群;另一部分在甲状软骨下角附近穿过环气管韧带和膜汇入颈深下淋巴结群、锁骨下、气管旁和气管食管淋巴结群。

环状软骨附近的声门下淋巴系统收集来自左右两侧的淋巴管,然后汇入两侧颈深淋巴结群。故声门下癌有向对侧转移的倾向。

七、喉的间隙

喉有3个间隙,即会厌前间隙、声门旁间隙和任克间隙。这些间隙与喉癌的扩展有密切关系。

(一)会厌前间隙

此间隙形如倒置的锥体,上宽下窄,位于会厌之前,可分为上、前和后界。

1.上界

上界为舌骨会厌韧带,此韧带表面有黏膜被覆,构成会厌谷之底部。

2.前界

前界为甲状舌骨膜和甲状软骨翼板前上部。

3.后界

后界为舌骨平面以下的会厌软骨。

会厌前间隙内充满脂肪组织。会厌软骨下部有多个穿行血管和神经的小孔和会厌前间隙相通,故会厌癌易循这些小孔向该间隙扩展。有学者认为,由于会厌软骨下部和会厌柄甚窄,故会厌前间隙的后界不仅有会厌软骨(构成后界的中部),且有左右两侧之方形膜构成后界之两侧部分。因此,会厌前间隙不仅在会厌之前,亦包绕在会厌之两侧,故建议此间隙应称为会厌周围间隙,更为确切。

(二)声门旁间隙

声门旁间隙左右各一,位于甲状软骨翼板内膜和甲杓肌之间,上和会厌前间隙相通。有前外、内、内下和后界(图3-22)。

1.前外界

前外界为甲状软骨翼板前部内膜。

2.内界

内界为喉弹性膜之上部、喉室、甲杓肌。

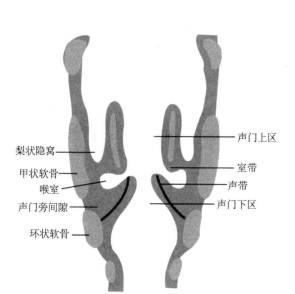

梨状隐窝
甲状软骨
喉室
声门旁间隙
环状软骨

声门上区
室带
声带
声门下区

图 3-22　声门旁间隙

3.内下界

内下界为弹力圆锥。

4.后界

后界为梨状窝内壁黏膜转折处。

该间隙狭长,上通会厌前间隙,下达三角形膜。有学者通过 100 例的整喉连续切片,观察了该间隙特点,建议以喉室外下角水平假想线为界,将该间隙分为上、下两个部分。上部属声门上区,下部属声门区。声门上癌常通过会厌前间隙发展到声门旁间隙,再经声门旁间隙发展至声门区。贯声门癌亦易向深层浸润侵及此间隙;由于此间隙位处喉的深层,故临床不易诊断。该间隙受侵犯常是喉部分切除术失败的原因。

(三)任克间隙

任克间隙是潜在性的微小间隙,左右各一。位于声带游离上皮下层和声韧带之间,占声带游离缘之全长。正常时该间隙难以辨认,炎症时上皮下层水肿,该间隙扩大。声带息肉即形成于此。

（代　兵）

第三节　咽喉的生理学

一、咽的生理学

咽为呼吸和消化的共同通道,除呼吸、吞咽功能外,还具有协助构音、保护和咽淋巴环的免疫等重要功能。

(一)呼吸功能

正常呼吸时空气经由鼻咽、口咽、喉咽、气管支气管进到肺部,由于鼻黏膜具有血管丰富的海绵状组织,经鼻吸入的空气,其气温已接近体温,湿度已达 75％饱和点。虽然咽部黏膜的黏液腺和杯状细胞分泌的唾液等也能湿润吸入的空气,但与鼻黏膜相比,咽对吸入空气的调温、调湿作用相对较弱。同时鼻咽黏膜为柱状纤毛上皮,含有杯状细胞,黏膜表面黏液毯与鼻腔黏膜黏液毯连成一片,有较强的黏稠性,对吸入气流中的尘粒、细菌等有吸附作用;黏液毯中的溶菌酶,具有抑制与溶解细菌的作用;上皮的纤毛运动将黏液毯不断推向口咽,使黏液被咽下或吐出,由此保持对吸入空气的滤过、清洁作用。

(二)言语形成

咽腔为共鸣腔之一,发音时,咽腔和口腔可改变形状,产生共鸣,使声音清晰、和谐悦耳,并由软腭、口、舌、唇、齿等协同作用,构成各种语音。正常的咽部结构及发音时对咽部形态大小的相应调整,对清晰、和谐的发音起重要作用。

(三)防御保护功能

防御保护功能主要通过咽的吞咽、呕吐反射来完成。吞咽时,通过吞咽反射可封闭鼻咽和喉,避免食物反流入鼻腔或吸入气管;但当异物或有害物质接触咽部时,诱发咽反射则发生恶心、呕吐,有利于排出异物及有害物质。来自鼻腔、鼻窦、下呼吸道的正常或病理性分泌物,或借咽的反射功能吐出,或咽下由胃酸将其中的微生物消灭。

(四)调节中耳气压功能

咽鼓管咽口的开放,与咽肌的运动、尤其是吞咽运动密切相关。吞咽动作不断进行,咽鼓管不断随之启闭,以维持中耳内气压与外界大气压平衡,这是保持正常听力的重要条件之一。

(五)扁桃体的免疫功能

人类的扁桃体、淋巴结、消化道集合淋巴小结和阑尾等均属末梢免疫器官,扁桃体生发中心含有各种吞噬细胞,可吞噬消灭各种病原体。同时,扁桃体可以产生多种具有天然免疫力的细胞和抗体,如 T 淋巴细胞、B 淋巴细胞、吞噬细胞及免疫球蛋白等,可以清除、消灭从血液、淋巴或组织等途径侵入机体的有害物质。

出生时扁桃体尚无生发中心,随着年龄增长,免疫功能逐渐活跃,特别是 3～5 岁时,因接触外界变应原的机会较多,扁桃体显著增大,此时的扁桃体肥大应视为正常生理现象。成年后,扁桃体的免疫活动趋于减退,体积逐渐缩小。

(六)吞咽功能

吞咽动作是由许多肌肉参与的反射性协同运动。吞咽时使食物进入消化道,吞咽过程可分为三期:即口腔期、咽腔期和食管期。吞咽动作一经发动即不能中止。吞咽中枢位于延髓的网状结构内,靠近迷走神经核。参与吞咽反射的传入神经包括来自软腭、咽后壁、会厌和食管等处的脑神经传入纤维。

二、喉的生理学

喉是发声器官,又是呼吸道的门户。其主要功能是呼吸、发声、保护和吞咽。

(一)呼吸功能

喉部不仅是呼吸空气的通道,其对气体交换的调节亦有一定作用。声门为喉腔最狭窄处,通过声带的运动可改变其大小。平静呼吸时,声带位于轻外展位(声门裂宽约 13.5 mm)。吸气时声门稍增宽,呼气时声门稍变窄。剧烈运动时,声带极度外展,声门大开(声门裂宽度约为19 mm),使气流阻力降至最小。呼出空气时受到阻力,可以增加肺泡内压力,有利于肺泡与血液中的气体交换。血液的 pH 及二氧化碳分压可以影响声门的大小,因此,喉对肺泡的换气及保持体液酸碱的平衡也有辅助作用。

喉黏膜内存在化学感受器,当它受到刺激时,反射性地影响脑干呼吸中枢控制呼吸功能,当喉黏膜受氨气和烟雾等刺激时,可反射性地使呼吸减慢变深。这些化学感受器是由脱髓鞘的传入神经纤维支配,经喉返神经传入中枢。

肺的传入神经系统可以反射性影响喉的肌肉运动,因而影响呼吸功能。如支气管和细支气管壁的黏膜上皮内有肺刺激感受器。当它们受到化学刺激物的刺激时,可激活小的有髓鞘的迷走神经传入纤维,传入中枢,通过疑核运动神经元,激活喉运动神经元,控制喉内收肌及外展肌的活动,达到呼气时增加喉阻力,吸气时降低喉阻力。

(二)发声功能

正常人在发声时,先吸入空气,然后将声带内收、拉紧,并控制呼气。自肺部呼出的气流冲动靠拢的声带使之振动即发出声音。声音的强度决定于呼气时的声门下压力和声门的阻力。声调决定于振动时声带的长度、张力、质量和位置。至少有 40 条肌肉参与了发声。

喉部发出的声音称为基音,受咽、口、鼻,鼻窦(共称上共鸣腔)、气管和肺(共称下共鸣腔)等器官的共鸣作用而增强和使之发生变化,成为日常听到的声音。

喉的发声机制:根据空气动力-肌弹力学说,声音的产生决定于呼出气流的压力与喉内肌肉的弹性组织力量之间的互相平衡作用;这种平衡作用的变动,可以改变声调、声强及音质。发声时,先吸气,使声带外展到中间位或外侧位。开始呼气时喉内收肌收缩,两侧声带互相靠近,以对抗呼出气流的力量,使二者平衡。当声门逐渐缩小时,呼出气流的速度会逐步加快。因为声带之间气流速度增快,则声带之间的气体压力会随之降低,这就是 Bernonlli 效应。由于在声带之间形成了相对真空,双侧声带被牵拉接近,一旦声带靠拢在一起,完全阻塞气道,声门下方的气体压力增加,直到压力增加到足以使声门开放为止。当声门开放,声门下压力降低,声带因弹性及Bernonlli 效应而回复关闭,这种现象重复得非常快,形成一个人声音的基本频率,重复得越快,声调越高,反之亦然。

(三)保护功能

喉的杓会厌襞、室带和声带,类似瓣状组织,具有括约肌作用,能发挥保护下呼吸道的功能。杓会厌襞含有甲杓肌及杓间肌纤维,当它收缩时会关闭喉入口,可以防止食物、呕吐物及其他异物落入呼吸道。喉室带的下面平坦,上面则成斜坡状。当室韧带外侧的肌纤维收缩时,室带内缘可以相互接触,关闭喉的第 2 个入口,因其上斜、下平的外形,喉室带也有活瓣的作用,气流易进难出,在咳嗽反射时,室带关闭迅速,为时短暂;但在固定胸部时,动作缓慢,关闭持久。室带的主要功能为增加胸腔内压力,完成咳嗽及喷嚏动作,大小便、呕吐、分娩及举重时,要求固定胸部升高腹腔压力,此时室带的括约肌作用极为重要。切除声带之后,室带的作用更显出重要性。声带上面平坦,下面呈斜面,可阻碍空气进入,当声门下气压升高时,易使声门开放,空气难进易出,与喉室带作用相反。声带关闭可以抵抗咽腔内气压 13 kPa,而使空气不能进入。两侧声带接近后在其下方形成圆拱形轮廓,两侧室带接近后在其下方形成形态相似方向相反的圆拱形轮廓,使闭合的声门区不致为自上而下或自下而上的气流所冲开。声带和室带对气流的阻抗能力大小不同,声带抵抗自上而下的气流冲开声门的能力可数倍于室带抵抗气流自下向上冲开声门的能力,故喉阻塞时呼吸困难以吸气性呼吸困难为主。声带的括约肌作用,组成第3道防线。

(四)吞咽功能

吞咽时,喉头上升,喉入口关闭,呼吸受抑制,咽及食管入口开放。这是一个复杂的反射动作。食物到达下咽部时,刺激黏膜内的机械感受器,冲动经咽丛、舌咽神经和迷走神经的传入纤维到达延髓的孤束核,继至脑干的网状系统和疑核。疑核通过传出神经纤维,使内收肌收缩,同时抑制环杓后肌的活动,使声门紧闭,声带拉紧;而脑干的网状系统抑制吸气神经元,使呼吸暂停;如果食物进入喉的入口(常发生于婴儿)则会刺激喉上区域黏膜的感受器而增强这种反射。

喉外肌亦参与吞咽反射,正常吞咽时,由于甲舌肌的收缩和环咽肌的松弛,使甲状软骨与舌骨接近,喉头抬高。

通过X线观察,当食团积聚于会厌上时,喉和舌骨向上,同时舌骨旋转,其大角呈水平位,使会厌倒向咽后壁,阻止食物外溢;在吞咽时,随着食团向下移动,舌骨体更向甲状软骨靠近,此时喉腔前后径约为平静呼吸时的1/3。喉关闭运动的最后动作是位于食团通道中的会厌突然下降,关闭喉入口。

(五)喉的循环反射系统

主动脉的压力感受器的传入纤维,经过喉的深部组织、交通支、喉返神经感觉支,传至中枢神经,形成反射弧。喉内这些神经如果受到刺激则会减慢心率或出现心律不齐,喉内表面麻醉,不会消除这种反射,因为神经纤维位置深;但当施行气管插管和喉、气管支气管镜检查使喉部扩张时,则会引起这一反射,此反射可用阿托品抑制。

除上述功能外,喉部可通过关闭声门,提高腹腔和胸腔的压力来完成咳嗽、呕吐、排便、分娩和上肢用力的动作。正常吸气时,负压增大,便于静脉血流回心脏;呼气时,正压加大,便于动脉血流出心脏。吸气性呼吸困难时,静脉回流受阻,头颈部静脉扩张,可致发绀。

(六)情绪表达作用

喉与情绪表现有关,如哭泣、号叫、呻吟、惊叹、大笑等,均可因喉的合作而表现,没有喉的合作,仅依赖面部的表情与手势,极难表达生动的情绪。

(代　兵)

第四章

耳鼻咽喉疾病的常见症状

第一节　耳部疾病的常见症状

一、耳痛

耳痛为一常见症状，一般有跳痛、压迫性胀痛、针刺样痛、刀割样痛、撕裂痛、牵拉痛等。疼痛可以呈阵发性、间歇性或持续性。依据病因分类如下。

（一）原发性耳痛

1.外耳

耳软骨膜炎、耳郭冻伤、外耳道异物、外耳道疖、外伤、急性弥漫性外耳道炎、坏死性外耳道炎等。

2.中耳

鼓膜外伤、大疱性鼓膜炎、急性化脓性中耳炎、损伤性中耳炎、中耳癌等。

（二）继发性耳痛

1.耳周淋巴结炎、颈部转移瘤等

耳周淋巴结炎、颈部转移瘤等刺激耳大神经、枕小神经引起耳痛。

2.颞下颌关节及其附近组织疾病

如颞下颌关节炎、腮腺炎等，通过耳颞神经引起耳痛。

3.口腔和鼻部疾病

如鼻-鼻旁窦炎、上颌窦肿瘤、龋齿、牙周炎、舌前 2/3 溃疡和肿瘤、口底肿瘤等，均可通过三叉神经耳颞支引起反射性耳痛。

4.咽部疾病

如扁桃体术后、咽部肿瘤、咽部脓肿、咽部溃疡等，舌咽神经受累，传至鼓室丛引起反射性耳痛。

5.喉部疾病

如喉结核、喉癌、喉软骨膜炎等，通过喉上神经、迷走神经耳支引起反射性耳痛。

（三）神经性耳痛

较常见的为膝状神经节病毒感染引起耳带状疱疹，如病毒性神经炎，受累神经的走行部位发生剧烈疼痛,其次舌咽神经痛发作时也常伴有耳痛。

二、耳鸣

耳鸣是指患者耳内或头内有声音的主观感觉,但其体外环境中并无相应声源,是听觉功能紊乱所致的一种常见症状。是一种在没有外界声、电刺激条件下,人耳主观感受到的声音。耳鸣在听觉中枢的主要机制是听神经纤维与各级中枢神经元自发放电节律失常。

长期以来,耳鸣常被分为主观性耳鸣和客观性耳鸣两类,前者指耳鸣的声音仅能被患者自己感觉到,而不为检查者所听到;后者指患者和检查者都可听到耳鸣的声音,部分肌源性患者在鼻内镜下可观察到耳鸣和肌肉收缩一致。因耳鸣是患者的一种主观症状,并不单纯取决于耳鸣患者的病理生理状态,故"主观性耳鸣""客观性耳鸣"的分类法在临床上的使用价值有其局限性。按病变部位则可将耳鸣分为耳源性耳鸣和非耳源性耳鸣,前者由听觉系统内的病变引起,后者则由听觉系统以外的疾病如贫血、高血压等引起。按病因则可分为生理性耳鸣和病理性耳鸣,前者为在正常生理状态下,处于安静环境时听到身体内部器官、脏器维持其自然活动状态和血液流动时动脉受压所产生的脉动性声音或呼吸声、咽鼓管开放的声音等,后者则为外界机械性、感染性、噪声、慢性药物性等引起的耳鸣。

三、耳漏

耳漏又称耳溢液,外耳道有异常的液体积存或外流,是耳病常见症状。可根据耳漏的性质、色泽和气味、化验结果等进行分析,确定诊断。耳漏的性质随疾病的不同而异,同一疾病的不同阶段又可相互转化。

(一)浆液性

浆液性耳漏如外耳道湿疹、变应性中耳炎等,浆液性炎性渗出。

(二)黏液性

分泌性中耳炎时,黏液腺分泌亢进,渗出液中黏液成分增多,含有黏液素,可拉成细丝。

(三)脓性

耳疖、弥漫性外耳道炎、化脓性腮腺炎向外耳道破溃、化脓性中耳炎急性期。

(四)水样

清水样耳漏,多为脑脊液耳漏,或来自前庭外淋巴。先天性缺损、蜗窗或前庭窗破裂、颅底骨折可致。

(五)脂性

外耳道皮肤耵聍腺分泌量过多,呈油脂性,为正常生理现象。状如臭豆腐白色成团的为胆脂瘤。

(六)血性

血性耳漏见于鼓膜外伤、颞骨骨折、大疱性鼓膜炎、颈静脉球瘤、中耳癌等。

四、耳聋

一般将听力损失统称为耳聋。耳聋的病因与临床特征极其复杂,耳聋可能是一种独特的疾病,也可能是许多外耳、中耳、内耳疾病,以及邻近器官或全身疾病在听觉系统的表现、反映或症状。

耳聋可按病变的性质分为器质性聋、功能性聋及伪聋三类。按发病的时间特点可分为突发性聋、进行性聋和波动性聋。通常多按病变部位分为传导性聋、感音神经性聋与混合性聋三类。

(一)传导性聋

传导性聋的病变主要在外耳与中耳,由外耳道或中耳传音装置发生障碍影响声波传导所致。传导性聋的骨导听力基本属正常范围,可出现自听增强等症状。

(二)感音神经性聋

病变位于 Corti 器的毛细胞、听神经或各级听中枢,则对声音感受及神经冲动传导等发生障碍,因而引起感音神经性聋,并常有重振现象。病变位于听神经及其传导路径者称神经性聋(蜗后性聋),病变发生于大脑皮质听中枢者称中枢性聋。

(三)混合性聋

混合性聋是由于传音系统和感音神经系统均受损害,根据病变部位不同及侵犯程度不同,可以表现以传音为主或以感音为主的混合性聋。混合性聋发生于既有外耳和(或)中耳病变,又有 Corti 器毛细胞或听神经病变而引起的同时具有传导性聋与感音神经性聋者,例如,长期患慢性化脓性中耳炎者,既有因鼓膜穿孔、听小骨破坏所致的传导性聋,又可因长期毒素吸收、损伤耳蜗毛细胞而引起感音性聋。

(四)伪聋

伪聋又称诈聋,指的是听觉系统无病而自称失去听觉,对声音不做应答的表现。或者是听力仅有轻微损害,有意夸大其听力损失程度者。伪聋的动机很复杂,表现多样。客观听力检查法如声导抗、听觉诱发电位及耳声发射等能准确识别,但确诊前有必要与功能性聋鉴别。

(五)功能性聋

功能性聋又称精神性聋或癔症性聋,属非器质性聋。患者常有精神心理创伤史,表现为单侧或双侧听力突然严重丧失,无耳鸣或眩晕,可突然治愈或经暗示治疗而快速恢复。

五、共济失调

共济失调是指在肌张力正常情况下出现的运动协调障碍,即随意运动幅度及协调发生紊乱,以致不能维持躯体姿势与平衡。检查时,首先要排除肌肉瘫痪和视觉调节障碍所导致的共济失调。试验包括 Romberg 试验、轮替试验、指鼻试验、踏步试验、闭目行走试验等。临床上有以下几种共济失调。

(一)感觉性共济失调

感觉性共济失调指躯体、四肢有深部感觉障碍,不能向中枢传入信息反映躯体位置。其特征是睁眼时症状不明显,闭眼或在黑暗中加重,下肢症状明显。发生的病因有周围神经变性、后根病变、后束病变、脑干病变、脑血管病变、顶叶损害等。

(二)前庭性共济失调

前庭性共济失调指的是因前庭性障碍引起共济失调,患者出现站立不稳、眩晕、眼震、失去平衡,但无肢体运动障碍。其损害可能在内耳迷路、前庭核或中枢。

(三)小脑性共济失调

小脑性共济失调指小脑各传出、传入神经遭受破坏,出现平衡障碍,站立、步态不稳,肢体共济失调,出现辨距困难、轮替试验障碍、运动起止延迟和连续运动障碍,有小脑性眼震。

（四）混合性共济失调

混合性共济失调指的是几种原因引起的共济失调并存。

六、眩晕

眩晕是一种运动性或位置性幻觉,是指患者感到自身或外界静止的景物沿一定方向与平面旋转、摇摆或漂浮感,是空间定向感觉障碍,多在周围或中枢前庭系突然发生病变时产生,是临床上常见的症状之一。依发病部位将眩晕分为以下几种。

（一）中枢性眩晕

发病缓慢,多为左右摇晃、上下浮动感,呈进行性,持续时间较长,可达 10 d 以上,发作与头位变化无关,一般不伴有耳鸣及听力减退,常有各种不同类型的眼震和其他中枢系统损害的症状,如听神经瘤、小脑肿瘤等。

（二）耳源性眩晕

常突然发病,感觉自身及周围景物旋转或摇摆,头位改变时加重,持续时间短,数十分钟到数小时不等,常伴耳鸣、听力减退,多有水平性眼震,常伴有恶心、呕吐等自主神经症状,有自行缓解和反复发作倾向,如梅尼埃病、迷路炎、耳毒性药物中毒等。

（三）全身疾病性眩晕

表现不一,有的为漂浮感,有的为麻木感,或感倾斜及直线晃动等,可见于高血压、严重贫血、心脏病、脑外伤后遗症、低血糖、神经官能症、颈源性眩晕、眼性眩晕等。

（刘英娟）

第二节　鼻部疾病的常见症状

一、鼻塞

鼻塞即经鼻通气不畅,鼻塞可分为完全或部分阻塞、交替性、体位性、间歇性、进行性加重和持续性。有单、双侧之分。

持续性鼻塞在新生儿需考虑先天性后鼻孔闭锁;儿童持续性鼻塞多为腺样体肥大所致,可出现所谓"腺样体面容",单侧多见于异物或肿瘤;极少数为鼻咽部畸胎瘤。成人见于鼻息肉、肥厚性鼻炎、鼻中隔偏曲等;单侧且进行性加重者多为鼻肿瘤,若伴有血性鼻涕者,应警惕恶性肿瘤的可能。交替性鼻塞见于急性鼻炎及慢性单纯性鼻炎。间歇性鼻塞多见于血管舒缩性鼻炎或变应性鼻炎。

全身性疾病如甲状腺功能减退、糖尿病等内分泌功能紊乱性疾病,全身血管舒缩失调及长期服用降压药等也可引起鼻塞。此类疾病的治疗应以治疗原发病为主。

二、鼻漏

鼻漏是指鼻分泌物过多从前、后鼻孔流出的现象。在正常情况下,鼻黏膜的腺体如浆液腺、黏液腺、杯状细胞和嗅腺都会产生少量黏液,以维持鼻腔黏膜纤毛运动,调节吸入空气的温度和湿度。当鼻部有病变时,分泌物的量和性质均可发生变化。

(一)水性鼻漏

水性鼻漏分泌物稀薄,呈透明清水样,为血管渗出液及黏液混合分泌物,多见于急性鼻炎早期、变应性鼻炎发作期。前者分泌物中含有脱落上皮细胞、黏蛋白、少数红细胞;后者则含有嗜酸性粒细胞和少量黏蛋白。脑脊液鼻漏亦呈水样,无黏性,检测含葡萄糖在 1.7 mmol/L 以上即可确诊。

(二)黏液性鼻漏

黏液性鼻漏呈半透明状,内含黏蛋白。常见于慢性鼻炎和慢性鼻-鼻旁窦炎。

(三)黏脓性鼻漏

黏脓性鼻漏为黏液和脓的混合物,由细菌感染引起,较黏稠,脱落的黏膜上皮细胞及浸润的多形核白细胞为其主要成分。常见于急性鼻炎恢复期、慢性鼻-鼻旁窦炎。若牙源性上颌窦炎常为恶臭黄绿色脓性鼻漏。

(四)血性鼻漏

血性鼻漏即鼻分泌物中含有血液,常见于鼻真菌感染、外伤、异物及鼻腔、鼻窦、鼻咽肿瘤等。如有血性鼻漏应做鼻腔、鼻窦检查,必要时做全身检查,以明确出血部位及原因。

三、鼻出血

鼻出血原因甚多,既可为鼻腔局部疾病所致,也可为全身疾病在鼻部的表现。鼻出血多为单侧,亦可为双侧,出血量多少不一,轻者可鼻涕中带血,重者可引起失血性休克,多次反复出血则可导致贫血。

(一)局部原因

1.外伤

外力碰撞、儿童挖鼻等可导致外伤性鼻出血,根据出血多少采取不同的处理方法,轻者只需简单压迫或鼻腔填塞即可止血,重者如损伤大动脉或外伤形成假性动脉瘤破裂,可出现致死性鼻出血。

2.鼻中隔偏曲

鼻中隔偏曲多发生在嵴或矩状突附近或偏曲的凸面,因该处黏膜较薄,易受寒冷空气的影响。黏膜较干燥,以致破裂出血。偶有偏曲的凹面因黏膜干燥出血。鼻中隔穿孔也常引起鼻出血。

3.肿瘤

良性肿瘤如血管瘤,恶性如鼻腔鳞癌、鼻咽癌等均可导致鼻出血。

4.鼻腔鼻旁窦炎症

干燥性鼻炎、萎缩性鼻炎、急性鼻炎、真菌性鼻旁窦炎等常为少量鼻出血的病因。鼻腔结核、麻风及梅毒等,可因有黏膜糜烂、溃疡、肉芽或形成鼻中隔穿孔等引起出血。

5.气候因素

在高原地区,因相对湿度过低,气候干燥,引起鼻黏膜干燥结痂所致反复发作性鼻出血。

6.异物

异物多见于儿童,多为一侧性鼻出血。某些动物性鼻腔异物,如水蛭等,则可反复引起大量出血。

(二)全身因素

1.急性发热性传染病

如上呼吸道感染、流行性感冒、麻疹、猩红热、伤寒及腮腺炎等。多因高热,鼻黏膜剧烈充血、肿胀,以致毛细血管破裂出血,故一般鼻出血发生在发热期,量较少,出血部位多在鼻腔前段。

2.血液疾病

(1)凝血功能异常:如血友病,大量应用抗凝药物、纤维蛋白形成障碍,异常蛋白血症及结缔组织病等。

(2)血小板量或质的异常:如血小板减少性紫癜、白血病、再生障碍性贫血等。这种鼻出血乃因毛细血管壁受到损害改变所致,故一般属于渗透性出血,多为双侧性,呈筛眼状多处渗血,持续不断,汇成片状,血块收缩不佳。

3.循环系统疾病

(1)动脉压过高:如高血压、动脉硬化症、肾炎等,其他如用力过猛、情绪剧烈波动、气压急剧变化,均可因一时性动脉压升高而发生鼻出血。出血前可有头痛、头晕等预兆。出血来势甚猛,但又可突然停止。常为一侧性。急、慢性肾炎虽可发生鼻出血,但以萎缩肾及发生尿毒症时为显著。

(2)静脉压增高:患慢性气管炎、肺气肿及肺源性心脏病者,当剧烈咳嗽或气喘发作时,鼻腔静脉曲张亦为鼻出血常见原因。出血部位多位于下鼻道后方的鼻咽静脉丛。其他如二尖瓣狭窄、纵隔肿瘤及上腔静脉高压患者亦常发生鼻出血。

4.维生素缺乏

(1)维生素 C 缺乏:维生素 C 缺乏可使血管壁的细胞间质胶原蛋白减少,血管脆性和通透性增加,因而易致出血。

(2)维生素 B_2 及维生素 P 缺乏:亦可引起鼻出血。

(3)维生素 K 缺乏:维生素 K 与凝血酶原形成有关,若缺乏维生素 K 则凝血酶原时间延长,易发生鼻出血。

5.肝脾疾病及风湿病

肝脾疾病及风湿病均可引起鼻出血,其中尤以肝硬化发生鼻出血者最常见。风湿热引起鼻出血者多见于小儿。

6.化学品及药物中毒

磷、汞、砷、苯等中毒可破坏造血系统的功能,引起鼻出血,长期服用水杨酸类药物,可致血内凝血酶原减少,以致手术后创面渗血。

7.内分泌失调

在月经前数天及月经期内,血中雌激素含量减少,鼻黏膜血管扩张,因此有少数妇女于月经期出现鼻出血。

8.遗传性出血性毛细血管扩张症

患者在鼻中隔前方、手指尖、鼻尖和舌尖等处,有小动脉及小静脉扩张现象,易反复发生鼻出血,常有家族性易出血史。

临床上有部分患者找不到鼻出血的确切病因,而鼻出血控制后不再出血,此类鼻出血称为特发性鼻出血。

四、嗅觉障碍

嗅觉是具有气味的微粒即嗅素随吸入气流进入鼻腔,接触嗅区黏膜,刺激嗅细胞产生神经冲动,经嗅神经、嗅球、嗅束传至皮层中枢所产生的感觉功能。人嗅觉通路的任何部位发生病变都会影响嗅觉功能,产生嗅觉障碍。

常见的嗅觉障碍有 3 种:嗅敏感度降低,也称为嗅觉减退或丧失;嗅觉过敏;嗅觉倒错。

(一)嗅觉减退或丧失

一般可分为呼吸性和感觉性两种。

1.呼吸性嗅觉减退或丧失

呼吸性嗅觉减退或丧失又可分为阻塞性和非阻塞性两种。前者如鼻甲肥大、鼻孔闭锁、鼻息肉、鼻肿瘤等原因,使携带嗅素的气流受阻,达不到嗅区所致;后者是鼻腔虽无阻塞但呼吸气流方向改变,不经嗅区所致;如气管切开或全喉切除术后等。此类情况在体格检查时容易找到原因。

2.感觉性嗅觉减退或消失

感觉性嗅觉减退或消失又可分为末梢性和中枢性两种。前者包括嗅黏膜嗅区神经末梢病变,如萎缩性鼻炎、中毒性嗅神经炎、有害气体损伤、老年性退变等。此类患者多有嗅觉同一反应,即用很强烈的气味可引起嗅觉,但患者不能分辨,认为是同一种气味。中枢性又称颅内型,多为颅底骨折、嗅沟脑膜瘤、基底脑膜炎、脑脓肿、脑血管疾病等所致。

(二)嗅觉过敏

患者对气味的敏感性增强,轻微的气味即感到极为强烈,难以忍受,甚至引起头痛、呕吐等,多为嗅神经炎、嗅神经退化的早期表现。此外,神经衰弱,妇女妊娠、月经时也可以出现嗅觉过敏。

(三)嗅觉倒错

甲种气味被嗅成乙种气味,香味被嗅成臭味时,称为嗅觉倒错。无气味感觉有气味时,称为幻嗅。常见于神经官能症、癫痫、神经分裂症,以及内分泌失调者。

五、鼻源性头痛

鼻源性头痛即由于鼻病所引起的头痛,一般分为感染性和非感染性。

(一)感染性鼻源性头痛

感染性鼻源性头痛常见于急性鼻-鼻旁窦炎,其头痛常有一定的部位和时间,如急性额窦炎晨起即额部头痛、逐渐加重,午后转轻;而急性上颌窦炎则晨起轻,午后眶下部疼痛加重;在低头弯腰、引起鼻黏膜充血时则头痛加重;而在鼻黏膜使用血管收缩药和表面麻醉药后,头痛可以减轻。

(二)非感染性鼻源性头痛

非感染性鼻源性头痛见于萎缩性鼻炎、鼻中隔偏曲及鼻腔鼻窦肿瘤等。

鼻源性头痛的特点为多具有鼻部症状,如鼻塞、流涕等;当去除鼻部因素,如使用表面麻醉药对鼻中隔骨棘接触下鼻甲黏膜进行麻醉时,头痛可以缓解。

(刘英娟)

第三节　咽部疾病的常见症状

咽症状主要由咽及其邻近器官的疾病引起,也可能是全身性疾病的局部表现,主要有咽痛、咽感觉异常、吞咽困难、声音异常及饮食反流等。

一、咽痛

咽痛是最常见的症状之一,可由咽部疾病或其邻近器官疾病引起,也可以是全身疾病的伴随症状。咽黏膜和淋巴组织的急、慢性炎症,咽部溃疡,咽部创伤(异物、擦伤、烫伤),特异性感染(结核、白喉),恶性肿瘤,茎突过长,以及某些全身疾病(白血病、单核细胞增多症)等,均可有咽痛,但疼痛的程度有差别。剧烈疼痛者多见于急性炎症、咽间隙化脓性感染、喉咽癌等。疼痛可放射到耳部,并因疼痛而不愿咽下食物。

在临床上可见到两种情况:自发性咽痛和继发性咽痛。前者在咽部平静状态无任何动作时出现,常局限于咽部某一部分,多由咽部疾病引起;后者由咽部各种活动如吞咽、进食或压舌板等器械的刺激引起。举凡咽部黏膜和淋巴组织的急、慢性炎症,咽部创伤、溃疡、异物,特异性感染(结核、白喉),恶性肿瘤,茎突过长,颈动脉鞘炎,颈部纤维组织炎,咽肌风湿性病变,以及某些全身性疾病(白血病、艾滋病)等,均有不同程度咽痛。

二、咽感觉异常

咽感觉异常是指喉咽部有异物、堵塞、贴附感、瘙痒、干燥等感觉异常症状,常见于咽及周围组织的器质性病变,如慢性炎症、咽角化症、扁桃体肥大、悬雍垂过长、茎突过长、肿瘤、反流性食管炎、会厌囊肿等(图4-1);功能性因素,多与恐惧、焦虑等精神因素有关,也可因内分泌功能紊乱引起。

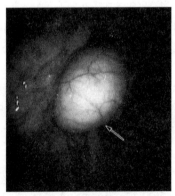

图 4-1　会厌囊肿

三、吞咽困难

吞咽困难是指正常吞咽功能发生障碍。吞咽困难的程度,轻者感觉吞咽不畅,进硬食发噎,饮食正常;中度只能进半流食;重者只能进流食,或完全阻塞滴水不入。引起吞咽困难的原因大致分为以下 3 种类型。

（一）功能障碍性

有剧烈咽痛如急性化脓性扁桃体炎、扁桃体周脓肿、咽后脓肿、急性会厌炎、会厌脓肿的患者,因疼痛不敢吞咽往往伴有吞咽困难,其程度亦随疼痛的轻重而异。某些先天性畸形如后鼻孔闭锁、腭裂等,出生后即有吞咽困难。

（二）梗阻性

咽部或食管狭窄、肿瘤或异物,妨碍食物下行,尤以固体食物难以咽下,流质饮食尚能通过。食管内梗阻如先天性食管蹼、先天性食管狭窄、食管瘢痕狭窄、食管异物、环后癌、食管癌、下咽食管憩室、食管腔外压迫如颈椎骨质增生、甲状腺瘤、巨大咽旁肿瘤、颈部广泛淋巴结转移瘤、纵隔肿瘤等。

（三）神经麻痹性

因中枢性病变或周围性神经炎所致咽肌瘫痪,引起吞咽困难,进食液体时更为明显。如两侧锥体束病变、假性延髓性麻痹、锥体外系损害、脑炎、脊髓灰质炎、脊髓空洞症、脑出血、脑栓塞等。

儿童突然发生吞咽困难,应考虑食管异物。中年以上患者发生吞咽困难,并逐渐加重,应先考虑食管癌。曾有吞服腐蚀剂病史或有食管异物创伤史,可能为瘢痕性狭窄,因情绪激动而诱发吞咽困难,并反复发作,应考虑贲门失弛缓症。出现伴发症状亦有诊断意义,如吞咽困难伴发呃逆,应考虑食管末段病变,如癌、膈疝或贲门失弛缓症。如先有嘶哑,后有吞咽困难,可能喉部病变累及喉返神经及下咽部。如有饮水呛咳,应考虑气管食管瘘。吞咽后反流,引起咳嗽,可能由于贲门失弛缓症或下咽食管憩室食物反流。

四、声音异常

咽腔是发声的共鸣腔,腭与舌是协助发声的重要器官,与声音的清晰度和音质音色密切相关。如有缺陷和病变时,所发声音含混不清(语言清晰度极差)或音质特色和原来不一样(音色改变),或是在睡眠状态下发出不应有的音响(打鼾),统称为声音异常。

口齿不清与音色改变。唇齿舌腭有缺陷时,对某些语音发声困难或不能,导致口齿不清。腭裂、软腭瘫痪等患者,发声时不能闭合鼻咽,出现开放性鼻音;而腺样体肥大、后鼻孔息肉、肥厚性鼻炎、鼻咽部肿瘤等病因使共鸣腔阻塞时,则出现闭塞性鼻音。咽腔内有占位性病变(脓肿或肿瘤),发音缺乏共鸣,说话时如口内含物,吐字不清,幼儿哭声有如鸭鸣。

五、饮食反流

当饮食不能顺利通过咽部进入食管而反流到口腔、鼻咽和鼻腔时,称之为饮食反流。见于以下疾病。

（一）咽

咽肌瘫痪、咽后脓肿、扁桃体周脓肿、腭裂、喉咽部肿瘤等。

（二）食管

食管畸形、食管憩室、食管狭窄、食管扩张症、反流性食管炎等。

（三）胃

胃肠神经官能症、胃炎、胃癌、胃扩张。

(四)其他

如内分泌失调、大脑功能失调、甲状腺功能减退、原发性慢性肾上腺皮质功能减退、营养缺乏症、酸碱平衡失调等亦可导致胃肠功能紊乱，也会引起反流。

（刘英娟）

第四节 喉部疾病的常见症状

一、呼吸困难

呼吸运动受呼吸中枢调节，保持正常的呼吸功能主要依靠有节律的呼吸运动、呼吸道通畅、完好的肺血循环和肺泡气体交换功能。以上任何环节障碍都可引起呼吸困难。过度运动及过度疲劳时可出现生理性呼吸困难，咽喉、气管、支气管及小支气管阻塞，缺氧、酸碱失衡、肺病变及下呼吸道分泌物潴留，均可引起呼吸困难。

二、声嘶

声音嘶哑是喉疾病最常见症状之一，轻者仅有音调变低、变粗，重者发音嘶哑，只能发耳语，甚至完全失声。应注意声音嘶哑发生的时间、程度、性质、间歇性或持续性，有无诱因、继续加重等。声嘶的主要原因如下。

(一)喉疾病

1.喉先天性畸形

如先天性喉蹼、喉气囊肿、喉软骨畸形等。

2.喉炎性疾病

如急、慢性喉炎，喉结核，喉梅毒。咽白喉常有发声无力、假膜形成、黏膜肿胀，则声嘶加重。

3.声带息肉、声带小结、声带囊肿

声带息肉、声带小结、声带囊肿为引起声嘶的常见疾病，声嘶的程度与其生长的位置、大小有关，一般呈渐进性声嘶，转为持续性。

4.肿瘤

如乳头状瘤、纤维瘤、血管瘤、喉癌等。良性肿瘤如乳头状瘤、喉纤维瘤等可出现缓慢进行性声嘶，而喉癌等恶性肿瘤声嘶短期内进行性加重。

5.喉代谢性疾病

如喉淀粉样变。

6.外伤

各种原因喉外伤影响到声带或环杓关节活动。

(二)声带运动神经受损

迷走神经走行较长，外伤、手术、肿瘤侵犯在离开颈静脉孔至分出喉返神经之前的任何部位，都可能引起周围性喉麻痹；脑出血、脑梗死、颅内肿瘤等可引起中枢性喉麻痹。

(三)癔症性声嘶

癔症性声嘶哑多为突发性,可自耳语、发声困难以至完全失声。声带正常,在发声时不能向中线靠拢,呈长三角形声门裂。但患者哭笑、咳嗽声正常而响亮。声嘶恢复快,易再发。封闭等暗示治疗有效。

三、吞咽困难

中枢神经系统及咽部神经丛支配下的咽喉参与和协调吞咽活动,任何一个环节发生疾病,均可导致吞咽困难。由口腔、咽部或喉部疾病引起的吞咽困难主要由吞咽疼痛或机械性的障碍造成,在口腔咽喉疾病中又以咽部疾病引起的吞咽困难为主。口腔疾病主要为妨碍吞咽动作的病变,如血管神经性水肿、舌部肿瘤浸润、第三磨牙萌出等。引起吞咽困难的喉部疾病如下。

(一)感染性疾病

(1)急性会厌炎或会厌脓肿等急性炎症。

(2)浸润型、溃疡型喉结核侵及会厌、杓状会厌襞、杓状软骨时,可引起吞咽疼痛和困难。

(3)喉软骨膜炎、喉头水肿等由于杓状软骨、梨状隐窝肿胀和疼痛,引起吞咽功能障碍。

(二)喉肿瘤

晚期喉肿瘤侵及咽喉、同侧梨状隐窝、杓状会厌襞等处,发生溃烂并发感染时,常出现吞咽困难。喉癌、环后区癌侵及食管口时,则吞咽困难更为严重。

(三)喉神经麻痹

如喉神经受损,进食时失去保护性反射作用,食物和唾液常误咽入气管,发生呛咳,出现吞咽困难,常并发吸入性肺炎。

四、喉痛

喉痛为一常见症状。喉痛的程度因喉病变的性质、进程、范围及个人的耐受程度而异。轻者仅发生在说话、吞咽或咳嗽时。较重的喉痛,可以是持续性的、剧烈的疼痛,患者常可拒绝饮食,唾液自口中流出,甚至可引起营养不良及水和电解质的平衡紊乱等。喉痛的性质有钝痛、隐痛、牵拉痛、针刺样痛、刀割样痛、撕裂样痛或搏动样痛。喉痛可以单独发生,也可以伴有其他症状,如呛咳、吞咽障碍、呼吸困难、声音嘶哑、喉鸣等。引起喉痛的常见喉疾病如下。

(一)喉急性炎症

如急性喉炎、急性会厌炎、喉黏膜溃疡、喉软骨膜炎、喉脓肿等,均可引起喉部较剧烈的疼痛。喉急性炎症有时可伴有局部触痛,吞咽动作时喉部移动,使疼痛加重,并可放射至耳部。

(二)喉慢性炎症

喉非特异性炎症,一般无疼痛,有时仅有轻度干痛、胀痛,而且常在用嗓过多时加重。喉部特异性感染以喉结核较特殊,疼痛剧烈,合并放射性耳痛。慢性喉炎的患者常觉喉部微痛不适,伴有干燥感。

(三)喉肿瘤

喉良性肿瘤和早期恶性肿瘤多无疼痛,肿瘤晚期或肿瘤溃烂合并感染时可出现疼痛。

(四)喉外伤

喉外伤包括喉异物伤、严重挫伤、喉软骨骨折和黏膜撕裂,放射治疗后亦可引起喉痛。长期鼻饲管刺激,在环状软骨和杓状软骨后面可发生压迫性溃疡。喉内麻醉插管时间过久或插管太粗,压迫喉内黏膜,可形成溃疡,同样直接前连合喉镜和气管镜检查损伤喉内黏膜等,均可引起喉痛,吞咽时加重,并反射至耳部。

(五)喉关节病变

如环杓关节炎,常伴发于全身疾病,如类风湿关节炎、痛风等。

五、喉鸣

喉鸣是气道狭窄的表现。吸入性喉鸣是指狭窄在从鼻腔到声门上区;呼出性喉鸣是指狭窄在声带之下,由气管、支气管所产生;双重喉鸣是吸气、呼气均出现喉鸣者,狭窄在声带区或在其下部。喉鸣者常伴有不同程度的吸气性阻塞、呼气性阻塞或呼吸均有阻塞的症状。喉部可触及振动感,可出现呼吸困难、缺氧、发绀等。

常见的喘鸣原因为喉畸形、外伤和理化性损伤所致的瘢痕狭窄及喉、气管异物,或是喉炎等特殊传染病,变态反应性喉头水肿,喉良、恶性肿瘤,喉痉挛及声带麻痹也常引起喘鸣。

六、咯血与呕血

咯血是指喉部及以下的呼吸器官出血,经咳嗽动作从口腔排出。常见有喉部刺痒,咳出为鲜血或随痰咳出混有血迹,咯血量多时,呈泡沫状血自口或口和鼻喷出,若遇较大血块阻塞,可发生窒息。咳出物呈碱性,往往在数天后痰内仍有血迹。呕血则为上消化道的出血刺激胃部而引起的反射性恶心,血液经口腔呕出者。呕血前常出现上腹部不适、疼痛及恶心。呕血可为鲜红、暗红或咖啡色,混有食物残渣。大量快速的呕血可导致急性大失血而危及生命。

(一)咯血的常见病因

1.上呼吸道病变

口腔中有出血灶,舌根、扁桃体、鼻咽、鼻腔、鼻窦的出血,鼻部及鼻窦肿瘤、鼻腔鼻窦真菌感染等。

2.喉部病变

喉癌、喉乳头状瘤、喉结核、喉血管瘤、喉溃疡、喉梅毒及喉麻风。

3.气管支气管病变

气管炎、支气管炎、支气管扩张、气管肿瘤、气管内异物。

4.肺部病变

肺结核、肺癌、肺脓肿等。

(二)呕血的常见病因

食管癌、食管穿孔、食管炎、食管异物、食管溃疡、食管静脉曲张症、胃十二指肠溃疡、胃部肿瘤、小肠的病变、肝硬化、血液系统疾病、寄生虫病、尿毒症、某些急性传染病等。

(刘英娟)

第五章

耳先天性疾病及耳硬化症

第一节　耳先天性畸形

由于遗传、染色体畸变、内外环境等各种因素的影响,如孕期(特别是孕早期)母体病毒感染、用药、胚胎在宫内受到挤压、放射性损伤及父母吸烟、饮酒等危险因素,外耳、中耳和内耳均可发生畸形。其中耳郭和外耳道及中耳的畸形常同时存在。是头颈部先天性畸形中最常见者。据统计,新生儿发病率为 1/20 000～1/10 000。而中耳和内耳畸形共存者比较少见,这可能与膜迷路发源于听囊,鼓室则源于第一咽囊有关。耳畸形还可合并颌面和其他器官、组织的畸形,而称为各种先天性畸形综合征。

一、先天性耳前瘘管

先天性耳前瘘管是一种临床上常见的先天性外耳疾病,为第1、第2鳃弓的耳郭原基在发育过程中融合不全所致。家系调查证实其遗传学特征为常染色体显性遗传。根据国内抽样调查发现,该病发病率为 1.2%,男、女性比例为 1:1.7,单侧与双侧发病之比为 4:1,较少合并其他耳部畸形。瘘管的开口很小,多位于耳轮角前;少数可在耳郭的三角窝或者耳甲腔(图 5-1),平时可无症状,甚至一生无感染或自觉症状,不以为疾。如出现感染,方引起注意和接受治疗。

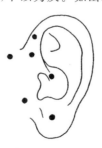

图 5-1　先天性耳前瘘管开口部位

(一)病理

先天性耳前瘘管为一狭窄的盲管(窦道),深浅长短不一,可呈分支状,长度为 1～3 mm,可穿过耳轮脚或耳郭部软骨,深至外耳道软骨与骨部交界处或者乳突表面。管壁被履复层鳞状上皮,具有毛囊、汗腺、皮脂腺等组织,管腔内常有脱落上皮、细菌等混合而成的鳞屑或豆渣样物,有臭味。管腔可膨大成囊状,如发生化脓性感染,可形成局部脓肿。

(二)症状与检查

一般无症状。按压时可有少许稀薄黏液或乳白色皮脂样物自瘘口溢出,微臭,局部微感瘙痒不适。如发生感染,则局部及其周围组织发生红肿、疼痛,而形成脓肿,脓肿穿破后溢浓,可如此反复发作形成瘢痕。感染时间长时,瘘管口附近皮肤可发生溃烂、肉芽,或形成数个溢脓小孔。瘘管较长、伸展较远者,如深部发生感染,可在远离瘘口处发生脓肿。

(三)诊断

根据病史与局部检查,一般无困难。按其瘘口位置与瘘管走向,可与第一鳃沟瘘管相鉴别。急性感染与溃疡不愈时需要与皮肤疖肿或颈部淋巴结炎和淋巴结结核性溃疡等相鉴别。

(四)治疗

无感染或无任何症状者,通常不需要治疗。

耳前瘘管切除术:如出现局部瘙痒,有分泌物溢出者,宜行手术切除。对反复发生感染的瘘管,或因感染引起皮肤溃烂者,应手术切除,但需先控制急性炎症。局部有脓肿者应切开引流,待炎症控制后再手术。手术方法如下。

(1)先以钝头弯针插入瘘口,注入2%亚甲蓝溶液少许,注射后稍加揉压,将多余的染料擦干净,以免污染手术视野,也有利于亚甲蓝向深部或分支浸润。

(2)瘘管周围以1%普鲁卡因做皮下浸润麻醉。小儿可在基础麻醉加局部麻醉下进行。

(3)在瘘管口周围做一梭形切口,切开皮肤。沿蓝染的瘘管向深处分离,注意勿将瘘管分破、分断,以免瘘管内容物溢出污染手术视野,或切除不彻底。分离中可用组织钳提起已分离出的瘘管,再循此继续分离,直达盲端。如有分支,也需全部予以分离、切除。

(4)如果术中发现瘘管的另一端通向鼓室或者外耳道深部,则需循窦道延长切口,将耳郭向下翻转,方能使手术视野得以良好暴露。

(5)如皮肤溃烂,但溃烂面积不大,可在急性炎症控制后,将瘘管及皮肤溃烂面一并切除,然后缝合皮肤,可达治愈目的。

二、第一鳃沟瘘管

第一鳃沟瘘管也称先天性耳颈瘘管,是第一鳃沟发育异常所致。胚胎发育第4周时,第一鳃沟逐渐深陷,其背部成为原始外耳道,中部形成耳甲腔,腹侧端消失。若胚胎第2～4个月期间,第一鳃沟腹侧消失不全,即可形成与外耳道关系密切的外胚层组织残留。可同时伴发耳郭及外耳道畸形。

(一)病理

病理特征与先天性耳前瘘管基本相同,但瘘口位置与瘘管走向不同。外瘘口多位于患侧下颌角附近、耳郭后下或乳突尖下方;内口或者盲端多位于或指向同侧外耳道的后壁和下壁。可表现为囊肿、瘘管或窦道等形式。

(二)临床表现

瘘管开口一般于出生时即已存在,多位于患侧下颌角附近、耳郭后方或乳突尖前下方,有约针眼大的皮肤凹陷或小口,常易忽略。位于外耳道壁的瘘口尤其难察觉,多数在出生后数月或数年,甚至出现症状后始被发现。按表现形式不同,可分为下列几种类型。

1.瘘管型

瘘管型有内外两个开口。外口在患侧耳垂下方或胸锁乳突肌前与下颌角后方连线的某一部位,内口可因发育障碍出现的胎龄不同而有所区别。因开口位置不同可分为两种。

(1)单纯瘘管型:由第一鳃沟发育异常形成,其内口在外耳道骨部与软骨部交界处。

(2)复合瘘管型:发育障碍出现在闭锁膜形成之前,第一咽囊与第一鳃沟之间沟通,瘘管之内口可追溯至由咽囊发育而成的鼓室腔或咽鼓管。

2.囊肿型

囊肿型表现为耳垂后下方进行性增大之囊性包块,与表面皮肤无粘连,常在腮腺浅叶深面,部分包在腮腺内,与面神经颞骨外主干段相邻。并发感染时,出现局部红、肿、热、痛等。炎症消退后包块可以缩小,但不消失。如形成脓肿,在耳下区皮肤溃破排脓后形成久治不愈的瘘管。

3.窦道型

窦道型也表现为耳后或耳垂下方包块,但有窦道与外耳道相连,即在患侧外耳道软骨部与骨部有瘘口残存,形成由外耳道狭部伸向耳郭后方或下方之窦道。因窦道狭小,窦道腔内排除物长期蓄积在窦道远端,可致盲端膨大形成囊袋状,如感染严重,局部皮肤破溃,可在耳后或耳下区形成瘘管。

(三)诊断

根据病史和局部检查,一般可做出诊断。依瘘口位置、走向及是否存在内口等情况,与先天性耳前瘘管相鉴别。表现为耳后包块,或者因继发感染破溃成瘘时,应注意与化脓性中耳炎之耳后脓肿、腮腺囊肿、皮脂腺囊肿、耳后淋巴结炎、淋巴结结核等相鉴别。

(四)治疗

手术彻底切除瘘管或者窦道是治愈该病的唯一方法。若有感染,需先行抗感染治疗;有脓肿形成者先切开引流,经换药抗感染治疗,控制炎症后行切除术。

手术一般是在全身麻醉或局部麻醉下进行。可先经瘘口注入少许亚甲蓝溶液,表浅而较短的瘘管可沿其行程做纵向切口,并于瘘口周围做小的梭形切口。而对于大部经过腮腺或位于腮腺内的瘘管或囊肿,为了避免面部的损伤,可采用与腮腺切除术相似的切口,即上自耳屏前或耳垂后,下达下颌角稍微向下的水平,沿胸锁乳突肌前缘纵向切口。手术中应特别注意观察瘘管与面神经的解剖关系。

手术可能出现的并发症主要有外耳道瘢痕狭窄、面神经损伤和腮腺漏,应尽量避免发生。外耳道皮肤和软骨切除不宜过多,如缺损较大,需同期植皮,碘仿纱条填压。正确地选择切口,采用亚甲蓝示踪瘘管行程,熟悉面神经和腮腺的解剖及细致分离是防止面神经损伤和腮腺漏发生的技术保障。尤其对复发病例,更应提高警惕,精细操作。

三、先天性耳郭畸形

耳郭在胚胎第3周开始由第一鳃弓和第二鳃弓发生,第6周初具雏形。由于耳郭的各个部分如耳屏、耳垂、对耳轮、对耳屏等,是从2个鳃弓上6个分离的小丘状结节为中心衍生发育而成,所以其外形可以有很大的变异。

耳郭的先天畸形又称耳郭发育不全,可表现在耳郭的大小、位置和形状三方面的异常。单侧畸形较多见,为双侧的3～6倍,男性比女性多发。

（一）分类

1.隐耳

耳郭部分或全部隐藏于颞侧皮下,触诊时于局部皮肤的下面可能触及隐藏耳郭的软骨支架。

2.移位耳

耳郭向下或向前等各个方向移位,形态基本正常或有轻微畸形。

3.招风耳

耳郭向前倾斜,颅耳角增大达150°或150°以上,对耳轮和三角窝消失,舟状窝失去正常形态,耳郭上部扁平,而耳垂和耳屏的位置正常。

4.杯状耳

对耳轮和三角窝明显内陷,耳轮向前过度弯曲,耳郭形如杯状。

5.猿耳

耳郭上缘与后缘交界处出现一向后的三角形突起,如猿耳之耳尖,故得此名。

6.大耳

耳郭的某一部分过度发育。全耳郭肥大少见。

7.副耳

耳屏前方或颊部或颈部有一个或数个大小不一、形态各异的肉赘样突起,突起内可能有软骨（图 5-2）。

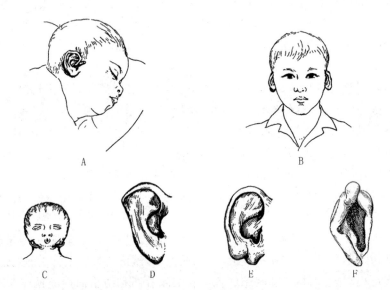

图 5-2　先天性耳郭畸形

A.副耳郭;B.猫耳;C.颊耳合并颌小畸形;D.猿耳;E.耳垂分叉;F.耳郭裂开

8.小耳

按 Marx 分类法,可将小耳分为 4 度。

（1）Ⅰ度:耳郭各部均已发育,但耳郭较小,上半部可向前下卷曲。

（2）Ⅱ度:耳郭仅为一由皮肤包裹软骨构成的不规则条形突起,有正常耳郭的 1/2 或 1/3 大,附着于颞颌关节后方或后下方,耳屏可正常。

（3）Ⅲ度:耳郭处仅有零星而不规则的软组织突起,部分软组织突起内有软骨,位置可前移或下移。

（4）Ⅳ度：无耳，无任何耳郭结构，颞侧平滑。

（二）治疗

对招风耳、杯状耳、大耳等畸形，宜在 5～6 岁时做整形术（图 5-3），因为此时耳郭的大小近似成人，手术干扰对耳郭未来的发育影响不大。由于小耳畸形一般均伴外耳道闭锁，所以Ⅱ度以上小耳的耳郭成形术大多与外耳道及中耳成形术同期或分期进行。如果外耳道及中耳成形术无手术适应证，则耳郭成形术可单独实施。耳郭成形术的方法有两种。

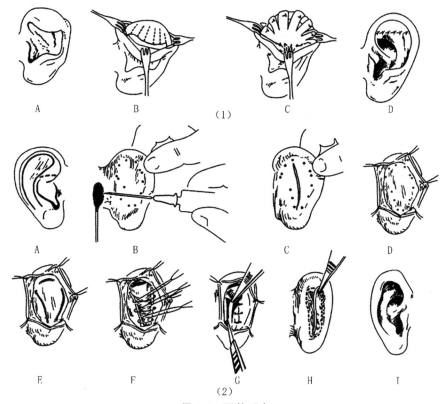

图 5-3　耳整形术

（1）杯状耳矫正术（仿 Musgrave）：A.杯状耳；B.提起耳郭上部，在其背面的软骨折叠处做横切口，暴露卷曲的耳轮及舟状窝软骨，并在该软骨上做数条放射状切口，使其直立，呈扇形展开；C.切除一条耳甲腔软骨，将其缝合于展开的扇形耳轮边缘；D.缝合切口。

（2）招风耳矫正术（仿 Converse 改良法）：A.用亚甲蓝描绘出对耳轮的位置；B.在此轮廓上逐次用注射针头穿透对耳郭全层后，在针头上涂抹少量亚甲蓝，再退出，形成点状的对耳轮轮廓；C.在对耳轮轮廓背面的中央做纵向切口；D.暴露软骨膜上的亚甲蓝标记点；E.沿标记点纵行切开软骨，但保留对侧软骨膜；F.将切开的条状软骨两侧用丝线缝合成管状，此即未来的对耳轮及对耳轮脚的软骨支架；G.切除一条耳甲腔边缘的软骨，使耳郭与颅侧壁的距离缩短至 2 cm 左右，切缘与 F.所做之管缝合 2～3 针；H.切除多余的皮肤，缝合切口；I.矫正后的耳郭

（1）以患者自体游离的肋软骨作为支架，经过雕刻和塑形后植入皮下，一期或分期再造新耳郭，但成形后新耳郭形状与正常耳郭往往相距甚远，美容效果不理想。手术时机的选择应注意：①患者自身有足够的肋软骨供耳郭成形之用；②新耳郭的大小应近似于成年人，一般认为，6 岁儿童耳郭的体积为成人的 80%～90%，此时成形的耳郭可与对侧耳郭同时生长。

（2）佩戴耳郭假体。由于高质量人工材料和相应染料的成功研制，耳郭假体近年来有了快速

发展。安装时首先通过手术在外耳道口附近植入金属框架,用于固定佩戴的假体。假体可以根据患者另一正常耳的大小和肤色进行制作,佩戴后其外观可酷似正常耳郭。如假体日久老化,还可更换新的假体。

四、先天性外耳道狭窄与闭锁

外耳道的先天畸形又称外耳道发育不全,是因胚胎期第一和第二鳃弓之间的第一鳃沟发育障碍所致。外耳道的先天畸形可分为外耳道狭窄和外耳道闭锁。外耳道闭锁常合并小耳畸形,仅在少数情况下,耳郭发育正常;而小耳畸形不合并外耳道闭锁者,却很罕见。此外,外耳道发育不全还常常合并中耳畸形。本病单侧较多见。

(一)分型

外耳道的先天性畸形可分为轻度狭窄、高度狭窄和闭锁三型。

1.轻度狭窄

可为整个外耳道全部狭窄,或软骨段和(或)峡部狭窄,而骨性外耳道正常。本型较常见。

2.高度狭窄

软骨段仅为一瘘道;鼓骨发育不良,以致骨段外耳道仅由一裂隙状孔道所代替。鼓室外侧壁由骨质形成完全性或不完全性闭锁板。

3.外耳道闭锁

外耳道软骨段由软组织填充。骨性外耳道由致密骨或松质骨或充满气房的气化骨代替。闭锁外耳道的骨质来源于不同的邻近部位:多数为颞骨鳞部的尾侧突起,或由乳突向前伸展达颞颌关节,少数由增生畸形的鼓骨形成闭锁的外耳道。在乳突前伸的病例,几乎大都合并鼓骨缺失,乳突前壁和畸形的下颌骨髁状突形成不典型的颞颌关节,此时由于髁状突向鼓室内突出,以致鼓室狭窄,此为鼓室狭小的原因之一。

(二)并发症

本病可合并先天性和后天性原发性胆脂瘤。

(三)诊断

见先天性中耳畸形。

(四)治疗

见先天性中耳畸形。

五、先天性中耳畸形

鼓室和咽鼓管由第一咽囊发育而来,鼓室起源于第一鳃沟,一般认为锤骨和砧骨来自第一鳃弓,镫骨来自第二鳃弓。

先天性中耳畸形常常合并外耳的畸形,但是也可能单独存在,即单纯中耳畸形;也可合并内耳畸形。先天性中耳畸形包括鼓室、听小骨、咽鼓管、面神经和耳内肌等畸形。这些畸形可以单独发生,也可能有某些畸形同时出现;其中以鼓室畸形和在颞骨行程中的面神经畸形较为多见。

(一)鼓室畸形

外耳道闭锁者,大都合并鼓膜缺失,或仅有少量遗迹性结缔组织;外耳道狭窄常合并小鼓膜;鼓膜先天性囊肿则罕见。除鼓膜外,鼓室其他各壁较常见的畸形为先天性骨质缺裂,如天盖或鼓室底部的先天性缺失,可合并硬脑膜下垂或颈静脉球向鼓室内突出;鼓室内壁的前庭窗和(或)蜗窗狭窄、闭锁、无窗等,而窗裂则少见。颞骨发育不全时,鼓室的长度和宽度也会出现不同的改变,鼓室变小,鼓室不再分为上、中、下三部,鼓室完全缺失却很少见;此外还可出现 Korne 隔:鼓室被纵行或横行的骨-膜性隔板分为内、外或上、下两室,纵行分隔者,畸形的听骨可居外室,两窗位于内室。

(二)听小骨畸形

在听小骨畸形中,三个听骨均未发育的很罕见,而单个听骨或两个听骨畸形的较多见。合并外耳道闭锁者,以锤砧骨骨性融合并与闭锁板固定最为常见,其次是砧骨长脚、豆状突畸形,砧镫关节中断或被一个纤维带所代替,锤骨柄缺失或弯曲,锤砧关节中断,锤骨头有骨索固定于上鼓室,锤骨柄和鼓沟间骨桥形成,砧骨体和相邻的骨壁或砧骨窝固定等。镫骨的畸形有头部断裂或缺失,足弓增粗,两弓融合,足板固定,足板裂孔,环状韧带缺失,镫骨上结构完全缺失等。在单纯的中耳畸形中,镫骨和前庭窗的畸形较常见(图 5-4)。

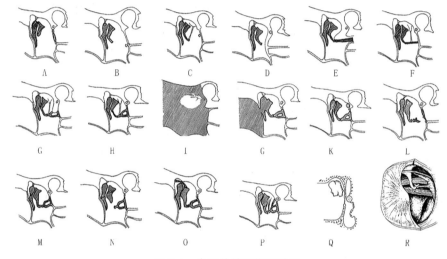

图 5-4　先天性鼓室畸形举例

A.砧骨长突、镫骨肌、锥隆起缺如,镫骨只有底板,可活动,两窗正常;B.砧骨长突发育不全,镫骨缺如,前庭窗及窗龛缺如,面神经鼓室部向下移位至前庭窗与蜗窗之间;C.镫骨、镫骨肌、锥隆起、前庭窗缺如,砧骨长突末端与鼓室后上壁之间有索状物相连,面神经鼓室部向下移位;D.镫骨、镫骨肌、锥隆起、前庭窗、蜗窗缺如,鼓岬膨隆呈半球状(骨迷路发育异常);E.镫骨肌、锥隆起、蜗窗缺如,镫骨细小瘦长,位于裂隙状前庭窗龛内,能活动,上鼓室内壁骨质隆起,鼓岬呈半球形膨隆;F.前庭窗及窗龛缺如,镫骨为一小柱,固定于平坦的前庭骨壁上;G.面神经管鼓室部前 1/3 呈半球形,压迫镫骨前脚及底板;H.砧骨长突远端由软纤维组织构成;I.无鼓室;J.锤骨、砧骨融合成块,合并外耳道骨段闭锁;K.面神经管缺损;L.砧镫关节分离,镫骨脚缺如;M.环韧带缺如,砧镫关节分离,镫骨底板固定;N.砧镫关节分离;O.砧骨与上鼓室外侧壁有骨桥连接,砧镫关节分离;P.砧镫关节分离,镫骨后脚与面神经管有棒状骨连接;Q.纵行膜-骨隔将鼓室隔成内、外两腔,畸形的听骨在外腔,两窗在内腔;R.左耳面神经鼓室部无骨管,面神经极粗,分成两束,压在镫骨底板上

(三)面神经畸形

颞骨发育不全时,常合并面神经畸形,中耳畸形较重时,合并面神经畸形的机会亦较多,但中耳畸形的严重程度并不和面神经畸形的严重程度相关。常见的面神经畸形有骨管全部或部分缺裂,多发生于鼓室段,面神经可从裂孔中疝出,甚者,裸露的面神经可覆盖于前庭窗上,表面仅有薄层黏膜覆盖;面神经骨管狭窄时可合并先天性不全面瘫。面神经行程亦可发生异常,如鼓室段向下移位,或呈球形,压迫于镫骨前脚;锥曲段向后上延长、移位,在鼓室段和乳突之间形成锐角;

锥曲向前下移位时,可遮盖前庭窗;垂直段可向前移位。此外,面神经还可形成异常的分支,如鼓室段可分为两支,一支位置正常,另一穿行于鼓岬上;垂直段也可分为两支或数支;也有面神经骨管行程正常,而面神经深藏于鼓岬上的另一骨管中;鼓索小管亦可出现高位或低位异常。面神经入中耳前之主干亦可有发育不全等畸形,但不多见。

(四)咽鼓管畸形

严重的外耳道畸形常合并咽鼓管畸形,如全程闭锁、狭窄或软骨段畸形,圆枕低平,咽口闭锁或鼓口骨质异常增生,以及先天性憩室、小息肉,水平移位等。

(五)其他畸形

鼓室内肌可出现畸形,其中镫骨肌合并锥隆起发育不全有不少记载,还可出现双镫骨肌,镫骨肌腱缺失,镫骨肌行走方向异常、过长或过短、骨化及附着点异位、锥隆起粗大、延长等。单独的鼓膜张肌缺失罕见。此外,面神经管内尚可出现多余的肌肉,凭借骨板与面神经分隔。

鼓窦的位置、大小可出现异常,或完全缺如,乙状窦前置或外置,颅中窝下垂。乳突的气化和中耳畸形的严重程度一般呈平行的关系。但是在个别病例,这种关系并不存在,例如,在颅面骨发育不全中,乳突严重发育不全,但却常常合并发育正常或仅有轻度畸形的中耳。

(六)检查

(1)全面的体格检查:由于外、中耳畸形常合并其他部位、特别是颌面部畸形,因此不应忽略全面的体格检查,如上、下颌骨,毛发及发际,眼,脊柱,手(足)指(趾),心血管等,若有畸形,应详细记载,必要时进一步作有关的专科检查。

(2)听力学检查:婴幼儿做电反应测听,能够配合检查的儿童可做纯音听力检测。由于三个听小骨和两窗不同的畸形可引起不同程度和不同类型的听力障碍,目前有不少关于中耳畸形的分类,分析它们与听力损失的关系,以达到在术前对畸形的种类做出预测的目的。但意见尚未统一。

(3)颞骨高分辨率薄层CT,必要时MRI扫描取轴位和冠状位,必要时结合三维重建,了解外耳道是否完全闭锁,若为后者,则观察外耳道区为致密骨或气化骨,鼓室的位置及大小,听骨链发育状况,面神经有无畸形,乳突气化及鼓室充气情况。如鼓室由均匀一致的阴影所充满,乳突为无任何气房的松质骨,说明咽鼓管可能有严重畸形。还应注意内耳和内耳道、听神经有无畸形等。

(七)治疗

外耳道及中耳畸形应以手术治疗为主,通过外耳道中耳重建术,达到提高听力的目的。若因内耳和(或)内耳道、听神经畸形或鼓室及乳突完全未气化,无望提高听力,手术即失去意义。有残余听力而不能手术或不愿手术者,可佩戴植入式助听器,也可在外耳道成形术后佩戴耳内式助听器。但凡合并胆脂瘤者,无论畸形如何,均应即时手术治疗。

至于手术时机的选择,目前趋于一致认为,双耳畸形时,可以在学龄前(6岁左右)选择一耳手术。基于小儿分泌性中耳炎发病率较高,咽鼓管功能障碍等,容易导致手术失败,所以单耳畸形以在成年后手术为宜。

外耳道中耳重建术可分为手术径路和传音功能重建两个重要的部分。

1.手术径路

由于畸形的鼓室腔常常狭小,位置异常,鼓窦及鼓窦入口的位置和大小亦有变异,加之外耳道闭锁,因此,如何能较快而安全地进入鼓室,即成为耳外科医师在选择手术径路时应该考虑的。

进入鼓室的路径有两种。①鼓窦径路:即经典的径路。按乳突开放术的步骤,先找到鼓窦,逐次开放上鼓室,暴露听骨,然后磨去鼓室外侧的闭锁板,开放乳突气房。术后可遗留一宽大的空腔。②直入式径路:又称前上径路。从闭锁的外耳道外侧开始,由外而内磨去外耳道区内的骨质,直达鼓室。由于该径路不开放乳突气房,故形成的新外耳道比较接近正常的解剖生理关系,并可减少术后乳突腔的感染机会,只要病例选择适当,手术并不如想象中的那么危险。

2.传音功能重建术

按听骨链重建术和镫骨手术的基本原则施行。

六、先天性内耳畸形

正常人在出生前,耳蜗形态已发育成熟。如内耳胚胎的正常发育受阻,发生畸形,即出现先天性感音神经性聋。应用高分辨率 CT 成像技术发现,约有 20％先天性感音神经性聋患者骨迷路存在细微或严重的畸形。

内耳骨迷路的畸形可见于一侧,也可双耳同时受累,且以双侧畸形较多,约占 65％。内耳的先天畸形可为遗传性,或母孕早期患感染性疾病,或受 X 射线、微波、电磁辐射、药物中毒等伤害,致使内耳发育障碍。

(一)分类

目前对内耳先天畸形的认识主要是从放射学检查和少量颞骨尸检报告中获得的,虽然通过高分辨率 CT 扫描和内耳膜迷路 MR 水成像技术,可以观察到内耳骨迷路或膜迷路轮廓的变异,但是对其细胞水平、分子水平的异常目前还是无知或知之甚微。因此,内耳畸形的分类法目前并不全面,有待进一步完善。

1.传统分类法

(1)米歇尔畸形:是内耳发育畸形中最严重的一种,内耳可完全未发育。在某些病例,颞骨岩部亦未发育。属常染色体显性遗传。常伴有其他器官的畸形和智力发育障碍。颞骨 CT 图像上应与脑膜炎所致之骨化性迷路炎鉴别。

(2)蒙底尼畸形:耳蜗底周已发育,但第 2 周及顶周发育不全;耳蜗水管及内淋巴管、前庭池可合并畸形;半规管亦可缺如或大小不一;以及两窗畸形等。在此基础上,有些病例可出现继发性迷路窗膜破裂。CT 图像上耳蜗扁平,除底周外,其余仅表现为一骨瘘样结构。为常染色体显性遗传。单耳或双耳受累。可伴发短颈畸形综合征、甲状腺耳聋综合征,额部白化、鼻根增宽、耳聋综合征,以及颌面部发育不全等。有残余听力者,可早期佩戴助听器。

(3)宾-亚历山大畸形:骨迷路发育正常,蜗管分化不全,主要病变在底周螺旋器及螺旋神经节。属常染色体显性遗传。患者高频听力损失严重,而低频残余听力尚可利用。

(4)赛贝畸形:赛贝畸形为常染色体隐性遗传。是最轻的内耳畸形。本型骨性迷路及膜性迷路的上部结构,包括椭圆囊及半规管均发育正常,畸形仅限于蜗管和球囊,故又称耳蜗球囊畸形。耳蜗螺旋器常有分化不全,如盖膜蜷缩,前庭膜塌陷,基底膜上仅由一堆未分化的细胞构成小丘状隆起,血管纹出现发育不全和细胞增生的交替区。球囊壁扁平,感觉上皮发育不全。可伴有其他器官的畸形。

2.Jackler 分类法(1987)

(1)耳蜗未发育或发育不全。①内耳未发育:内耳(包括耳蜗和前庭终器)完全缺如(相当于 Michel 畸形)。②耳蜗未发育:耳蜗缺如,前庭和半规管正常或发育不全。③耳蜗发育不全:小耳蜗,前庭和半规管正常或发育不全。④耳蜗分隔不全:耳蜗小,耳蜗内的分隔部分或完全缺如;前庭和半规管正常或发育不全。⑤共同腔:又称囊状耳蜗,耳蜗和前庭形成一个共同的大腔,内部结构不全;半规管正常或发育不全。

(2)耳蜗正常。①前庭-外半规管发育不全:前庭扩大,外半规管短而宽,其余半规管正常。②大前庭水管:前庭水管扩大,合并正常的半规管,前庭正常或扩大。

3.Sennaroglu 分类法(2002)

(1)耳蜗畸形。①米歇尔畸形:耳蜗和前庭结构完全缺如。②耳蜗未发育:耳蜗完全未发育。③共同腔畸形:耳蜗和前庭区仅出现一囊腔,前庭和耳蜗完全未分化。④耳蜗发育不全:前庭和耳蜗已分开,但其体积较正常者小,发育不全的耳蜗犹如从内耳道萌出的小芽。⑤Ⅰ型分隔不全:耳蜗内缺少完整的蜗轴和筛区,以致外形呈囊状。合并一大的囊状前庭。⑥Ⅱ型分隔不全:耳蜗仅 1 周半,其中周和顶周融合为一囊状的顶端。合并一扩大的前庭和大前庭水管。

(2)前庭畸形:前庭畸形分为米歇尔畸形,共同腔畸形,前庭未发育,前庭发育不全和前庭扩大。

(3)半规管畸形:半规管畸形分为半规管缺如,发育不全和扩大。

(4)内耳道畸形:内耳道畸形分为缺如,狭窄和扩大。

(5)前庭水管和蜗水管畸形:前庭水管和蜗水管畸形分为扩大和正常。

(二)临床表现

1.听力障碍

先天性内耳畸形大都患有较严重的耳聋,多数出生时即为极重度聋或重度聋,内耳或耳蜗未发育的 Michel 畸形,出生后听不到任何声响。共同腔和耳蜗发育不全者多为极重度聋。Mondini 畸形因耳蜗底周已发育,可能保留部分高频听力。单纯性前庭水管扩大者出生时听力即差,亦可正常,正常者直至幼年或青年时期出现突聋或波动性耳聋。

2.耳鸣

少见。

3.眩晕

前庭器畸形时,可有眩晕和(或)平衡失调,但不多见。大前庭水管综合征患者受到强声刺激时,可出现眩晕和眼震(Tullio 现象)。

4.脑脊液耳漏或脑脊液耳、鼻漏

某些内耳先天畸形如 Mondini 畸形、共同腔、前庭水管扩大等,在内耳和蛛网膜下腔之间、内耳和中耳之间有先天性瘘管存在,可发生脑脊液耳漏或耳、鼻瘘,在人工耳蜗植入术中可出现井喷。

(三)检查

1.颞骨高分辨率CT

颞骨薄层 CT 扫描及三维重建可显示内耳骨迷路的多种畸形。耳蜗或包括耳蜗和前庭终器在内的整个内耳甚至岩骨均未发育者很少见。若耳蜗和前庭缺如,在该处出现一椭圆形空腔时,即为共同腔,共同腔内可能存在少量感觉上皮。Mondini 畸形在 CT 扫描中的特点是耳蜗较小,呈扁平状,仅可见及底周或一周半。耳蜗畸形严重者耳蜗仅如一单曲小管或小囊。CT 扫描中还可观察前庭水管是否扩大。

2.膜迷路 MRI 三维重建及水成像

可显示内耳膜迷路的全貌及其立体形态,鼓阶与前庭阶、中阶影像是否均匀、完整,以及蜗轴的发育、耳蜗内的液体体积,纤维化及骨化等。

3.家系调查

家系调查应做到全面、真实,并应对存活者进行必要而尽可能详细的检查,特别是听力学检查。调查后画出家系图。并尽可能做致聋基因的筛查。

(四)治疗

根据患者的听力水平、CT 和(或)MRI 所见,选配助听器或人工耳蜗植入术。

(游雅婷)

第二节 耳硬化症

耳硬化症是一种原因不明的原发于内耳骨迷路的局灶性病变,是以内耳骨迷路的密质骨出现灶性疏松,呈海绵状变性为特征的颞骨岩部病变,其以病理学为依据命名应称为耳海绵症,临床上沿用习称。临床上以双耳不对称性进行性传导性聋为特征,晚期可合并感音神经性聋。

一、发病率

临床耳硬化症的发病率随不同种族和地区而不同。据欧美文献报道,白种人发病率最高,为0.3%～0.5%,黄种人被认为是此病的低发种族。

关于患病年龄,20～40 岁为高发年龄;性别差异各国报道不一致。国外报道白种人男女比例约为1∶2;而我国学者报道男女比例约为 2∶1。

二、病因

尚未明确,归纳有以下几种可能因素。

(一)遗传学说

由于耳硬化症在不同种族及家系中发病率存在差异,因此被认为和遗传因素有关。有学者认为是常染色体显性或隐性遗传。近年来通过分子生物学研究发现,半数以上病例可以发现异常基因。

(二)内分泌学说

本病多见于青春发育期,以女性发病率为高,且妊娠、分娩与绝经都可使病情进展、加重,因此推测与内分泌代谢紊乱有关。

(三)骨迷路成骨不全症

正常成人的骨迷路包裹存在窗前裂,它是前庭边缘的内生软骨层内遗留的发育和骨化过程中的缺陷,内有纤维结缔组织束及软骨组织。窗前裂作为一种正常结构可终身存在,而在某种因素的作用下,静止的窗前裂内的纤维结缔组织束及软骨组织可发生骨化而产生耳硬化病灶,临床及颞骨病理所见的耳硬化病灶,亦多由此处开始。

(四)自身免疫因素及其他

有学者发现耳硬化症病灶与类风湿性关节炎等病理变化相似,属于结缔组织病或间质性疾病;还有人发现,酶代谢紊乱是使镫骨固定形成的原因;还有学者认为与流行性腮腺炎病毒、麻疹病毒、风疹病毒感染有关。

三、病理

骨迷路的骨壁由骨外膜层、内生软骨层和骨内膜层构成。耳硬化症病灶常始于中间的内生软骨层，可波及内、外层。70%～90%发生于窗前裂，侵犯环韧带及镫骨足板致声音传导障碍，表现为传导性聋。40%病例在蜗窗或蜗管上有病灶，少数尚可见于内耳道壁中。

耳硬化症病理可人为划分为 3 个主要阶段：①充血阶段，内生软骨层内原有的正常骨质可能由于多种酶的作用，发生局灶性的分解和吸收，血管形成增多、充血。②海绵化阶段，为疾病的活动期，正常骨质被分解、吸收，代之以疏松的海绵状骨质，其特点为病灶内充满大量的血管腔隙，形成不成熟的网状骨。血管腔隙内含有大量的破骨细胞、成骨细胞和一些纤维组织；不成熟的网状骨为一种疏松的骨质，胶原纤维无规则地纵横交错穿行于其间，嗜碱性，在 HE 染色中呈深蓝色。③硬化阶段，血管间隙减少，骨质沉着，原纤维呈编织状结构，形成骨质致密、硬化的新骨。姜泗长将耳硬化症病灶的组织病理变化归纳为 4 种类型：活动型、中间型、静止型和混合型。

耳硬化症病变呈局灶性发展缓慢者多，也有进展较快者。临床上最常见的是镫骨性耳硬化症，病灶侵犯前庭窗龛、环韧带及镫骨，使镫骨活动受限至消失。耳蜗性或迷路性耳硬化症是指病灶发生在蜗窗、蜗管、骨半规管及内耳道骨壁，病灶侵及内骨膜和骨层，可直接影响基膜活动及内耳血液循环，并可向外淋巴液释放细胞毒酶等有毒物质，损伤血管纹及听觉毛细胞，产生眩晕及感音性听力下降。由于病灶有多发的可能，镫骨性耳硬化症与迷路性耳硬化症可以同时存在。

四、临床表现

耳聋最常见，耳鸣次之，眩晕少见。

(一)耳聋

无诱因双耳同时或先后出现缓慢进行性听力减退，起病隐袭，常不能说出明确的起病时间。

(二)耳鸣

耳鸣常与耳聋同时存在，可呈持续性或间歇性；一般以低音调为主，高音调耳鸣常提示耳蜗受侵。

(三)威利斯误听

耳硬化症患者威利斯误听出现率为 20%～80%。临床耳硬化症主要是传导性聋，在一般环境中听辨语言困难，在嘈杂环境中，患者的听觉反应较在安静环境中为佳，此现象称为威利斯误听。

(四)眩晕

若病灶侵犯前庭神经，可发生眩晕，可能与膜半规管受累或迷路水肿有关。前庭功能检查正常，多数患者手术后眩晕可消失。

五、检查

(一)耳部检查

耳道较宽大，皮肤薄而毛稀。鼓膜完整，位置及活动良好，光泽正常或略显菲薄，部分患者可见后上象限透红区,为鼓岬活动病灶区黏膜充血的反应,称为 Schwartz 征。

(二)听功能检查

1.音叉检查

呈 Bezold 三征:即低频听阈提高,骨导延长及 Rinne 试验阴性;现在临床上常用 256 Hz 或 512 Hz 音叉进行检查。Gelle 试验常被用来检查镫骨是否固定。

音叉检查结果如下。

Weber 试验:偏向听力较差侧。

Rinne 试验:阴性,骨导大于气导。

Schwabach 试验:骨导延长。

Gelle 试验:阴性,但须注意假阴性。

2.纯音听力计检查

典型听力图可以分为上升型、平坦型和下降型。可出现特征性的卡哈切迹(Carhart notch),表现为0.5～2 kHz不同程度下降,但 4 kHz 接近正常(图 5-5～图 5-7)。

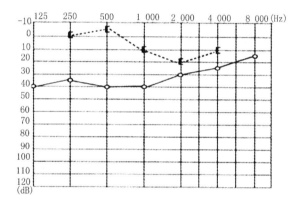

图 5-5　耳硬化症早期听力图

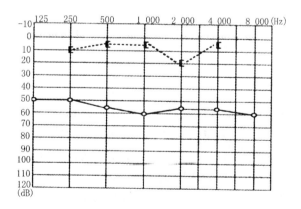

图 5-6　耳硬化症中期听力图

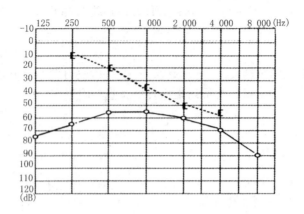

图 5-7 耳硬化症中晚期听力图

(三)声导抗测试

1.鼓室图

早期为 A 型,随着镫骨固定程度加重,可出现 As 型;有鼓膜萎缩者可表现为 Ad 型曲线。

2.声顺值

正常。

3.镫骨肌反射

早期病例,镫骨肌反射阈升高,可呈"起止"双曲线;而后即消失,不能引出。

(四)影像学检查

颞骨 X 线片无中耳乳突病变。多排螺旋 CT(MDCT)及 MDCT 多平面重建(MPR)检查:在 0.625 mm 薄层 MDCT 扫描片上,可以观察到耳硬化症病灶,包括前庭窗、蜗窗、耳蜗骨迷路的影像学改变,表现为前庭窗扩大或缩小,耳蜗骨迷路边缘不整,呈条片状密度减低或双环状改变。MPR 可充分显示颞骨解剖及变异,有利于制定正确的手术方案。但是耳硬化症的 CT 表现并非特异性征象,还需与其他的疾病进行鉴别。前庭窗型耳硬化症需与耳囊内局限性低密度鉴别。后者是耳囊的先天性变异或耳囊骨化延迟所致,儿童常见,临床亦无耳硬化症表现。耳蜗型耳硬化症海绵化期要与其他累及双侧耳囊的对称性、弥漫性脱钙疾病如成骨不全、Paget 病、梅毒累及颞骨、双侧颞骨溶骨性转移相鉴别。

六、诊断与鉴别诊断

根据病史、家族史、症状及临床客观检查,对典型病例诊断不难。

病史中确认双耳原属正常,无诱因出现两耳不对称的进行性传导性聋及低频耳鸣,鼓膜正常,咽鼓管功能良好,音叉检查有 Bezold 三征,Gelle 试验阴性,纯音骨导听力曲线可有卡哈切迹,鼓室导抗图 A 型或 As 型,可诊断为镫骨性耳硬化症。

镫骨性耳硬化症需要与先天性中耳畸形、前庭窗闭锁、分泌性中耳炎、粘连性中耳炎、封闭型鼓室硬化症、后天原发性上鼓室胆脂瘤、Van Der Hoeve 综合征、Paget 病等鉴别。

无明显原因出现与年龄不一致的双耳进行性感音神经性聋,鼓膜完整,有 Schwartz 征,听力图气、骨导均下降但部分频率(主要是低频)骨、气导听阈有 >20 dB HL(听力水平)差距,鼓室导抗图 A 型,有家族性耳硬化症病史者,应考虑蜗性或晚期耳硬化症;经影像学检查,发现骨迷路或内耳道骨壁有骨质不均匀、骨腔变形等表现者,可确诊为迷路型耳硬化症。

迷路型耳硬化症需要与迟发性遗传性感音神经性聋、慢性耳中毒以及全身性疾病如糖尿病等因素所致的进行性耳聋相鉴别。

七、治疗

(一)保守治疗

1.药物治疗

目前此方面的研究进展不大,主要试用于耳蜗型耳硬化症,氟化钠对耳硬化症的确切疗效尚需继续观察。具体方法如下:氟化钠 8.3 mg、碳酸钠 364 mg,口服,每天 3 次,持续半年后减量,维持量 2 年,同时使用维生素 D,据称可使病变停止。

2.配戴助听器

对有手术禁忌证或拒绝手术治疗患者,可配戴助听器。

(二)手术治疗

手术适应证是镫骨型耳硬化症,手术效果主要取决于临床分期、术式的选择。手术方式包括镫骨手术和内耳开窗术。

1.镫骨手术

镫骨手术的原则是使固定的镫骨重新活动或使封闭的前庭窗重新开放,恢复前庭窗的传音功能;包括镫骨撼动术及各种类型镫骨切除术。

(1)镫骨撼动术:适用于早期耳硬化症,硬化病灶局限于镫骨足板前缘。1952 年由 Rosen 倡导,分为直接撼动法和间接撼动法。近期有效率上升至 80% 以上,但远期疗效差,现已很少采用。

(2)镫骨切除术。适应证:①耳硬化症患者,气导听力损失在 30 dB HL 以上;骨气导间距在 15 dB HL 以上,言语识别率在 60% 以上;②先天性镫骨畸形或慢性中耳炎时出现镫骨固定。1892 年,Blake 首次完成了镫骨切除术;1956 年 Shea 首创镫骨底板钻孔活塞术,并获得广泛应用。

镫骨切除术术式繁多,根据处理镫骨的方式可以分为 3 类:①底板全切除术;②底板部分切除术;③底板钻孔活塞术。目前,镫骨手术中在底板开小窗,用活塞法重建足弓传音功能的方法得到广泛应用。

2.内耳开窗术

适用于镫骨手术困难的耳硬化症患者,包括中耳解剖畸形,影响镫骨手术者;前庭窗广泛硬化灶;人工镫骨手术术后前庭窗再度骨封闭。1938 年由 Lampert 首创。此术式需要切除乳突气房,摒弃中耳传音结构,手术创伤大,不能消灭骨气导间距;骨导听阈大于 30 dB 者不宜选用。因此,目前仅选择性地采用。

常见的手术并发症如下。

(1)中耳炎:急性细菌感染发生在数天内,少见。术后可给予抗生素预防中耳炎发生。

(2)眩晕:术中或术后眩晕说明手术刺激反应较重,应对症治疗。

(3)修复性肉芽肿:症状通常出现在术后 5～15 d,表现为不稳感、耳鸣及初期听力进步后又减退。检查见外耳道皮片水肿、充血,鼓膜后部发红。听力呈混合性聋,高频更重,语言辨别计分明显下降。应紧急切除肉芽肿,术后有一半患者听力恢复,另一半遗留不同程度感音神经性聋。

（4）鼓膜穿孔：通常因手术直接损伤，术后中耳炎也是原因之一。病情稳定后可行鼓膜成形术。

（5）迟发性面瘫：数天后发生，可能是反应性面神经水肿所致，用激素及神经营养剂可望在一至数周内痊愈。

（6）感音神经性聋。术后立即发生的原因有：①直接损伤膜迷路；②组织移植片退化，退变产物污染外淋巴；③修复性肉芽肿。

（7）传导性聋。原因：①假体功能不好；②纤维粘连；③未查出的锤骨固定；④未查出的圆窗闭塞。应行鼓室探查术。

（8）外淋巴漏：镫骨手术潜在的严重并发症，典型症状为轻至中度的波动性感音神经性聋和发作性不稳感，也可表现为突发性聋和严重眩晕，但少见。处理是组织修复和重换假体。

（9）砧骨吸收性骨炎。原因：①对假体的异物反应；②钢丝过紧导致吸收性骨炎，破坏连接远端的长突。长突完全中断可发生在打喷嚏、擤鼻及撞击头部时，也可逐渐缓慢发生，导致大的骨气导间距，应行鼓室探查，更换假体连接于砧骨长突残端或锤骨柄。

八、预后

耳硬化症为缓慢进行性侵犯骨迷路壁的内耳病变，可致传导性聋和/或感音神经性聋。目前尚无有效药物，手术只能改善中耳的传音功能，不能阻止病灶的发展，部分进展较快、多病灶者，最后有成为重度感音神经性聋的可能。

（路长春）

第六章

耳外伤性疾病

第一节 耳郭化脓性软骨膜炎

耳郭化脓性软骨膜炎是耳郭软骨膜和软骨的化脓性感染。耳郭感染化脓后,脓液积蓄在软骨膜与软骨之间,软骨因血液供应障碍而逐渐坏死,耳郭失去软骨支架及瘢痕挛缩致耳郭畸形(菜花耳)。

一、诊断

(一)病因

(1)耳郭外伤:多因裂伤、切割伤、钝挫伤、烧伤、冻伤、昆虫叮咬伤等继发感染,耳郭血肿、囊肿多次穿刺继发细菌感染。

(2)外耳道疖、耳郭及外耳道湿疹、接触性皮炎等继发细菌感染或感染扩散等。

(3)手术或针刺治疗等伤及耳郭软骨继发细菌感染,如中耳乳突手术做内耳或耳后切口伤及耳郭软骨;假性囊肿或血肿穿刺抽液时消毒不严;耳郭整形术后继发感染等。

(4)致病菌:铜绿假单胞菌最为常见,其次是金黄色葡萄球菌和变形杆菌。

(二)临床表现

(1)耳郭在炎症初期红肿、增厚、灼热、剧烈疼痛;可伴体温升高,全身不适。

(2)耳郭在中期化脓并脓肿形成,有波动感,可自行穿破,脓肿穿破后耳痛稍有缓解。

(3)后期软骨蚕食性坏死、失去支架、瘢痕挛缩,正常标志消失,形成耳郭萎缩畸形(菜花耳)。

(三)检查

脓液培养有铜绿假单胞菌或金黄色葡萄球菌、变形杆菌等。

(四)诊断依据

(1)耳郭有外伤,手术、耳针等继发感染史。

(2)耳郭发热、剧痛,体温上升,血中性粒细胞增多。

(3)耳郭红肿,触痛明显。脓肿形成有波动感。脓肿破溃,则形成脓瘘管。

(4)耳淋巴结肿大压痛。

(5)脓液培养致病菌多为铜绿假单胞菌或金黄色葡萄球菌。

（6）如感染不能控制，软骨坏死，耳郭瘢痕挛缩变形（菜花耳）。

二、治疗

（1）早期脓肿尚未形成时，应用大量敏感抗生素静脉滴注，积极控制感染（如头孢他啶1～2 g静脉滴注，每天2～3次；或马斯平1～2 g静脉滴注，每天2次；或西普乐100～200 mL静脉滴注，每天2次；或拜复乐0.2～0.4 g静脉滴注，每天1次；或头孢曲松1～2 g静脉滴注，每天1～2次等），或按细菌药物敏感试验选用抗生素全身应用。

（2）脓肿切开引流，彻底清除坏死软骨及肉芽组织，如已形成脓肿，宜在全麻下手术治疗。方法是沿耳轮内侧的舟状窝行半圆形切开，切口应超出红肿的皮肤，充分暴露脓腔，直至见到正常软骨，清除脓液，刮除肉芽组织，切除坏死软骨。若能保留耳轮软骨，可避免日后耳郭畸形，若保存部分软骨，可保留部分耳郭形态。但要彻底切除坏死软骨，避免炎症不能控制需再次手术。以灭菌生理盐水及敏感抗生素溶液反复冲洗术腔后，将皮肤复位，无菌包扎，适当加压，勿留有无效腔，不予缝合。术后每天用敏感抗生素冲洗术腔换药，至局部和全身症状消退后，将皮肤贴回创面，对位缝合。若局部仍继续红肿，多需再次手术。

三、预防

耳郭外伤，应及时处理，彻底清创，预防感染。行耳针治疗、耳郭手术时，均应严密消毒，切勿伤及软骨。

（路长春）

第二节　耳　郭　外　伤

一、耳郭挫伤

（一）临床表现

轻者仅表现为局部皮肤擦伤、肿胀、皮下有瘀斑。重者皮下及软骨膜下小血管破裂，血液聚集形成血肿，局部呈紫红色丘状隆起或圆形肿胀，但无急性炎症现象，触之柔软有波动感。小的血肿可有自行吸收，血肿机化有时可使耳郭局部增厚变形。血肿较大则因耳郭皮下组织少，血液循环差，难自行吸收。此外，耳郭软骨无内在营养血管，其营养主要来自软骨膜，如血肿导致大面积软骨膜与骨剥离，可引起软骨坏死，易继续感染造成耳郭畸形。

（二）治疗

血肿早期（24 h内）可先用冰敷耳郭，减少血液继续渗出。如渗出较多，应在严格消毒下用粗针头抽出积血，予加压包扎。同时给予抗生素防止感染。

二、耳郭撕裂伤

（一）临床表现

常由利刃锐器切割或交通、工伤事故所造成。可伤及耳郭部分或全部。轻者仅为一裂口，重者可造成耳郭撕裂缺损,甚至全部断离,此种创伤还常伴有颌面、颅脑及其他部位的损伤。

(二)治疗

注意身体其他部位合并伤,特别是颅脑、胸、腹等,以免耽误重要器官损伤的诊治。在全身情况允许的条件下,争取尽早清创缝合。创面应彻底冲洗,严格消毒,注意清除异物。切割伤一般伤口整齐,可直接用小针细线缝合,缝合针距不要过密,缝线不可穿透软骨。撕裂、挤压伤伤口形状复杂,常伴有组织缺损,清创时应尽可能保留原有组织,确无活力的组织及破碎软骨,应修整去除。缺损较少时,可将两侧拉拢缝合;缺损较大者应尽可能对位缝合,将畸形留待以后处理。伤口缝合后,以消毒敷料轻松包扎,避免压迫,同时应用足量抗生素预防感染,24 h后换药观察伤口,如术后感染,应提前拆线引流。耳郭创伤一般可不放引流。

三、化脓性耳郭软骨膜炎

(一)病因

化脓性耳郭软骨膜炎多因耳外伤、手术伤或邻近组织感染扩散所致,铜绿假单胞菌为最多见的致病菌。感染化脓后,脓液积聚于软骨膜与软骨之间,软骨因血供障碍而逐渐坏死,最终影响外貌及耳郭生理功能。本病如发生于中耳乳突手术,行耳内切口的多见,而却少见于耳后切口;而主动切除部分耳甲腔软骨者,估计与术后选用抗生素有关。

(二)临床表现

先有耳郭灼热感及肿痛感,继而红肿加重,范围增大,疼痛剧烈,坐立不安。整个耳郭除耳垂外均可迅速波及,触痛明显。若有脓肿形成,触之有波动感。

(三)治疗

早期脓肿未形成时,应用大量对致病菌敏感的抗生素,以控制感染,用4%～5%醋酸铝溶液或鱼石脂软膏外涂促进局部炎症消退。脓肿形成后,宜在全身麻醉下沿耳轮内侧的舟状窝作弧形切开,充分暴露脓腔,清除脓液,刮除肉芽组织,切除坏死软骨。如能保存耳轮部位的软骨,可避免日后耳郭畸形,术中用敏感的抗生素溶液彻底冲洗术腔,将皮肤创面对位缝合,置放多层纱布,适当加压包扎。若坏死软骨已剔净,创口将无脓液流出,逐渐愈合。仍有脓肿者,多因病灶清除不充分,需再次手术。

(路长春)

第三节 鼓膜外伤穿孔

一、病因

(一)直接外伤

如外耳道异物或取异物时的外伤、挖耳、冲洗外耳道耵聍时用力过猛,使用抽吸法取外耳道脏物时负压过低,矿渣溅入外耳道或误滴腐蚀剂等。颞骨骨折累及鼓膜者,也可引起鼓膜外伤穿孔。

（二）间接外伤

多发生于空气压力急剧改变之时，如炮震、爆炸、掌击耳部均可使鼓膜破裂。Casler（1989）进行实验研究发现，当鼓膜受到 2.25 kg/cm² 的压力时，可使其破裂，在 6.75 kg/cm² 的压力下，将使 50％成人的鼓膜发生穿孔。咽鼓管吹张或擤鼻时用力过猛、分娩时用力屏气、跳水时耳部先着水面也能使鼓膜受伤破裂。

二、临床表现

（一）症状

1.出血

单纯鼓膜创伤一般出血不多，片刻即止，外耳道有或无鲜血流出。如并有外耳道皮肤裂伤或颞骨骨折、颅底骨折脑脊液漏，则血样液量较多。血液也可经咽鼓管流入鼻咽部而从口中吐出。

2.耳聋

耳聋程度与鼓膜破裂大小，有无并发听骨链损伤、有无并发内耳损伤等有关。直接外伤引起的单纯鼓膜破裂，听力损失较轻；间接外伤（如爆炸）常招致内耳受损而呈混合性聋，多因爆炸时的巨响使听觉分析器产生超限抑制所致，如迷路同时受震荡，则可发生严重耳聋。

3.耳鸣

程度不一，持续时间不一，偶伴短暂眩晕。

4.耳痛

各种原因引起的鼓膜破裂，伤时或伤后常感耳痛，但一般不剧烈。如并有外耳道皮肤损伤或感染，疼痛会较明显。

（二）检查

1.外耳道

耳镜检查发现外耳道或鼓膜上有血痂或瘀斑。有部分鼓膜外伤后的出血是直接流入中耳腔较多，而在外耳道未见血迹，因而需仔细检查，必要时可应用耳内镜检查。

2.鼓膜

穿孔大小、形态、有无并发污染等与造成损伤的原因很有关系。一般说来，鼓膜穿孔后短期内就诊，可见穿孔多呈裂孔状、三角形、类圆形和不规则形等。可见创伤特征性体征，即穿孔边缘锐利、卷曲、周边附有血痂或穿孔边缘鼓膜有表层下出血等（图 6-1）。

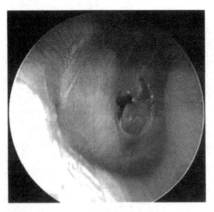

图 6-1 外伤性鼓膜穿孔

（三）治疗

应用抗生素预防感染，外耳道乙醇擦拭消毒，耳道口放置消毒棉球，保持耳道内清洁干燥。预防上呼吸道感染，嘱患者勿用力擤鼻涕。如无继发感染，局部禁止滴入任何滴耳液。小的穿孔如无感染一般可自行愈合；较大穿孔可在显微镜下无菌操作将翻入鼓室内的鼓膜残缘复位，表面贴无菌纸片可促进鼓膜愈合。穿孔不愈合者可择期行鼓膜修补术。

（刘英娟）

第七章

外 耳 疾 病

第一节　外耳道湿疹

湿疹是指由多种内外因素引起的变态反应性多形性皮炎。发生在外耳道内称外耳道湿疹。若不仅发生在外耳道,而且还包括耳郭和耳周皮肤则为外耳湿疹。

一、病因

湿疹的病因和发病机制尚不清楚,多认为与变态反应有关,还可能和精神因素、神经功能障碍、内分泌功能失调、代谢障碍、消化不良等因素有关。引起变态反应的因素可为食物(如牛奶、鱼虾、海鲜等)、吸入物(如花粉、动物的皮毛、油漆、化学气体等)、接触物(如漆树、药物、化妆品、织物、肥皂、助听器外壳的化学物质等)及其他内在因素等。潮湿和高温常是诱因。

外耳道内湿疹常由接触过敏引起,Hillen 等人报道 145 例外耳道炎中 1/3 是过敏性接触性皮炎。最重要的变应原是局部用药,如硫酸新霉素、多粘菌素 B 和赋形剂。化脓性中耳炎脓性分泌物对外耳道皮肤的刺激,外伤后细菌或病毒感染等也可引起外耳道湿疹。

二、分类

对外耳道湿疹有不同的分类,有根据病程进行分类,分为急性湿疹、亚急性湿疹和慢性湿疹。也有按有无外因分类,有外因者为湿疹样皮炎,无外因者为湿疹;前者又分为传染性和非传染性湿疹。后者则分为异位性皮炎(异位性湿疹)和脂溢性皮炎。

外耳的传染性湿疹多由中耳炎的脓液持续刺激引起,也可以是头颈和面部皮炎的蔓延。非传染性湿疹一般是物体(如助听器的塑料外壳、眼镜架、化学物质、药物、化妆品等)直接刺激皮肤引起的反应性皮炎,又称接触性皮炎。异位性皮炎是一种遗传性疾病,常见于婴儿,又称遗传性过敏性皮炎或婴儿湿疹。

三、症状

不同阶段湿疹的表现不同。

(一)急性湿疹

患处奇痒,多伴烧灼感,挖耳后流出黄色水样分泌物,凝固后形成黄痂。有时分泌物流到何处就引起何处的病变。

(二)亚急性湿疹

多由急性湿疹未经治疗、治疗不当或久治不愈迁延所致。局部仍瘙痒,渗液比急性湿疹少,但有结痂和脱屑。

(三)慢性湿疹

急性和亚急性湿疹反复发作或久治不愈,就成为慢性湿疹,外耳道内剧痒,皮肤增厚,有脱屑。

外耳道湿疹可以反复发作。

四、检查

(一)急性湿疹

患处红肿,散在红斑、粟粒状丘疹、小水泡;这些丘疹水泡破裂后,有淡黄色分泌物流出,皮肤为红色糜烂面,或有黄色结痂。

(二)亚急性湿疹

患处皮肤红肿较轻,渗液少而较稠,有鳞屑和结痂。

(三)慢性湿疹

患处皮肤增厚、粗糙、皲裂、苔藓样变,有脱屑和色素沉着。

五、诊断

(一)传染性湿疹

有化脓性中耳炎并有脓液流出,或有头颈和面部皮炎。

(二)非传染性湿疹

有某种物质接触史,发病的部位一般在该物质接触的部位;病变的轻重与机体变态反应的强度以及刺激物质的性质、浓度、接触的时间有关。

六、治疗

(一)病因治疗

尽可能找出病因,去除变应原。病因不明者,停食辛辣、刺激性或有较强变应原性食物。告诉患者不要抓挠外耳道,不要随便用水清洗;如怀疑局部用药引起应停用这些药物;如由中耳脓液刺激引起者应用有效药物治疗中耳炎,同时要兼顾外耳道炎的治疗。

(二)全身治疗

口服抗组胺药物,如氯雷他定、西替利嗪等。如继发感染,全身和局部加用抗生素。

(三)局部治疗

有人提出"湿以湿治,干以干治"的原则。

(1)急性湿疹渗液较多者,用炉甘石洗剂清洗渗液和痂皮后,用硼酸溶液或醋酸铝溶液湿敷。干燥后用氧化锌糊剂或硼酸氧化锌糊剂涂搽。局部紫外线照射等物理治疗也有帮助。

(2)亚急性湿疹渗液不多时,局部涂搽 2% 甲紫溶液,但应注意外耳道内用甲紫可能影响局部检查;干燥后用氧化锌糊剂或硼酸氧化锌糊剂涂搽。

(3)慢性湿疹,局部干燥者,局部涂搽氧化锌糊剂或硼酸氧化锌糊剂、10% 氧化锌软膏、氯化氨基汞软膏、抗生素激素软膏等。干痂较多者先用过氧化氢溶液清洗局部后再用上述膏剂。皮肤增厚者可用3%水杨酸软膏。

七、预防

避免食用或接触变应原物质,及时治疗中耳炎及头部的湿疹,改掉挖耳等不良习惯。

(尹　君)

第二节　外耳道疖

外耳道疖是外耳道皮肤的局限性化脓性炎症。多发生在热带/亚热带地区或炎热潮湿的夏季,发病率与地区和季节有关,有报道占耳鼻咽喉病初诊患者的1.8%～2.3%。

一、病因

外耳道疖都发生在外耳道软骨部,因此处皮肤含毛囊、皮脂腺和耵聍腺,细菌侵入这些皮肤附件,感染而形成脓肿。外耳道疖的致病菌绝大多数是金黄色葡萄球菌,有时为白色葡萄球菌感染。

(1)挖耳引起外耳道皮肤损伤,细菌感染。

(2)游泳、洗头、洗澡时不洁的水进入外耳道,长时浸泡、细菌感染。

(3)化脓性中耳炎的脓液刺激外耳道软骨部的皮肤引起局部的感染。

(4)全身性疾病使全身或局部抵抗力下降,是引起本病的诱因,如糖尿病、慢性肾炎、营养不良等。

二、症状

(1)疼痛剧烈,因外耳道皮下软组织少,皮肤和软骨膜紧贴,炎性肿胀刺激神经末梢。如疖在外耳道前壁,咀嚼或说话时,疼痛加重。

(2)疖破溃,有稠脓流出,可混有血液,但由于外耳道无黏液腺,脓中不含黏液。

(3)脓液污染刺激附近皮肤,可发生多发脓肿。

(4)疖部位不同可引起耳前或耳后淋巴结肿胀疼痛。

(5)疖如在外耳道后壁,皮肤肿胀水肿可蔓延到耳后,使耳后沟消失,耳郭耸立。

(6)严重者体温升高,全身不适。

三、检查

因外耳道疖,疼痛剧烈,检查者动作要轻柔;先不要置入耳镜,因疖肿在外耳道外段,置入耳镜很容易触碰到疖,引起患者剧烈疼痛。

(1)有明显的耳屏压痛和耳郭牵引痛。

(2)外耳道软骨部有局限性红肿隆起,或在肿胀的中央有白色脓头(图7-1)。

(3)疖形成后探针触之有波动感。

（4）如已流脓，脓液很稠。

（5）做血白细胞检查可有白细胞升高。

四、诊断和鉴别诊断

根据症状和检查所见，外耳道疖多不难诊断，但当肿胀波及耳后，使耳后沟消失，耳郭耸立，需与急性乳突炎和慢性化脓性中耳炎耳后骨膜下脓肿相鉴别。

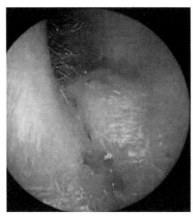

图 7-1　外耳道疖

（1）急性乳突炎和慢性化脓性中耳炎耳后骨膜下脓肿一般没有耳屏压痛和耳郭牵引痛。

（2）由于外耳道没有黏液腺，因此外耳道疖的脓液中不含黏液，脓液稠，有时含脓栓；而中耳乳突炎的脓液较稀，含有黏液。

（3）外耳道疖可有耳前淋巴结的肿大和压痛，而急性乳突炎和慢性化脓性中耳炎耳后骨膜下脓肿不会引起耳前淋巴结肿大。

（4）如疖不大，或已破溃，可擦干外耳道脓液，用耳镜观察鼓膜，如鼓膜完整，多提示中耳无感染。

（5）听力检查，外耳道疖听力损失不如中耳乳突炎重。

（6）急性乳突炎和慢性化脓性中耳乳突炎耳后骨膜下脓肿的影像学检查可显示乳突内软组织影。

五、治疗

（一）局部治疗

外耳道疖的局部治疗很重要，根据疖的不同阶段，采取不同的治疗方法。

（1）疖的早期：局部局限性红肿疼痛，可用鱼石脂甘油纱条或紫色消肿膏纱条敷于红肿处，每天更换一次；也可局部物理治疗、微波治疗，促进炎症消散。

（2）未成熟的疖禁忌切开，防止炎症扩散；如疖的尖端有白色脓头时，可轻轻刺破脓头，用棉棍轻轻将脓头压出；如疖较大，有明显的波动，应局麻下切开引流，注意切口应与外耳道纵轴平行，防止痊愈后外耳道形成瘢痕狭窄；为防止损伤外耳道软骨，刀尖不可切入太深。切开后用镊子将稠厚的脓栓取出，脓液应作细菌培养和药物敏感试验，脓腔置引流条。如疖已经破溃，用3%的过氧化氢溶液将脓液清洗干净，必要时也需在脓腔放置引流条，保持引流通畅。无论是切开引流,还是自行破溃,都要根据病情逐日或隔天换药,直到痊愈。

（二）全身治疗

严重的疖除局部治疗外,另需口服抗生素,因外耳道疖大多数是金黄色葡萄球菌感染,首选青霉素或大环内酯类抗生素。如已做细菌培养和药物敏感试验,则根据试验结果首选敏感的抗生素。

（尹　君）

第三节　外 耳 道 炎

外耳道炎是外耳道皮肤或皮下组织的广泛的急、慢性炎症。这是耳鼻咽喉科门诊的常见病、多发病。由于在潮湿的热带地区发病率很高,因而又被称为"热带耳"。

一、分类

根据病程可将外耳道炎分为急性弥漫性外耳道炎和慢性外耳道炎。这里主要介绍急性弥漫性外耳道炎。

二、病因

正常的外耳道皮肤及其附属腺体的分泌对外耳道具有保护作用,当外耳道皮肤本身的抵抗力下降或遭损伤,微生物进入引起感染,发生急性弥漫性外耳道炎。如患者有全身性慢性疾病,抵抗力差,或局部病因长期未予去除,炎症会迁延为慢性。这里主要列出引起急性外耳道炎的病因。

（1）温度升高,空气湿度过大,腺体分泌受到影响,甚至阻塞,降低了局部的防御能力。

（2）外耳道局部环境的改变:游泳、洗澡或洗头,水进入外耳道,浸泡皮肤,角质层被破坏,微生物得以侵入。另外,外耳道略偏酸性,各种因素改变了这种酸性环境,都会使外耳道的抵抗力下降。

（3）外伤:挖耳时不慎损伤外耳道皮肤,或异物擦伤皮肤,引起感染。

（4）中耳炎脓液流入外耳道,刺激、浸泡,使皮肤损伤感染。

（5）全身性疾病使身体抵抗力下降,外耳道也易感染,且不易治愈,如糖尿病、慢性肾炎、内分泌紊乱、贫血等。

外耳道的致病菌因地区不同而有差异,在温带地区以溶血性链球菌和金黄色葡萄球菌多见,而在热带地区,则以铜绿假单胞菌最多,还有变形杆菌和大肠埃希菌等感染。同一地区的致病菌种可因季节而不同。

三、病理

急性弥漫性外耳道炎病理表现为局部皮肤水肿和多核白细胞浸润,上皮细胞呈海绵样变或角化不全。早期皮脂腺分泌抑制。耵聍腺扩张,其内可充满脓液,周围有多核白细胞浸润。皮肤表面渗液、脱屑。

四、症状

(一)急性弥漫性外耳道炎

1.疼痛

发病初期耳内有灼热感,随着病情的发展,耳内胀痛,疼痛逐渐加剧,甚至坐卧不宁,咀嚼或说话时加重。

2.分泌物

随着病情的发展,外耳道有分泌物流出,并逐渐增多,初期是稀薄的分泌物,逐渐变稠成脓性。

(二)慢性外耳道炎

慢性外耳道炎常使患者感耳痒不适,不时有少量分泌物流出。如由于游泳、洗澡水进入外耳道,或挖耳损伤外耳道可转为急性感染,具有急性弥漫性外耳道炎的症状。

五、检查

(1)急性外耳道炎有耳屏压痛和耳郭牵引痛,因患者疼痛剧烈,检查者动作要轻柔。

(2)外耳道弥漫性充血,肿胀,潮湿(图7-2),有时可见小脓疱。

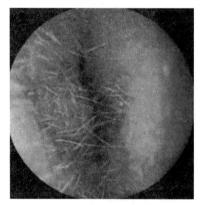

图 7-2　急性外耳道炎

(3)外耳道内有分泌物,早期是稀薄的浆液性分泌物,晚期变成稠或脓性。

(4)如外耳道肿胀不重,可用小耳镜看到鼓膜,鼓膜可呈粉红色,也可大致正常。如肿胀严重,看不到鼓膜,或不能窥其全貌。

(5)如病情严重,耳郭周围可水肿,耳周淋巴结肿胀或压痛。

(6)将分泌物作细菌培养和药物敏感试验有助于了解感染的微生物种类和对其敏感的药物。

慢性外耳道炎外耳道皮肤多增厚,有痂皮附着,撕脱后外耳道皮肤呈渗血状。外耳道内可有少量稠厚的分泌物,或外耳道潮湿,有白色豆渣状分泌物堆积在外耳道深部(图7-3)。

六、诊断和鉴别诊断

一般来说,急、慢性外耳道炎的诊断并不难,但有时需与下列疾病相鉴别。

(一)化脓性中耳炎

急性化脓性中耳炎听力减退明显,可有全身症状;早期有剧烈耳痛,流脓后耳痛缓解;检查可见鼓膜红肿或穿孔;脓液呈黏脓性。慢性化脓性中耳炎鼓膜穿孔,听力明显下降,流黏脓性脓液。当急、慢性化脓性中耳炎的脓液刺激引起急、慢性外耳道炎,慢性化脓性中耳炎松弛部穿孔被干痂覆盖时,或各自症状不典型,需将脓液或干痂清除干净。根据上述特点仔细检查,必要时暂时给予局部用药,告诉患者要随诊。

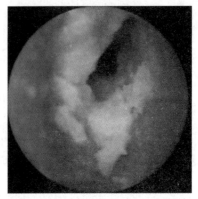

图 7-3　慢性外耳道炎

(二)急、慢性外耳道湿疹或急性药物性皮炎

大量水样分泌物和外耳道奇痒是急性湿疹和急性药物过敏的主要特征,一般无耳痛,检查时可见外耳道肿胀,可有丘疹或水疱。慢性外耳道湿疹局部奇痒并有脱屑,可有外耳道潮湿,清理后见鼓膜完整。

(三)外耳道疖肿

外耳道红肿或脓肿多较局限。

七、治疗

(1)清洁外耳道,保证局部清洁、干燥和引流通畅,保持外耳道处于酸化环境。

(2)取分泌物作细菌培养和药物敏感试验,选择敏感的抗生素。

(3)在尚未获得细菌培养结果时局部选择酸化的广谱抗生素滴耳液治疗,注意不要用有耳毒性的和接触过敏的药物。

(4)外耳道红肿时,局部敷用鱼石脂甘油或紫色消肿膏纱条,可起到消炎消肿的作用。如外耳道严重红肿影响引流,可向外耳道内放一纱条引流条,滴药后使药液沿引流条流入外耳道深处。

(5)近年的文献报道,用环丙沙星溶液滴耳治疗铜绿假单胞菌引起的外耳道炎效果较好。

(6)严重的外耳道炎需全身应用抗生素;耳痛剧烈者给止痛药和镇静剂。

(7)慢性外耳道炎保持局部清洁,局部用保持干燥的药物,可联合应用抗生素和可的松类药物。

八、预防

(1)改掉不良的挖耳习惯。

(2)避免在脏水中游泳。

(3)游泳、洗头、洗澡时避免水进入外耳道内,如有水进入外耳道内,或用棉棍放在外耳道口将水吸出,或患耳向下蹦跳,让水流出后擦干。

(尹　君)

第四节 外耳道真菌病

外耳道真菌病又叫真菌性外耳道炎,是真菌侵入外耳道或外耳道内的条件致病性真菌,在适宜的条件下繁殖,引起的外耳道的炎性病变。

一、病因

在自然界中存在种类繁多的真菌,尤其在温度高、湿度大的热带和亚热带地区,滋生繁殖更快。一些真菌侵犯人的外耳道,在下列情况下可以致病。

(1)正常人的外耳道处于略偏酸性的环境,如由于耳内进水或不适当地用药,改变了外耳道pH,有利于真菌的滋生。

(2)游泳、挖耳等引起外耳道的炎症,中耳炎流出的脓液的浸泡,外耳道分泌物的堆积和刺激,真菌得以滋生繁殖。

(3)全身性慢性疾病,机体抵抗力下降,或全身长期大剂量应用抗生素,都为真菌的滋生提供了条件。

(4)近年来抗生素的不正确使用和滥用,也增加了真菌感染的机会。

外耳道真菌病常见的致病菌有酵母菌、念珠菌、芽生菌、曲霉菌、毛霉菌、放线菌、卵生菌、青霉菌等。

二、病理

感染的真菌种类不同,引起的局部组织病理学改变不同。如曲菌感染一般不侵犯骨质,无组织破坏。白色念珠菌感染早期以渗出为主,晚期为肉芽肿性炎症。芽生菌、放线菌是化脓和肉芽肿性改变。毛霉菌侵入血管,引起血栓、组织梗死,引起坏死和白细胞浸润。

三、症状

外耳道真菌感染可无症状,常见的症状有如下内容。

(1)外耳道不适,胀痛或奇痒。

(2)由于真菌大量繁殖,堆积形成团块可阻塞外耳道引起阻塞感。

(3)真菌团块刺激,外耳道可有少量分泌物,患者感外耳道潮湿。

(4)外耳道阻塞,鼓膜受侵,患者可有听觉障碍,耳鸣甚至眩晕。

(5)如病变损害范围较大或较深,可有局部疼痛。

(6)有些真菌引起的改变以化脓和肉芽肿为主。严重的可致面瘫。

(7)真菌可致坏死性外耳道炎。

(8)有些真菌感染可引起全身低到中等发热。

四、检查

感染的真菌种类不同,检查所见外耳道表现不同。

（1）念珠菌感染：外耳道皮肤潮红糜烂，界限清楚，表面覆白色或奶油样沉积物。

（2）曲菌或酵母菌感染：外耳道内有菌丝，菌丝的颜色可为白色、灰黄色、灰色或褐色等（图7-4、图7-5）。

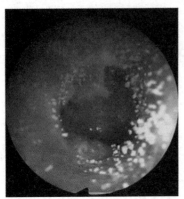

图7-4　外耳道真菌病

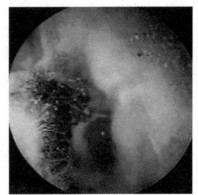

图7-5　外耳道真菌病

（3）芽生菌感染：初期可见外耳道皮肤散在丘疹或小脓疱，其后发展成暗红色边缘不整的浅溃疡，有肉芽生长，表面有脓性分泌物。

（4）毛霉菌感染：耳流脓，如引起面瘫可见面瘫的各种表现。

分泌物涂片、真菌培养，可以帮助判断致病菌的种类，必要时需作活组织检查，有助于鉴别诊断和治疗。

听力检查可以得知其对听力的影响程度。

五、诊断和鉴别诊断

一些外耳道的真菌感染根据外耳道检查所见就可作出判断。要了解感染的真菌的种类应作真菌培养或涂片检查。有些要经过活组织检查才能做出诊断。需和普通的外耳道细菌感染、坏死性外耳道炎、外耳道新生物相鉴别。有时还要和中耳的感染相鉴别。

六、治疗

局部治疗：清除外耳道内的污物，保持外耳道干燥。局部应用广谱抗真菌药物，待获得真菌培养结果后应尽快选用敏感的抗真菌药物。

病情严重者要静脉给予抗真菌药物治疗。

七、预防

除预防急性外耳道炎的各项措施外，要正确使用抗生素和激素。

（尹　君）

第八章

中耳疾病

第一节　急性化脓性中耳炎

急性化脓性中耳炎是中耳黏膜的急性化脓性炎症,主要致病菌为肺炎链球菌、流感嗜血杆菌、乙型溶血性链球菌及葡萄球菌、铜绿假单胞菌等,前两者在小儿多见。

一、病因及感染途径

由各种原因引起的身体抵抗力下降,全身慢性疾病以及邻近部位的病灶疾病(如慢性扁桃体炎、慢性化脓性鼻旁窦炎等),小儿腺样体肥大等是本病的诱因。致病菌进入中耳的途径如下。

(一)咽鼓管途径最常见

(1)急性上呼吸道感染时:如急性鼻炎、急性鼻咽炎、急性扁桃体炎等,炎症向咽鼓管蔓延,咽鼓管黏膜发生充血、肿胀、纤毛运动障碍,局部免疫力下降,此时致病菌乘虚侵入中耳。

(2)急性传染病期间:如猩红热、麻疹、百日咳、流行性感冒、肺炎、伤寒等,致病微生物可经咽鼓管侵入中耳;亦可经咽鼓管发生其他致病菌的继发感染。

(3)在不洁的水中游泳或跳水,不适当的擤鼻、咽鼓管吹张、鼻腔冲洗以及鼻咽部填塞等,致病菌可循咽鼓管侵犯中耳。

(4)婴儿哺乳位置不当,如平卧吮奶,乳汁可经短而宽的咽鼓管流入中耳。

(二)外耳道鼓膜途径

因鼓膜外伤,不正规的鼓膜穿刺或鼓室置管时的污染,致病菌可从外耳道侵入中耳。

(三)血行感染

血行感染极少见。

二、病理

病变常累及包括鼓室、鼓窦及乳突气房的整个中耳黏骨膜,但以鼓室为主。早期的病理变化为黏膜充血,从咽鼓管、鼓室开始,逐渐波及鼓窦及乳突气房。由于毛细血管扩张,通透性增加,纤维素、红细胞、多形核白细胞及血清渗出,黏膜及黏膜下出现水肿;上皮纤毛脱落,正常的扁平立方形上皮细胞变为分泌性柱状细胞,黏液腺分泌增加。以后出现新生的血管,淋巴细胞、浆细胞和吞噬细胞浸润,黏膜增厚。鼓室内开始有少量的浆液性渗出物聚集,以后变为黏液脓性或脓性;由于黏骨膜中血管受损,红细胞大量渗出,分泌物亦可呈血性。鼓膜的早期病变亦为充血,上皮下结缔组织层水肿、增宽,有炎性细胞浸润。以后表皮层之鳞状上皮增生、脱屑,鼓膜中之小静脉出现血栓性静脉炎,纤维层发生坏死、断裂,加之鼓室内积脓,压力增高,鼓膜出现穿孔,脓液外泄。如鼓室内的水肿黏膜从穿孔处脱出,可堵塞穿孔。若治疗得当,炎症可逐渐吸收,黏膜恢复正常。重症者病变深达骨质,可迁延为慢性化脓性中耳炎或合并急性乳突炎。

三、症状

本病之症状在鼓膜穿孔前后迥然不同,常见症状如下。

(一)全身症状

鼓膜穿孔前,全身症状较明显,可有畏寒、发热、怠倦及食欲减退,小儿全身症状通常较成人严重,可有高热、惊厥,常伴呕吐、腹泻等消化道症状。鼓膜穿孔后,体温逐渐下降,全身症状亦明显减轻。

(二)耳痛

耳痛为本病的早期症状。患者感耳深部钝痛或搏动性跳痛,疼痛可经三叉神经放射至同侧额、颞、顶部、牙或整个半侧头部,吞咽、咳嗽、打喷嚏时耳痛加重,耳痛剧烈者夜不成眠,烦躁不安。婴幼儿则哭闹不休。一旦鼓膜出现自发性穿孔或行鼓膜切开术后,脓液向外宣泄,疼痛顿减。

(三)耳鸣及听力减退

患耳可有搏动性耳鸣,听力逐渐下降。耳痛剧烈者,轻度的耳聋可不被患者察觉。鼓膜穿孔后听力反而提高。如病变侵入内耳,可出现眩晕和感音性聋。

(四)耳漏

鼓膜穿孔后耳内有液体流出,初为浆液血性,以后变为黏液脓性乃至脓性。如分泌物量甚多,提示分泌物不仅来自鼓室,亦源于鼓窦、乳突。

四、检查

(一)耳镜检查

早期鼓膜松弛部充血,锤骨柄及紧张部周边可见呈放射状的扩张血管。以后鼓膜迅速出现弥漫性充血,标志不易辨认,鼓膜可全部向外膨出,或部分外突而如乳头状。穿孔前,在隆起最明显的部位出现黄点,然后从此处发生穿孔。穿孔一般位于紧张部,开始时甚小,如针尖大,不易看清,彻底清除外耳道内分泌物后,方可见穿孔处有闪烁搏动的亮点,分泌物从该处涌出。有时须以 Siegle 耳镜加压后,才能窥见鼓膜上的小穿孔。

(二)触诊

因乳突部骨膜的炎性反应,乳突尖及鼓窦区可能有压痛。鼓膜穿孔后渐消失。

(三)听力检查

呈传导性听力损失,听阈可达 $40 \sim 50$ dB。如内耳受细菌毒素损害,则可出现混合性听力损失。

(四)血液分析

白细胞总数增多,多形核白细胞增加,穿孔后血常规渐恢复正常。

五、诊断

根据病史和检查,不难对本病做出诊断。但应注意和外耳道疖鉴别。因外耳道无黏液腺,故当分泌物为黏液脓性时,提示病变在中耳而不在外耳道,或不仅位于外耳道。本病全身症状较重,鼓膜穿孔前可高烧不退,耳痛持续,鼓膜弥漫性充血,一旦穿孔便溢液不止,此点可与分泌性中耳炎鉴别。

六、预后

若治疗及时、适当,分泌物引流通畅,炎症消退后鼓膜穿孔多可自行愈合,听力大多能恢复正常。治疗不当或病情严重者,可遗留鼓膜穿孔、中耳粘连症、鼓室硬化或转变为慢性化脓性中耳炎,甚至引起各种并发症。

七、治疗

本病的治疗原则为抗感染,畅引流,去病因。

(一)全身治疗

(1)尽早应用足量的抗菌药物控制感染,务求彻底治愈,以防发生并发症或转为慢性。一般可将青霉素 G 与氨苄西林合用,在头孢菌素中可用第一代头孢菌素头孢拉定、头孢唑啉,或第二代中的头孢呋辛钠。鼓膜穿孔后应取脓液作细菌培养及药敏试验,参照其结果选用适宜的抗菌药,直至症状完全消失,并在症状消失后仍继续治疗数天,方可停药。

(2)鼻腔减充血剂滴鼻或喷雾于鼻咽部,可减轻鼻咽黏膜肿胀,有利于恢复咽鼓管功能。

(3)注意休息,调节饮食,疏通大便。重症者应注意支持疗法,如静脉输液、输血或血浆,应用少量糖皮质激素等。必要时请儿科医师协同观察处理。

(二)局部治疗

1.鼓膜穿孔前

(1)2%石碳酸甘油滴耳,可消炎、止痛。因该药遇脓液即释放石炭酸,可腐蚀鼓膜及鼓室黏膜,当鼓膜穿孔后应立即停药。慢性化脓性中耳炎忌用此药。

(2)鼓膜切开术:适时的鼓膜切开术可通畅引流,有利于炎症的迅速消散,使全身和局部症状迅速减轻。炎症消退后,穿孔可迅速封闭,平整愈合,减少瘢痕形成和粘连。

鼓膜切开术的适应证:①全身及局部症状较重,鼓膜明显膨出,虽经治疗亦无明显好转者;②鼓膜虽已穿孔,但穿孔太小,引流不畅者;③有并发症可疑,但无须立即行乳突手术者。

操作步骤:①成人取坐位,小儿卧位,患耳朝上。②外耳道口及外耳道内以 75%乙醇消毒。③成人用 1%利多卡因或普鲁卡因作外耳道阻滞麻醉,加 2%丁卡因表面麻醉,亦可用 4%可卡因作表面麻醉;小儿可用氯胺酮全麻。④在手术显微镜或窥耳器下看清鼓膜,用鼓膜切开刀从鼓膜后下象限向前下象限作弧形切口,或在前下象限做放射状切口。注意刀尖不可刺入太深,切透鼓膜即可,以免伤及鼓室内壁结构及听小骨。⑤吸尽脓液后,用小块消毒棉球置于外耳道口(图 8-1)。

2.鼓膜穿孔后

在 0.3%氧氟沙星滴耳液、0.25%~1%氯霉素液、复方利福平液、0.5%金霉素液等滴耳液中择一滴耳。炎症完全消退后,穿孔多可自行愈合。穿孔长期不愈者,可做鼓膜成形术。

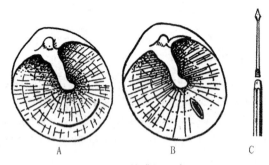

图 8-1　鼓膜切开术

A.弧形切口；B.放射状切口；C.鼓膜切开刀

(三)病因治疗

积极治疗鼻部及咽部慢性疾病。

八、预防

(1)锻炼身体，提高身体素质，积极预防和治疗上呼吸道感染。

(2)广泛开展各种传染病的预防接种工作。

(3)宣传正确的哺乳姿势：哺乳时应将婴儿抱起，使头部竖直；乳汁过多时应适当控制其流出速度。

(4)鼓膜穿孔及鼓室置管者：禁止游泳，洗浴时防止污水流入耳内。

（王慧丽）

第二节　慢性化脓性中耳炎

慢性化脓性中耳炎是中耳黏膜、骨膜或深达骨质的化脓性炎症，重者炎症深达乳突骨质。本病很常见。临床上以耳内长期间歇或持续流脓、鼓膜穿孔及听力下降为特点。

一、病因

慢性化脓性中耳炎的主要病因可概括如下。

(1)急性化脓性中耳炎未获恰当而彻底的治疗，或治疗受到延误，以致迁延为慢性。此为较常见的原因。

(2)急性坏死型中耳炎病变深达骨膜及骨质，组织破坏严重者，可延续为慢性。

(3)全身或局部抵抗力下降，如猩红热、麻疹、肺结核等传染病，营养不良，全身慢性疾病等患者。特别是婴幼儿，免疫力差，急性中耳炎易演变为慢性。

(4)鼻部和咽部的慢性病变如腺样体肥大、慢性扁桃体炎、慢性鼻旁窦炎等，亦为引起中耳炎长期不愈的原因之一。

(5)鼓室置管是否可并发本病尚无定论。据统计，经鼓室置管的小儿中有 $15\%\sim74\%$ 并发慢性化脓性中耳炎，并认为造成继发感染的原因可能系中耳内原有的病原体繁殖，或由通气管污染所致。鼓膜置管后遗留鼓膜穿孔长期不愈,亦可经外耳道反复感染而引起本病。

(6)乳突气化不良与本病可能有一定关系,因为在慢性化脓性中耳炎患儿中,乳突气化不良者居多。不过其确切关系尚不清楚。

二、致病菌

常见致病菌以金黄色葡萄球菌最多,铜绿假单胞菌次之,其他较常见的致病菌有奇异变形杆菌、表皮葡萄球菌、普通变形杆菌、克雷伯杆菌、阴沟杆菌、肺炎球菌、溶血性链球菌以及大肠埃希菌、产碱杆菌等。值得注意的有如下情况。

(1)病期较久者常出现两种以上细菌的混合感染。

(2)常见致病菌可因地区不同而异。

(3)经过一段时间后致病菌种可发生改变。

(4)无芽孢厌氧菌的感染或其与需氧菌的混合感染正受到关注。

三、分类

中耳炎的分类方法很多,至今尚无统一意见。过去曾分为危险型和非危险型两大类。所谓"危险"系指具有发生危及生命的颅内、外并发症的危险,主要是指伴有胆脂瘤的这一类慢性化脓性中耳炎。近半个多世纪以来,国内一直沿用"单纯型、骨疡型和胆脂瘤型"3型的分类法。但是随着大量颞骨病理学研究的新发现,高分辨率 CT 和 MRI 的广泛应用,耳显微外科较普遍的开展,以及对胆脂瘤发病机制研究的深入,目前趋向于一致认为,中耳胆脂瘤应列为独立的疾病。又由于在胆脂瘤的发病或发展过程中可以合并化脓菌的感染,而具有慢性化脓性中耳炎的重要特征,因此又有"伴胆脂瘤的慢性化脓性中耳炎"和"不伴胆脂瘤的慢性化脓性中耳炎"之分。

四、病理

本病的病理变化轻重不一。轻者,病变主要位于中鼓室的黏膜层,称单纯型,曾有咽鼓管鼓室型之称。此型于炎症急性发作时,鼓室黏膜充血、水肿,有炎性细胞浸润,并有以中性粒细胞为主的渗出物。如果感染受到控制,炎症吸收,病变可进入静止期,此时鼓室黏膜干燥,鼓膜穿孔仍存,少数小的穿孔也可自行愈合。病变重者,除了中、上鼓室,甚至下鼓室黏膜充血、水肿,有炎性细胞浸润外,黏膜尚可出现增生、肥厚,若黏骨膜破坏,病变深达骨质,听小骨、鼓窦周围、乳突甚至岩尖骨质都可以发生骨疡,形成慢性骨炎,则局部可生长肉芽或息肉,病变迁延不愈,曾称骨疡型。中耳黏膜破坏后,病变长期不愈合者,有些局部可发生鳞状上皮化生或同时有纤维组织增生,形成粘连或产生硬化病变等。

五、症状

(一)耳溢液

耳内流脓可为间歇性或持续性,脓量多少不等。上呼吸道感染或经外耳道再感染时,流脓发作或脓液增多,可伴有耳痛,病变由静止期或相对稳定期进入急性发作期。脓液或为黏液性、黏液脓性或为纯脓。如脓液长期不予清洗,可有臭气。炎症急性发作期或肉芽、息肉受到外伤时分泌物内可带血,甚至貌似全血。

（二）听力下降

患耳可有不同程度的传导性或混合性听力损失。听力下降的程度与鼓膜穿孔的大小、位置、听骨链是否受损，以及迷路正常与否等有关。就鼓膜穿孔而言，紧张部前下方的小穿孔一般不致引起明显的听力下降；后上方的大穿孔则可导致较重的听力损失。有些患者在耳内滴药后或耳内有少许分泌物时，听力反可暂时提高，此乃因少量的液体遮盖了蜗窗膜，使相位相同的声波不致同时到达两窗，前庭阶内外淋巴液的振动不会受到干扰之故。

（三）耳鸣

部分患者有耳鸣，多与内耳受损有关。由鼓膜穿孔引起的耳鸣，在将穿孔贴补后耳鸣可消失。

六、检查

（一）鼓膜穿孔

鼓膜穿孔可分为中央性和边缘性两种。若穿孔的四周均有残余鼓膜环绕，不论穿孔位于鼓膜的中央或周边，皆称为中央性穿孔。所谓边缘性穿孔，是穿孔的边缘有部分或全部已达鼓沟，该处无残余鼓膜（图8-2）。慢性化脓性中耳炎的鼓膜穿孔一般均位于紧张部，个别大的穿孔也可延及松弛部。穿孔可大可小，呈圆形或肾形，大多为中央性。穿孔较大时，部分锤骨柄，甚至部分砧骨长突或砧镫关节可暴露于外。通过穿孔可见鼓室内壁或充血、水肿，而黏膜光滑；或黏膜增厚、高低不平；有时可见硬化病灶；病变严重时，紧张部鼓膜可以完全毁损，鼓室内壁出现鳞状上皮化生。鼓室内或穿孔附近可见肉芽或息肉，具有长蒂的息肉可越过穿孔坠落于外耳道内，掩盖穿孔，妨碍引流；肉芽周围可有脓液。有些肉芽或息肉的根部可能位于前庭窗附近，盲目的撕拉可致镫骨足板脱位而并发迷路炎。

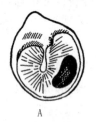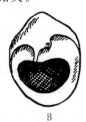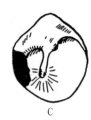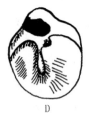

图8-2　各种鼓膜穿孔
A、B 紧张部中央性穿孔；C.边缘性穿孔；D.松弛部穿孔

（二）听力学检查

听力学检查呈轻到中度的传导性听力损失，或听力损失为混合性，或感音神经性。

（三）颞骨CT

病变主要限于中鼓室者听小骨完整，乳突表现正常；乳突多为气化型，充气良好。中耳出现骨疡者，中、上鼓室及乳突内有软组织影，房室隔不清晰，小听骨可有破坏或正常。但鼓窦入口若因炎性瘢痕而闭锁以致鼓窦及乳突气房充气不良，或乳突内黏膜增厚等，乳突腔内亦可呈现均匀一致的密度增高影，应善加鉴别。

七、诊断

诊断应根据病史、鼓膜穿孔及鼓室情况、结合颞骨CT图像综合分析，判断病变性质及范围，而不可仅凭鼓膜穿孔的位置是中央性或边缘性、穿孔的大小以及流脓是间断性或持续性等匆忙做出结论。更何况中耳的病变也是发展的,可转化的。

八、鉴别诊断

(一)伴胆脂瘤的慢性化脓性中耳炎

见表 8-1。

表 8-1 慢性化脓性中耳炎与中耳胆脂瘤的鉴别诊断

	单纯型慢性化脓性中耳炎	伴骨疡的慢性化脓性中耳炎	中耳胆脂瘤
耳溢液	多为间歇性	持续性	不伴感染者不流脓,伴感染者持续流脓
分泌物性质	黏液脓性,无臭	脓性或黏液脓性,间混血丝或出血,味臭	脓性或黏液脓性,可含"豆渣样物",奇臭
听力	一般为轻度传导性听力损失	听力损失较重,为传导性,或为混合性	听力损失可轻可重,为传导性或混合性
鼓膜及鼓室	紧张部中央性穿孔	紧张部大穿孔或边缘性穿孔,鼓室内有肉芽	松弛部穿孔或紧张部后上边缘性穿孔,少数为大穿孔,鼓室内有灰白色鳞片状或无定形物质,亦可伴有肉芽
颞骨 CT	正常	鼓室、鼓窦或乳突内有软组织影或骨质破坏	骨质破坏,边缘浓密、整齐
并发症	一般无	可有	常有

(二)慢性鼓膜炎

耳内流脓、鼓膜上有颗粒状肉芽,但无穿孔,颞骨 CT 示鼓室及乳突正常。

(三)中耳癌

中耳癌好发于中年以上的成年人。大多有患耳长期流脓史,近期有耳内出血、伴耳痛,可有张口困难。鼓室内新生物可向外耳道浸润,接触后易出血。病变早期即出现面瘫,晚期有第Ⅶ、Ⅸ、Ⅹ、Ⅺ对脑神经受损。颞骨 CT 示骨质破坏。新生物活检可确诊。

(四)结核性中耳炎

起病隐匿,耳内脓液稀薄,听力损失明显,早期发生面瘫。鼓膜大穿孔,肉芽苍白。颞骨 CT 示鼓室及乳突有骨质破坏区及死骨。肺部或其他部位可有结核病灶。肉芽病检可确诊。

九、治疗

治疗原则为控制感染,通畅引流,清除病灶,恢复听力,消除病因。

(一)病因治疗

积极治疗上呼吸道的病灶性疾病,如慢性鼻旁窦炎、慢性扁桃体炎等。

(二)局部治疗

包括药物治疗和手术治疗。

1.药物治疗

引流通畅者,应首先使用局部用药;炎症急性发作时,要全身应用抗生素;有条件者,用药前先取脓液做细菌培养及药敏试验,以指导用药。

(1)局部用药种类:①抗生素溶液或抗生素与糖皮质激素混合液,如 0.3%氧氟沙星滴耳液,利福平滴耳液(注意:利福平滴耳液瓶口开启 3 d 后药液即失效),2%氯霉素甘油滴耳液等。用于鼓室黏膜充血、水肿,分泌物较多时。②酒精或甘油制剂,如 3%~4%硼酸甘油,3%~4%硼酸酒精等。适用于脓液少,鼓室潮湿时。③粉剂,如硼酸粉,磺胺噻唑与氯霉素粉(等量混合)等,仅用于穿孔大,分泌物很少,或乳突术后换药。

(2)局部用药注意事项:①用药前,应彻底清洗外耳道及鼓室内的脓液。可用 3%过氧化氢溶液或硼酸水清洗,然后用棉签拭净或以吸引器吸尽脓液,方可滴药。②含氨基糖苷类抗生素的滴耳剂或各种溶液(如复方新霉素滴耳剂,庆大霉素等)用于中耳局部可引起内耳中毒,忌用。③水溶液易经小穿孔进入中耳为其优点,但亦易流出;甘油制剂比较黏稠,接触时间较长,却不易通过小穿孔。④粉剂宜少用,用粉剂时应择颗粒细、易溶解者,一次用量不宜过多,鼓室内撒入薄薄一层即可。穿孔小、脓液多者忌用粉剂,因可堵塞穿孔,妨碍引流,甚至引起危及生命的并发症。⑤避免用有色药液,以免妨碍对局部的观察。⑥需用抗生素滴耳剂时,宜参照中耳脓液的细菌培养及药物敏感试验结果,选择适当的、无耳毒性的药物。⑦忌用腐蚀剂(如酚甘油)。

(3)滴耳法:患者取坐位或卧位,患耳朝上。将耳郭向后上方轻轻牵拉,向外耳道内滴入药液 3~5 滴。然后用手指轻轻按捺耳屏数次,促使药液通过鼓膜穿孔处流入中耳。5~10 min 后方可变换体位。注意:滴耳药应尽可能与体温接近,以免引起眩晕。

2.手术治疗

(1)中耳有肉芽或息肉,或电耳镜下虽未见明显肉芽或息肉,而经正规药物治疗无效,CT 示乳突、上鼓室等有病变者,应作乳突径路鼓室成形术或改良乳突根治术,乳突根治术。

(2)中耳炎症已完全吸收,遗留鼓膜紧张部中央性穿孔者,可行单纯鼓室成形术。

(王慧丽)

第三节 粘连性中耳炎

粘连性中耳炎是各种急、慢性中耳炎愈合不良引起的后遗症。其主要特征为中耳乳突内纤维组织增生或瘢痕形成,中耳传声结构的功能遭到破坏,导致传导性听力损失。本病多从儿童期开始起病,两耳同时受累者居多。可与分泌性中耳炎、慢性化脓性中耳炎、鼓室硬化等并存。

本病名称繁多,如慢性粘连性中耳炎、中耳粘连、纤维性中耳炎、增生性中耳炎、愈合性中耳炎、萎缩性中耳炎等。由于对本病缺乏统一的认识和诊断标准,有关发病率的报道也相差悬殊。国外报道,由本病引起的耳聋占耳聋的 1.42%~30%。随着耳硬化症诊断率的提高,本病在耳聋中所占比率亦有下降,估计不超过 0.5%。此外,由于急性坏死型中耳炎发病率的降低,其后遗的粘连性中耳炎亦相应减少。

一、病因

(一)分泌性中耳炎

粘连性中耳炎病例过去大多患过分泌性中耳炎。在分泌性中耳炎,当中耳液体长期得不到引流,局部溶纤活性不足,鼓室及乳突气房内积存过久的液体可发生机化,或中耳内肉芽生成;中耳黏膜破坏后,纤维组织增生,形成粘连,其中胶耳更有形成粘连的倾向。有学者在为分泌性中耳炎患者作鼓膜切开术时发现,锤骨与鼓岬间已形成了粘连带,而其病史仅6周。

(二)化脓性中耳炎

无论急性或慢性化脓性中耳炎,若愈合不良,均可引起本病。据统计,约半数粘连性中耳炎病例曾有过耳痛和(或)耳流脓的化脓性中耳炎病史。一般情况下,急性化脓性中耳炎如获及时而恰当的治疗,局部引流通畅,随着炎症的消退,中耳黏膜可以恢复正常。但若炎性未得到治疗或因抗生素疗程过短,或机体抵抗力过低,或咽鼓管功能不良等因素,炎症未能彻底控制,特别是反复发作的急性化脓性中耳炎,黏膜破坏后不能完全修复,在破损的黏膜面则形成新的纤维组织。炎性渗出物中的纤维素沉积,可以加速粘连的形成过程。中耳的慢性化脓性感染过程中增生的肉芽组织更容易发生纤维化。

(三)咽鼓管功能不良,中耳膨胀不全

因中耳炎后遗病损和咽鼓管功能障碍引起的中耳膨胀不全可为弥漫性或局限性。若为弥漫性,则整个中耳腔缩窄;若为局限性,这种缩窄可发生于一个或数个解剖部位,如鼓膜的松弛部和(或)紧张部的某一个或数个象限。中耳膨胀不全可轻可重,重者发展为中耳粘连,也是中耳胆脂瘤产生的因素之一。Sadé等将中耳膨胀不全分为如下4期:①鼓膜内陷,但未与砧骨接触;②鼓膜内陷,已与砧骨接触;③内陷的鼓膜贴附于鼓岬上,但未粘连;④鼓膜与鼓岬粘连。

二、病理

本病的病理学特征为中耳乳突内黏膜破坏,有纤维组织及瘢痕增生;部分黏膜肥厚;有些含气空腔内充满致密的纤维组织条索;在鼓膜和听骨链之间、鼓膜和鼓室各壁之间或听骨链和鼓室壁之间有粘连带形成,鼓膜和听骨链的活动受到限制;重者,听骨链被纤维瘢痕组织包埋而固定,中耳腔被纤维组织充填,两窗可被封闭,中耳膨胀不全,鼓膜极度内陷。此外,在增生的纤维组织和肥厚的黏膜之间可以出现小的囊肿。这种囊肿的囊壁由无分泌性的扁平上皮细胞或立方上皮细胞所覆盖,囊液可为黏稠的嗜酸性液体,内含脱落上皮细胞和胆固醇结晶,称纤维囊性硬化。虽然本病有时亦可发生透明变性及钙质沉着,但是和鼓室硬化相反,此种病理变化不属主要病变。

三、症状

(1)听力下降为本病的主要症状,一般为传导性聋。若因原发的中耳炎侵犯耳蜗,耳聋则为混合性。病变早期,听力可呈进行性下降,待形成永久性粘连后,耳聋稳定不变。

(2)耳闭塞感或闷胀感常常是困扰患者的主要症状。

(3)耳鸣一般不重。

此外,尚可有头晕、头痛、记忆力减退,精神抑郁等。

四、检查

(一)鼓膜象

鼓膜明显内陷,严重者可见鼓膜紧张部几乎全部与鼓室内壁粘连或部分与内壁粘连,如为后者,则鼓膜紧张部变得凸凹不平。此外,鼓膜可混浊、增厚,出现萎缩性瘢痕或钙化斑,松弛部常有内陷袋。以 Siegle 耳镜检查,示鼓膜活动度减弱或完全消失。有些鼓膜遗留陈旧性穿孔,穿孔边缘可与鼓室内壁粘连。

(二)听力检测

(1)音叉试验:大多示传导性聋。

(2)纯音听力图:气导听力曲线多为轻度上升型或平坦型,气导听力损失程度不一,一般不超过50 dB。骨导听阈基本正常,也可出现 Carhart 切迹,示听骨链固定。两窗因粘连而封闭或内耳受侵时,呈混合性聋。

(3)声导抗图为 B 型(平坦型)曲线,少数可出现 C 型或 As 型;声反射消失。

(三)咽鼓管功能测试

结果大多提示管腔有不同程度的狭窄,甚至完全阻塞;少数患者的通气功能尚佳。

(四)颞骨 CT 扫描

鼓室内可见网织状或细条索状阴影;听骨链可被软组织影包绕;乳突气化大多不良。

五、诊断

根据症状与检查,结合中耳炎病史,诊断多无困难。少数病例须行鼓室探查术方能明确诊断。本病应注意和耳硬化症相鉴别(表 8-2)。

表 8-2　粘连性中耳炎与耳硬化症鉴别要点

		粘连性中耳炎	耳硬化症
耳聋	性质	传导性聋	传导性聋
	开始时间	多从儿童期开始	15 岁以前出现者少见
	家族史	无	常有
	中耳炎病史	常有	无
	韦氏误听	罕见	常见
	鼓膜	内陷、增厚、浑浊,活动度减弱或消失	正常,可有 Schwartz 征
	鼓室导抗图	B 型(平坦型)	As 型(低峰型)
	盖莱试验	多为阳性	多为阴性
颞骨 CT 扫描		鼓室内有网织状或条索状软组织影,乳突气化不良	鼓室正常,乳突气化良好,内耳轮廓模糊,边缘增厚

六、治疗

(一)保守治疗

在粘连早期(即活动期),病变属可逆性时,可试行保守治疗,以减少粘连,尽可能恢复中耳传音结构的功能。

1.鼓室注药法

经鼓膜穿刺,向鼓室内注入如 1%糜蛋白酶(0.5～1 mL),或胰蛋白酶(5 mg),或地塞米松(5 mg)等药物,以抑制炎症,消除水肿,分解纤维蛋白,溶解黏稠的分泌物。药液可每 1～2 d 注射1次,7 次为 1 个疗程。

2.置管法

对于由分泌性中耳炎引起的早期粘连,可做鼓膜切开术充分吸出中耳分泌物之后,通过鼓膜切口留置通气管,以利引流和中耳通气。

3.鼓膜按摩术

用中指在外耳道口轻轻按捺,随捺随放,捺之数次。或将一段橡皮管套在鼓气耳镜的耳镜小口端上,然后一手将鼓气耳镜置入外耳道并固定,使之形成一密闭空腔,以另一手轻轻捏放橡皮球按摩鼓膜。注意:耳部急性炎症时不宜行此治疗;用鼓气耳镜按摩者用力不宜过大,以免损坏鼓膜。

4.改善咽鼓管功能

可行导管法咽鼓管吹张术。用泼尼松龙 1 mL 经导管吹入咽鼓管咽口及其附近,早期常可取得较好的效果。对影响咽鼓管功能的疾病进行矫治,如腺样体切除术、鼻中隔矫正术及下鼻甲部分切除术等。

(二)手术疗法

国内外对粘连性中耳炎的手术治疗方法虽作了许多探索,但远期疗效尚不理想。手术目的是分离并切除粘连组织,清除分泌物,恢复中耳传音结构的功能,防止再度粘连,重建一个含气的中耳腔。如果鼓室黏膜已全遭破坏,整个鼓室内皆为坚实的纤维组织或瘢痕组织,或虽经处理,咽鼓管功能仍不能恢复者,手术效果不佳。

1.手术方法

(1)手术准备、体位、消毒等同鼓室成形术。

(2)麻醉:一般用局部麻醉。

(3)切口:外耳道内切口或 Shambaugh 耳内切口。

(4)手术步骤:上述切口完成后,分离外耳道皮瓣,直至鼓环处。将后半部鼓膜的纤维鼓环轻轻从鼓沟中挑出,连同皮瓣和后半部鼓膜一起,将其向外耳道前下方翻转,暴露鼓室,开放上鼓室。探查鼓室及听骨链。用微型剥离子对粘连组织逐步进行分离,切除。剪断锤骨头,扩大鼓室峡,开放中、上鼓室之间的通道。注意切除鼓膜与鼓室各壁之间、听骨链与鼓膜、听骨之间的粘连带,并尽可能避免撕裂鼓膜。对已萎缩变薄或明显松弛的鼓膜应加以切除,待以后修补。有学者认为,用软骨、软骨膜作为鼓膜修补的移植材料有利于防止再粘连。彻底吸除鼓室内的黏稠液体。两窗处的粘连组织尽可能用尖针轻轻剔除之。

术中应特别注意探查咽鼓管,清除鼓口的病变组织,咽鼓管明显狭窄时,可向咽鼓管内插入扩张管以扩张之,待次期手术时抽出。

最后,在鼓室内壁和鼓膜间放置隔离物(如硅橡胶片、明胶片、软骨片和 Teflon 等)以防再度粘连。6～12 个月后或数年后取出。根据目前的观察,术后仍可形成再粘连。即使目前使用最多的硅橡胶薄膜片在术后亦可形成再粘连。因此,术后近期虽然患者听力可获提高,但不少患者远期疗效并不理想。注意,术后 1 周须开始定期做咽鼓管吹张术。

当咽鼓管闭塞和(或)鼓室内壁上皮化时,手术可分期进行:第一期做咽鼓管成形术,分离并清除鼓室内壁之鳞状上皮,分离粘连,植入隔离物,6～12 个月以后做次期手术。次期手术中取出隔离物,并重建听骨链,修补鼓膜。

2.并发症

(1)再度粘连,听力无提高或下降。由于目前作为防止粘连和纤维组织增生的隔离物的某些材料还不理想,如硅橡胶、Teflon、吸收性明胶海绵等,它们不能达到能在原位长期固定,从而使黏膜有充分的时间修复,中耳不再出现纤维化并获得正常通气功能的目的。例如,硅橡胶和Teflon置入中耳后,不仅不能被吸收,有些还可能被纤维组织包裹,导致中耳通气不良或从中耳脱出;吸收性明胶海绵可激发炎性反应而导致再粘连等。

(2)鼓膜穿孔。

(3)中耳感染,再度流脓。

(4)感音神经性聋。

(5)眩晕。

(6)面瘫。

(7)胆脂瘤形成。

(三)佩戴助听器

老年患者、双耳同时受累者、手术失败者、不宜手术者等可佩戴助听器。

七、预防

由于本病目前尚缺乏有效的治疗方法,故预防更为重要。

(1)对急性化脓性中耳炎宜早期应用足量、适当的抗生素治疗,务求彻底治愈。

(2)对儿童进行定期的听力学监测,以便及早发现分泌性中耳炎并进行适当治疗。

(3)积极治疗各种影响咽鼓管功能的疾病。

(4)加强卫生宣教,积极治疗各种化脓性及非化脓性中耳炎。

(陈　珂)

第四节　分泌性中耳炎

分泌性中耳炎是以中耳积液(包括浆液、黏液、浆-黏液,而非血液或脑脊液)及听力下降为主要特征的中耳非化脓性炎性疾病。本病的其他名称很多,均是根据其病理过程中的某一特点,其中主要是根据积液产生的机制和液体的性质而命名的,如渗液性中耳炎,分泌性中耳炎,浆液性中耳炎,黏液性中耳炎,卡他性中耳炎,咽鼓管鼓室卡他,浆液-黏液性中耳炎,咽鼓管鼓室炎,鼓室积水,非化脓性中耳炎以及黏液耳,分泌物极为黏稠者称胶耳等。按我国自然科学名词审定委员会意见(1991)本病称为分泌性中耳炎。

分泌性中耳炎可分为急性和慢性两种。慢性分泌性中耳炎是由急性分泌性中耳炎未得到及时而恰当的治疗,或由急性分泌性中耳炎反复发作、迁延、转化而来。急性分泌性中耳炎迁延多久方转化为慢性?尚无明确的时间限定,或谓8周以上,或称3～6个月。目前将本病分为急性(3周以内)、亚急性(3周至3个月)和慢性(3个月以上)三种。由于急、慢性分泌性中耳炎两者的临床表现相似,治疗有连续性,故在此一并叙述。

一、病因

本病病因复杂,与多种因素有关。

（一）咽鼓管功能不良

咽鼓管是中耳与外界环境沟通的唯一管道。前已述及,咽鼓管具有调节鼓室内气压、保持其与外界气压平衡,清洁(引流)和防御,防声等功能。传统观念认为,咽鼓管口的机械性阻塞是分泌性中耳炎的基本病因。随着该病病因学研究的不断深入,目前发现,除防声功能外,咽鼓管的其他几种功能不良都可能是酿成本病的重要原因之一。

1.咽鼓管阻塞

正常情况下,中耳内、外的气压基本相等,约相当于大气的压力。在生理状态下,中耳内的空气虽不断地被中耳黏膜交换和吸收,但通过咽鼓管的间断开放,新鲜的空气又不断地向中耳内输入而加以补充,从而使中耳内、外的气体压力保持平衡。如果由于各种原因使咽鼓管的通气功能发生障碍,中耳内的空气被吸收以后得不到相应的补充,即逐渐形成负压。由于负压的影响,中耳黏膜中的静脉出现扩张,管壁通透性增加,血清漏出并聚积于中耳,便开始形成积液。

引起咽鼓管阻塞的原因很多,大致可分为机械性阻塞和非机械性阻塞两种。

(1)机械性阻塞:在猕猴、猫和豚鼠的动物实验中,用各种方法堵塞咽鼓管,均可成功地造成中耳积液的动物模型。而以 Salle 为代表的学者们则认为,咽鼓管的机械性阻塞作为分泌性中耳炎主要病因的可能性很小。临床上,鼻咽部的各种良性或恶性占位病变(如腺样体肥大、鼻咽癌、鼻咽纤维瘤等),鼻腔和鼻窦疾病(如慢性鼻旁窦炎、巨大鼻息肉、肥厚性鼻炎、鼻中隔偏曲等),长期的鼻咽腔填塞,咽鼓管咽口粘连,代谢障碍性疾病(如甲状腺功能减退等),以及很少见的鼻咽白喉、结核、梅毒和艾滋病等特殊性感染,均可因直接压迫、堵塞咽口,或影响局部及淋巴回流,咽鼓管管腔黏膜肿胀等而导致本病。其中,与本病关系密切的腺样体肥大、慢性鼻旁窦炎和鼻咽癌等除了机械性阻塞外,还涉及其他的致病因素。

1)腺样体肥大:腺样体肥大与本病的关系密切。一方面,极度增生肥大的腺样体可压迫、堵塞咽鼓管咽口;另一方面,已遭感染的腺样体可以作为致病微生物的潜藏池,它们可经咽鼓管感染中耳,而导致本病的反复发作。还有学者认为,腺样体可释放某些炎性介质,如前列腺素、组胺、白细胞三烯、血小板激活因子等而增加血管的通透性,引起黏膜水肿。

2)慢性鼻旁窦炎:研究发现,分泌性中耳炎患者中,慢性鼻旁窦炎的患病率较非分泌性中耳炎患者高。鼻窦的化脓性炎症,既可因脓性鼻涕经后鼻孔流至鼻咽部,阻塞咽鼓管咽口;也可因脓液的长期刺激使咽鼓管周围的鼻咽黏膜及淋巴组织增生肥厚,导致管口狭窄。此外,还有研究发现,鼻旁窦炎患者鼻咽部的 SIgA 活性较低,细菌容易在此繁殖。

3)鼻咽癌:鼻咽癌患者在放疗前、后常常伴发本病。鼻咽癌伴发分泌性中耳炎的原因,除肿瘤的机械性压迫外,还与腭帆张肌、腭帆提肌、咽鼓管软骨及管腔上皮遭肿瘤破坏或放射性损伤,以及咽口的瘢痕性狭窄等因素有关。放疗后鼻咽部痂皮堵塞咽口也是原因之一。

除上述咽鼓管咽口或管腔内的机械性阻塞外,咽鼓管周围病变的压迫也可能造成管腔狭窄或堵塞,如咽旁间隙的肿瘤向上发展至咽鼓管周围、岩尖的实质性或囊性病变等。

(2)非机械性阻塞:小儿的腭帆张肌、腭帆提肌和咽鼓管咽肌等肌肉薄弱,收缩无力,加之咽鼓管软骨发育不够成熟,弹性较差,当咽鼓管处于负压状态时,软骨段的管壁甚易发生塌陷,导致中耳负压,而中耳处于负压状态时,管壁软骨塌陷更为加剧,甚至可致管腔闭塞。裂腭患者因两侧腭帆张肌和腭帆提肌的连续性中断,附着处前移,肌肉由正常的横向行走变为纵向行走,加之肌纤维数量减少等,以致收缩乏力,而引起中耳负压。牙的错位咬合亦为因素之一。

2.清洁功能不良

咽鼓管的黏膜具有呼吸道黏膜的特征,上皮层由纤毛细胞、无纤毛细胞、分泌细胞(杯状细胞)和基底细胞组成。正常情况下,通过纤毛向咽口的连续单向运动,向鼻咽部排除中耳内的异物及分泌物,故又称为"黏液纤毛输送系统"。在咽鼓管管腔顶部,无纤毛细胞较多,主要为通气道。而在咽鼓管底部,腺体和杯状细胞比较多,而且由于该处存在着许多黏膜皱襞,故黏膜的表面面积比管腔顶部者较大,此区域主要司理清洁功能,保护中耳的无菌状态。细菌外毒素引起的纤毛运动暂时性瘫痪,管腔内分泌物的潴留,放射性损伤,以及婴幼儿咽鼓管发育不成熟,或先天性呼吸道黏膜纤毛运动不良,原发性纤毛运动障碍等,均可不同程度地损害黏液纤毛输送系统的功能,使中耳及管腔内的分泌物、致病微生物以及毒素等不能有效排出。

3.防御功能障碍

咽鼓管一方面凭借黏液纤毛输送系统方向指向咽口的单向运动,清除并阻抑鼻咽部有害物的侵入;而咽鼓管底部的黏膜皱襞还具有单向活瓣作用,当咽鼓管开放时,能防止鼻咽部的细菌等微生物逆行流入鼓室,从而发挥咽鼓管的防御功能。由各种原因引起的咽鼓管关闭不全,如老年人结缔组织退行性变,咽鼓管黏膜下方弹力纤维的弹性降低,咽鼓管咽口的瘢痕牵引,肿瘤的侵袭破坏,或放射性损伤等,皆可导致咽鼓管的防御功能丧失,给致病微生物侵入中耳有可乘之机。

(二)感染

常见的致病菌为流感嗜血杆菌和肺炎链球菌,其次有β溶血性链球菌、金黄色葡萄球菌和卡他布兰汉球菌等。有学者根据细菌学和组织学检查结果,并结合临床表现认为,本病可能是一种轻型的或低毒性的细菌感染的结果。细菌(如流感嗜血杆菌)的毒性产物——内毒素在发病机制中,特别是病变迁延为慢性的过程中,可能具有一定的作用。对急性化脓性中耳炎的治疗不当,如治疗不彻底,药物有耐药性等,也是原因之一。最近应用PCR等现代技术检测发现,慢性分泌性中耳炎的中耳积液中可检出如流感病毒、腺病毒、呼吸道合胞病毒等,因此病毒也可能是本病的主要致病微生物。此外,尚有关于检出沙眼衣原体的个别报道。

(三)免疫反应

1.Ⅰ型变态反应

Ⅰ型变态反应作为本病的确切病因至今尚未得到证实,本病中耳黏膜中肥大细胞、嗜酸性粒细胞增多,过度活化,IgE和炎性介质增加等,也提示本病与Ⅰ型变态反应关系密切。而中耳黏膜虽然可以对抗原刺激产生免疫应答,但在通常情况下,吸入性抗原并不能通过咽鼓管进入鼓室。目前多数学者认为,呼吸道变应性疾病患者合并本病的原因,可能是由于患者对感染性疾病的敏感性增强,或由肥大细胞释放的炎性介质不仅使鼻黏膜,而且也使咽鼓管咽口、甚至咽鼓管黏膜水肿、分泌物增多,导致咽鼓管阻塞和中耳负压,影响咽鼓管功能之故。

2.细菌感染引起的Ⅲ型变态反应

最近认为,中耳是一个独立的免疫防御系统。Palva等(1974)在对中耳积液中的蛋白质和酶进行分析后认为,本病的中耳积液是一种分泌物,而非渗出物。而患者中耳黏膜的组织学检查结果也支持这一观点,因为黏膜中杯状细胞和黏液腺体增加。在此基础上Palva等(1983)设想,某些分泌性中耳炎可能属免疫复合物型变应性疾病,其抗原——细菌,可能存在于腺样体或口咽部的淋巴组织内。这些病例往往在儿童时期有过中耳炎病史,而本次起病隐袭,临床上缺乏明确的急性感染史。

除以上三大学说外,还有神经性炎性机制学说,胃食管反流学说等。被动吸烟,居住环境不良,哺乳方式不当,家族中有中耳炎患者等属本病的危险因素。

二、病理

中耳分泌物来自咽鼓管、鼓室以及乳突气房黏膜。无论分泌物为浆液性或黏液性,其中,病理性渗出、分泌和吸收等亦均参与了病理过程。中耳黏膜的病理组织学研究发现,中耳黏膜水肿,毛细血管增多、通透性增加。病变进一步发展,黏膜上皮增厚,上皮化生,鼓室前部低矮的假复层柱状纤毛上皮可变为增厚的分泌性上皮,鼓室后部的单层扁平上皮变为假复层柱状上皮,杯状细胞增多,纤毛细胞甚至具有分泌性特征,如胞质内出现分泌性的暗颗粒,并可见顶浆分泌现象;上皮下层有病理性腺体样组织形成,固有层出现圆形细胞浸润。液体以浆液性为主者,以淋巴细胞浸润为主,还可见单核细胞、浆细胞等;液体以黏液性为主者,则主要为浆细胞和淋巴细胞浸润。至疾病的恢复期,腺体逐渐退化,分泌物减少,黏膜可逐渐恢复正常。如病变未得到控制,可出现积液机化,或形成包裹性积液,伴有肉芽组织生成、内陷袋形成等,可发展为粘连性中耳炎、胆固醇肉芽肿、鼓室硬化、胆脂瘤、隐性中耳乳突炎等后遗症。

中耳积液为漏出液、渗出液和黏液的混合液体,早期主要为浆液,然后逐渐转变为浆-黏液,黏液。浆液性液体稀薄,如水样,呈深浅不同的黄色。黏液性液体黏稠,大多呈灰白色。胶耳液体如胶冻状。上述各种液体中细胞成分不多,除脱落上皮细胞外,尚有淋巴细胞、吞噬细胞、多形核白细胞,个别可见嗜酸性粒细胞。此外,尚可检出免疫球蛋白(SIgA,IgG,IgA 等)、前列腺素等炎性介质、氧化酶、水解酶以及 IL-4、IL-1、IL-6、TNF-α、INF-γ 等。

三、症状

本病冬季多发。

(一)听力下降

急性分泌性中耳炎病前大多有感冒史。以后出现耳痛,听力下降,可伴有自听增强感。少数患者主诉听力在数小时内急剧下降,往往被误诊为"突聋"。

(二)耳痛

急性分泌性中耳炎起病时可有耳痛,疼痛可轻可重,有患儿因耳痛而夜间来急诊的。慢性者无耳痛。

(三)耳内闭塞感

耳内闭塞感或闷胀感是成年人常见的主诉,按捺耳屏后这种闭塞感可暂时得以减轻。

(四)耳鸣

耳鸣一般不重,可为间歇性,如"噼啪"声或低音调"轰轰"声,个别患者有高调耳鸣。成年人当头部运动或打呵欠、擤鼻时,耳内可出现气过水声。但若液体很黏稠,或液体已完全充满鼓室,此症状缺如。

(五)检查

1.鼓膜象

急性期,鼓膜松弛部充血,紧张部周边有放射状扩张的血管纹,或全鼓膜轻度充血。紧张部或全鼓膜内陷,表现为光锥缩短、变形或消失;锤骨柄向后、上方移位;锤骨短突明显外凸。鼓室积液时,鼓膜失去正常光泽,呈淡黄、橙红或琥珀色,慢性者可呈乳白色或灰蓝色,不透明,如毛玻璃状;鼓膜紧张部有扩张的微血管。若液体为浆液性,且未充满鼓室时,透过鼓膜可见到液平面(图8-3),此液面状如弧形发丝,凹面向上,该患者头前俯、后仰时,此平面与地面平行的关系不变。有时尚可在鼓膜上见到气泡影,作咽鼓管吹张后,气泡可增多、移位。

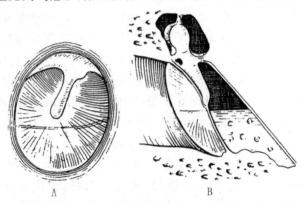

图 8-3 **分泌性中耳炎**
A.透过鼓膜可见液平面与液中气泡;B.鼓室剖面观示鼓室积液情况

2.音叉试验

Rinne 试验阴性。Weber 试验偏向患侧。

3.纯音听阈测试

纯音听力图一般表现为轻度的传导性聋。儿童的气导平均听阈约为 27.5 dB,Fiellau Nikolajsen(1983)统计的平均听阈为 23 dB,听敏度与年龄、病史长短无关。部分患者的听阈可无明显下降,重者听力损失可达 40 dB 左右。在病程中,听阈可以有一定的波动,这可能与中耳内积液量的变化有关。听力损失以低频为主,但因中耳传音结构及两窗阻抗的改变,高频气导及骨导听力亦可下降。有人认为,积液愈黏稠,摩擦力越大,高频听力损失越明显。由于细菌及其毒素等可能经圆窗引起耳蜗毛细胞受损,故亦可发生感音神经性聋,若这种感音神经性聋和前述传导性聋同时存在,则表现为混合性聋。

4.声导抗测试

声导抗图对本病的诊断具有重要价值。平坦型(B 型)为分泌性中耳炎的典型曲线,其诊断符合率为 88%,高负压型(C 型)示咽鼓管功能不良,鼓室负压>200 daPa,大多示鼓室内有积液。声反射均消失。由于 6 个月以内婴儿的外、中耳结构尚处于发育阶段,其机械-声学传导机制与大龄儿童有所不同,故对 6～7 个月以下婴儿做声导抗测试时,以 226 Hz 为探测音所测得的鼓室导抗图形常不能准确反映中耳的实际情况,"正常"的鼓室导抗图往往无诊断价值,应注意判别。目前有人采用高频探测音 660 Hz、678 Hz 或 1 kHz。

5.颞骨

CT 扫描可见鼓室内有密度均匀一致的阴影,乳突气房中可见液气面。此项检查不属常规检查项目。

四、诊断

根据病史及对鼓膜的仔细观察,结合 Siegle 镜下鼓膜活动受限,以及声导抗测试结果,诊断一般并不困难。必要时可于无菌条件下作诊断性鼓膜穿刺术而确诊。但若鼓室内液体甚黏稠,亦可抽吸不到液体,但此时请患者捏鼻鼓气时,常可见鼓膜穿刺所留针孔中出现黏液,或针孔外有少许黏液丝牵挂。

关于婴幼儿中耳炎(主要为分泌性中耳炎)的诊断,由于婴幼儿不会陈述相应症状,鼓气耳镜对鼓膜的观察常因耳道狭小,鼓膜厚且倾斜度大而比较困难,鼓气耳镜观察鼓膜活动度的结果在实践中常遭质疑,其准确性较大龄儿童或成人要低。加之上述鼓室导抗测试尚有探测音等问题有待探索,鼓膜穿刺术因其创伤性而不能作为常规诊断方法等原因,因此婴幼儿分泌性中耳炎的诊断目前尚存在一定困难,值得注意。

五、鉴别诊断

(一)鼻咽癌

对一侧分泌性中耳炎的成年患者(个别为双侧分泌性中耳炎),应毫无例外地做仔细的鼻腔及鼻咽部检查,包括纤维或电子鼻咽镜检,颈部触诊,血清中 EBV-VCA-IgA 测定。鼻咽部 CT 扫描,MR 成像对位于黏膜下的鼻咽癌灶有较高的诊断价值,必要时可行之。

(二)脑脊液耳漏

颞骨骨折并脑脊液耳漏而鼓膜完整者,脑脊液聚集于鼓室内,可产生类似分泌性中耳炎的临床表现。先天性颅骨或内耳畸形(如 Mondini 型)患者,可伴发脑脊液耳漏。根据头部外伤史或先天性感音神经性聋病史,鼓室液体的实验室检查结果,以及颞骨 X 线片、颞骨 CT 扫描等可资鉴别。

(三)外淋巴瘘

该病不多见。多继发于镫骨手术后,或有气压损伤史。瘘管好发于蜗窗及前庭窗,耳聋为感音神经性,可表现为突发性聋。常合并眩晕,强声刺激可引起眩晕(Tullio 现象)。

(四)胆固醇肉芽肿

该病可为分泌性中耳炎的后遗症。鼓室内有棕褐色液体聚集,液体内有时可见细微的、闪烁反光的鳞片状胆固醇结晶,鼓室及乳突气房内有暗红色或棕褐色肉芽,内含铁血黄素与胆固醇结晶溶解后形成的裂隙,伴有异物巨细胞反应。本病病史较长,鼓膜呈深蓝色,颞骨 CT 扫描可见鼓室及乳突内有软组织影,少数有骨质破坏。

(五)粘连性中耳炎

有时粘连性中耳炎可与慢性分泌性中耳炎并存。粘连性中耳炎的病程一般较长,听力损失较重,鼓膜可高低不平。

六、预后

(1)不少分泌性中耳炎有自限性,积液可经咽鼓管排出或自行吸收。

(2)病程较长而未做治疗的小儿患者,有可能影响言语发育、学习以及与他人交流的能力。

(3)顽固的慢性分泌性中耳炎,鼓膜紧张部可出现萎缩性瘢痕、钙化斑,鼓膜松弛,鼓室内出现硬化病灶。

(4)黏稠的分泌物容易发生机化,形成粘连。

(5)咽鼓管功能不良,或上鼓室长期处于负压状态者,可逐渐出现鼓膜松弛部内陷袋,部分发生胆脂瘤。

(6)并发胆固醇肉芽肿。

七、治疗

清除中耳积液,改善咽鼓管通气引流功能,以及病因治疗等综合治疗为本病的治疗原则。

(一)非手术治疗

1.抗生素或其他抗菌药物治疗

急性分泌性中耳炎可用抗菌药物进行适当的治疗,但疗程不宜过长。可供选用的药物有各类广谱青霉素,头孢菌素,大环内酯类抗生素等。择药时应注意该药对本病常见致病菌——流感嗜血杆菌、肺炎链球菌等的敏感性。

2.糖皮质激素

可用地塞米松或泼尼松等口服,做短期治疗。

3.伴有鼻塞症状时

可用盐酸羟甲唑啉等减充血剂喷(滴)鼻。

4.咽鼓管吹张

可采用捏鼻鼓气法、波氏球法或导管法做咽鼓管吹张。成人尚可经导管向咽鼓管咽口吹入泼尼松龙,隔天1次,每次每侧1 mL,共3～6次。

(二)手术治疗

由于不少分泌性中耳炎有自限性,所以对无症状、听力正常、病史不长的轻型患儿,可在专科医师的指导下密切观察,而不急于手术治疗。

(1)鼓膜穿刺术:仅用于成年人。

(2)鼓膜切开术:鼓膜切开术适用于中耳积液比较黏稠,经鼓膜穿刺术不能抽吸出积液;或反复作鼓膜穿刺,积液抽吸后迅速集聚时。

(3)置管术。

(三)病因治疗

对反复发作的分泌性中耳炎,除积极进行疾病本身的治疗外,更重要的是仔细寻找病因,并积极进行病因治疗。

1.腺样体切除术

分泌性中耳炎具有以下情况者,应做腺样体切除术。

(1)腺样体肥大,引起鼻塞、打鼾者。

(2)过去曾做过置管术的复发性中耳炎,伴腺样体炎、腺样体肥大者。

2.扁桃体切除术

儿童急性扁桃体炎反复发作;经常发生上呼吸道感染,并由此而诱发分泌性中耳炎的反复发作;或扁桃体明显肥大者,可做扁桃体切除术。

3.鼓室探查术和单纯乳突开放术

慢性分泌性中耳炎,特别在成年人,经上述各种治疗无效,又未查出明显相关疾病时,宜做颞骨CT扫描,如发现鼓室或乳突内有肉芽,或骨质病变时,应做鼓室探查术或单纯乳突开放术,彻底清除病变组织,根据不同情况作相应类型的鼓室成形术。

4.其他

积极治疗鼻腔、鼻窦或鼻咽部疾病,包括手术治疗,如鼻息肉摘除术,下鼻甲部分切除术,功能性鼻内镜手术,鼻中隔黏膜下矫正术等。

（陈　珂）

第五节　隐性中耳炎

隐性中耳炎又称潜伏性中耳炎、亚临床中耳炎或非典型中耳炎,是指鼓膜完整而中耳隐藏着明显的感染性炎性病变的中耳乳突炎。由于病变隐匿,临床常发生漏诊,甚至待引起颅内外并发症时或死后才发现。近年来,本病有增多的趋势,尤其以小儿多见,值得关注。

一、病因

(1)急性化脓性中耳炎或乳突炎治疗不当,如剂量不足、疗程过短或菌种耐药。

(2)婴幼儿急性中耳炎因主诉少、鼓膜厚,易误诊而未获合理治疗,致病变迁延。

(3)中耳炎症后期,鼓室峡或鼓窦入口因黏膜肿胀、增厚或肉芽、息肉生成而阻塞,此时虽咽鼓管功能恢复,鼓室逐渐再充气,然乳突病变尚残存,且继续发展。

二、症状及体征

(1)本病无典型症状。患者可诉耳部不适,轻微的耳痛或耳后疼痛,听力下降,或有低热、头痛等。

(2)部分患者近期(可在数月前)有过急性中耳炎、乳突炎病史。

(3)鼓膜完整,外观似正常。仔细观察时可发现松弛部充血,或鼓膜周边血管纹增多,或外耳道后上壁红肿、塌陷。

(4)乳突区皮肤无红肿,但可有轻压痛。

三、听力学检查

(一)纯音听力测试
传导性或混合性听力损失。

(二)鼓室导抗图
C 或 B 型鼓室导抗图。

四、影像学检查

颞骨 CT 扫描对诊断有重要价值。可见乳突内有软组织影,可有房隔破坏,有时可见液、气面,鼓室内亦可有软组织影。

五、诊断

(1)婴幼儿不明原因发热时,宜仔细检查耳部,必要时作颞骨高分辨率 CT 扫描。

(2)成年人耳部不适,或轻微耳痛,或不明原因的传导性听力损失,鼓膜外观虽无特殊改变,也应警惕本病而做相关检查。

六、治疗

由于本病可引起感音神经性聋、迷路炎、脑膜炎等严重的颅内外并发症,即使在药物的控制下,病变仍可向周围发展,故一旦确诊,即应行乳突开放术,彻底根除病灶。

（刘爱华）

第六节　急性乳突炎

急性乳突炎是乳突气房黏膜及其骨壁的急性化脓性炎症。常见于儿童,多由急性化脓性中耳炎加重发展而来,故亦称为急性化脓性中耳乳突炎。

一、病因及病理

急性化脓性中耳炎时,若致病菌毒力强、机体抵抗力弱,或治疗处理不当等,中耳炎症侵入乳突,鼓窦入口黏膜肿胀,乳突内脓液引流不畅,蓄积于气房,形成急性化脓性乳突炎。急性乳突炎如未被控制,炎症继续发展可穿破乳突骨壁向颅内外发展,引起颅内、外并发症。

二、临床表现

(1)急性化脓性中耳炎鼓膜穿孔后耳痛不减轻,或一度减轻后又逐日加重;耳流脓增多,引流受阻时流脓突然减少及伴同侧颞区头痛等,应考虑有本病之可能。全身症状亦明显加重,如体温正常后又有发热,重者可达 40 ℃以上。儿童常伴消化道症状,如呕吐、腹泻等。

(2)乳突部皮肤轻度肿胀,耳后沟红肿压痛,耳郭耸向前外方。鼓窦外侧壁及乳突尖有明显压痛。

(3)骨性外耳道内段后上壁红肿、塌陷(塌陷征)。鼓膜充血、松弛部膨出。一般鼓膜穿孔较小,穿孔处有脓液波动,脓量较多。

(4)乳突 X 线片早期表现为乳突气房模糊,脓腔形成后房隔不清,融合为一透亮区。CT 扫描中耳乳突腔密度增高,均匀一致。

(5)白细胞增多,中性粒细胞增加。

三、鉴别诊断

应注意和外耳道疖鉴别。后者无急性化脓性中耳炎病史,而有掏耳等外耳道外伤史,全身症状轻。外耳道疖位于外耳道口后壁时,有明显的耳郭牵拉痛。虽也可有耳后沟肿胀,但无乳突区压痛。检查鼓膜正常,可见疖肿或疖肿破溃口。亦应和耳郭或耳道先天瘘管感染相鉴别。

四、治疗

早期,全身及局部治疗同急性化脓性中耳炎。应及早应用足量抗生素类药物,改善局部引流,炎症可能得到控制而逐渐痊愈。若引流不畅,感染未能控制,或出现可疑并发症时,如耳源性面瘫、脑膜炎等,应立即行乳突切开术。

(刘英娟)

第七节　鼓　室　硬　化

鼓室硬化是指中耳经历了长期的慢性炎症后,在愈合过程中所遗留的中耳结缔组织退行性变。本病是引起传导性聋的重要原因之一。其主要的病理变化为中耳黏膜下层及鼓膜固有层中出现透明变性和钙质沉着。

本病由 Von Triltsch 1877 年首先描述,1955 年 Zoell ner 提议,将这种病变列为一种单独的疾病,并详细描写了其临床症状,命名为 tympanosclerosis。我国过去的各种专业书刊中均称此病为"鼓室硬化症",按全国自然科学名词审定委员会公布的医学名词统称为"鼓室硬化"。

随着鼓室成形术的广泛开展和手术显微镜的普遍应用,本病逐渐被耳科医师所认识,并受到重视。儿童及成人均可发病,但 10～30 岁发病率较高。女性较男性患病者稍多。

一、病因与病理

一般认为,鼓室硬化是中耳长期慢性炎症(包括化脓性和非化脓性炎症)或急性感染反复发作的结果。有学者在为 1 495 例慢性中耳炎及其后遗症所做的手术中发现,其中的 20% 具有鼓室硬化病变。反复发作的急性中耳炎容易发生本病。

鼓室硬化在组织学上表现为中耳黏膜上皮下结缔组织内和鼓膜固有层(包括黏膜下结缔组织层,上皮下结缔组织层,外放射状胶原纤维层和内环状胶原纤维层)中结缔组织的透明变性,或称玻璃样变性;多数伴有钙沉着,少数可发生新骨形成。本病的发病机制不明。结缔组织退行性变可能因炎症或细菌感染所致,单纯的咽鼓管阻塞很少会引起硬化病变。包括医源性在内的外伤所引起的自身免疫性损害可能亦有一定关系。中耳结缔组织因上述原因受破坏后,胶原纤维发生退行性变,增厚的胶原纤维融合,细胞成分和毛细血管消失,形成均匀一致的如葱头皮样结构的白色斑块-硬化病灶。同时,散布于细胞之间和细胞内的钙质和磷酸盐结晶沉着于组织内。中耳黏膜下方的骨质一般正常,但亦可因血供不良而发生坏死,仅保存其外面的构架。如感染复发,硬化的斑块可从黏膜下脱出,游离于鼓室内。

病变不仅侵犯中耳黏膜及鼓膜,位于鼓室内的韧带、肌腱亦可硬化、骨化,如前庭窗的环状韧带、附着于听骨的韧带、镫骨肌肌腱等。听骨链可被硬化病灶包绕,甚至包埋。病变一般多见于上鼓室,前庭窗区和听骨周围。较少侵及下鼓室、蜗窗及咽鼓管鼓口,该处仅当病变甚为广泛时方始受累。由于硬化组织多围绕听骨链,堵塞前庭窗或致听骨肌肌腱硬化,少数尚可因血运障碍而致听骨链中断,故可严重影响中耳传音结构,而鼓膜上的小硬化斑对听力的影响一般不甚明显。

Harris(1961)将本病病变分为两种类型。

(1)病变只在黏膜或黏骨膜内进行,黏膜的上皮层、骨膜和骨组织未遭破坏,称硬化性黏膜炎或硬化性黏骨膜炎。这种硬化组织容易被剥除,而遗留完整的骨膜或骨面。此型较多见。

(2)病变不仅侵犯黏骨膜,而且骨质表层亦受侵,称为破骨性黏骨膜炎。此种硬化组织较难剥除,易损伤周围组织,故须特别细致。此型少见。

Gibb(1974)按鼓膜是否完整,将本病分为开放型和闭合型两种。白秦生将本病分为锤砧固定型,单纯镫骨固定型和混合固定型 3 种。方跃云等(1990)则分为上鼓室型、前庭窗型和全鼓室型 3 种类型。

二、症状

(1)进行性听力减退:双侧发病者较多。病史大多较长,达数年、十余年或数十年不等,但个别亦仅有半年或 1 年余者。

(2)耳鸣:一般不重。

(3)有些患者可无明显症状,仅在手术中发现。

三、检查

(一)鼓膜象

鼓膜大多有中央性穿孔,大小不等;鼓室内一般均干燥。少数有边缘性穿孔,有脓、肉芽或胆脂瘤。有些鼓膜则完整无缺。在完整的或残留的鼓膜上,可见程度不等的混浊、增厚,或有萎缩性瘢痕,并有大小不等、形状不一的钙斑。

(二)听力检查

纯音听力曲线呈传导性或混合性耳聋,语频区气导损失为 35～65 dB,气、骨导差距较大,多在 35～55 dB。影响听力的鼓膜钙斑可使鼓膜或听骨链同时也变得僵硬,故低频听力首先下降,另一方面,硬化组织又可使中耳质量增加,致使高频听力亦受损,故气导听力曲线多呈平坦型。鼓膜上的萎缩性瘢痕虽可降低质量,减少鼓膜的有效振动面积,但其影响范围极小,不损害对蜗窗的保护功能。鼓膜穿孔贴补试验示听力无提高。

声导抗测试:鼓膜完整者可做声导抗测试,声导抗图为 B 型或 As 型;声反射消失。

(三)咽鼓管功能试验

咽鼓管通气功能大多良好。

(四)颞骨 CT 扫描

乳突多为板障型或硬化型。鼓室及听骨周围可见斑块状阴影,硬化组织可延及鼓窦入口和鼓窦,骨质无破坏。

四、诊断及鉴别诊断

遇有下列情况者,应疑及本病。

(1)缓慢进行性传导性或混合性耳聋。

(2)过去有耳内慢性流脓史,或反复发作的急性中耳炎病史;或有慢性分泌性中耳炎病史,曾接受或未曾接受过置管术。

(3)鼓膜完整或有干性穿孔;鼓膜混浊、增厚,有钙斑或萎缩性瘢痕。

(4)气导听力损失程度与穿孔大小不一致。

(5)穿孔贴补试验阴性。

颞骨 CT 扫描可协助诊断。而本病的确诊则有待于手术探查及病检结果。

本病须与耳硬化症、粘连性中耳炎鉴别。

五、治疗

(一)手术治疗

手术是目前主要的治疗措施。凡疑及本病者，可作鼓室探查术。手术的目的是清除影响听力的硬化组织，恢复或重建传音结构，以增进听力。

手术方法：一般采用局部麻醉。取 Shambaugh 切口，暴露中、下鼓室，必要时磨（凿）去上鼓室外侧骨壁，暴露上鼓室。在手术显微镜下探查全部鼓室、两窗和听骨链。

1.对硬化组织的处理

手术显微镜下，硬化灶为隆起的致密斑块，灰白色，表面光滑，有光泽，触之如软骨。斑块有如葱头，用直角针或微型剥离器可一层一层地将其剥离，不易出血。硬化组织剥去后，大多可露出光滑的骨面；有时深层可见骨化组织或钙化斑。

在剥离硬化组织时注意：①剥离时动作宜轻巧，忌施暴力。特别是在清理听骨链周围的病变时，须避免由于手术操作而引起的内耳损伤。②对传音结构无明显影响的硬化组织可加以保留，以免创面过大，导致粘连。

2.听骨链重建

硬化组织清除后，可根据听骨链的存留情况及其活动度，按鼓室成形术的基本原则进行处理。听骨链完整，且活动度基本正常者，仅作Ⅰ型鼓室成形术。锤砧关节固定，而镫骨活动正常者，可在关节松动后，于锤、砧骨间放置硅橡胶薄膜或 Teflon 薄片隔离之。关节虽已松动，然锤骨前韧带硬化或骨化，锤骨头仍固定者，可在游离并取出砧骨后，剪断锤骨颈，取出锤骨头，用自体或异体砧骨或人工陶瓷赝复物桥接镫骨头和锤骨柄。砧镫关节断离，而锤骨正常者，亦可作锤镫骨桥接。听骨链重建中的关键步骤应属对镫骨的处理。对引起镫骨固定的、足板周围的硬化组织，须特别小心谨慎地加以剔除。硬化组织清除后，镫骨活动恢复正常者，作Ⅰ型鼓室成形术。镫骨仍固定者，如鼓膜同时存在穿孔，须先作鼓膜成形术，待次期作镫骨手术。次期手术一般于6个月以后施行，对固定的镫骨作足板切除或开窗术；足板太厚者，作足板钻孔术。并根据砧骨和锤骨的情况，以自体或异体材料重建听骨链。如镫骨周围存在广泛的硬化组织，清理十分困难；或足板过厚，勉强钻孔可能损伤内耳；或全鼓室受硬化组织广泛侵犯，暴露听骨链困难时，宜作半规管开窗术。

3.对鼓膜中硬化灶的处理

无论鼓膜完整与否，对鼓膜中的硬化斑一般可不予处理。位于鼓环或锤骨柄周围而影响鼓膜活动的硬化斑，可切除相应部位的鼓膜表皮层，然后取出之。

(二)佩戴助听器

因各种原因而不能手术者，可佩戴助听器。

（刘英娟）

第九章

内耳疾病

第一节 先天性聋

先天性聋是出生时就已存在的听力障碍。

一、临床分类

(一)按有无畸形分类

1.伴先天性耳畸形的先天性聋

（1）先天性外耳道闭锁：第一鳃沟发育障碍所致，常伴先天性耳郭畸形及中耳畸形，可因家族遗传或母体妊娠时感染及用药不当导致。

（2）先天性中耳畸形：包括咽鼓管、鼓室、乳突气房系统及面神经之鼓室部的畸形，可单独发生，亦可合并出现。常导致传音功能的异常。

（3）先天性内耳畸形：通常由于遗传因素，母体孕期感染风疹、麻疹、腮腺炎及服用致畸药物或接受射线等引起。根据部位可分为耳蜗畸形、前庭与半规管畸形、内耳道畸形、前庭导水管异常。

2.耳部结构正常的先天性聋

通常为由遗传因素或母体妊娠时使用耳毒性药物、外伤甚至感染等导致的感音神经性聋。

(二)按病因分类

1.遗传性聋

指由基因或染色体异常所致的耳聋，可能是来自父母一方或双方，也可能是新发突变，常有家族史，约占耳聋的50%。按遗传方式可分为常染色体隐性遗传、常染色体显性遗传、伴性染色体遗传和母系遗传(伴线粒体遗传)。临床可仅表现为听觉系统异常，不伴有其他器官和系统的病变。也可表现为伴有其他器官或系统的异常，如皮肤异常角化、色素异常缺失或过度沉着；眼视网膜的色素沉着、高度近视、斜视、夜盲等；发育畸形，如颅面部畸形，脊柱、四肢、手指、足趾的异常；甚至可能有心脏异常、泌尿系统异常或甲状腺异常肿大等。

2.非遗传性聋

妊娠早期母亲患风疹、腮腺炎、流感等病毒感染性疾病，或梅毒、糖尿病、肾炎、败血症、克汀病等全身疾病,或大量应用耳毒性药物均可使胎儿致聋。母子血液 Rh 因子不合,分娩时产程过长、难产、产伤致胎儿缺氧窒息也可致聋。母体内分泌障碍(如呆小病)也会引起胎儿先天性中耳组织黏液水肿和听骨链畸形。

二、诊断要点

(一)全面的病史收集

通过专科检查明确患儿有无耳郭及外耳道畸形,仔细询问家族中至少三代人的耳聋病史,以及是否近亲结婚等。明确妊娠早期母亲是否患风疹、腮腺炎、流感等病毒感染性疾病,或梅毒、糖尿病、肾炎、败血症、克汀病等全身疾病,或大量应用耳毒性药物史,或分娩时产程过长、难产、产伤致胎儿缺氧窒息等致聋因素存在。

(二)听力学评价

主要是进行新生儿听力筛查,筛查主要有新生儿听力普遍筛查(UNHS)和目标人群筛查(TS)两种策略。我国在现阶段推荐的策略首先是普遍筛查;在尚不具备普遍筛查条件的单位,也可采用目标人群筛查,将具有听力损伤高危因素的新生儿及时转到有条件的单位筛查。

1.普遍筛查策略

(1)普遍筛查:产房和新生儿重症监护室的所有新生儿都应在出院前接受使用生理学测试方法的听力筛查。对未通过出院前"初筛"者,应在出生后 42 d 内(新生儿重症监护室的婴幼儿可酌情稍延)进行"复筛"。

(2)3 个月内接受诊断:对所有未通过"复筛"的婴幼儿,应在 3 个月内开始相应的医学和听力学评价,争取尽早明确诊断。

(3)6 个月内接受干预:凡符合针对性听损失诊断的婴儿,应在 6 月龄内接受多项跨学科的干预服务。干预应建立在家庭经济能力,家长知情选择,文化、传统和信仰的基础上。一个具有家庭特色的聋儿康复计划应在接受转诊后的 45 d 内启动。助听器应在确诊为针对性听损失后 1 个月内选配和使用。对佩戴助听器的婴幼儿应连续进行听力学监测,其间隔以不超过 3 个月较好。对接受早期干预的听力损失婴幼儿,应每 6 个月进行交往能力的评估。家长和康复工作者至少每 6 个月检查一次康复计划。

(4)跟踪和随访:凡以通过筛查,但具有听力损失和(或)言语发育迟缓高危因素的婴幼儿,都要接受医学、听力学和交往技能的跟踪和随访。另外,具有迟发性、进行性或波动性听损伤相关指标的婴幼儿,以及听神经和(或)脑干传导障碍[如听神经病(AN)]的婴幼儿亦应跟踪和随访。

2.目标人群筛查策略

结合我国目前的情况,在尚不具备普遍筛查条件的单位(如在比较偏远和贫困的地区),仍可采用日标人群筛查策略,将具有下列听力损害高危因素之一的新生儿及时转到上级单位筛查。这些高危因素是:①耳聋家族史;②宫内感染(如巨细胞病毒、风疹、弓形虫、梅毒等);③细菌性脑膜炎;④颅面部畸形(包括耳郭和外耳道畸形等);⑤极低体重儿(1 500 g);⑥高胆红素血症(达到换血标准);⑦机械通气 5 d 以上;⑧母亲孕期使用过耳毒性药物;⑨apgar 评分 1 min 0～4 分或 5 min 0～6 分;⑩有与感音神经性聋或传导性聋相关的综合征临床表现者;⑪长期住在监护病房;⑫呼吸窘迫综合征;⑬晶状体后纤维组织形成;⑭窒息;⑮胎粪吸入;⑯神经变性疾病;⑰染色体异常;⑱母亲滥用药物和乙醇;⑲母亲糖尿病;⑳母亲多次生育;㉑缺乏出生前监护。

3.听力筛查模式

根据我国当前的国情,以医院为基础,采用耳声发射筛查(OAE)、自动听性脑干反应(AABR)和行为观察法相结合的一种筛查模式。

OAE可反映耳蜗(外毛细胞)的功能状态。OAE筛查"通过",表示外周听力在刺激频率范围内正常。但OAE受到外耳道和中耳的影响较大,可出现假阳性。此外,在有些情况下(如听神经病等),耳蜗(外毛细胞)可正常,而内毛细胞和(或)蜗后异常,则不能为OAE查出,造成假阴性。

AABR测试,反映了耳蜗、听神经和脑干听觉通路的功能,较OAE有信息范围广和可以量化听力损失的优点,受外耳道和中耳的影响较小,在排除了中耳和耳蜗(外毛细胞)病变后,对诊断听神经病和神经传导障碍特别有意义。所以,是OAE筛查很好的补充。同样,当作AABR遇到"不通过"的病例时,也需要用OAE来评估耳蜗(外毛细胞)的功能,以区别蜗性(外毛细胞)听力损失或听神经传导障碍(听神经病等)。因此,OAE和AABR是一对听力筛查的好伙伴,两者结合,是现行筛查技术的最佳选择。鉴于绝大多数新生儿的听力损失是蜗性的,所以,在普通产科病房里首先用OAE筛查,对"不通过"的新生儿在29 d或42 d用OAE复筛,以减少新生儿期由外耳道和中耳影响造成的假阳性。对不通过的新生儿,在29 d或42 d用AABR和OAE联合复筛。

(三)影像学检查

目前普遍采用高分辨率颞骨薄层CT和MRI影像学的方法,高分辨率颞骨CT可了解内耳骨性结构,评估骨性解剖异常或畸形导致的听力障碍。MRI检查可以反映听神经的发育情况,能发现CT易漏诊的耳蜗前庭神经异常。

(四)基因诊断

目前发现的遗传性聋致病基因近百个,可通过基因诊断描述耳聋家族各成员致病基因的携带情况,为临床咨询和产前诊断防止聋儿再出生提供准确的诊断依据。

三、治疗要点

(一)药物治疗

对于听力稳定的先天性聋目前尚无有效的药物治疗方法,先天性聋患者如果出现波动性、进行性的听力下降应尽早联合使用扩张内耳血管、营养神经的药物及糖皮质激素类药物,尽量保存残留听力。

(二)佩戴助听器

助听器验配一般需经过耳科医师或听力学专家详细检查后才能正确选用。一般而言,中度听力损失者使用助听器后获益最大,单侧耳聋一般不需要配用助听器。

(三)外科治疗

外耳道及中耳畸形一般为传导性听力障碍,以手术治疗为主,通过手术可建立正常的传音结构或安装助听器达到提高听力的要求。对于重度和极重度感音神经性聋患儿,经助听器训练不能获得应用听力者应视人工耳蜗植入治疗为首选。患有内耳畸形的患者需由专科医师评估能否置入人工耳蜗。

(四)听觉和言语训练

听觉训练是借助助听器或植入人工耳蜗后获得的听力,通过长期有计划的声响和言语刺激,逐步培养其聆听习惯,提高听觉察觉、听觉注意、听觉定位及识别、记忆等方面的能力。言语训练是依据听觉、视觉和触觉等互补功能,借助适当的仪器,以科学的教学法训练聋儿发声,读唇,进而理解并积累词汇,掌握语法规则,准确表达思想感情。通过听觉与言语训练,使残余听功能或人工听功能充分发挥作用,达到正常或接近正常的社会交流目的。

四、预后及预防

先天性聋治疗预后虽然不太理想,但注重防治一些致聋因素是可以减少发生的。

(1)广泛宣传杜绝近亲结婚,开展聋病婚前咨询,强化优生优育。

(2)孕期中应广泛进行卫生保健知识宣教,积极预防传染病和其他疾病,加强围生期管理。严格掌握耳毒药物的适应证和用药剂量。有计划地消灭引起先天性聋的流行病,如呆小症、梅毒和助产外伤等。

(3)大力推广新生儿听力筛查,早期发现婴幼儿耳聋,及早利用残余听力或通过助听设备进行言语训练,使患儿获得言语功能。做到聋而不哑,利于患儿今后的生活自理,提高生命质量。

(刘德刚)

第二节 中毒性聋

中毒性聋是某些药物对听觉感受器或听觉神经通路有毒性作用或者接触某些生物、化学物质引起内耳发生中毒性损害,造成听力损失和前庭功能障碍。中毒性聋是耳聋的主要病因之一,婴幼儿时期发生中毒性聋不易发觉,往往造成严重的听力损伤,影响言语功能的发育。

一、耳毒性药物或化学品种类

(一)抗生素

以氨基糖苷类抗生素为主,造成听力损失的发生率较高,包括链霉素、庆大霉素、妥布霉素、卡那霉素、阿米卡星等,万古霉素、多黏菌素 B 等亦有耳毒性。

(二)袢利尿药

如依他尼酸、呋塞米等。

(三)抗疟疾药

如奎宁、氯奎等。

(四)抗肿瘤药

如顺铂、卡铂、长春新碱等。

(五)水杨酸类药物

如长期应用大剂量阿司匹林。

(六)局部麻醉药

如利多卡因、丁卡因等。

(七)重金属

如汞、铅等。

（八）吸入有害气体

如一氧化碳、硫化氢、三氯乙烷、四氯化碳等。

（九）其他

如乙醇、甲醇、抗惊厥药、β受体阻滞药等。

二、诊断要点

主要依据明确的耳毒性药物用药史，注意询问所用药的品种、剂量及给药途径。对于儿童患者接诊时需详细询问家长，特别要关注患儿母亲有无家族性耳聋史。听力学检查可发现早期中毒性聋，还可明确耳聋程度。

（一）症状与体征

1.听力损失

多于用药 1～2 周后出现症状，最长可达 1 年左右。双耳听力损失对称，由高频开始，早期听力曲线为下降型，之后为平坦型，程度逐渐加重，半年左右停止进展。个别患者听力急剧下降，就诊时表现为全聋。

2.耳鸣

常为最早出现症状，耳鸣声通常以高频音调常见，如出现蝉鸣声。

3.可有前庭功能下降、眩晕、步态不稳。

（二）特殊检查

（1）纯音测听检查结果为感音神经性聋，平均用药后 1 个月出现 4 000 Hz 以上高频区听力下降，后进展为中频及低频区听力下降。

（2）畸变产物耳声发射（DPOAE）可发现早期内耳损害：中毒性聋的患者 DPOAE 幅值降低或无法引出，可在临床症状出现前提示毛细胞的损伤。

（3）前庭功能检查中温度试验可表现为正常或低下，双耳可不对称。

（4）对氨基糖苷类抗生素耳毒性异常敏感的患者应进行线粒体 DNA 12S rRNA *A1555G* 和 *C1494T* 的易感基因突变检测。

三、鉴别诊断

排除其他耳聋，如先天性聋、感染性聋、老年性聋、突发性聋、耳硬化症、听神经病等。

四、治疗要点

对于中毒性聋患者需尽早诊断、尽早治疗，治疗周期 1～2 个月，一般观察随访半年以上，直至听力稳定为止。治疗原则包括以下 3 项。

（1）病情允许的情况下立即停用耳毒性药物。

（2）促进耳毒性药物从内耳排出，应用营养神经及毛细胞的药物。早期时可应用改善微循环药物如银杏叶提取物，以及维生素、辅酶 A、ATP 及糖皮质激素类药物等。

（3）对于听力损失重、药物治疗后听力无改善或改善不满意的患者可选配助听器或行人工耳蜗植入术。

五、预后及预防

（1）中毒性聋防重于治，医师需严格掌握耳毒性药物的适应证，使用时采用最小有效剂量。

对于有中毒性聋家族史的患者用药时要更谨慎。临床必需应用氨基糖苷类抗生素者,如有条件可在应用前进行易感基因突变检测,避免误用。

(2)对使用耳毒性药物的患者定期检测听力,用药同时加用保护内耳和神经药物,如维生素 A、维生素 B_{12} 等。

(3)对肝肾功能不全、糖尿病或已存在感音神经性聋的患者尽量不应用耳毒性药物。对处于噪声、高温等不良工作环境人员、婴幼儿、6 岁以下儿童、孕妇以及老年人等用药时需谨慎。

(刘德刚)

第三节　感染性聋

感染性聋为致病微生物,如病毒、细菌、真菌、螺旋体、衣原体、支原体、立克次体、原虫等,直接或间接引起内耳损伤,导致双耳或单耳不同程度的感音神经性聋,可伴有不同程度前庭功能障碍。现此类耳聋发生率已有明显降低,但耳聋一旦发生,极难康复,是防聋治聋的一个重要课题。

按发病时间可分为先天性与后天性感染性聋。先天性如风疹、先天梅毒等;后天性如流行性脑脊髓膜炎、流行性腮腺炎、伤寒、疟疾等。按病原微生物种类可分为细菌性、病毒性及其他特殊病原体(真菌、螺旋体、衣原体、支原体、立克次体、原虫等)感染。本节按病原微生物分述如下。

一、细菌性脑膜炎

(一)致病微生物
多为脑膜炎双球菌、流感嗜血杆菌、肺炎链球菌、结核杆菌等。

(二)临床特点
听力下降多发生于疾病早期,多为双耳受累,单侧者少见,耳聋程度一般较重,甚至全聋,可波及所有频率,常伴有耳鸣,也可出现眩晕、平衡失调等前庭症状。听力可好转也可加重,最后听力水平稳定需在脑膜炎治愈后 1 年左右才能判定。

(三)防治要点
针对病因选择敏感抗生素是治疗的关键,耳聋一旦发生,康复十分困难,应以预防为主,普及疫苗。

二、流行性腮腺炎

(一)致病微生物
为腮腺炎病毒经呼吸道传染所致。

(二)临床特点
耳聋进展快,常突然发生,以单侧多见,听力损失多为重度、极重度,高频区听力下降明显,亦可为全聋;累及前庭时可出现眩晕。耳聋可发生于腮腺炎早期、中期或晚期,既可与腮腺炎全身症状同时出现,亦可发生于腮腺炎全身症状出现之前或症状减轻之后;无明显症状的"亚临床型",可表现为突然出现的感音神经性聋。

(三)防治要点

腮腺炎病毒具有强嗜神经性,易造成不可逆的病理变化,对于已发生听力损失者目前无特效治疗,早期注射腮腺炎疫苗是最有效的预防方法。

三、风疹

(一)致病微生物

为风疹病毒经感染所致,为最常见的妊娠期致聋原因,经胎盘侵犯胎儿内耳的内淋巴系统。

(二)临床特点

表现为双耳重度感音神经性聋,听力曲线多为平坦型,或中频损伤更重,言语识别率下降;部分患儿言语识别率下降,但纯音听阈可基本正常,提示蜗后病变;部分病例可有内耳畸形,同时伴有其他如眼、心脏、头颅发育畸形及痴呆等表现。

(三)防治要点

对于已发生听力损失者目前无特效治疗,以预防孕期感染为主,若有病史,加强围生期检查,及早发现畸形胎儿,以减少残疾儿出生率。

四、麻疹

(一)致病微生物

为麻疹病毒经呼吸道感染所致,如妊娠期感染可经胎盘侵犯胎儿听觉系统。

(二)临床特点

常合并化脓性中耳炎,但化脓性中耳炎并非导致感音神经性聋的主要原因。耳聋多为双侧,亦可单耳受累。耳聋可在出疹前突然发生,轻重程度可不一致,轻者表现为高频听力下降,重者可为全频下降,严重影响平时交流;少数患者可伴有眩晕等前庭症状。

(三)防治要点

对于已发生听力损失者目前无特效治疗,以预防为主。发生麻疹后,要注意防止和及时处理中耳炎,行抗感染治疗和保持分泌物引流通畅。避免并发迷路炎。

五、水痘和带状疱疹

(一)致病微生物

水痘和带状疱疹是由同一 DNA 病毒即水痘-带状疱疹病毒引起的两种不同临床表现的疾病。儿童初次感染引起水痘,少数患者在成人后再发而引起带状疱疹。

(二)临床特点

耳聋常发生于水痘或耳部疱疹出现以后,多为同侧,程度不等,常伴有耳鸣,亦可出现眩晕、恶心、呕吐等前庭症状,听力一般可恢复,少数可出现不可逆的感音神经性聋。

(三)防治要点

早期应用类固醇激素及抗病毒药预后较好。预防可接种水痘减毒活疫苗,必要时可注射水痘-带状疱疹免疫球蛋白,可减低发病率,减轻病情。

六、梅毒

(一)致病微生物

为梅毒螺旋体所致性传播疾病,母体感染后可经胎盘垂直传播引起胎儿先天性梅毒。

(二)临床特点

先天性梅毒所致耳聋可见于任何年龄,以青少年多见。其耳聋程度与发病年龄有关,发病早者常为双侧突发性听力下降,程度一般较重,常伴有前庭症状,年龄较小发病者常有听力言语障碍;较晚发病者,耳聋可为突发或呈波动性或进行性加重,可伴有发作性耳鸣和眩晕,早期听力损失主要在低频区,晚期呈平坦型,言语识别率下降,前庭功能低下,需与梅尼埃病鉴别。

后天性梅毒二期和三期所致耳聋一般仅侵犯一侧,轻重程度不等,因其可同时侵犯耳郭、中耳、乳突和岩骨,耳聋可表现为感音神经性或混合性聋。血清学检查可协助诊断。

(三)防治要点

梅毒螺旋体对青霉素敏感,需要按梅毒规范治疗,病程第 1 周可同时使用较大剂量口服激素,如听力损失再发,可使用小剂量维持。

七、伤寒

(一)致病微生物

为伤寒杆菌感染所致,经消化道传播。

(二)临床特点

耳聋常发生于病程第 2、3 周,缓起或突发,可侵犯前庭,部分为可逆性,但亦有不能恢复或继续加重以致全聋者。

(三)防治要点

针对原发病选择敏感抗生素治疗,同时对症支持治疗帮助清除毒素及保护神经组织。

八、疟疾

(一)致病微生物

为疟原虫感染所致,由按蚊或输入含疟原虫滋养体的血液传播。

(二)临床特点

疟疾所致耳聋为双侧性,病情发作期加重,间歇期缓解,治愈后多能恢复,少数遗留高频听力下降,一般不发生全聋。

(三)防治要点

针对原发病选择敏感抗疟药,需注意奎宁具有明显耳毒性,青蒿素耳毒性较轻。

九、其他

其他如乙型溶血性链球菌、白喉杆菌、布鲁杆菌、支原体、衣原体、立克次体等均可侵犯内耳或听神经造成听力下降,但多数为轻中度损伤,只要采取适当的治疗或对症处理,在疾病治愈后,听力可获得不同程度或完全恢复。

(刘德刚)

第四节 老年性聋

老年性聋是听觉系统退行性变而引起的耳聋或者是指在老年人中出现的非其他原因引起的耳聋,是人体衰老过程中出现的听觉系统的功能障碍。

一、临床分类

(一)病因分类

自然衰老、遗传因素和外界环境的影响。

1.自然衰老

中枢和外周听觉系统的组织、细胞随着机体的老化出现衰老,影响了细胞的正常功能。

2.遗传因素与基因突变

老年性聋的发病年龄及发展速度与遗传因素有关。据估计,40%～50%的老年性聋与遗传有关。近年来的研究发现,人类 $mtDNA4977$ 缺失突变,大鼠 $mtDNA4834$ 缺失突变与老年性聋的发生有关。

3.外界环境的影响

噪声、耳毒性药物或化学试剂、乙醇、血管病变及感染等外在环境因素对老年性聋的发生具有不同程度的影响。近年来研究发现,长期高脂饮食可导致大鼠听功能的损害,并且加重 D-半乳糖诱导的老化大鼠内耳氧化性应激、线粒体损伤和凋亡。

(二)病理分型

感音性老年性聋、神经性老年性聋、血管性老年性聋、耳蜗传导性老年性聋、混合型老年性聋、中间型老年性聋。

1.感音性老年性聋

以内、外毛细胞和与其相联系的神经纤维萎缩、消失为主要特点。纯音听阈主要表现为高频陡降型,早期低频听力正常。

2.神经性老年性聋

耳蜗螺旋神经节细胞和神经纤维退行性变。临床表现为在纯音听阈的所有频率均出现提高的基础上,高频听力受损较重,言语识别能力下降,且与纯音听阈变化程度不一致。

3.血管性老年性聋

又称代谢性老年性聋。耳蜗血管纹萎缩。纯音听阈曲线呈平坦型,言语识别率可正常。

4.耳蜗传导性老年性聋

又称机械性老年性聋。耳蜗基底膜增厚、透明变性、弹性纤维减少。纯音听阈为高频听力下降为主的缓降型。

5.混合型老年性聋

累及上述4种经典分型的2个以上病理改变为特征。

6.中间型老年性聋

缺乏光镜下的病理改变但存在耳蜗亚显微结构改变。

二、诊断要点

(一)症状与体征

1.听力下降

不明原因的且进行性加重的双侧感音神经性聋,但进展速度缓慢。听力损失多以高频听力下降为主,言语识别能力明显降低。

2.耳鸣

多伴有不同程度的耳鸣。耳鸣多为高调性,如蝉鸣、哨声、汽笛声等,也可为多种声音混合或搏动性耳鸣。早期为间歇性,以后逐渐加重,后期为持续性耳鸣。

3.其他症状

由于听力下降及言语识别能力的降低,可导致患者出现孤独、抑郁、反应迟钝等精神症状。

4.鼓膜查体

无特征性改变,可有鼓膜浑浊、钙化斑、萎缩性瘢痕以及鼓膜内陷等改变。

(二)特殊检查

1.纯音听阈

以感音神经性聋为主,部分可伴有传导性聋。纯音听阈常见陡降型、缓降型、平坦型,也可见盆型、马鞍形、轻度上升型等。

2.言语测试

多有言语识别率降低,且与纯音听力下降的程度不一致。

3.阈上功能试验

重振试验可阳性,短增量敏感指数试验可正常或轻度增高。

4.扩展高频测听

可发现听觉老化的早期改变。

5.耳声发射

可早期发现老化过程中耳蜗的损伤,有助于鉴别耳蜗性和蜗后性老年性聋。

6.DPOAEs

测试外毛细胞功能,联合 ABR 测试了解内毛细胞和听神经功能。

7.中枢听觉功能测试

如双耳聆听测试和 ABR 测试。

三、鉴别诊断

排除其他疾病,如药物中毒性聋、噪声性听力损伤、梅尼埃病、耳硬化症、鼓室硬化、中耳粘连、听神经瘤、高脂血症、糖尿病以及自身免疫性感音神经性聋、遗传性进行性感音神经性聋等。

四、治疗要点

(一)药物治疗

衰老是一种自然规律,目前尚无有效的药物可以逆转这一过程。可给予营养神经和改善微循环的药物试图延缓衰老。

(二)佩戴助听器

建议早期佩戴助听器。老年人的言语识别能力差可能与中枢听觉系统功能障碍以及患者的认知能力下降相关,因此,早期佩戴助听器可尽早保护患者的言语识别功能。此外,应告知患者家属,与患者交流时言语应尽量缓慢而清晰,必要时可借助于面部表情和手势,帮助患者了解语意。可考虑人工耳蜗植入术、骨锚助听器、听觉辅助技术等。

五、预后及预防

(1)延缓听觉系统的退行性变,如注意饮食卫生,减少脂类食物,戒除烟酒,降低血脂,防治心血管疾病。

(2)避免长时间接触噪声。

(3)避免应用耳毒性药物。

(4)注意劳逸结合,保持心情舒畅;适当的体育锻炼。

(5)改善脑部及内耳的血液循环等。

(刘德刚)

第五节　特发性突聋

突然发生的听力损失称为突聋,这种耳聋大多为感音神经性。许多疾病都可以引起突聋。特发性突聋则是指突然发生的、原因不明的感音神经性听力损失,患者的听力一般在数分钟或数小时内下降至最低点,少数患者可在 3 d 以内;可同时或先后伴有耳鸣及眩晕;除第Ⅷ对脑神经外,无其他脑神经症状。目前,临床上多将这种特发性突聋称为“突发性聋”。由迷路(内耳)窗膜破裂引起的突聋已作为一个单独的疾病,不再包括在“突发性聋”之内。

一、病因

病因未明,主要的学说有如下 2 种。

(一)病毒感染学说

据临床观察,不少患者在发病前曾有感冒史;不少有关病毒的血清学检查报道和病毒分离结果也支持这一学说。据认为,许多病毒都可能与本病有关,如腮腺炎病毒、巨细胞病毒、疱疹病毒、水痘-带状疱疹病毒、流感病毒、副流感病毒、鼻病毒、腺病毒Ⅲ型、EB病毒、柯萨奇病毒等。

(二)内耳供血障碍学说

内耳的血液供应来自迷路动脉。迷路动脉从椎-基底动脉的分支——小脑下后动脉或小脑下前动脉或直接从基底动脉分出。迷路动脉虽然可以通过鼓岬和骨半规管上的裂隙与颈内、颈外动脉的分支相交通,但是这些吻合支均甚纤细,所以迷路动脉基本上是供应内耳血液的唯一动脉。加之椎-基底动脉-迷路动脉系统常常出现解剖变异,这就更增加了内耳供血系统的脆弱性。内耳微循环的调控机制目前尚未完全阐明,现已知,它除受自主神经系统及局部调控机制的影响外,也受血压和血流动力学的影响。不少学者证实,来自颈神经节和胸神经节的交感神经节后纤维沿血管(颈内动脉、颈外动脉和椎-基底动脉)周围神经丛,并沿鼓丛神经、第Ⅶ、Ⅷ、Ⅹ对脑神经耳支的周围行走,进入耳蜗后,循螺旋蜗轴动脉及其分支伸抵放射状动脉的起始段。而螺旋韧带、血管纹、螺旋缘及基底膜处的小血管则无肾上腺素能神经支配。内耳供血障碍学说认为,特发性突聋可因血栓或栓塞形成、出血、血管痉挛等引起。

临床上不少患者用血管扩张剂或抗凝剂或溶栓剂治疗后,病情得到缓解,也可作为这一学说的旁证。再者,病毒感染也可通过影响局部的微循环而损害内耳:如病毒与红细胞接触引起血球黏集;内耳的血管内膜因感染而发生水肿,造成管腔狭窄或闭塞;病毒感染使血液处于高凝血状态,容易形成血栓等。此外,血压过低也是导致内耳供血不足的原因之一。动物实验也证明,主动脉的血压和耳蜗的 O_2 分压之间有密切关系。

二、症状

本病多见于中年人,男女两性的发病率无明显差异。病前大多无明显的全身不适感,但多数患者有过度劳累、精神抑郁、焦虑状态、情绪激动、受凉或感冒史。患者一般均能回忆发病的准确时间(某月某日某时)、地点,及当时从事的活动,约 1/3 患者在清晨起床后发病。

(一)听力下降

可为首发症状。听力一般在数分钟或数小时内下降至最低点,少数患者听力下降较为缓慢,在 3 d 以内方达到最低点。听力损失为感音神经性。轻者在相邻的 3 个频率内听力下降达 30 dB 以上;而多数则为中度或重度耳聋。如眩晕为首发症状,患者由于严重的眩晕和耳鸣,耳聋可被忽视,待眩晕减轻后,方始发现患耳已聋。

(二)耳鸣

可为始发症状。患者突然发生一侧耳鸣,音调很高,同时或相继出现听力迅速下降。经治疗后,多数患者听力虽可提高,但耳鸣可长期不消失。

(三)眩晕

约半数患者在听力下降前或听力下降发生后出现眩晕。这种眩晕多为旋转性眩晕,少数为颠簸、不稳感,大多伴有恶心、呕吐、出冷汗、卧床不起。以眩晕为首发症状者,常于夜间睡眠之中突然发生。与梅尼埃病不同,本病无眩晕反复发作史。

(四)其他

部分患者有患耳内堵塞、压迫感,以及耳周麻木或沉重感。

多数患者单耳发病,极少数可同时或先后相继侵犯两耳。

三、检查

(一)一般检查

外耳道,鼓膜无明显病变。

(二)听力测试

纯音听阈测试:纯音听力曲线示感音神经性聋,大多为中度或重度聋。可以高频下降为主的下降性(陡降型或缓降型),或以低频下降为主的上升型,也可呈平坦型曲线。听力损失严重者可出现岛状曲线。

重振试验阳性,自描听力曲线多为Ⅱ型或Ⅲ型。

声导抗测试:鼓室导抗图正常。镫骨肌反射阈降低,无病理性衰减。

耳蜗电图及听性脑干诱发电位示耳蜗损害。

（三）前庭功能试验

本检查一般在眩晕缓解后进行。前庭功能正常或明显降低。

（四）瘘管试验

瘘管试验（Hennebert 征，Tullio 试验），阴性。

（五）实验室检查

包括血、尿常规，血液流变学等。

（六）影像学检查

内耳道脑池造影、CT、MRI（必要时增强）示内耳道及颅脑无病变。

四、诊断及鉴别诊断

只有在排除了由其他疾病引起的突聋后，本病的诊断方可成立，如听神经瘤、梅尼埃病、窗膜破裂、耳毒性药物中毒、脑血管意外、化脓性迷路炎、大前庭水管综合征、梅毒、多发性硬化、血液或血管疾病、自身免疫性内耳病等。

听神经瘤可能由于肿瘤出血、周围组织水肿等而压迫耳蜗神经，引起神经传导阻滞；或因肿瘤压迫动脉，导致耳蜗急性缺血，故可引起突发性感音神经性聋。据文献报道，其发生率为 $10\%\sim26\%$。应注意鉴别。

艾滋病患者发生突聋者已有报道，突聋也可为艾滋病的首发症状，两者之间的关系尚不明了。由于艾滋病可以合并中枢神经系统的感染、肿瘤以及血管病变等，如这些病变发生于听系、脑干等处，则可发生突聋。此外，艾滋病患者在治疗中如使用耳毒性药物，也可引起突聋。

少数分泌性中耳炎患者也可主诉突聋，鼓膜像和听力检查结果可资鉴别。反之，临床上也有将特发性突聋误诊为分泌性中耳炎者，这种错误并不罕见。

由于本病容易发生误诊，为慎重起见，建议对特发性突聋患者进行 6～12 个月的随诊观察，以了解听力的变化情况，病情的转归，进一步排除其他疾病。

五、治疗

本病虽有自愈倾向，但切不可因此等待观望或放弃治疗。前已述及，治疗开始的早晚和预后有一定的关系，因此，应当尽一切可能争取早期治疗。治疗一般可在初步筛查后（一般在 24 h 内完成）立即开始。然后在治疗过程中再同时进行其他的（如影像学）检查。

（一）10% 右旋糖酐-40

500 mL，静脉滴注，3～5 d。可增加血容量，降低血液黏稠度，改善内耳的微循环。合并心力衰竭及出血性疾病者禁用。

（二）血管扩张药

血管扩张剂种类较多，可选择以下一种，不超过 2 种。

1.钙通道阻滞剂

如尼莫地平 30～60 mg，2～3 次/天；或氟桂利嗪 5 mg，1 次/天。钙通道阻滞剂具有扩张血管、降低血黏度、抗血小板聚集、改善内耳微循环的作用。注意仅能选其中 1 种应用。

2.组胺衍生物

如倍他啶 4～8 mg，3 次/天；或敏使朗 6～12 mg，3 次/天。

许多实验证明，烟酸对内耳血管无扩张作用。

(三)糖皮质激素

可用地塞米松 10 mg,静脉滴注,1 次/天,3 d,以后逐渐减量。Hughes 推荐的治疗方案:1 mg/(kg·d),5 d 后逐渐减量,疗程至少 10 d。对包括糖皮质激素在内的全身药物治疗无效者,或全身应用糖皮质激素禁忌者,有报道采用经鼓室蜗窗给地塞米松治疗而在部分病例取得较好疗效者。因为蜗窗投药可避开位于血管纹和螺旋韧带处的血迷路屏障,使内、外淋巴液中的药物有较高的浓度,药物的靶定位性好,而且不存在全身用药的不良反应。糖皮质激素应用于本病是由于它的免疫抑制作用,大剂量可扩张血管,改善微循环,并可抗炎、抗病毒感染。但在疾病早期用药效果较好。

(四)溶栓、抗凝药

当血液流变学检查表明血液黏滞度增高时,可选用以下一种。

(1)东菱迪芙(巴曲酶)5 U 溶于 200 mL 生理盐水中,静脉滴注,隔天 1 次,共 5～9 次,首剂巴曲酶用量加倍。

(2)腹蛇抗栓酶 0.5～1 U,静脉滴注,1 次/天。

(3)尿激酶(0.5～2)×10^4 U,静脉滴注,1 次/天。

其他尚有链激酶。用药期间应密切观察有无出血情况,如有出血倾向,应立即停药。如有任何出血性疾病或容易引起出血的疾病,严重高血压和肝肾功能不全,妇女经期,手术后患者等忌用。

(五)维生素

可用维生素 B_1 100 mg,肌内注射,1 次/天,或口服 20 mg,3 次/天。维生素 E 50 mg,3 次/天。维生素 B_6 10 mg,3 次/天。或施尔康 1 片,1 次/天。

(六)改善内耳代谢的药物

如都可喜 1 片,2 次/天。吡拉西坦 0.8～1.6 g,3 次/天。ATP 20 mg,3 次/天。辅酶 A 50～100 U,加入液体中静脉滴注。或腺苷辅酶 B_{12} 口服。

(七)星状神经节封闭

方法:患者仰卧,肩下垫枕,头后伸。首先对第 7 颈椎横突进行定位:第 7 颈椎横突的位置相当于颈前体表面中线外 2 横指和胸骨上切迹上方 2 横指之交界处。在此交界处之上方,即为进针点,从此可触及第 6 颈椎横突。注射时用左手中指和示指从同侧胸锁乳突肌前缘将胸锁乳突肌和颈动脉向外牵移,即将注射针头刺入进针点之皮肤(图 9-1),向皮内注射少许 2% 利多卡因后,再进针约 0.3 cm,回抽之,若无空气,则可继续进针,直达颈椎横突,然后略向后退少许,注入 2% 利多卡因 2 mL,观察 15～30 s,若无特殊不适,则可将剩余之 4～6 mL 利多卡因注入。如注射部位准确,则患侧迅速出现霍纳征(瞳孔缩小,上睑下垂,结膜充血)。除治疗突聋外,本方法亦有用于治疗梅尼埃病者。由于本术可引起气胸、迷走神经或喉返神经麻痹、食管损伤、脑部空气栓塞等并发症,故应谨慎行之。以上治疗尤效者,可选佩戴助听器。

六、预后

本病有自愈的倾向。国外报道,有 50%～60% 的病例在发病的 15 d 以内,其听力可自行得到程度不等的恢复。据观察,虽然确有一些病例可以自愈,但其百分率远无如此之高,许多患者将成为永久性聋。伴有眩晕者,特别是初诊时出现自发性眼震者,其听力恢复的百分率较不伴眩晕者低。耳鸣的有无与听力是否恢复无明显关系。听力损失严重者,预后较差;听力曲线呈陡降型者较上升型者预后差。治疗开始的时间对预后也有一定的影响。一般在 7～10 d 以内开始治疗者,效果较好。老年人的治疗效果较青、中年人差。

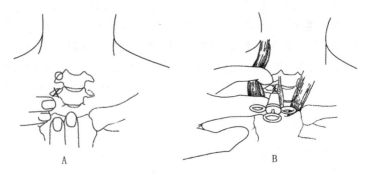

图 9-1　星状神经节封闭

A.定位;B.进针

据报道,有个别病例于突聋后数年出现发作性眩晕,其中有些病例在突聋发生时甚至无任何前庭症状(迟发性膜迷路积水)。目前尚不了解两者间的关系。这些病例最终大多需要作前庭神经切除术。

（刘德刚）

第六节　耳　　鸣

耳鸣为无相应的外界声源或电刺激,而主观上在耳内或颅内有声音感觉。耳鸣是一类症状而非一种疾病。耳鸣的发生率为 3%～30%。随着年龄的增长,耳鸣发病率升高,高发年龄在50～60 岁。两性患病率各家统计不一。

耳鸣不应包括声音幻觉及错觉,有认为也不包括来自身体其他部位的声音,如血管搏动声、腭咽喉肌阵挛的咔哒声、咽鼓管异常开放的呼吸声,这些可称为体声,过去称为“客观性耳鸣”。颅内的鸣声,称为颅鸣,实为来自双耳立体声的听觉作用的表现形式。

耳鸣常为许多疾病的伴发症状,也是一些严重疾病(如听神经瘤)的首发症状,且常与听觉疾病同时存在,如耳聋及眩晕,且表现为首发症状,故临床上应加以重视。

一、分类

耳鸣是累及听觉系统的许多疾病的不同病理变化的结果,病因复杂,机制不清,故分类困难。传统的耳鸣分类法很多,如根据耳鸣的发源部位分为耳源性耳鸣和非耳源性耳鸣;根据耳鸣的病变部位分为传导性耳鸣、感音神经性耳鸣、中枢性耳鸣;根据耳鸣的病理生理特点分为生理性耳鸣、病理生理性耳鸣、病理性耳鸣、心理性耳鸣、假性耳鸣等;根据患者的感受情况分为主观性耳鸣和客观性耳鸣;根据耳鸣的发生情况分为自发性耳鸣和诱发性耳鸣;根据耳鸣的病因分为噪声性耳鸣、药物性耳鸣、中毒性耳鸣、外伤性耳鸣等;根据耳鸣声的来源分为神经源性耳鸣、血管源性耳鸣、肌源性耳鸣、呼吸性耳鸣等;根据耳鸣的音调分为低调性耳鸣、高调性耳鸣、复合音耳鸣;

根据耳鸣的持续时间分为持续性耳鸣、间歇性耳鸣、发作性耳鸣;根据听力情况分为伴有听力损失的耳鸣、不伴有听力损失的耳鸣等。这些分类法都有它的局限性,临床上应用时要加以选择。为了便于诊断与治疗,最为实用的分类法是根据病因及功能障碍部位的分类。

(一)听功能障碍部位的分类

耳鸣部位的诊断及病因诊断常常交杂在一起,通常根据功能障碍的部位而做出耳鸣的定位诊断。但是,相同部位的病变可能有着多种病因,如耳蜗的病变,可由噪声、药物、衰老等损害所致。且耳鸣的发生,往往是某一部位的病变达到某种程度所致。故从临床上,对耳鸣的了解与处理常常取决于听功能障碍的部位。但是由于对耳鸣的发病机制尚无深入的了解,因而引起耳鸣的确切解剖部位尚难确定。

1.传导性耳鸣

传导性耳鸣多为低频、宽频带、持续性或搏动性耳鸣。能用相当于听阈的音量掩蔽。

2.感音神经性耳鸣

感音神经性耳鸣常见于感音神经性听力损失耳,耳鸣为窄频带声,其频率常位于高频下降型听力损失区之外侧。

3.中枢性耳鸣

中枢性耳鸣见于脑干或中枢听觉通路的病变。可能为一种反射性表现,对掩蔽反应差。

(二)按病因的分类

1.生理性耳鸣

主要为出现于颅内的体声。听力正常者在极安静的环境中可听到下列声音:①血液循环的嗡嗡声或肌肉的颤音。②空气在鼓膜上或耳蜗内液体的布朗运动产生的声音。③剧烈运动或情绪激动时的搏动性耳鸣。④头侧放于枕头上,颞区或耳区的动脉被压而致部分阻塞时,可出现搏动性耳鸣。上述情况乃由于"塞耳效应",即堵耳效应及环境噪声降低所致。⑤吞咽时的咔哒声是因咽鼓管开放时,其黏膜的表面张力被打破之故。

2.病理生理性耳鸣

可能为耳蜗或脑干功能的微小障碍所致;也可能是未被发现的疾病,而该疾病本身的病变程度尚不足以引起耳鸣,但加上发生耳鸣的"触发因素"。常表现为短暂耳鸣。

(1)自发性耳鸣:许多人曾偶然出现过数秒钟的哨声样耳鸣。约15%的人曾有过5 min以上的耳鸣。

(2)噪声性耳鸣:耳鸣的发生与内耳神经元自发活动紊乱有关。

(3)药物性耳鸣:可分两类,不伴听力损失的药物和伴听力损失之药物。

1)不伴听力损失的药物:此类药物多达55种,如抗癌药(氨甲蝶呤)、抗惊厥药(卡马西平)、抗菌药及抗虫药[磺胺类药、氨苯砜、四环素、多西环素(强力霉素)、甲硝唑等]、利尿剂(环戊丙甲胺)、精神病用药(莫灵顿、多塞平、阿米替林、帕吉林等)、抗组胺药(苯海拉明、异丙嗪等)、影响β-肾上腺素能受体药(普萘洛尔)、麻醉镇痛药(丁哌卡因、利多卡因、吗啡等)、中枢神经系兴奋药(氨茶碱、咖啡因)、血管扩张药(硝酸异山梨酯)、糖皮质激素类药(氢化泼尼松等)、非甾体抗炎药(布洛芬)、有机溶剂(甲醇、乙醇、苯)、免疫抑制剂(青霉胺)、降糖药(降糖灵)等。此类药物引起耳鸣的发生率尚不清楚。

2)伴听力损失之药物:此类药物有抗癌药(顺铂、氮芥等)、氨基糖苷类、环肽类、复烯类、大环内酯类抗生素、4-氨基喹啉(氯喹等)、8-氨基喹啉(伯氨喹)、奎宁类药、利尿剂(依他尼酸、呋塞米等)、解热镇痛药、水杨酸盐类(水杨酸盐制剂)、布洛芬及单氯芬那酸、甲芬那酸等非甾体抗炎药、口服避孕药、抗甲状腺素药等。发生的机制与耳蜗神经纤维自发放电率出现异常有关。

（4）毒血症性耳鸣：毒血症可致短暂的或持久的耳蜗损害，或作为已存在缺陷的耳蜗的耳鸣触发因素。

3.与某些疾病相关的耳鸣

（1）体声、听系统外的耳鸣，包括肌性、呼吸性和血管性。

1）肌性：最常见的为腭肌阵挛，耳鸣为与肌阵挛同步的咔哒声。常自发消失。此种耳鸣可被身旁之人听见。中耳肌阵挛所致之耳鸣可出现于眨眼时，或为自发，或自主性，也见于声刺激及耳郭皮肤刺激致镫骨肌收缩而出现。可用小量卡马西平治疗。咽鼓管开放或关闭也可出现咔哒声耳鸣，颞颌关节异常时，张、闭口也可出现咔哒声，另外，咬紧牙关时也可出现一种颤动型声音，适当的口腔科治疗可全部或部分缓解。

2）呼吸性：咽鼓管异常开放，耳内常出现与呼吸同步的吹风样声，且可有自声过强。本病常发生于过度消瘦者；也可见于潜水、吹奏乐器等职业者。

3）血管性：为搏动性耳鸣，难以确定是生理性还是病理性。常间歇性出现，它可以是唯一的耳鸣声或为一种附加的耳鸣声；或为一种高调感音神经性耳鸣叠加的搏动性变化。此种耳鸣有时是属于一些疾病的症状，故应注意：①确定耳鸣是否与心脏搏动同步。②测量血压。③对双耳、颈的双侧及头部进行听诊，可听见低调、搏动性声音。④压迫每侧颈静脉及乳突区，观察耳鸣是否消失或减轻。最常见的病因是同时存在高血压的动脉粥样硬化或血管扭曲引起动脉性涡流现象所致。不常见的病因为动脉性动脉瘤、动静脉瘘、颈静脉球体瘤，其中以乳突导静脉的畸形与高位颈静脉球常见。当头转向耳鸣的对侧、压迫患侧颈静脉时耳鸣减轻，可诊断为动静脉瘘。血管性耳鸣可由宽带噪声所掩蔽，但纯音不能掩蔽。

（2）传导性耳鸣：引起外耳道阻塞的疾病可致耳鸣，耵聍触及鼓膜时可引起耳鸣，鼓膜穿孔、急性或慢性中耳炎，听骨链病变，鼓室积液，鼓室肿瘤也可伴有耳鸣。当出现传导性听力损失时，由于堵耳效应以及环境噪声减低使正常掩蔽效应减小，致耳鸣被发现或加剧。

（3）感音神经性耳鸣：大部分来自蜗内疾病。感音神经性耳鸣可分为感音性、周围神经性及中枢神经性耳鸣。但较难明确分开，且常互相混合。

1）感音性耳鸣：为耳鸣中最常发生的部位，常见的为老年性聋、耳毒性药物性听力损失、噪声性听力损失、梅尼埃病、迟发性膜迷路积水、外淋巴瘘、内耳感染、耳硬化症、Paget 病及耳蜗血管性缺陷等。耳蜗性耳鸣的特征千变万化，通常耳鸣的音调易匹配，且位于听力障碍的频率范围内或其附近。临床听力学检查有助于诊断。耳鸣的严重程度及发生率与听力损失有明显关系。感音性听力损失越重，越易产生耳鸣。耳鸣的响度也随听力损失加重而增加。但是，耳鸣亦可发生于听力正常者。约有 1/3 之中度及重度听力损失者不伴有耳鸣；这一点至今尚无法解释。

耳蜗性耳鸣发病的机制仍不甚清楚，从神经电生理和耳蜗微机制方面学说有：神经元自发放电节律异常，耳蜗的机械功能障碍，耳蜗的微力学活动异常，耳蜗内的机械反馈作用和外毛细胞摆动失调等。

2）周围神经性耳鸣：听神经瘤的耳鸣为首发症状者约占 10%，单侧性耳鸣而听力正常者，一定要排除听神经瘤。听神经疾病致耳鸣者比耳蜗疾病者少见，且多为较大的嗡嗡声。其机制未明，可能与神经纤维的变性引起纤维间交互传递或神经纤维传递变慢有关。听神经纤维排放时静止状态的失真，神经纤维的传递变慢，可引起到达大脑的神经纤维异常点火模式，即可出现耳鸣。

3）中枢神经性耳鸣：常发生于原有的或潜在的周围性听功能障碍之耳，如迷路或听神经手术后出现耳鸣。也可由紧张状态作为促发或加剧因素而致。肿瘤、血管性异常、局部炎症、多发性硬化等侵及听传导径路者皆可发生耳鸣。耳鸣常呈现为白噪声样。如耳鸣与脑血管疾病发作同时出现而无听力障碍时，多为中枢神经性耳鸣。另外，患者诉述耳鸣是在头内部时，有可能为中枢性，但也可能是无法描述耳鸣部位的双侧耳蜗性耳鸣。

（4）反射性（非听觉疾病性）耳鸣：①颞颌关节疾病或咬合不良；②颈椎关节病、颈损伤（甩辫子损伤或插管麻醉时），椎动脉功能障碍可能为部分原因。这些疾病常有嚼肌及颞肌、枕、额肌以及颈肌等肌肉痉挛。可致张力性头痛而使耳鸣加剧，耳鸣又可致肌张力增加转而加重耳鸣。

（5）全身疾病性耳鸣：某些疾病可导致耳鸣，如甲状腺功能异常，糖尿病，多发性硬化，碘、锌缺乏，贫血，偏头痛，高血压，高血脂，肾病，自身免疫性疾病等。

4.假性耳鸣

为耳鸣样声，但不遵循耳鸣的定义。

（1）自然环境声：偶然，外来声音类似于耳鸣声，或附加于耳鸣之上，如钟声，风吹电线声，变压器、家用电器的嗡嗡声，环境声仅在家中某一房间才听见，或在特定的地理位置，且可为其他人所听见。但患者的听力在正常范围内。

（2）伪病：有些人为了某种目的，夸大了耳鸣的程度及影响，部分是属于法医学范畴。

5.耳鸣发生机制的新假说——中枢高敏学说

过去一直认为，大部分耳鸣是耳蜗病变的结果。但越来越多的证据表明，中枢神经系统也参与了耳鸣的产生和维持。听觉和非听觉中枢、自主神经系统、边缘系统等均与耳鸣有关。

在迷路切除和第Ⅷ对脑神经切断后耳鸣患者仍感到耳鸣持续存在。耳鸣可以在人工耳蜗植入后通过电刺激第Ⅷ对脑神经而受到抑制。一侧耳的耳鸣可以被同侧和对侧噪声所掩蔽。电刺激耳鸣患者的中间神经时，可引起耳鸣响度的变化等。而正电子发射断层成像、功能性 MRI（PET、fMRI）等研究发现耳鸣患者的左侧听皮层代谢活动显著升高，给动物注射水杨酸后单纤维记录显示部分听神经纤维、下丘神经元、初级听皮层内单个神经元的自发放电活动增加等。此外，心理学研究也提示，耳鸣与中枢神经系统功能（意识、注意力、情绪、学习和记忆）有关，连续耳鸣会对人造成长期心理负荷而影响身心健康，而不良情绪又可以加重耳鸣。

中枢高敏学说认为，耳鸣是一种由外周或中枢病变引起的、中枢神经系统参与的心身疾病的症状。外周或中枢病变后，听觉神经系统及其相关脑区的自发电活动是耳鸣发生的神经生理学基础。不管外周或中枢病变，中枢神经系统都参与长期耳鸣的维持，中枢敏感性的异常增高是耳鸣产生与维持的主要原因。心理因素与耳鸣密切相关，耳鸣是典型的心身疾病。

二、影响或触发耳鸣的因素

（一）噪声

噪声的接触可致原有的耳鸣加重，但也可使耳鸣减轻或缓解（故可采用掩蔽声以治疗耳鸣），或促发出另一种耳鸣声而与原有的耳鸣声混合。急、慢性声创伤（慢性声创伤如响度很高的音乐）也可引起耳鸣。

（二）心理学等其他因素

因家庭、婚姻、职业、意外事件等方面的精神压力可触发耳鸣发生。而耳鸣又可使患者出现压抑、忧郁、烦躁、情绪波动、过分忧虑等心理障碍,心理障碍又加重耳鸣,从而互相影响,出现恶性循环。疲劳时可使耳鸣加重,心情愉快可使耳鸣减轻,大部分患者卧位时耳鸣加重,但有少部分患者感到减轻,女性月经期可致耳鸣加重,减肥食品既可使耳鸣患者症状加重,但也可使耳鸣缓解,某些食品可使体内产生变态反应而致耳鸣,奶酪类食品、巧克力、含咖啡因的饮料、烟草等可加重耳鸣。

三、耳鸣的临床意义

(一)耳鸣的后果

耳鸣对患者影响程度的大小,按其顺序为失眠、听功能障碍、头昏、注意力不集中、情绪激动、焦虑、忧郁、孤独。

(二)耳鸣的严重程度

必须对耳鸣严重性的程度做出评定,以确定是否需进行治疗,以及对治疗的结果进行评价。耳鸣严重程度的分级如下。

(1)轻度耳鸣:耳鸣为间歇性发作,或仅在夜间或很安静的环境下才感到有轻微耳鸣。

(2)中度耳鸣:耳鸣为持续性,即使在嘈杂的环境中也感到耳鸣的存在。

(3)重度耳鸣:耳鸣为持续性,严重地影响患者的听力、情绪、睡眠、生活、工作和社交活动等。

(4)极重度耳鸣:耳鸣为长期持续性,且响声极大,患者难以忍受,极度痛苦,甚至无法正常生活。

(三)耳鸣的心理学问题

大量事实表明,耳鸣与心理因素密切相关。心理因素可以是耳鸣的原因,也可以是耳鸣的结果。心理因素引起的耳鸣,是典型的心身疾病。耳鸣成为第一主诉,可能是由于这部分人对耳鸣的耐受阈较低,或中枢神经系统的敏感性较高之故。在遇到这类耳鸣患者时,应仔细追问病史,并首先取得患者及其家属的信任,争取弄清心理和社会方面的原因。耳鸣也可以引起严重的心理反应,甚至心理障碍,其耳鸣严重到不能忍受、不能进行正常的工作和生活,并有自杀行为或倾向。治疗这类患者,在积极治疗原发疾病的同时,耳鸣习服疗法有较好的效果。即帮助患者树立正确的"耳鸣观",纠正对耳鸣的错误认识,增加对耳鸣及其原发病的心理认同和心理适应,消除"耳鸣情绪",配合全身松弛训练、转移注意力和自我心理调适等方法,争取忽略和习惯耳鸣,提高生存质量,成为新的"耳鸣感受"。因为观点不同,情绪不同,耳鸣感受也不同。

四、诊断

(一)病史的采集

病史采集极为重要,是耳鸣诊断的关键,病史应包括以下方面。

(1)耳鸣是否合并听力损失及眩晕:三者之间出现时间先后的关系。

(2)耳鸣出现的时间:持续时间,变化的过程,诊断及治疗过程,目前现状。

(3)耳鸣的特征:包括部位及耳别,持续性或间断性,间断的时间以及有无规律性变化。

(4)耳鸣音调的性质:是高调,还是中调、低调,耳鸣声的具体描述,如蝉鸣、哨音、汽笛声、隆隆声、风吹电线声、风声、拍击声及咔哒声等。是搏动性还是非搏动性,搏动性是否与心跳或脉搏同步,是否与呼吸有关,音调性质有否变化。

(5)耳鸣响度:可与环境声或生活声比较。

（6）耳鸣的严重性：对情绪及生活、工作的影响，使患者感到烦恼的程度，焦虑及抑郁是原因还是后果，是否可逐渐适应。

（7）耳鸣的可能原因：耳鼻咽喉科尤其是耳科的过去病史、头外伤、声创伤、耳毒性药物史、心脑血管疾病史、变态反应疾病史等。女性患者应了解与月经期的关系。

（8）耳鸣的触发或加剧等影响因素。

（9）耳病及与耳病有关的全身性疾病情况：特别是神经系统疾病的病史询问，以便确定耳鸣是否与神经系统疾病有关。

（10）患者自身控制耳鸣的方法：如听音乐、散步、旅游等。

（11）家族史：特别是与耳鸣有关的疾病史。

（二）临床一般检查

（1）系统检查：应与内科及神经科医师合作，根据需要，进行有关病变及功能状态的检查。

（2）耳鼻咽喉科检查：尤其是耳科的详细检查。并应做颈部、颞颌关节功能检查。如为搏动性耳鸣，应做头及颈侧及耳的听诊，以了解有无血管搏动声，转动颈部，了解压迫颈静脉后对耳鸣的影响。

（3）心理学评价：由于耳鸣与焦虑互为因果，故应与心理学家合作，对耳鸣患者做出心理学的评价。

（4）影像学检查，实验室检查（含免疫学检查）：应根据患者的病史，怀疑局部或全身疾病与耳鸣有关时才进行相关检查，结果如有异常也应小心分析。

（三）听力学测试

听力学测试对于耳鸣的诊断极为重要，尤其是病因及病变部位的确定及治疗效果评定。但应注意少数患者听力可能完全正常。对于未发现听阈损失的被检者，扩展高频纯音听阈测试，有时可有异常发现而有助于诊断。

（四）前庭功能检查

前庭功能检查应包括自发性及诱发性前庭功能检查，进行眼震图记录，姿势图检查等。

（五）耳鸣测试

由于耳鸣本身是一种主观症状，故目前尚缺乏客观测试指标以判断有无耳鸣存在及耳鸣的严重程度。下列的行为反应测试，其可靠性及精确性还存在一定问题。

（1）耳鸣音调的频率匹配：通过音调的匹配来确定其音调的频率或是最令患者心烦的主调，临床上仅需以纯音听力计来进行匹配。

（2）耳鸣的响度匹配：为了解对耳鸣完全掩蔽所需的强度，应做响度匹配。但是，在实际进行时，由于重振现象及掩蔽效应的存在而有一定的困难。

（3）最小掩蔽级：也称耳鸣掩蔽曲线测试，为测定刚可掩蔽耳鸣的测试音的最小强度级。掩蔽曲线可分五型：①Ⅰ型，聚合型，听阈曲线与掩蔽曲线从低频至高频逐渐接近，多见于噪声性听力损失。②Ⅱ型，分离型，两曲线从低频至高频逐渐分开，约占3%，病变不明。③Ⅲ型，重叠型，两曲线近乎重合，耳鸣为宽带噪声样，约占32%，见于梅尼埃病、特发性突聋及耳硬化症。④Ⅳ型，远离型，耳鸣为宽带噪声样，见于中耳及内耳病变。⑤Ⅴ型，抗拒型，任何强度的掩蔽声皆不能将耳鸣掩蔽。

（4）为准备掩蔽治疗尚应测试掩蔽的时间衰减，后效抑制，响度不适阈等。

五、治疗

目前耳鸣的治疗还存在着较大的困难,因为引起耳鸣的疾病与因素极多,有时难以做出正确的病因、病变部位的诊断,而即使能做出病因及病变部位的诊断,病因治疗有时也存在困难,或者,即使引起耳鸣的疾病得到治疗,而耳鸣仍然存在,故有学者认为应用治疗一词,不如代以处理一词更为恰当。因此,尽管耳鸣的治疗方法很多,但迄今尚无特殊有效的方法。但是,在临床实际中,耳科医师不能断然告诉患者耳鸣无治疗方法,以免引起患者新的心理障碍。耳鸣治疗效果的评价是,耳鸣的减轻及焦虑的解除,并非如其他疾病一样称为治愈。此外,对耳鸣的治疗并不是一位临床医师能够解决的,必须有耳鼻咽喉科医师、听力学家、神经学家、精神科医师、心理学医师等共同研究制定治疗方案。

(一)病因治疗

病因治疗是医学上首要而且是最理想的治疗方法。但如病因无法确定,或是病因虽能确定但却无法治疗,故病因治疗并不如想象中那样容易收效。病因治疗可分内科药物治疗及外科手术治疗两种。外科治疗是对引起耳鸣的部分疾病进行手术治疗,如动静脉瘘、动脉瘤等。而耳蜗神经切断术、前庭神经切断术、听神经瘤的手术治疗、鼓丛神经切断术等对于耳鸣的疗效很难确定,这些手术除非是针对疾病本身的需要,否则,不应以外科手术作为治疗耳鸣的方法。

(二)药物治疗

用于治疗耳鸣的药物基本上分为两大类:一是伴发有耳鸣的基本疾病的治疗;二是对症治疗。

1.基本疾病的治疗

如对中耳炎、梅尼埃病、甲状腺功能异常等的药物治疗。此外,B族维生素(尤其是维生素 B_{12})、锌制剂、银杏叶制剂,可能有助于对无选择性耳鸣的治疗,但疗效尚待临床证实。低血糖可为耳鸣的病因,如耳鸣在睡眠后或清晨加剧,而饮用葡萄糖水,10~20 min 后耳鸣减轻即可证实。

2.对症治疗

可分两类:一类为减轻耳鸣对患者的影响;另一类为耳鸣的抑制药。

(1)减轻耳鸣影响的药物:此类药物主要包括抗抑郁药、抗焦虑药,但这些药物均有不同程度的不良反应,甚至有些药物可加重耳鸣,故用药时应该慎重,且不能过量。

1)抗抑郁药,不良反应较小的有:①多塞平,口服 25 mg,3 次/天,多在 1 周内见效;②马普替林,口服 25 mg,3 次/天。

2)抗焦虑药,通常应用:①艾司唑仑,口服 1 mg,3 次/天;②阿普唑仑,口服 0.4 mg,2 次/天,最大限量 4 mg/d。

(2)耳鸣的抑制药,包括利多卡因、氯硝西泮和氟卡尼等。

1)利多卡因:利多卡因对耳鸣的抑制,有认为作用于中枢,也有认为作用于末梢。已知利多卡因是一种膜稳定剂,阻滞钠通道,故可阻滞由于病变所致之中枢听径路的异常兴奋活动,从而减轻耳鸣。最近认为,利多卡因的四价氨衍生物 QX572 不能通过血-脑屏障,故其抑制耳鸣作用在螺旋器,但仍无一致的结论。该药对绝大部分病例,耳鸣的减轻或抑制是肯定的。虽然有时作用时间较短(仅几小时),但是对于一些严重耳鸣者已感到极大的满足。利多卡因治疗的常规剂量为 1~2 mg/kg,以 1% 溶液缓慢注入静脉,5 min 注完(不能太快!),每天 1 次,7 d 为 1 个疗程,休息 1 周后可做第 2 疗程。

2）氯硝西泮：为首选药，为抗惊厥药。剂量为 0.5 mg，每晚 1 次，共 1 周，如无效可用 0.5 mg，2 次/天，共 1 周，然后 0.5 mg，3 次/天，共 2 周，如无效即停药，有效则减至 0.5 mg，1 次/天或 2 次/天。

3）氟卡尼：100 mg，2 次/天，1 周，然后 150 mg，2 次/天，2 周，维持量 100 mg，2 次/天。卡马西平：①剂量增加法，100 mg，睡前 1 次，以后每天增加 100 mg，共 1 周，直至达到 200 mg，3 次/天；②全量法，200 mg，3 次/天。

4）扑痫酮：为抗癫痫药，当卡马西平无效时可用此药，首次 0.15 mg，以后每周增加 0.25 mg/d 直至 700 mg/d。

5）麦奥那：一种肌肉松弛剂，150 mg/d，口服 2 周对耳鸣有明显疗效。

6）舒必利：为抗精神病用药，对抑郁症有效，口服 600～1 200 mg/d。

从以上情况说明，耳鸣抑制药治疗存在着疗效不甚肯定，而不良反应较多的问题，故临床医师应全面斟酌，慎重使用。

（三）掩蔽疗法

掩蔽疗法为目前耳鸣治疗中较为有效的方法。实际上，许多耳鸣患者早已发现在嘈杂环境中耳鸣有减轻或消失的现象。掩蔽疗法的机制是基于耳鸣的外毛细胞补偿学说，即耳蜗某部位的外毛细胞受损时，其邻近的正常毛细胞将加强其电机械作用以试图补偿之，如补偿活动的能量超过了正常阈值就会产生耳鸣。故产生了临床上用掩蔽声置于患耳而使外毛细胞的"补偿"活动受到抑制，来减轻耳鸣的方法。从心理学角度看，耳鸣患者对掩蔽声听起来比自身的耳鸣声愉快，掩蔽器发出的掩蔽声可由患者自己调节音量并选择是否使用，可取得较好的效果。掩蔽疗法的作用基本上可出现 4 种作用。

1.连续性完全掩蔽

掩蔽器的掩蔽噪声连续出现，从而掩盖了耳鸣。应用持续性完全掩蔽取决于几个因素，最重要的是，掩蔽噪声的最小掩蔽级不能过分大于耳鸣响度，即最小掩蔽级的值减去耳鸣的响度匹配值，不能大于 10 dB，最大不超过 15 dB。其次，所应用的噪声应比耳鸣有更易于接受的性质。再者是掩蔽效应不随时间而衰减。

2.连续性部分掩蔽

如果对耳鸣起到完全掩蔽的声音过大而不能接受时，此种患者在安静环境中多出现耳鸣加剧。对于此类患者可采取部分掩蔽，即掩蔽器仅提供与耳鸣响度相等的低强度掩蔽声。另外，掩蔽试验如出现 10 dB 以上的掩蔽衰减，则也应采用部分掩蔽。

3.抑制性掩蔽

耳鸣的全部或部分抑制，可作为连续掩蔽的一种替代方法或附加作用，如后效抑制试验结果为全抑制，则治疗性掩蔽的后效抑制的效果更好，如无后效抑制，或后效抑制试验时响度加强，则应做较长时间的掩蔽，可出现一定程度的后效抑制。故掩蔽器的使用应给予高强度级的声音，且掩蔽时间应在 1 h 以上，以便确定是否出现后效抑制。

采用特异性频率的掩蔽声其抑制掩蔽的作用有可能更大，为了选择更理想的后效抑制效应，应做各种宽频谱的一定范围的掩蔽声进行掩蔽。使用程序化掩蔽是否能产生更有效的抑制掩蔽，仍有待于进一步研究。有些研究指出，产生最大后效抑制的频率，常比耳鸣频率低，少数可低 1～2 倍频。

另外,也可采用间歇掩蔽声,可更有效地出现更大的后效抑制效应,但起止时间应为10 min。也需进一步研究。

4.掩蔽的脱敏化作用

许多耳鸣患者的不适响度级降低,常需佩戴耳塞或避开噪声环境,但耳塞常导致耳鸣加剧。耳鸣掩蔽器可减少此一难题,即规则地短时间佩戴掩蔽器,掩蔽时间每天累积达 6 h,掩蔽强度应调节为清楚听见但无不适感(不需要全掩蔽)。此法可进行数天至 6 个月,许多患者可重新获得对强声的耐受。

作为掩蔽疗法的掩蔽器种类很多,包括如下内容。①环境声:有些患者晚上入睡困难时,可用钟声、流水声等掩蔽耳鸣或分散对耳鸣的注意力,而促使患者入睡。②一种具有调频装置的小收音机或单放机,可先将适合于患者的窄带掩蔽噪声录成磁带,放入单放机中播放,作耳鸣掩蔽用,且可播放音乐声、雨声或流水声等。③用助听器减轻耳鸣,主要应用于低调耳鸣的患者。助听器多引入频率为 4 kHz 以下的环境噪声,同时,此类噪声得到了放大,从而使耳鸣受到部分或完全掩蔽,偶尔还可出现后效抑制效应。④专用的耳鸣掩蔽器,其外形极似助听器,有耳后型、耳内型和程序式 3 种。⑤合并型掩蔽器:耳鸣掩蔽器连接或藏于助听器内,其助听器与掩蔽器音量控制各自独立,使用时,先调节助听器音量,然后再调节掩蔽器音量,则掩蔽效果更佳。

(四)心理学治疗

耳鸣的心理学治疗是指通过语言的和非语言的交流方式等方法,来影响及改变被治疗者的心理状态及心理障碍,从而达到打断恶性循环、治疗耳鸣的目的。

1.认知疗法

向患者介绍耳鸣的可能病因或病因,耳鸣的特点。使患者认识到耳鸣并非是一种严重的、致命的进行性疾病,以消除顾虑。说明耳鸣是可以治疗的,但需要较长的时间,必须有信心。介绍有关耳鸣的治疗方法,并且说明耳鸣的治疗效果与情绪有关。通过这些认识,使患者了解耳鸣对生活及工作的影响并不是那样大,从而认识到过分强调耳鸣对身心的影响是不必要的。

2.生物反馈法

采用电子仪器,将人体内的生理功能信息加以采集,然后在监视器上显示,而反馈给人体,使患者根据这种反馈信号来训练自己,以对体内不随意的功能活动(如肌肉放松,改变心率,镇静情绪等)进行调节,以期控制某种病理过程,促进功能恢复,从而达到治病的目的。

目前认为,本疗法对耳鸣所起的作用在于患者紧张状态的减轻或消失,而使耳鸣易于耐受。而客观的耳鸣响度匹配与音调匹配并无改变。

(五)电刺激疗法

电刺激疗法是指利用电流直接刺激听觉系统达到抑制耳鸣的目的。根据电刺激电极部位分为外刺激(颅或外耳)及内刺激(中耳及内耳)两类。治疗对象主要为耳蜗性耳鸣患者,这种方法目前极少应用于临床。

(六)耳鸣习服疗法

耳鸣习服疗法又称再训练法。目的是使患者尽快达到对耳鸣的适应和习惯,主要方法则是由专科医师定期给予习服训练的详细指导,包括耳鸣不全掩蔽、松弛训练、转移注意力和心理咨询等。患者应长期坚持训练,并且必须使用如耳鸣掩蔽器、音乐光盘、磁带等以协助达到对耳鸣适应和习惯的目的。

(七)耳鸣的联合治疗

耳鸣的治疗方法虽然很多,但很难确定何种治疗方法更为有效,基于此,除进行病因治疗外,联合治疗,包括药物、生物反馈、声掩蔽、电刺激,以达到缩短治疗时间,减少具有不良反应药物用量,增加协同疗效,可取得更为有效的结果。

六、搏动性耳鸣

搏动性耳鸣是一种有节律的耳鸣,是由患者头颈部的血管或肌肉产生,并通过骨骼、血管和血流传导至耳蜗而感知的。搏动性耳鸣可分为血管性和非血管性两大类;血管性搏动性耳鸣较多见,其耳鸣节律与患者自身的心跳节律一致,主要由血管的解剖变异或血管的其他病变引起的管径狭窄、血流加速和血流紊乱所致;非血管性搏动性耳鸣与头颈部的肌阵挛有关,如腭肌阵挛,镫骨肌或鼓膜张肌肌阵挛,这种耳鸣的节律与心跳节律不一致,而与肌阵挛发作时的阵挛节律相关。搏动性耳鸣大多为主观性,有些为他觉性。大多单侧发病,双侧较少见。女性较男性多发。

(一)病因

1.颈静脉球或颅底血管病变

(1)颈静脉球体瘤或鼓室球瘤:一侧搏动性耳鸣,节律与心律一致;指压同侧颈内静脉时耳鸣消失,压迫停止,耳鸣复现。Sigele 耳镜检查时鼓膜呈蓝色,可见搏动点。如未见搏动点,通过耳镜加压后可见搏动点,进一步加压,鼓膜蓝色消退,搏动停止。可合并第Ⅶ～Ⅺ对脑神经症状。

(2)高位颈静脉球:当颈静脉球位置高达外耳道平面,且外耳道底骨板缺裂时,可合并蓝鼓膜,但在因其他疾病所进行的颞骨CT检查中发现有颈静脉球高位者,大多并无搏动性耳鸣。

(3)颅底和颞骨血管瘤。

2.颅内外血管畸形

(1)先天性血管畸形:如胚胎期颈内动脉发育不良,其邻近颅底的垂直段和水平段交叉处移位,血管狭窄,可因该处血流紊乱,或咽升动脉血流量增加,引起搏动性耳鸣。

(2)后天性血管畸形:后天性血管畸形大多由外伤、手术、感染、肿瘤、妊娠等引起的脑膜或静脉窦血栓性静脉炎所致,常见于横窦、乙状窦、海绵窦、颅前底和小脑幕等部位。

3.硬脑膜动静脉瘘

硬脑膜的动静脉瘘可能继发于硬脑膜静脉窦的血栓形成或窦腔闭合,瘘管由窦壁上丰富的小动脉网与静脉窦或小静脉之间的许多微小交通支形成。由于病变的静脉窦直接接受动脉的血流,容易形成逆行血流,而引起搏动性耳鸣。不仅位于硬脑膜的动静脉瘘可引起搏动性耳鸣,颞骨内的动-静脉瘘也是搏动性耳鸣的原因之一,如侵犯颅骨的Paget病,可能因颞骨内有新生血管和动静脉瘘,而出现搏动性耳鸣,并伴有听力下降和眩晕。

动静脉瘘和颅内、外血管畸形除搏动性耳鸣外,还可因病变位置和范围不同而出现头痛、面部疼痛、视力下降、复视,重者伴有恶心、呕吐等,并可发生严重的颅内并发症(如颅内出血、血肿、静脉梗死、颅内高压等)。头部外伤或经鼻径路垂体肿瘤切除术后继发的颈内动脉-海绵窦-动静脉瘘,可于术后数天或数周出现眼球突出,球结膜水肿,第Ⅲ、Ⅳ、Ⅵ对脑神经麻痹等。

4.动脉粥样硬化

动脉粥样硬化引起的搏动性耳鸣,是因动脉狭窄引起血流紊乱所产生的响声经岩骨传导至耳蜗所致。这种患者患有高血压、高血脂、糖尿病,可有脑血管意外或短暂的脑局部缺血史。

5.良性颅内高压综合征

良性颅内高压综合征以颅内压升高,而无局灶性神经症状为特征;有时可出现眼外展麻痹。而搏动性耳鸣和其他的耳部症状(如听力下降、耳内胀感、眩晕等)可能是本病的主要或唯一症状,其中 1/3 患者的 ABR 出现异常,包括波Ⅰ-Ⅲ间期和(或)Ⅲ-Ⅴ间期延长,或波Ⅴ潜伏期延长。

6.自发性颈动脉内膜剥脱

自发性颈动脉内膜剥脱不常见。是引起中、青年人脑缺血的原因之一。有认为,颈动脉纤维肌性发育不良、高血压、动脉硬化、外伤是本病的诱因。除突发性搏动性耳鸣外,本病还伴有患侧偏头痛、颈面部疼痛、晕厥、Horner 征及脑神经症状。

7.肌阵挛

肌阵挛如鼓膜张肌肌阵挛,镫骨肌阵挛,腭肌阵挛等。这种搏动性耳鸣常为阵发性,可因声刺激或眨眼、耳郭皮肤受刺激时发作,亦可为自发性。耳鸣发作与肌阵挛发作同步,节律一致。该耳鸣常为他觉性。

(二)检查

1.耳镜检查

Siegle 耳镜检查时如发现鼓膜后方有搏动性包块,或鼓膜呈蓝色,应疑及颈静脉球病变或异位颈动脉。鼓膜有与脉搏不一致的节律的运动为鼓膜张肌阵挛的表现。

2.耳周及颈部触诊

耳周及颈部触诊是指压同侧颈内静脉时,嘱患者注意其耳鸣,如耳鸣减轻或消失,提示为静脉源性耳鸣。动脉源性耳鸣不会因指压而改变。将患者头部转向患侧,耳鸣变弱或消失,也提示为静脉源性。触诊耳周部位,发现震颤时,应疑及颈部动、静脉畸形。

3.听诊

在患者耳边倾听,了解耳鸣是否为他觉性,并注意其节律是否与患者的脉搏一致,如不一致,可能为非血管性搏动性耳鸣,并寻找肌阵挛的部位。腭肌阵挛者,可见软腭有阵挛性收缩,但若患者张口过大,可致阵挛消失而不可见。

4.听力学检查

纯音听阈测试应作为常规检查。听力损失超过 20 dB 时,指压同侧颈静脉重新测试听力,若此时听力改善或恢复正常,提示耳鸣为静脉源性或良性颅内高压综合征,若为后者,宜再做 ABR。

5.颈动脉超声检查

有助于诊断颈动脉粥样硬化。

6.放射学检查

鼓膜正常者,做颅脑 MRI,结合高清晰度磁共振血管造影,如出现扩张的皮质静脉,提示为硬脑膜动静脉畸形。良性颅内高压综合征者常可发现小室或空鞍。蓝鼓膜或耳后有包块者,应做颞骨 CT 以排除颈静脉球体瘤。

(三)治疗

(1)颈静脉球体瘤、颅底和颞骨血管瘤引起的搏动性耳鸣,在查明病因后,采用相应的治疗。

(2)头颈部血管畸形、动静脉瘘等可根据情况做血管改道、结扎、成形等,或选择性动脉栓塞,血管内支架等。

(3)不明原因的特发性静脉源性耳鸣,在排除了其他原因后,可考虑做颈内静脉结扎术。

(4)与肌阵挛相关的搏动性耳鸣,可给卡马西平 0.1 g,3 次/天,在药物治疗无效时,可切断相关肌肉予以治疗。

(刘德刚)

第七节 梅尼埃病

眩晕的分类至今不统一。传统的分类有三种:①耳源性与非耳源性眩晕;②真性(前庭性)眩晕、假性(非前庭性)眩晕、平衡功能障碍;③外周性与中枢性眩晕等。三种分类相互补充。而耳源性眩晕是由于内耳膜迷路发生水肿所引起的阵发性耳鸣、眩晕为主的疾病,中年人发病较多。很多学者认为本病的发生可能是由各种因素引起的植物性神经功能失调,导致内耳血管痉挛,膜迷路微循环障碍,神经上皮缺氧,感觉功能受损,耳蜗供血不足。尚可造成血管纹血流量减少与淋巴产生减少,继而中间代谢物淤积,膜迷路内渗透压增高、外淋巴与血管内液体渗入膜迷路而形成膜迷路积水。本节主要讲解梅尼埃病。

梅尼埃病(Meniere′s disease,MD)是一种特发的内耳病。Meniere 于 1861 年首先描述该病,Halpike & Cairns 于 1938 年发现其组织病理基本改变为膜迷路积水,亦称内淋巴积水。临床表现为反复发作眩晕,波动性感音神经性听力损失,耳鸣和耳胀满感,发作间歇期无眩晕。病因不明。

一、病因和发病机制

梅尼埃病的病因和发病,主要基于内淋巴循环的纵流和辐流学说,纵流学说即指内淋巴由耳蜗血管纹及前庭暗细胞产生,流向内淋巴囊被吸收;辐流学说指内淋巴生成后,被齿间沟、内沟和血管纹吸收。其发病机制主要是内淋巴产生过多和(或)吸收障碍。

内淋巴纵流中任何部位的狭窄或梗阻,如先天性狭窄、炎性纤维变性增厚等,或囊吸收障碍是膜迷路积水的主要原因,但其致病是一个缓慢的过程,可能需长达数年的时间。Yazawa 对79 例 MD 患者进行了岩骨 CT 扫描研究,结果发现迷路后区发育不良,可能是膜迷路积水的重要致病因素。病理学检查证实,MD 患者表现出囊周纤维化、囊上皮萎缩、前庭水管增生不良或外口狭窄、内淋巴管腔狭窄、水管周气腔形成不良、乳突气化不良等,都可影响内淋巴囊对内淋巴的吸收。

内淋巴产生过多,也可造成内淋巴积水。MD 患者的抗利尿激素水平明显高于正常人。耳蜗内有两个渗透梯度,一是外淋巴腔与内淋巴囊之间,二是耳蜗顶转与底转之间,其中任一个发生紊乱都可引起内淋巴积水。引起上述病变的原因有以下学说。

(一)遗传因素

10%～50%的患者可能与遗传因素有关,多为常染色体显性遗传。MD 患者中 HLA-DR,DQ,DP 的出现率,特别是 HLA-DR2 较对照组更高。有家族史的 MD 患者 HLA-A2 和 HLA-B44 出现率为 90% 和 70%,而无家族史的患者为 75% 和 37%,正常对照组则分别为 28.9% 和 12.3%,提示可能存在染色体 6 短臂的突变。连锁分析显示,COCH 基因发生 P51S 突变。但梅尼埃病的遗传学基础是复杂的,可能存在多个基因的突变。

(二)免疫损害学说

研究证实,内耳确能对抗原刺激产生免疫应答,抗原抗体反应致内耳毛细胞扩张、通透性增加、血管纹分泌亢进,体液易渗入膜迷路,囊腔周抗原抗体复合物沉积致吸收功能障碍。

Derebery 报道,MD 患者吸入性过敏(41.6%)和食物性过敏(40.3%)的发生率远大于正常人群(27.6%;17.4%),接受抗过敏治疗后的恢复也较未接受抗过敏治疗者要好。内淋巴囊在此过程中起两方面的作用:①内淋巴囊本身可能是免疫介导的靶器官;②循环免疫复合物沉积于囊内,导致炎症及干扰内淋巴囊的滤过功能。Atlas(1998)对 36 例 MD 患者血清中特异性抗内耳蛋白抗体进行检测,活动期阳性高达 88%,说明抗体的出现率与疾病活动性两者显著相关。

Shea(1983)提出,损害及症状与免疫反应的解剖部位有关。机制为 II 型免疫反应或 IgG、IgM 介导的 III 型免疫反应。32%~50%的 MD 患者的循环免疫复合物水平升高,远较非 MD 患者的水平高。循环免疫复合物沉积于血管纹和内淋巴囊,血管通透性升高,离子和液体内环境失衡致积液。50%的双侧 MD 患者的抗热休克蛋白质(HSP70)抗体水平升高,这也是自身免疫性内耳病的一个指征。

(三)内耳缺血学说

内耳动脉为终末性动脉,且包含在密闭的骨性结构中,极易造成区域性微循环障碍。当小血管痉挛时,可致内淋巴囊微循环障碍,细胞缺氧后出现代谢紊乱,渗透压增高,外淋巴及血液中的液体渗入而致膜迷路积水。

二、病理

(一)内淋巴积水

在疾病早期,积水主要累及耳蜗、球囊,表现为前庭膜膨胀入前庭阶、球囊膨胀;而在晚期,整个内淋巴系统都可能受累,耳蜗和球囊积水多见,而椭圆囊和半规管积水则少见。内淋巴系统常膨胀入蜗孔,球囊则常膨胀入半规管(多为外半规管)或与镫骨足板接触。积水也可阻塞外淋巴腔或致其移位入前庭阶。

(二)膜迷路破裂

部分病情严重的患者可出现膜迷路的破裂,引起内耳电解质的紊乱。另一方面,膜迷路破裂在理论上也是内淋巴积水后压力释放的一种方式,可避免内淋巴积水进一步发展,这也是耳蜗-球囊切开术的理论基础。膜迷路也可局部向外膨出,目前尚不清楚是局部内淋巴积水,或是迷路急性膨胀破裂后纤维增生愈合的结果。膜迷路穿孔未愈合即形成瘘。Schuknecht 发现在 46 例积水耳中,有 18 例发生膜迷路瘘,其中 9 例位于球囊和外淋巴腔之间,4 例位于球囊和耳蜗管之间,4 例在球囊和椭圆囊之间,1 例在蜗管和外淋巴腔之间。

(三)膜迷路萎缩

扩张的迷路壁可在任一部位发生萎缩,如血管纹萎缩,可导致离子交换障碍。Okuno 等在 22 例积水颞骨中发现,多数都有膜迷路的萎缩。

(四)内淋巴管和内淋巴囊病变

Schuknecht 和 Ruther 等在 46 例积水颞骨中,发现 8 例(17%)有内淋巴管的阻塞,9 例(26%)有内淋巴窦的阻塞。部分患者的前庭水管增生不良,并向前移位;若前庭水管直径过小,致内淋巴囊增生不良,也易发生梅尼埃病。部分患者的内淋巴囊峡部狭窄,囊周结缔组织纤化,血管减少、狭窄,囊腔内嗜酸物质沉着。

(五)前庭纤维化

球囊、蜗管和椭圆囊膨胀可引起各壁互相接触,导致其间的纤维组织增生。大约有 35% 患者的纤维化可能与球囊膨胀延伸至椭圆囊斑有关,这一现象可能造成瘘管试验假阳性。

(六)感觉器病变

在梅尼埃病初期,Corti 器或前庭感觉器官的毛细胞丧失并不多见。在患病晚期,可能出现毛细胞丧失,支持细胞萎缩,前庭膜塌陷,盖膜萎缩,也可能有严重的壶腹壁膨胀或塌陷。前庭暗细胞密度降低,胞核模糊。

(七)神经病变

在疾病早期,耳蜗和前庭神经细胞一般不受影响。在患病晚期,大约 10% 的患者有耳蜗顶区神经元的局灶性变性、丧失,但前庭神经元很少受累。

三、临床表现

发作性眩晕、波动性听力下降、耳鸣是典型 MD 的三个主要症状。发作前常有耳胀满感,耳鸣增强,听力下降,但也可能突然眩晕而没有任何征兆。发作时可使患者从睡眠中惊醒。初始症状可能只是偶发眩晕,有时是短暂的听力下降,伴或不伴耳鸣,有时发作性耳胀满感是唯一的症状。许多患者就诊时同时有眩晕和听力下降,但无法准确判断哪种症状最先出现,但 Watanabe 统计在绝大多数的患者中,耳蜗症状较前庭症状出现得更早。

眩晕是使患者最为烦恼的症状,常突然发作,患者可感觉周围物体旋转或自身旋转,在几分钟内达高峰,持续几小时后逐渐减轻,但仍可能有摇摆不稳的感觉。常伴有恶心、呕吐、出汗、平衡失调、轻微头痛等。患者可能需卧床休息而无法从事任何活动。在两次发作期间可能没有症状。眩晕症状在受到外界因素刺激如头部运动或强声刺激时常加重,有的患者甚至在听到电视或广播声时都可能引起症状加重。

一般为感音神经性听力损失,多呈峰形听力图,在急性期呈波动性,低频听力损失较高频更明显,并逐渐发展为平坦型。少数患者的听力图呈高频或槽形下降,只有极少数患者呈全聋。Mancine 发现约 7% 的患者最开始突然出现的低频听力损失或峰形听力图,曾被诊断为突发性听力损失,但随访 2 个月至 1.5 年后发展为典型的 MD。

耳鸣常持续存在,但强度可变化。在病程早期常为低频性,呈嗡嗡或吹风样,而在后期则为高频性,呈蝉鸣样。

耳胀满感与气压变化造成的耳闷胀感相似,但并不像后者在做吞咽动作时可消失。常发生在病程的早期,出现于眩晕发作之前。

眩晕、听力下降、耳鸣等症状不一定同时出现,特别是在疾病早期。有报道约 50% 的患者同时出现眩晕和听力下降,19% 的患者只有眩晕,26% 的患者只有听力下降。Rali 等报道只有 1/3 的患者一开始就有典型 MD 的三联征,在另 2/3 的患者中,随访 5 个月至 30 年,仅有耳蜗症状者约占 22.4%,仅有前庭症状者约占 71.9%。约 1/3 的患者有患耳胀满感,常发生在病程的早期,多出现于眩晕发作之前。Mancine 报道 MD 患者的症状按出现率从高至低依次为眩晕、位置性眩晕、听力损失、耳鸣、复听、高音不耐受、耳胀满感,约 1/4 的患者首次发作就出现典型的三联征,其他患者则以前庭症状首发更多见。其次为位置性眩晕、耳鸣、听力损失。许多患者在剧烈眩晕发作时常伴随有恶心、呕吐、出汗及面色苍白等自主神经症状,常反映了眩晕的剧烈程度,它们与自发性眼震同为 MD 的客观体征。

1/4 的患者发作持续时间少于 1 h,近 50% 的患者持续 1～2 h,其他患者的持续时间更长 (1 d 以上),发作可出现于任何时候。对不同患者而言,疾病的临床演变也各不相同。 Silverstein 等报道,约 57% 的患者在患病 2 年后眩晕自发停止发作,71% 的患者在 8.3 年后停止 发作,两次发作期间的间歇期也可长可短。患者的生活质量逐渐下降,在发作期则更为明显,有 的患者甚至出现抑郁、焦虑等症。非典型的 MD(前庭型或耳蜗型)可能会逐渐演化为典型的 MD,但有报道前庭型 MD 随访 45 年后仍无感音神经性聋出现。MD 另有一种少见的类型,即先 有耳鸣和听力损失,然后突发眩晕,而听力症状随后好转。Lermoyez 首先报道此症,亦称 Lermoyez 综合征,现在多数耳科学者认为就是 MD。关于跌倒发作是指患者行走时突感腿软跌倒, 猝不及防,可自行站起,神志始终清醒,亦无眩晕不适。Tumarkin 首先报道见于 MD 患者,并提 出耳石危象假说。跌倒发作多见于椎-基底动脉供血不足,脑干网状结构一过性缺血引起,仅偶 见于少数 MD 患者,可能不属 MD 固有的临床表现,仍为供血不足引起。

四、检查

(一)纯音听阈检查

早期多表现为低频感音神经性听力损失,晚期则多为平坦型听力下降。有的患者的听力在 2 kHz 处呈现峰状,此为提示内淋巴积水的特征。只有极个别的患者发展为全聋。重振试验阳 性,言语识别率下降。

反复多次检测听力,可以看到纯音阈值和言语识别率呈波动性。虽然 MD 没有典型的听力 曲线图,但听力测试可以观察到阈值下降、好转的周期,从而采取必要的治疗措施,对疾病进行 干预。

(二)眼震电图

前庭检查应至少包括自发性和位置性眼震、扫视、平滑追踪、旋转和冷热试验。但即使眩晕 是明显的症状,前庭检查的结果可能正常。自发性和位置性眼震多见,但对于判断何侧为患耳并 无价值。不过 MD 患者前庭功能检查最重要的表现是冷热试验提示单侧前庭功能减退和眼震 优势偏向。

(三)听力脑干反应

可分为 3 型,Ⅰ型:患耳的 V 波潜伏期与正常耳相近或更短,此型最多见;Ⅱ型:V 波潜伏期 延长;Ⅲ型:Ⅰ、Ⅲ、V 波潜伏期右移。ABR 对鉴别蜗后病变(听神经瘤、多发性硬化等)敏感性 高,但特异性稍差。

(四)耳蜗电图(ECoch G)检查

膜迷路积水时,SP 负值增大,SP/AP 值也增大,SP-AP 复合波形增宽,这可能是由于积水时 耳蜗基底膜向鼓阶移位所致。部分患者的 AP 波形增宽。双侧 MD 患者则可能出现受累严重耳 的 AP 波形更宽。

(五)耳声发射

耳声发射的结果易受外耳和中耳病变的影响,因此并非观察内耳疾病的最佳方法,主要用于 早期纯音测听尚不能检测出异常时。主要表现为患耳不出现自发性耳声发射,瞬态诱发性耳声 发射减弱或不出现,畸变产物耳声发射图曲线呈上升型。李擎天等发现,MD 患者摄入甘油后, 患耳 TEOAE 的波重复性、反应幅值、频带重复性及信噪比值皆比摄入前增加,且甘油试验阳性者纯音听阈改善,阴性耳也有显著改变;健耳各参数值也有改变,主频也出现变化,因此认为甘油试验 TEOAE 测试是比纯音听阈测试更为敏感更简便的诊断梅尼埃病的方法。

(六)甘油试验

Klockhof 于 1966 年首先提出甘油试验。将 100 g(或 1.5 g/kg)95% 的甘油加等量生理盐水或果汁一次服下。于服前和服后 1 h、2 h、3 h 分别作纯音测听。若服用后 0.25~2 kHz 的平均听阈提高 10 dB 或言语识别率提高 10% 以上,则为阳性反应。个别患者可能出现头痛、恶心、呕吐、腹泻、多尿等不良反应。文献报道 MD 患者甘油试验的阳性率为 47%~60%,因此甘油试验阳性者可诊断为膜迷路积水,而阴性者不能否定诊断。服用甘油后患耳 SP 振幅和听阈均下降,而正常耳则无此现象,因此甘油试验时将纯音测听与 ECoch G 结合起来,可提高诊断率。

(七)影像学检查

Schuler 位可了解乳突的气化状况、有无慢性中耳炎。Paparela 报道部分 MD 患者的乙状窦向前、内移位。

有报道认为用高分辨率 CT 或 MRI 检测 MD 患者,发现其颞骨直径较正常人小,而内淋巴管的检出率(10%~37.5%)也较正常人(72.5%~100%)低。即使是单侧 MD,也可能出现双侧内淋巴管的检出率都下降。

(八)实验室检查

血常规、红细胞沉降率(血沉)、甲状腺功能、胆固醇、甘油三酯、血糖等检查可了解患者全身情况、有无炎性或代谢性疾病等。对怀疑有自身免疫性因素致病者,应检测 C 反应蛋白,血清免疫球蛋白、补体水平、抗核抗体等。

五、诊断

中华医学会耳鼻咽喉科学会诊断依据如下。

(1)反复发作的旋转性眩晕,持续 20 min 至数小时,至少发作 2 次以上。常伴恶心、呕吐、平衡障碍。无意识丧失。可伴水平或水平旋转型眼震。

(2)至少一次纯音测听为感音神经性听力损失。早期低频听力下降,听力波动,随病情进展听力损失逐渐加重。可出现重振现象。

具备下述 3 项即可判定为听力损失:①0.25 kHz、0.5 kHz、1 kHz 听阈均值较 1 kHz、2 kHz、3 kHz 听阈均值高 15 dB 或 15 dB 以上;②0.25 kHz、0.5 kHz、1 kHz、2 kHz、3 kHz 患耳听阈均值较健耳高 20 dB 或 20 dB 以上;③0.25 kHz、0.5 kHz、1 kHz、2 kHz、3 kHz 平均阈值大于 25 dB HL。

(3)耳鸣:间歇性或持续性,眩晕发作前后多有变化。

(4)可有耳胀满感。

(5)排除其他疾病引起的眩晕,如位置性眩晕、前庭神经元炎、药物中毒性眩晕、突发性听力损失伴眩晕、椎-基底动脉供血不足和颅内占位性病变等引起的眩晕。

六、鉴别诊断

(一)椎-基底动脉系统供血不足

由于反复发作眩晕易误为 MD,鉴别要点有:①此病多在中老年才发病,MD 多在中年前发病;②此病眩晕持续时间往往较短,MD 眩晕持续在 20 min 以上;③此病偶伴耳鸣外一般不伴听力症状,MD 多伴耳鸣、耳闷和听力损失;④此病常同时存在引起供血不足的全身性因素,如血管硬化、血压异常、血黏滞度高或心律不齐等;⑤如此病发生的程度较重则多伴其他中枢神经系症状体征,MD 仅呈现位听系和自主神经系症状体征;⑥TCD 和血管彩超有供血不足的征象。

(二)耳蜗后占位病变

较常见的是听神经瘤,多表现为单侧感音神经性听力损失并可伴发眩晕,如压迫内耳动脉引起供血不足,还可出现响度重振现象,可误为 MD。鉴别要点有:①此病的纯音听力图常以高频听力损失为主,MD 则以低频听力损失为主;②此病的听力损失缓慢发生,逐渐加重,无听力波动,MD 听力损失发生较快,呈波动性下降;③如伴发眩晕此病多呈持续头晕,阵发性加重,常伴步态不稳,而 MD 眩晕为间歇发作,间歇期内无眩晕及步态不稳;④此病的眩晕总的趋势是越过越重,而 MD 间歇发作的眩晕轻重不一,间歇期也或长或短,无规律性;⑤影像学检查可显现占位病变。

(三)多发性硬化

此病早期可呈现波动性听力下降伴发眩晕,易误为 MD,鉴别要点为:①MD 的病变局限于耳蜗,多呈感音性低频听力损失为主,而此病为神经脱髓鞘病,以感音神经性高频听力损失为主;②此病可累及多个脑神经,出现相应的症状,MD 则不然;③此病影像学和 CSF 检查可呈现异常,随诊可助鉴别。

七、治疗

事实上,梅尼埃病是一自限性疾病,60%~80%的患者在长期患病后,眩晕可能逐渐减轻,听力也可能最终稳定在中-重度损失的水平。

(一)饮食治疗

(1)低钠饮食:早在 20 世纪 30 年代,就有学者提出对 MD 患者应给予低钠饮食(<2 g/d),不过到现在为止,对其疗效仍有争议。当与利尿剂合用时,低钠饮食有较好的效果。由于在实验性内淋巴积水动物的内淋巴囊和部分患者的内淋巴中,Na^+ 水平基本正常,加之低钠饮食对血浆 Na^+ 浓度的影响很小,低盐饮食可改变血浆或内淋巴 Na^+ 水平,还可能诱导醛固酮水平的改变,影响内耳离子的转运。

(2)水的摄入:很少有医师对 MD 患者的水摄入量提出指导。如果利尿治疗和低盐饮食的目的是促进体内 Na^+ 的排出,那么每天摄入正常的水分(8 杯)有助于达此目的。有的医师建议患者限制水的摄入量,认为有利于利尿剂的脱水作用,但目前没有证据支持此观点。

(3)其他:有的患者述说通过限制糖、谷氨酸钠、咖啡因等的摄入,症状发作会减少。虽然目前尚未找到其科学依据,医师也应帮助患者制订最能减轻其症状的饮食计划。

(二)药物治疗

药物在控制眩晕急性发作和长期处理特别是在波动期中都有治疗作用。药物治疗梅尼埃病的理想标准应达到以下目的:①消除眩晕;②不管前庭病变程度如何,能建立新的感觉平衡功能,有迅速而完全的前庭代偿;③减轻恶心、呕吐和自主神经功能紊乱的其他症状。

1.苯二氮䓬类

安定是此类药物中最常应用的,因其有较好的前庭中枢镇静作用,可作用于小脑的 GABA 能神经,而后者介导对前庭反应的抑制作用,因而有利于对眩晕和呕吐的治疗,其抗焦虑作用对于控制眩晕也有效,特别是对有焦虑的 MD 患者更有效。

2.止吐药

虽然绝大多数止吐药用于治疗 MD 患者的眩晕症状,但也可通过抑制抑郁和焦虑而起作用。此类药都有镇静、抗胆碱能和止吐功能。

(1)茶苯海明:对于治疗 MD 患者的眩晕、恶心、呕吐有效,50～100 mg/d,分 3～4 次使用。口服、肌内注射、静脉注射都可以。可引起中度嗜睡。

(2)甲氧氯普胺:抗多巴胺能药物,有强大的中枢性镇吐作用,口服每次 5～10 mg,3 次/天,不能口服或急性呕吐者宜肌内注射或静脉注射每次 10～20 mg。每天剂量不宜超过0.5 mg/kg,否则易引起锥体外系症状。主要不良反应有直立性低血压、嗜睡等。

(3)异丙嗪:吩噻嗪类药,有较强的抗胆碱能和抗组织胺作用,还有明显的多巴胺阻滞作用。成人初始剂量为 25 mg,若有必要,可每 4～6 h 使用 12.5～25 mg。

(4)丙氯拉嗪:也为吩噻嗪类药,可阻滞多巴胺受体,有抗焦虑和止吐作用。常用剂量是每46 h 口服或肌内注射 10 mg。常见不良反应是嗜睡、低血压,也有致锥体外系反应、出现帕金森样症状的危险。

(5)抗胆碱药:山莨菪碱、东莨菪碱、阿托品等抗胆碱能药,可防治恶心及呕吐,改善微循环不良。治耳源性眩晕多用山莨菪碱或东莨菪碱,口服每次 10 mg,每天 3 次,肌内注射每次 10～20 mg。晕动片含东莨菪碱、阿托品和巴比妥钠,口服每次 1 片,多用于防晕车船,也可用于 MD 发作眩晕时,不宜久服。地芬尼多也有抗胆碱作用,每片 25 mg,1～2 片/次,每天 3 次。这类药均可有口干、心悸及扩瞳的不良反应,其中以阿托品的不良反应最明显,地芬尼多不良反应最小。这类药青光眼患者忌用,心动过速及房颤患者慎用。

3.血管扩张剂治疗

(1)倍他司汀:除了阻滞 H_1、H_3 受体,还可增加耳蜗血流量,在一定程度上改善眩晕、恶心、呕吐症状,但对听力下降似无疗效。可致轻度胃部不适。可用于发作期和间歇期的治疗,但其作用短暂,长期疗效与乙酰唑胺相似。

(2)烟酸:餐前半小时服用 50～400 mg 有扩血管作用。但仅少数文献报道有疗效,已逐渐被弃用。

(3)复方丹参:可扩张小血管,抑制凝血,增强缺氧耐受力,降低血黏稠度。口服 3 片/次,3 次/天;或每天 8～16 mL 静脉滴注。

(4)碳酸氢钠溶液:用浓度为(4～7)％的溶液,按 2 mL/kg 体质量静脉内点滴,收效较好,尤适用于近期频繁发作眩晕,或因恶心、呕吐、饮水不够,有酸中毒倾向者。此药在血液中起到缓冲作用,中和病变部酸性代谢产物,血中 CO_2 含量增高改善病变部血液循环不良。一般用 5％碳酸氢钠200 mL 静脉点滴,每天 1 次,如需要可连续用 5 d。

4.利尿剂

长期以来,利尿剂是治疗 MD 的主要药物,包括氢氯噻嗪、氯噻酮、氨苯蝶啶。一般应维持治疗 3 个月后方决定是否停药。对听力下降无改善作用。在服用噻嗪类药时应注意补钾。

(1)氢氯噻嗪:常用剂量为 50 mg/d,或氨苯蝶啶 50 mg＋氢氯噻嗪 25 mg,主要不良反应是低钾血症、血容量下降,中性粒细胞减少,血小板减少。

(2)乙酰唑胺:碳酸酐酶抑制剂,250 mg 口服,1～2 次/天。利尿作用不如噻嗪类药和袢利尿剂持久,最好勿长期使用以减少痛风、胃肠功能紊乱、厌食等不良反应。

5.钙通道阻滞剂

间歇期可用钙通道阻滞剂如氟桂利嗪、桂利嗪,其他如尼莫地平、维拉帕米也有效。

6.还可以使用激素治疗和手术治疗

(1)鼓室内激素治疗:由于 MD 可能与免疫性因素有关,而蜗窗可通透糖皮质激素,鼓室内注射糖皮质激素后可在内、外淋巴中检测到较高浓度的激素,因此有报道认为鼓室内糖皮质激素治疗 MD 有较好的疗效。①适应证:患者不愿行内淋巴囊手术或破坏性治疗;双侧 MD;患者全身情况差,不能耐受全麻手术;患者有条件多次就诊治疗;不能全身使用激素者,如糖尿病、消化道溃疡等。②方法:从鼓膜前上部注入地塞米松 4 mg/mL,15 min 后注射第二次,总量达到 0.3～0.5 mL,患者保持仰卧位患耳朝上 30 min,尽量避免吞咽。次日及以后每周 1 次,共 1 个月。但有人认为使用更高浓度、更大剂量的激素,疗效可能更好。③优点:操作简便,破坏性小,费用少,无全身不良反应,并发症少。眩晕控制率较化学性迷路切除术低,但由于其破坏性更小,仍可作为化学性迷路切除术前的治疗选择之一。

(2)全身激素治疗:急性期,醋酸甲强龙 60～80 mg 肌内注射,再用泼尼松 1 mg/(kg·d),连用 10 d 后逐渐减量 10 d。2 周后听力明显好转者,继续用泼尼松隔天 1 次,每次 10～20 mg。对慢性者,泼尼松 1 mg/(kg·d)×10 d,逐渐减量。应注意应用激素的禁忌证。

(3)分为非破坏性和破坏性手术。前者主要针对积水发生机制并保存听功能,后者主要是患耳的去前庭神经支配,听功能不一定能保存。对于纯音听阈<70 dB HL 和言语识别率>20%的患者,最好选择听力保存性手术。仅单耳有听力者,应避免采用手术治疗。

(刘英娟)

第八节　噪声性听力损失及爆震性听力损失

噪声可对人体的听觉系统、神经系统、心血管系统、消化系统和内分泌系统等造成损伤,其中,以听觉系统的损害最为严重,按病程可分为急性声损伤和慢性声损伤两种类型。一般而言,急性声损伤指爆震性听力损失,而慢性声损伤则统称为噪声性听力损失。

一、噪声性听力损失

噪声性听力损失是指长期受噪声刺激而发生的缓慢、进行性的听力下降,病变部位主要在内耳,常双耳对称性发病。短时间暴露于强噪声环境会导致可逆性的暂时性听力阈移,离开噪声环境一段时间后听力可自然恢复,这种现象又称为听觉疲劳,属于功能性改变,其机制尚不清楚。若在此基础上持续暴露于强噪声,则会使内耳感受器由功能性改变发展为器质性改变,出现不可逆永久性听力阈移。噪声性听力损失是常见的职业病之一,也是一个全球性的健康问题。据估计 7%～21%的听力残障与工作场所的噪声过多暴露有关。

(一)发病机制

噪声性听力损失的发生与噪声强度、频谱特性、暴露时间及暴露者年龄等因素有关。其发病机制可能与机械振动性损伤、内耳微循环障碍、代谢异常等多因素共同作用有关。

（二）诊断要点

1.症状与体征

根据噪声暴露史、症状及听力学检查结果,在排除其他原因引起听力下降的基础上即可明确诊断。

（1）听力下降:噪声引起的听力下降常呈双侧对称性,缓慢发生且渐进性加重。早期主要高频受累,由于对言语交流影响不大,因此,很难被发现。随着听力损失进一步加重,听力下降有高频区向低频区扩展,但言语频率受累后,患者才发现交流困难。

（2）耳鸣:噪声性听力损失的早期症状之一。耳鸣通常为双侧性、高音调,开始为间歇性,逐渐变为持续性。耳鸣与听力下降可同时发生,亦可单独发生。

（3）其他症状:噪声尚可引起头痛、头晕、烦躁、失眠多梦、易疲倦、注意力不集中、抑郁、血压增高、心动过缓或过速、呼吸节奏增快,还可能出现幻听、听声耳痒、闻声呕吐等症状。

2.特殊检查

（1）耳镜检查:外耳道及鼓膜均正常。

（2）纯音测听检查:听力曲线呈双侧感音神经性听力下降。早期为高频听力损失,其特征性表现为在 3 000 Hz、4 000 Hz 或 6 000 Hz 处出现 V 形凹陷。随着听力损失加重,凹陷进一步加深,可累及言语频率。

（三）治疗要点

对噪声性听力损失目前尚无有效的治疗方法。

（1）对于听力损失早期的患者,应及时脱离噪声环境。

（2）可给予维生素类药物、改善微循环的药物和神经营养药等。

（3）对于晚期患者,听力损失多不可逆转,可佩戴助听器改善听力。

（四）预后及预防

由于噪声性听力损失尚无确切的治疗方法,因此,有效预防噪声性听力损失的发生显得尤为重要。

1.有效控制噪声源

控制噪声源是杜绝噪声性听力损失的最根本的措施。

2.个人听力保护

护听器具的使用可有效预防噪声性听力损失,对在噪声环境下工作的人员加强健康教育,使其充分意识到噪声的危害,促使其自觉佩戴具有隔音功能的耳塞或耳罩。

3.定期进行听力检查

应定期对相应人员进行听力检查,做到对噪声性听力损失患者早发现、早脱离噪声环境。

二、爆震性听力损失

爆震性听力损失是指暴露于瞬间而强烈的冲击波或强脉冲噪声所造成的急性听觉损伤,损伤部位主要在中耳和内耳,听力下降的性质可以为传导性、感音神经性或混合性听力下降。爆震性听力损失可出现在军事行动中,如各种武器发射或爆炸瞬间引起,也可出现在日常作业,如采矿爆破作业。另外,也见于某些意外,如锅炉、煤气罐爆炸等。

（一）诊断要点

根据病史、症状和检查即可明确诊断。由于爆炸冲击波可能损伤多个部位、多个器官,因此,诊断宜全面。

1.症状与体征

(1)听力损失在爆震后即刻出现,轻者仅为暂时性听力下降,重者则为永久性听力下降。

(2)常伴有耳鸣、耳痛、眩晕及外耳道少量流血等症状。

2.特殊检查

(1)耳镜检查:可见鼓膜充血、鼓膜内出血、鼓膜穿孔等,鼓膜穿孔者在穿孔周围常有血痂。

(2)纯音测听:听力下降的程度取决于爆炸的强度、患者与爆炸源的位置关系。听力下降的性质取决于损伤部位。仅中耳受累表现为传导性听力下降,中耳、内耳二者均受累则表现为混合性听力下降。

(二)治疗要点

首先应明确有无威胁生命的其他器官损伤,如存在,则应优先救治。

1.中耳损伤

对于鼓膜穿孔的处理,其原则是保持外耳道的清洁与干燥,有明显感染征象者,如出现耳流脓,则应按急性中耳炎处理。小的鼓膜穿孔多可自愈,对于外伤后 3 个月仍未愈合的穿孔,应行鼓膜成形术。对于听骨链损伤者,应行听骨链成形术。

2.内耳损伤

检查证实存在内耳损伤者,应尽早给予糖皮质激素、维生素、改善内耳微循环药物。伴有眩晕、呕吐者,宜卧床休息,同时适当给予镇静、镇吐及补液治疗。

(三)预后及预防

1.加强健康教育

对公众,特别是相关从业人员,应加强个人防护知识的宣教,使其认识到爆炸冲击波的危害,并掌握正确的防护方法。

2.个人听力保护

相关从业人员平时应自觉佩戴具有隔音功能的耳塞或耳罩。

3.意外情况下的自我保护

当意外发生时,正确地采用自我保护方法可有效地避免或减轻爆震性听力损失的发生。正确的做法是,在爆炸发生的瞬间,用手指压紧耳屏、张口、背向爆炸源迅速卧倒。

(李春燕)

第九节 自身免疫性内耳病

自身免疫性内耳病指内耳的自身性免疫损害所引起的感音神经性听力减退及前庭功能障碍,临床上多指未查明原因、对免疫抑制药治疗有效的感音神经性听力损失。本病多见于中年女性。目前已经证实,内耳并非"免疫豁免器官",内耳中的内淋巴囊不仅能吸收内淋巴液,而且是内耳处理抗原并产生免疫应答的主要部位,当内耳遭到抗原刺激后,它能聚集必需的淋巴细胞以处理抗原,并能在局部产生抗体。

一、诊断要点

(一)症状与体征

(1)进行性、波动性、感音神经性听力损失，可累及单耳或双耳，双耳同时或先后发病，如为双耳，则两耳的听力损失程度常不一致，听力检查结果可为蜗性或蜗后性听力损失。

(2)可伴耳鸣、眩晕和耳内压迫感。

(3)病程数周至数年。

(4)需排除由其他原因引起的感音神经性听力损失，如突发性聋、外伤、感染、药物中毒、噪声性聋、老年性听力损失、遗传性聋、全身其他疾病引起的耳聋、小脑脑桥角占位病变及多发性硬化等。

(二)特殊检查

1.一般项目

红细胞沉降率、免疫球蛋白、补体、循环免疫复合物(CIC)、C反应蛋白(CRP)等。

2.非内耳特异性自身抗体

如抗核抗体(ANA)、抗线粒体抗体(AMA)、抗内质网抗体(AERA)、抗板层素抗体(ALA)、抗内膜抗体(ASA)、抗血管内皮抗体(AEA)、抗平滑肌抗体(ASMA)等。

3.抗内耳组织抗体检测

采用免疫荧光法、免疫酶法和免疫印迹法，检测可疑患者血清中抗内耳组织的抗体。

目前内耳特异性抗原的分离和纯化仍未完成，因此，缺乏敏感而又可靠的实验室诊断方法。

4.治疗反应

若试验治疗有效，可支持诊断。

总之，由于内耳无法活检，不能提供自身免疫性内耳病病理变化的确切证据；加之内耳特异性抗原的分离和纯化并未完成，缺乏敏感而又可靠的实验室诊断方法，所以，自身免疫性内耳病的临床诊断目前仅能依据症状、实验室检查和治疗反应等结果综合判断。

二、治疗要点

(1)免疫抑制药是本病的基本治疗药物，包括糖皮质激素和细胞毒性药，临床上首选泼尼松，开始用 60 mg/d，口服 4 周，若听力确有提高，可在 1 个月后逐渐减量，直至维持量(约 10 mg/d)。若在减量过程中病情出现反复，可重复前述大剂量治疗。

(2)如病情多次反复，则联合应用细胞毒性药，如环磷酰胺 $1\sim2$ mg/(kg·d)或甲氨蝶呤每周 $7.5\sim20$ mg。

(3)长期用药时宜密切观察药物反应，检测血、尿常规和肝肾功能等，确保用药安全。为减少药物的全身毒副作用，可选择局部(鼓室)给药。

(4)此外，尚可考虑血浆置换疗法等。双耳极重度聋的患者可考虑人工耳蜗植入。

(刘英娟)

第十节 听神经病

听神经病又名听神经病谱系障碍(ANSD),是一种听功能异常性疾病,表现为声音信号可以通过外耳、中耳正常地进入到内耳,但是却不能同步地从内耳传输到中枢听觉处理系统,患者主诉为可以听到声音但是对言语的辨别及理解能力异常,由此出现交流障碍。

一、临床分类

(一)病因分类

主要为遗传性因素和环境因素。

1.遗传性因素

包括常染色体隐性遗传、常染色体显性遗传、X-连锁隐性遗传以及线粒体突变母系遗传方式等不同的遗传方式致病。与之相关的基因包括*OTOF*基因、*PJVK*基因、*DIAPH3*基因、*AIFM1*基因以及与综合征型听神经病相关的*MPZ*、*PMP22*、*NF-L*、*OPA1*、*TMEM126A*等基因。

2.环境因素

在新生儿期以高胆红素血症、低出生体重、早产、缺氧、感染等为主;在学龄期儿童多以免疫、感染、肿瘤和代谢性等因素为主。

(二)发病机制分类

根据累及的病变部位分为如下3型。

1.听神经病变型

亦称为突触后型、Ⅰ型听神经病。当听神经纤维受累,而内毛细胞及其突触正常时,将其称为听神经病变,如有周围神经或脑神经受累则是最好的佐证来说明是听神经本身的病变。

2.听突触病变型

亦称突触及突触前型、Ⅱ型听神经病。当内毛细胞和听神经突触受累,而听神经纤维正常时,将其称为听突触病变较为妥当。要证实其为周围听觉传导通路远端病变,最好的证据是没有周围神经或脑神经病变的伴发,且听神经对电刺激有阳性反应时。突触病变可能影响递质释放的时间、强度和传入神经末梢的受体位点的获得。

3.非特异性听神经病型

突触前后均受累的病变称为非特异性听神经病。

(三)临床特征分类

1.婴幼儿听神经病

婴幼儿听神经病是指在婴幼儿期(3岁以内)被确诊的听神经病。患儿常可通过常规的新生儿耳声发射听力筛查,复筛和诊断型耳声发射检测亦为正常,同时检测耳蜗微音电位亦可正常引出,但其听性脑干反应检测常表现为无明显分化的波形或严重异常情况。

2.青少年和(或)成人听神经病

亦称为迟发型听神经病,是指在青少年期或成人阶段逐渐出现听力言语交流障碍,表现为患者能够听到声音但不能理解语言,临床检查发现患者的听性脑干反应检测未引出反应或波形分化差;耳声发射筛查多表现为正常或轻度改变;纯音测听(或者行为测听)表现为轻度、中度到重度听力损失;言语测听识别率差与纯音听阈不成比例;声导抗为 A 型鼓室图而声刺激镫骨肌反射消失或阈值升高;影像学检查排除蜗后占位病变的一种耳聋疾病。

二、诊断要点

(一)症状与体征

听神经病患者的临床表现根据发病年龄和伴发症状的不同而表现多样。既可以表现为先天性的婴幼儿听神经病,也可表现为在青少年时期和成人阶段发病的迟发性听神经病;既可以单独发病,也可以合并其他周围神经病变,如遗传性感觉运动性神经病、视神经萎缩、弗里德赖希共济失调、雷夫叙姆病等;此外,还有一些特殊临床表型,如单侧发病的单侧听神经病,与体温变化相关的温度敏感性听神经病。患者也可伴有耳鸣、眩晕等症状。婴幼儿发病,因在言语语言发育期,而导致言语发育障碍,交流困难;在青少年期发病,虽然言语已经有发育,但久而久之也会出现交流困难和障碍。

(二)特殊检查

1.听力学检查

系统的听力学检查是本病诊断的关键。

(1)纯音测听:青少年及成人听神经病多为低频上升型听力曲线,听力损失程度相对较轻,听力曲线的类型及程度各异,可表现为轻度、中度到极重度聋。

(2)行为测听:适合于婴幼儿听神经病患者,以中度和重度听力损失类型常见。

(3)言语测听:言语识别率差,与纯音听阈不成比例。

(4)声导抗检查:鼓室图为 A 型而声刺激镫骨肌反射消失或阈值升高。

(5)听性脑干反应检查:表现为各波未引出反应或波形分化差,不能识别。

(6)耳声发射检查:多表现为正常或轻度改变,即使纯音听阈表现为重度感音神经性聋。

(7)耳蜗微音电位:可引出;部分患者随病程延长或受中耳病变的影响,DPOAE 消失,但CM 仍可见。

(8)耳蜗电图:发现特异性 AP 振幅降低而导致比值异常。

(9)听觉稳态反应检查:稳态反应阈值与纯音听力不成比例。

2.影像学检查

听神经病患者的颅脑及颞骨影像学检查未见占位病变,但有些患者可发现听神经纤细或发育不良情况。

3.基因学检查

听神经病患者需进行相关基因检查,明确致病遗传因素。婴幼儿听神经病常常表现为隐性遗传性耳聋,约 40% 与 OTOF 基因突变相关,人工耳蜗效果较好。青少年或成人听神经病,可与 AIFM 1、DIAPH 3 基因突变相关。还有些伴有视觉障碍或肢体末梢神经麻木者,可能与 MPZ 、PMP 22、NF-L 、OPA 1、TMEM 126A 等基因突变有关。

三、鉴别诊断

当发现异常的 ABR 波形合并有正常的 EOAE/CM 结果,以及发现纯音测听、镫骨肌反射、ABR 及 OAE 存在矛盾的现象时,要考虑诊断听神经病。但需与下列疾病相鉴别。

(一)感音神经性聋

在婴幼儿中,当 ABR 波形异常,不能引出时,不能简单地诊断为重度感音神经性耳聋,一定要对患儿进行耳声发射、声导抗镫骨肌反射以及 CM 和听性稳态反应检查(ASSR)等检查来综合判断,排除外毛细胞功能正常的情况后方可诊断感音神经性耳聋。

(二)有类似听力学特征的中枢性聋

听神经瘤、多发性硬化等在病变未侵及耳蜗时可表现类似听神经病的听力学特征。但听神经瘤的听力多为单侧性高频下降,MRI 或 CT 可显示内耳道或小脑脑桥角占位性病变,多发性硬化显示脑桥多发性硬化灶。

四、治疗要点

(1)婴幼儿听神经病的治疗康复原则:婴幼儿听神经病的动态听阈评估得出的结果和结论是决定治疗康复方案的基础。患有听神经病的孩子有发生交流困难和言语障碍的高风险,因此,需要建立一个持续的听力监测和发展交流能力的评估康复计划。

1)在诊断过程中帮助患儿家长:为了确诊听神经病,需要进行一整套特殊的听力学检测。这可能要比诊断感音神经性聋或传导性聋花费更多的时间。应告知家长诊断过程需要花费的时间以及所做一系列检查的目的和原因。

2)帮助患儿家长选择治疗方案:康复治疗对所有的听障儿童都是可行的。对患有听神经病的孩子的治疗方法需要一个多学科的医疗小组,这种治疗途径可以包括听力学、听力康复的药物、小儿科和儿科神经学、言语治疗、早期教育支持、耳鼻咽喉科学、遗传学、新生儿科学以及家庭教育专家。

3)制订个性化的治疗方案:听神经病患儿受益于个性化的治疗康复。对于婴幼儿助听器及人工耳蜗植入术治疗均有成功的案例。有证据表明,相当多数量的听神经病的患儿如果同时伴有严重的听力损失,佩戴助听器对他们有很大帮助。人工耳蜗植入术在治疗一些听神经病患儿上取得了显著的成效,而另外一些患儿却没有取得显著疗效。

4)选择一个视觉信息交流的方法:建议尽早进行通过视觉帮助唇读(CS)并提供其他视觉信号帮助患儿理解言语。在家庭生活中使用 CS 方法将有助于患儿即时学习言语并提供家庭交流的最好机会。由于一些患者可以在安静环境中理解一部分言语而在噪声环境中则变困难,因此,提高信噪比将对他们有帮助。除了对促进听觉和言语语言的考虑,患者还应该通过神经专科医师或小儿神经专科医师的评估来发现和治疗听神经病患儿的其他神经功能异常。

5)预后评估:听神经病患儿的预后分为四类。第一类为患者病情好转,在 1～2 年后开始有听说能力,表现为暂时性听神经病;第二类为患者病情恶化,OAE、CM 消失,言语发育障碍;第三类为患者病情稳定,未进一步进展;第四类患者出现其他外周神经病变,多见于成人听神病,或者是迟发型听神经病,多与遗传因素相关。

(2)青少年及成人听神经病的治疗原则:由于青少年及成人的言语发育已经完成,治疗上主要在动态的听力评估基础上,根据听力状况和言语辨别能力进行内科药物治疗、选择性助听器验配和人工耳蜗手术治疗。

(3)目前听神经病的预防仍然以早期发现为主,在新生儿筛查中,尤其是高危新生儿,联合应用 OAE、ABR 对早期发现婴幼儿听神经病起着重要的指导意义;其次,开展基因筛查,明确病因和病理机制,进行产前指导对阻断疾病的传递具有重要意义。未来的基因治疗、干细胞治疗有望对听神经病的治疗产生革命性意义。

(李春燕)

第十一节　大前庭水管综合征

大前庭水管综合征(LVAS)是一种以渐进性波动性听力下降为主的先天性内耳畸形,可同时伴有反复发作的耳鸣或眩晕等一系列临床综合征。通常表现为感音神经性聋,也有少部分患者表现为混合性聋。

它是一种常染色体隐性遗传性聋,主要致病基因是 *SLC26A4*。*SLC26A4* 基因突变是先天性聋以及儿童迟发性聋和突发性聋的主要原因之一,占儿童和青少年感音神经性聋的15%～21%,约占先天性内耳畸形的31.5%。感冒和外伤常是发病诱因,即使轻微的头部外伤也可引起突发的重度感音神经性聋和眩晕。

一、分型与特点

按前庭水管发育异常程度及其相应特点,将其简化为3种类型。

(一)严重型

前庭水管发育异常扩大,管口多呈溶冰状裂孔样缺损,内耳结构显著畸形。特点:先天性重度耳聋,常伴智力发育不全。

(二)中重度型

前庭水管口呈放射状裂孔样缺损,少数伴有耳蜗或前庭结构与形态上发育不良。特点:①大部分患儿在婴幼儿、学龄前期或学龄期才发现听力差而引起重视,小部分出生时就表现听力差;②遇头部外伤、感冒、过度疲劳等诱因即引发或加重听力下降;③病情呈进行性发展。

(三)轻度单纯型

前庭水管口呈单个或几个裂纹状缺损,裂纹表面有膜状组织覆盖。平时听力尚可,多数在发病后经 CT 或 MRI 扫描时才发现前庭水管异常,伴发内耳畸形者较少。

二、诊断要点

(一)症状与体征

(1)可从出生后至青春期这一年龄段内任何时期发病,发病突然或隐匿。

(2)先天性或渐进性和波动性的听力下降:高频听力损失为主,混杂有低频传导性成分。

(3)双耳受累多见,听力损失多为重度至极重度,严重者可有言语障碍。

(4)大龄儿童或成年人会主诉有耳鸣。

(5)约 1/3 患者有前庭症状,可反复发作眩晕,也可有平衡障碍症状。

(6)部分患者有明确的发热或头部碰撞后诱发耳聋或耳聋加重的病史。

(二)特殊检查

1.听力学检查

(1)纯音测听一般为感音神经性听力下降,听力曲线呈由低频至高频阶梯状下降图形,低频常可见气骨导差。

(2)声导抗有助于判断中耳有无异常。

(3)听性脑干反应(ABR)对不合作的婴幼儿可在服用镇静药的情况下进行,显示听觉外周通路受阻,部分患者可见负向波。

(4)前庭功能检查眼震电图显示对冷热实验反应低下或无反应,但此项检查不适用于年龄较小的儿童。

2.影像学检查

影像学检查包括颞骨高分辨率CT、内耳MRI扫描以及内耳影像三维重建等。颞骨高分辨率CT轴位片在外半规管层面或其相邻的上、下层面中,可见前庭水管和外口。正常情况下,其位于岩骨后缘,仅可见一浅而微小的骨性切迹。Valvassori等于1978年提出了前庭水管扩大的影像学诊断标准:前庭水管外口与总脚或狭部后方中点的直径>1.5 mm即可判断为前庭水管扩大;也有人认为CT横断面外口宽度应>2 mm。大前庭水管的CT特点为岩骨后缘的外口扩大,如一深大的三角形缺损区,其边缘清晰、锐利,内端多与前庭或总脚"直接相通",前庭水管之最大径>1.5 mm。MRI内耳水成像可清晰显示扩大的内淋巴管和内淋巴囊。影像学检查是大前庭水管综合征诊断的金标准。

3.基因诊断

可进行*SLC26A4*基因的筛查与检测。

三、鉴别诊断

听力存在气骨导差应与鼓室硬化、耳硬化症或中耳炎鉴别。听力下降伴有耳鸣及眩晕主诉,应与梅尼埃病鉴别。以突发听力下降为首发表现的应注意与突发性聋鉴别。听力检查及影像学资料可协助鉴别诊断。

四、治疗要点

虽然大前庭水管综合征是一种先天发育畸形,但出生后出现的波动性或渐进性感音神经性听力下降,及时药物治疗,听力可以得到改善甚至恢复到发病前水平,因此,早期应积极药物治疗。

(一)药物治疗

听力急剧下降时可按照突发性聋治疗原则,采用激素和改善内耳微循环代谢的药物治疗,尽可能地恢复听力,争取患儿有一个较长时间维持听力的较好阶段,这对小儿语言发育非常有益。改善内耳微循环代谢药物如银杏叶提取物等,可按体重调整剂量。

(二)手术治疗

对于应用药物治疗效果不佳者,可在系统治疗的基础上观察3个月,如果听力无好转迹象即可选配助听器。而如果助听器无助于听力的改善,则应建议进行人工耳蜗植入等。人工耳蜗植入对大前庭水管综合征导致的重度、极重度聋患者很有帮助,术后效果比较理想。

(三)加强语言训练

根据患者的实际情况,应当酌情加强听力下降患儿的言语训练,使之在学语期能保持良好的实用听力,为言语训练创造条件。

（刘英娟）

第十章

鼻先天性疾病

第一节 面裂囊肿

面裂囊肿即面部裂隙囊肿,是指发生于鼻及鼻周软组织、骨组织或骨孔内的各种先天性囊肿。关于其发生的原因,学说颇多,但主要有 2 种:腺体潴留学说和面裂学说,以后者占主导。腺体潴留学说认为,由于鼻腔底的黏膜腺腺管因各种原因发生阻塞,以致腺体分泌物潴留而成囊肿,故称为潴留囊肿。面裂学说认为,于胚胎时期,在上颌突、内侧鼻突的球突及外侧鼻突等各面突接合处因发育而形成的裂隙内有胚性残余,发展后形成面裂囊肿。

此类囊肿虽然初始于裂隙处,但经增长膨大或发育发展之后,常可侵及上颌窦、鼻腔、上颌牙槽突和腭部。早期多因囊肿发展缓慢而无症状。待到囊肿增大而显露出畸形,甚至有继发感染时,患者才来就医。

各种面裂囊肿的命名及所在部位如下(图 10-1)。①鼻翼下面裂囊肿:囊肿位于鼻翼之下。②鼻筛面裂囊肿:发生于鼻泪沟。泪骨未发育,囊肿即位于泪骨所在部位。③球上颌或唇腭裂囊肿:详见本页"二球上颌或唇腭裂囊肿"。④切牙骨囊肿:发生于切牙(或额外牙)与正常牙之间。⑤鼻腔底部鼻腭囊肿:发生于鼻腔底部的腭骨内。⑥中间位鼻腭囊肿:发生于腭骨内的中间位。⑦切牙孔囊肿:亦称为切牙管囊肿,发生于切牙管(鼻腭管)的骨管内。⑧腭乳头囊肿:发生于切牙管口的腭孔乳突部(即腭乳头的上皮细胞巢)。⑨上颌前中线囊肿:位于鼻小柱附着处下方。⑩腭后中线囊肿:发生于上颌突与腭突的连接线上。⑪鼻背中线皮样囊肿及瘘管:详见"鼻背中线皮样囊肿及瘘管"。⑫犁鼻腺体囊肿:发生于犁骨器。

一、鼻腭囊肿

鼻腭囊肿发生于鼻底硬腭处。按发生部位可分为鼻腔底部鼻腭囊肿、中间位鼻腭囊肿、切牙孔囊肿和腭乳头囊肿。各囊肿依其部位不同而具有不同的外观畸形。囊肿扩展时可突起于鼻腔底或硬腭前段,也可突向口内。切牙孔囊肿者,可因压迫腭前神经而产生疼痛。手术治疗鼻腭囊肿时,须选择适宜的进路予以切除。介于鼻腔和口腔之间的囊肿,治疗时多经口腔剥除之,但应注意保留鼻腔底部的黏膜,以防发生鼻口瘘。

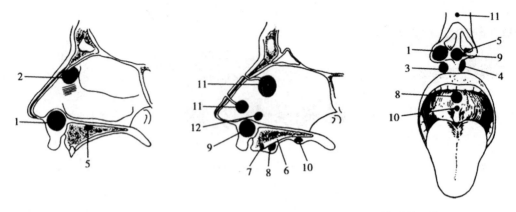

1.鼻翼下面裂囊肿；2.鼻筛面裂囊肿；3.球上颌或唇腭裂囊肿；4.切牙骨囊肿；5.鼻腔底的鼻腭囊肿；6.中间位鼻腭囊肿；7.切牙孔囊肿；8.腭乳头囊肿；9.上颌前中线囊肿；10.腭后中线囊肿；11.鼻背中线皮样囊肿及瘘管；12.犁鼻腺体囊肿

图 10-1　各种面裂囊肿的发生部位示意图

二、球上颌或唇腭裂囊肿

球上颌或唇腭裂囊肿发生于上颌突和内侧鼻突的球突融合处。女性患者居多。该处上皮残余所形成的囊肿常在上颌侧切牙与尖牙之间向下生长，早期可使上述二牙的牙根间隙增大，即使其分离移位。囊肿常因增大而突入鼻腔底部、上颌窦底，以及上唇的唇龈沟和颊部等处的口前庭内，并可使上述部位发生局限性膨隆。位于上颌窦附近的囊肿可扩展而侵入窦内。应与根尖囊肿鉴别：根尖囊肿者牙列一般正常，但有龋齿。此类患者可自觉有面部压迫感，且多有面部外形变化。应经口前庭予以切除。

三、鼻前庭囊肿

鼻前庭囊肿是指位于鼻前庭底部皮肤下、上颌骨牙槽突浅面软组织内的一种囊性肿块。曾有鼻牙槽突囊肿、鼻底囊肿、鼻黏液样囊肿、外胚包涵囊肿等命名，现多称之为鼻前庭囊肿。

患者多是女性，年龄多在 30～50 岁。

(一)病因

主要学说仍为腺体潴留学说和面裂学说。因许多学者认为其来自球状突与上颌突融合部，理论上与球上颌或唇腭裂囊肿相符，故亦有将其称之为球颌突囊肿者。

(二)病理

囊肿的囊壁一般由含有弹性纤维和许多网状血管的结缔组织所构成，坚韧而具有弹性。若并发感染，则囊壁可有炎性细胞浸润。典型的内膜表皮细胞具有纤毛的柱状上皮或立方上皮，但也可因囊肿内容物对囊壁的压力过大，而转变为不同类型的上皮，如扁平上皮、柱状上皮、立方上皮等。在囊内膜的表皮细胞内有丰富的杯状细胞。囊液一般较为透明或半透明，或浑浊如蜂蜜样；多为纯黏液状、血清状或血清黏液状；呈黄色、棕黄色或琥珀色；其中大多不含胆固醇；倘若继发感染则为脓性。囊肿为单个单房性，其外观多呈圆形或椭圆形，大小不一。囊肿缓慢增大，邻近骨质受压吸收，可出现圆形浅盘状凹陷。

(三)症状

囊肿生长缓慢，早期多无症状。随着囊肿逐渐增大，一侧的鼻翼附着处、鼻前庭内或梨状孔的前外方等处日渐隆起,可有局部胀感或胀痛感。如合并感染则迅速增大,局部疼痛加重。可伴有病侧鼻塞。

(四)诊断

根据症状及局部体征,结合 X 线或 CT 检查,诊断一般不难。必要时可行细胞学穿刺检查。

1.局部所见

一侧鼻前庭外下方、鼻翼附着处或梨状孔前外部有隆起,囊肿较大者可使鼻唇沟消失,上唇上部或口前庭等处均有明显膨隆(图 10-2)。

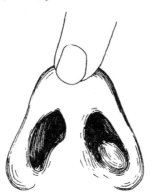

图 10-2 左侧鼻前庭囊肿

2.联合触诊

以戴手套或指套的一手指放在口前庭,另一指放在鼻前庭,行口前庭-鼻前庭联合触诊,可触及柔软而有弹性、有波动感、可移动的无痛性半球形囊性肿块。如有感染则可有压痛。

3.穿刺检查

可抽出透明、半透明或浑浊如蜂蜜样液体,大多无胆固醇结晶。

4.影像学检查

X 线平片可见梨状孔底部有一浅淡均匀的局限性阴影,无骨质及上列牙的病变。囊内造影可显示囊肿大小、形状和位置。CT 检查可见梨状孔底部局限性类圆形软组织影。

有时,须注意与鼻部牙源性囊肿相鉴别。

(五)治疗

若囊肿较大已有面部畸形及鼻塞症状或有反复感染病史者,应取唇龈沟进路行手术切除。手术方法:在靠近上唇系带的囊肿一侧,做一横切口,朝梨状孔方向分离软组织,暴露囊壁后仔细分离并完整切除。如有囊壁与鼻前庭皮肤紧密粘连者,仍应以彻底切除囊壁为原则。此时术中难免撕裂鼻前庭皮肤,其处理方法是术后用凡士林纱条填压该处,待健康肉芽逐日修复之。

四、鼻背中线皮样囊肿及瘘管

鼻背中线皮样囊肿及瘘管,属先天性疾病。其膨大的部分称窦,有窦口与外界相通者谓之鼻背中线瘘管;无窦口与外界相通则称囊肿,其内若仅含上皮及其脱屑者为上皮样囊肿,倘含有真皮层的汗腺、皮脂腺、毛囊等皮肤附件者,谓之鼻背中线皮样囊肿。

本病较少见,据 Taylors 等(1966)报道,其发病率约占头颈部(上)皮样囊肿的 8%;男性多见。囊肿可发生于鼻梁中线上的任何部位,但多见于鼻骨部,向深部发展多居于鼻中隔内。瘘管者,其瘘口多位于鼻梁中线中段或眉间,有时尚可有第 2 开口位于内眦处。

（一）病因

学说虽然较多,但有其共同之处,皆认为胚胎发育早期的外胚层被包埋所致。如当两侧内侧鼻突与额鼻突融合形成外鼻时,有外胚层组织滞存其中,可发展成本病。

（二）症状

出现症状的年龄大多在 15～30 岁。也可有部分患者,在较小年龄阶段即已发现鼻背部有小瘘口或有局限性小肿块,随其年龄增长而逐渐增大。瘘口处可挤出黄色油脂样或脓样物质甚至细小毛发。患者多有鼻背部沉重感。若囊肿较大且位置较深者,可出现明显鼻塞。视患者年龄大小、囊肿或瘘管的部位和范围、有否感染史或手术史等因素不同而症状各异。

（三）检查

1.一般检查

可见患者鼻梁中线某处有局限性半圆形隆起或有鼻梁增宽,位于鼻梁上段过大的囊肿,可使眼眶间距变大或眉间隆起。触扪隆起处皮肤,觉其表面光滑且可有特殊移动感,压之可有弹性。如为瘘管,挤压瘘口时可有皮脂样分泌物甚至细小毛发溢出。瘘管有感染者可有溢脓,瘘口周围红肿或有肉芽生长。

2.鼻腔检查

收缩鼻黏膜后仔细检查,可发现少数患者有鼻中隔后上部增宽。

3.特殊检查

X 线正位片有时可见鼻中隔增宽、分叉或有梭形阴影,侧位片偶可查见鼻部有纺锤状或哑铃状阴影;必要时可行囊肿和瘘管的 X 线造影或断层拍片;若畸形病变有向颅内侵犯可疑者,则需行 CT 扫描或颅脑部 X 线造影检查。穿刺检查有助于确诊。

根据症状及检查所见诊断多无困难,但有时须与脑膜脑膨出相鉴别。

（四）治疗

主要为手术治疗。若无全身特殊原因,宜尽早手术,以免鼻支架发育受影响。发生感染者尤应控制后即行手术。亦有认为无并发症且年龄太小者,若过早施术,可能将影响面骨发育,可将手术时机酌情延缓到 4～5 岁。

（五）手术步骤

于术前一天向瘘管或囊肿内注入亚甲蓝,以期在术中作病变被切除的标志之用。

1.麻醉

幼儿多取气管内插管全麻,成人则可用局麻。

2.切口

多取鼻外进路。应根据瘘管或囊肿的所在部位及病变范围的不同,灵活选择如下切口:①鼻背中线垂直(或 Y 形或 T 形)切口;②鼻根部横切口＋瘘口周围环形切开;③鼻背中线垂直切口＋瘘口周围环形切开;④鼻侧切开等。因上述切口均有损害面容,故有人建议采用鼻底部蝶形切口。

3.分离并摘除

有时可见鼻骨中间有一孔道,囊肿骑跨其间而呈哑铃状,此时应凿除部分鼻骨,以利完整摘除。深入鼻中隔的瘘管及其膨大的窦部可呈梭形或纺锤状(图 10-3)。须仔细分离,勿遗留其囊壁,以免复发。

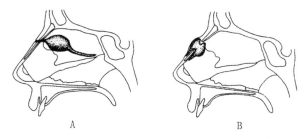

图 10-3 纺锤状及哑铃状鼻背中线皮样囊肿及瘘管

A.纺锤状；B.哑铃状

4.修复

术毕时,如见鼻梁部所遗缺损较大,为预防术后继发鞍鼻,可植入自体或同种异体骨屑或骨片。

（刘英娟）

第二节 外鼻畸形

一、管形鼻

管形鼻是在鼻正常发生部位形成一外形呈象鼻样的组织团。管形鼻的管内不完全中空,呈圆柱状,突出或悬垂于面中部。此畸形常并发独眼,管形鼻突悬于独眼上方。管形鼻相对少见,特别是随着国家优生优育政策的落实,其发病率已大幅下降。

该畸形可能为鼻额突发育时,在其下缘两侧未出现正常的两个鼻窝,而是在其下缘中央部位出现一异位鼻窝,经异常发育而成。此异常发育有时可表现为额部下方或眉弓处长出一额外管形鼻。具有此畸形的胎儿一般不能存活,生存患儿应及早手术,以矫治畸形,主要是恢复鼻腔的通气功能。

二、双鼻畸形

双鼻畸形即在面部中央正常鼻梁处形成两个平行鼻梁,共有 4 个前鼻孔,呈上、下或左、右排列。一般两外侧鼻腔具有正常鼻甲结构并与鼻咽部相通,内侧两鼻腔常为盲腔;上、下排列者上鼻腔常为盲腔。多伴有鼻梁、鼻翼、鼻孔及鼻中隔等畸形。

该畸形是在胚胎发育过程中,两侧鼻额突不协调,致其不能完全融合所致。广义上讲此畸形应为严重鼻裂的一种特殊类型,为鼻梁正中留有浅沟或深沟,将鼻裂为两部分。轻者可仅有鼻尖部裂开。此畸形均有鼻背增宽及内眦距增宽,裂沟常沿中线纵行,自眉间至中隔小柱凹陷,可合并鼻背皮肤瘘管、后鼻孔闭锁、唇裂或齿槽裂。

如果双鼻畸形伴严重呼吸障碍,幼儿期即可手术,主要改善鼻呼吸功能,但鼻部成形手术须到青春期后施行。轻者可在 5～7 岁进行手术矫治,既可使鼻部得到充分发育,也不至于过分影响小儿心理健康。病变局限在鼻尖者,可取鼻内切口,将距离较宽的两侧鼻大翼软骨内侧脚缝合拉紧即可。其余多采用鼻外进路。同一水平的双鼻畸形应将两内侧鼻腔切除,将双鼻合成单鼻。上下排列的双鼻畸形手术,应于上下鼻孔之间切开皮肤、皮下组织、软骨等双鼻间隔,使之合二为一,最后缝合鼻腔内外创缘。双鼻畸形手术在将双鼻合成一单鼻的同时,应根据鼻翼、鼻梁、鼻尖及鼻孔等处的畸形情况,利用周围皮肤进行修复。必要时用骨、软骨及医用硅橡胶等充填,以改善鼻外形。

三、驼峰鼻

驼峰鼻又名驼鼻,为一种常见的外鼻畸形,此畸形多为先天性,鼻外伤也可导致此畸形发生。其特征为侧视可见鼻梁上有驼峰状隆起,多居于鼻骨与外鼻软骨交接处。驼峰鼻的程度以其相对高度衡量,即驼峰突出鼻梁基线平面以上部分的高度,它反映了驼峰的真实高度。驼峰鼻除形态异常外,并无功能影响。轻度者鼻形如棘状突起,发生在鼻骨与鼻背软骨交界处,有时鼻尖过长;重度者鼻梁宽大且成角突起,均多伴有鼻梁不直、鼻尖过长或向下弯垂呈“鹰钩状”,常有上颌骨轻度凹陷畸形所致的中面部塌陷。先天性驼峰鼻是由于鼻翼软骨发育过盛或过差,鼻中隔软骨、侧鼻软骨发育过盛。

驼峰鼻在西方美容患者中占相当大比例,而在东方人中比例相对较少。典型的驼峰鼻矫正术主要有鼻孔内进路和鼻孔外进路两种方式,现手术方式已在此基础上有较大改进,多采用鼻翼缘蝶形切口,此切口术野清楚,操作方便。具体手术原则如下:①对仅有棘状突起的轻度患者,可截除隆起过高的鼻骨,剪除过高的鼻中隔软骨;对合并鼻背宽大者,在鼻背的缺损区截断基部的鼻骨或上颌骨额突,用手指在鼻外的两侧向中间挤压侧鼻软骨,使鼻梁恢复到正常的平直形态。②驼峰鼻如伴有鼻尖过长者,经缩短鼻中隔软骨前端即可达到矫正的目的;在鼻尖弯曲时,则需把弯曲的鼻翼软骨内脚剪平。

术中若过多切除鼻背的骨质及软骨,则易形成缩窄鼻。其他常见并发症为术后感染及继发畸形。较常见的继发畸形为鼻梁基底部呈阶梯状改变或两侧鼻背不对称,需在术后2周内,鼻骨尚未纤维愈合之前做矫正,如已骨性愈合,应尽早考虑行二期手术。

四、歪鼻

歪鼻为一较常见畸形,表现为鼻梁弯曲,鼻尖偏向一侧。根据其形态特征,一般将其分为“C”形、“S”形及侧斜形三种。根据病因则分为先天性和后天性者,临床以后者居多,多由外伤所致;而前者多是由鼻部软骨发育异常所致。其常与鼻中隔偏曲或鼻中隔软骨前脱位同时并存,因此,矫正鼻中隔是矫正歪鼻畸形的关键一步。采用鼻-鼻中隔同期整形术,行歪鼻整形可收到恢复鼻功能和美容的双重效果。

根据病史及查体,先天性歪鼻的诊断较明确,治疗以手术整形为主。应针对具体情况,选择合适的手术进路。若软骨段歪鼻合并鼻中隔偏曲或鼻中隔软骨前脱位者,可行“摇门式”手术。

对于骨部歪鼻合并鼻中隔偏曲者,应行凿骨术。可于局麻下手术,在鼻小柱中下部及两侧缘取蝶形切口,循此切口向上,从鼻背板前面做皮下分离达梨状孔上缘,将鼻骨及上颌骨额突从骨膜下分离。在较宽一侧的鼻背切除一块附有鼻黏膜的底边在下的三角形骨片,再分离窄侧的梨状孔边缘及骨性外鼻支架,将上颌骨额突向上凿开或锯开,直达鼻根,使之与鼻骨分离。此时,可先试行内外结合手法复正鼻梁至中线;若不满意,可钳夹鼻骨并扭动,使其上端骨折、游离,则外鼻支架塑形就相对简单。对合并鼻中隔偏曲者,应同期先行中隔偏曲矫正,最后将鼻梁复正。畸形矫正后外鼻应以夹板固定至少 2 周。

五、外鼻先天性瘘管及囊肿

在胚胎发育过程中,当两侧鼻内外突与鼻额突融合形成外鼻时,若有外胚层组织残留在皮下,即可形成囊肿;若有窦口与外界相通,则可形成瘘管。因囊肿或瘘管主发于鼻背中线区域,一般在深筋膜之下、鼻骨之上,偶有侵入颅内者,故又称鼻背中线皮样囊肿或瘘管。其发病率约占头颈部皮样囊肿的 8%,可见于新生儿,偶见于成人,男性多见。

(一)临床表现

出现症状的年龄多在 15～30 岁。也有患者在较小年龄阶段即发现鼻背部有小瘘口或局限性小肿物,随年龄增长而逐渐增大,或瘘口有分泌物溢出。囊肿或瘘口可发生于鼻梁中线上的任何部位,多见于鼻骨部。常见部位为两侧鼻翼软骨之间、鼻骨和软骨之间、鼻骨下方鼻中隔软骨内。主要表现为鼻部肿胀畸形,视囊肿大小而症状各异,如位于鼻梁上段,过大的囊肿可使眶距变大或眉间隆起;如囊肿位于鼻中隔内,则双侧鼻腔内侧壁膨隆,呈明显的鼻阻塞症状;如为瘘管,挤压瘘口周围可见有皮脂样物自瘘口溢出。囊肿或瘘管如反复感染,则局部红肿,甚至可见疤痕形成。

(二)诊断

根据病史、症状,结合局部检查可基本确定诊断。囊肿穿刺可抽出油脂样物;有瘘管者,可以行探针探查或碘油造影,以明确其位置、范围及走向。若畸形病变有向颅内侵犯倾向,则需行 CT 扫描或颅脑 X 线造影检查,以除外其他类似病变如脑膜脑膨出。

(三)治疗

应行手术彻底切除囊肿或瘘管组织。婴幼儿最好采用气管内插管全麻手术,成人一般采用局麻即可。如病变范围较小,宜早期手术,以免范围变大,影响面容;如手术范围较大,位置较深,手术反而影响面骨发育,则可将手术酌情延期至 5 岁以后;如合并感染,应先行抗感染治疗,待炎症控制后再行手术。若有瘘口,术前应自瘘口注入亚甲蓝,以期在术中做病变标识。手术操作:①自鼻背正中直线切口,或做梭形切口,沿囊壁或瘘管四周分离,直到囊肿或瘘管根部,将其完整切除,缝合皮肤切口即可;②若囊肿或瘘管与骨膜粘连较紧,或已穿通鼻骨,应连同骨膜或部分鼻骨一并切除,以防复发;③若囊肿或瘘管已深入鼻中隔内,或呈哑铃状,可行鼻中隔黏膜下切除术,将囊肿和瘘管切除;④若切除组织范围较大而遗留缺损,可行自体骨植入和皮片移植修复;⑤若囊肿或瘘管延伸至颅腔,则可采用颅面联合手术完整切除。

六、鞍鼻

鞍鼻是指鼻梁平坦或凹陷呈马鞍状,致使鼻的长度缩短,鼻尖上翘,重者鼻孔朝天,鼻唇沟加深。其为一较常见的鼻部畸形,常有家族遗传倾向。先天性者多系发育异常或孕期母亲感染梅毒所致。

(一)临床表现

患者常感鼻塞及鼻腔干燥不适。患者鼻部外观主要呈塌陷畸形,并根据塌陷程度分为三度。
(1)Ⅰ度:鼻梁轻度凹陷,症状轻微。
(2)Ⅱ度:鼻梁明显塌陷,前鼻孔微朝上仰。
(3)Ⅲ度:鼻梁塌陷极为明显,前鼻孔朝向前方,鼻尖朝上。严重者,其面部中央因发育不良而下陷,呈"蝶形脸"畸形。先天性者多属上度。

(二)治疗

整形术是其根本性治疗方法,但18岁以下者不宜行此手术,因其面部尚未发育定型。若过早施术,术后仍可发生畸形。根据患者的具体情况,可选择不同的充填材料,主要有自体肋软骨、髂骨、医用硅橡胶、聚乙烯等,术前应先将其塑形成形状合适的矫形模。具体手术操作步骤如下所述。

(1)麻醉:多采用局部麻醉,复杂性手术可采用全身麻醉。

(2)切口:根据鼻梁及鼻小柱塌陷的类型,可于鼻低部做蝶形、"V"形、"Y"形等切口,或采用鼻小柱正中垂直切口、前鼻孔缘切口及上述几种切口的变通或结合形式作为手术进路。

(3)分离鼻背皮下组织:循上述切口,分别以小而细的组织剪、小圆刀及蚊式钳等器械,在鼻背板及鼻骨前面自下而上,先后做锐性及钝性潜行分离,直到将鼻背部的皮下组织分离成囊袋状,其上界需超越畸形区。

(4)置入矫形模:将事先准备好并经严格消毒的矫形模,置入已分离好的鼻背部皮下组织囊袋内。此时应注意反复修磨矫形模,直至确定畸形矫正满意后,方可缝合切口。

(5)固定矫形模:切口缝好后,两侧鼻腔内可酌情填塞凡士林纱条或碘仿纱条。用打样胶或纱布适当加压固定鼻背部,以防矫形模移位。

术后应取半坐位休息,使用抗生素预防感染。48 h内限制患者头部活动;48 h后宜取出鼻腔内凡士林纱条,碘仿纱条填塞时间可适当延长。

对于严重的鞍鼻畸形并伴发面中1/3发育不良、蝶形脸畸形者可采用改进的手术方法及上齿槽植骨等复杂手术,以全面矫治畸形。由我国张涤生、周丽云设计的复杂型鞍鼻修复法,效果极佳,在国际上亦备受推崇。

术后除可发生感染、血肿、偏斜等并发症外,最常见的是矫形模脱出,多因矫形模过大,置入后鼻尖部皮肤张力过大,或于分离组织时未贴近软骨及骨部,以致囊袋处皮肤太薄,血运差,局部坏死所致。多见于硅橡胶假体支架,唯一的处理办法就是取出支架,重新放入自体髂骨或肋软骨。

除上述外鼻先天性畸形外,尚有缺鼻、钮形鼻、先天性鼻尖畸形、鼻赘、鼻小柱过宽畸形及额外鼻孔等,因临床相对少见,于此不做叙述。

(刘英娟)

第三节 鼻 孔 畸 形

一、前鼻孔闭锁及狭窄

前鼻孔闭锁及狭窄多由外伤及后天性疾病的破坏性病变所致,属先天性者少见。

(一)病因

1.后天性

造成后天性前鼻孔闭锁及狭窄的病因主要有鼻部外伤、炎性疾病及皮肤病等。如患者本身为瘢痕体质者则尤甚。

（1）鼻部的各种外伤：如鼻底部的裂伤、化学性腐蚀伤、烧伤或烫伤等。

（2）鼻部的特种感染：即鼻部的某些特殊传染病，如梅毒、麻风、鼻硬结症和雅司病等。

2.先天性

在胚胎正常发育的第 2～6 个月期间，鼻前孔暂时为上皮栓所阻塞，若 6 个月后上皮栓仍不溶解消失或溶解不完全，形成膜性或骨性间隔时，将导致先天性前鼻孔闭锁及狭窄，但少见。

（二）症状

鼻塞几乎是唯一的症状，并且与其闭锁或狭窄的程度成正比。

新生儿若患先天性双侧前鼻孔闭锁时，则病情危重：其一，新生儿多不会用口呼吸，可发生窒息；其二，因哺乳困难，导致严重营养障碍；其三，极易误吸，可致吸入性肺炎。该闭锁多为膜性，厚 2～3 mm，位于鼻缘向内 1～1.5 cm 处，中央若有小孔则可稍微通气。

（三）治疗

对新生儿先天性双侧前鼻孔膜性闭锁，先以粗针头刺破闭锁膜，再置一短塑料管并妥善固定，以作扩张之用；对后天性者，可行前鼻孔整形术。手术方法如下。

1.术前注意事项及准备

（1）原发病变未愈或面部及上呼吸道有急性化脓性感染者，不宜实施手术。

（2）鼻腔及鼻窦有普通炎性疾病时，应先予以适当治疗后再行手术。

（3）术前准备 2 处皮肤：一为手术区域及其附近，二为大腿内侧皮肤。

（4）术前约 30 min，口服苯巴比妥，需全麻者皮下注射阿托品。

（5）预先选择几种不同直径的硬硅胶或塑料短管消毒备用。

2.麻醉

成人多用局部浸润麻醉或酌情加用面部的神经阻滞麻醉，可仿鼻小柱整形术，幼小患者或不宜局麻者可用全麻。

3.操作步骤

（1）体位：平卧，肩下垫枕，头后仰。头部可略高于下半身。

（2）切口：在相当于鼻缘处，右侧作近似"∠"形切口，左侧则反之。彻底切除鼻前庭内的瘢痕组织（图 10-4），充分扩大前鼻孔并形成移植床，暂以纱条填压止血。

（3）准备皮片管：取大腿内侧的皮片或厚断层皮片，裹衬于已备好的管径适宜的胶管上，皮片边缘对缝数针，使成为创面向外的皮片管，两端缝于胶管上做固定（图 10-5）。在皮片管上缘先缝留长线 2～4 针，将缝线尾部绕管口上端从管内引出，以便插入时牵引皮片管，使其上缘不致翻卷（图 10-6）。

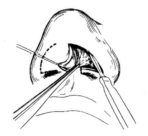

图 10-4 切口及切除鼻前庭内瘢痕组织

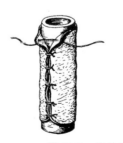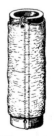

图 10-5 皮片准备法

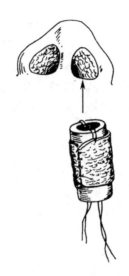

图 10-6　皮片植入法

（4）植入皮片：将皮片管经新前鼻孔置于移植床上，皮片管下缘与前鼻孔创缘间断缝合，均留长线端，以便捆扎环绕鼻缘的碘仿纱条，使其保护创缘。妥善缝固扩张胶管以防滑脱（图 10-7）。胶管内填以碘仿或凡士林纱条。

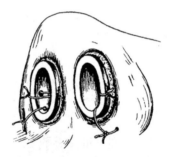

图 10-7　皮片固定法

4.术后处理

术后须注意应用抗生素。24～48 h 后更换胶管内纱条。管内不填塞纱条后，可滴入抗生素类药液。5～7 d 拆线。为防止鼻前孔发生瘢痕收缩，胶管须持续置放，不应少于半年。

二、后鼻孔闭锁

本病为严重鼻部畸形，属家族遗传性疾病。多数学者认为先天性后鼻孔闭锁是在胚胎 6 周时，颊鼻腔内的间质组织较厚，不能吸收穿透和与口腔相通，构成原始后鼻孔而成为闭锁的间隔，此间隔可为膜性、骨性或混合性，闭锁部间隔可以菲薄如纸，也可厚达 12 mm，但多在 2 mm 左右。其间亦可形成小孔，但通气不足，称为不完全性闭锁。闭锁间隔的位置分为前缘闭锁和后缘闭锁两种，常位于后鼻孔边缘软腭与硬腭交界处，向上后倾斜，附着于蝶骨体，外接蝶骨翼内板，内接犁骨，下连腭骨。闭锁间隔上下两面皆覆有鼻腔黏膜。

（一）临床表现

双侧后鼻孔闭锁患儿出生后即出现周期性呼吸困难和发绀，直到 4 周以后逐渐习惯于用口呼吸。但在哺乳时仍有呼吸困难,须再过一段时间才能学会交替呼吸和吸奶的动作。因此出生后有窒息危险和营养不良的严重后果。

儿童及成人期患者主要症状为鼻阻塞,睡眠时有鼾症和呼吸暂停综合征,困倦嗜睡,关闭性鼻音,并有咽部干燥、胸廓发育不良等。单侧后鼻孔闭锁患者不影响生命,长大以后只有一侧鼻腔不能通气,并有分泌物潴留于患侧。

(二)诊断

凡新生儿有周围性呼吸困难、发绀和哺乳困难时,就应考虑本病,可用以下方法确诊。

(1)用细橡胶导尿管自前鼻孔试通入鼻咽部,若进入鼻咽部不到 32 mm 即遇到阻隔,检查口咽后壁看不到该导尿管,即可诊断后鼻孔闭锁。须注意排除导尿管太软、方向有误,以致该管在鼻腔内蜷曲而达不到后鼻孔。

(2)用卷棉子自前鼻孔沿鼻底伸入,可以探测间隔的位置和性质。

(3)将亚甲蓝或 1%甲紫液滴入鼻腔,1～2 min 后观察口咽部是否着色,若无着色可诊断为本病。

(4)将碘油慢慢滴入鼻腔,行 X 线造影,可显示有无后鼻孔闭锁及其闭锁深度。

(5)鼻内镜检查:此法不但可以诊断本病,而且可以排除先天性鼻内脑膜-脑膨出、鼻息肉、腺样体肥大、鼻咽肿物、异物、瘢痕性狭窄及鼻中隔偏曲等造成鼻阻塞的原因。

(三)治疗

1.一般紧急措施

新生儿降生后,若确诊为双侧先天性后鼻孔闭锁,应按急诊处理,保持呼吸通畅,防止窒息,维持营养。可取一橡皮奶头,剪去其顶端,插入口中,用布条系于头部固定,以利经口呼吸,并可通过奶头滴入少量乳汁,待患儿已习惯口呼吸时方可取出口中奶头(图 10-8)。最好有专人护理,以防窒息,并应注意营养摄入。

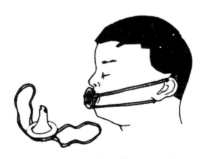

图 10-8 先天性后鼻孔闭锁急救

2.手术治疗

用手术方法去除闭锁间隔,有经鼻腔、经腭、经鼻中隔、经上颌窦 4 种途径,应根据患儿年龄、症状程度、间隔性质与厚度以及全身情况而定。为了安全,以先作气管切开术为宜。

(1)鼻腔进路:适用于鼻腔够宽,能够看到闭锁间隔者,膜性间隔或骨性间隔较薄者,新生儿或患儿全身情况较差而急需恢复经鼻呼吸者。

1)麻醉:儿童用全身麻醉,成人用局部表面麻醉。

2)切口:左侧鼻腔间隔作"["形切口,右侧鼻腔作"]"形切口,分离黏膜,露出骨面。

3)切除间隔:用骨凿、刮匙或电钻去除骨隔,保留骨隔后面(咽侧)黏膜,以覆盖外侧骨创面。

术中须切除鼻中隔后端,以便两侧造孔相贯通。造孔大小以能通过示指为度。然后放入相应大小的橡皮管或塑料管,或以气囊压迫固定,留置时间视间隔性质而定,膜性间隔两周即可,骨性间隔则须4~6周。为了防止再次狭窄,可于一年内定期进行扩张术。此种手术若在纤维光导鼻内镜下进行则更方便。

对新生儿可用小号乳突刮匙沿鼻底刮除,在骨隔处用旋转刮除法去除骨隔至足够大小,后面黏膜仍须保留,可行十字形切口,用橡皮管自鼻咽逆行拉出,以固定黏膜瓣于骨面上。

采用鼻腔进路,在术中需注意避免损伤腭降动脉、颅底及颈椎。

(2)经腭进路:优点是手术野暴露良好,可直接看到病变部位,能将间隔彻底切除,并可充分利用黏膜覆盖创面,适用于闭锁间隔较厚者。

1)体位及麻醉:患儿仰卧,头向后伸,用0.1%肾上腺素棉片塞于鼻腔深部闭锁间隔前壁,再于硬软腭交界处注入少量含肾上腺素的1%普鲁卡因,以减少术中出血,经气管切开给全身麻醉。

2)切口:作Owens硬腭半圆形切口,切开黏膜,切口两端向后达上颌粗隆。分离黏骨膜瓣至硬腭边缘。

硬腭后缘显露后,用粗丝线穿过已游离的黏骨膜瓣,以便向后牵引。

3)去除闭锁间隔:分离硬腭后面(鼻底面)的鼻底黏膜,用咬骨钳去除患侧腭骨后缘部分骨壁,即可发现骨隔斜向蝶骨体,分离骨隔后面黏膜,凿除骨隔,然后再于犁骨后缘按鼻中隔黏骨膜下切除的方法去除一部分犁骨,使后鼻孔尽量扩大,保证通畅。骨隔前后和鼻中隔后端黏膜可以用于覆盖骨面。

4)缝合切口:将硬腭切口的黏骨膜瓣翻回复位,用细丝线严密缝合,其下方接近软腭处若有撕裂,也应严密妥善缝合,以免术后穿孔。最后经前鼻孔置入橡皮管或塑料管,固定修整后的鼻内黏膜,4周后取出橡皮管,预约定期随访。若有后鼻孔术后粘连,应及时处理,必要时可进行扩张。

(3)经鼻中隔进路:此法仅适用于治疗成人后鼻孔闭锁。单侧、双侧、膜性、骨性皆可使用。①体位和麻醉:同鼻中隔黏骨膜下切除术。②切口:用Killan切口,或稍偏后做切口。③剥离黏骨膜:范围要尽量扩大,特别是向上、向下剥离的范围要大,可包括双侧鼻底黏膜,以便向后扩大视野。

切开鼻中隔软骨,剥离对侧鼻中隔黏骨膜,范围要尽量扩大。剥离到后方时,可将鼻中隔软骨和筛骨垂直板去除一部分,发现骨隔时用骨凿去除,直到能看到蝶窦前壁为止。最后经前鼻孔插入橡皮管或塑料管,预防后鼻孔粘连。必要时术后定期扩张。

(4)经上颌窦进路:此法仅适用于成人单侧后鼻孔闭锁,是利用de Lima手术,自上颌窦开放后组筛窦,达到后鼻孔区,进行闭锁间隔切除。

(时　宁)

第四节　鼻　窦　畸　形

鼻窦畸形是指由于先天或后天的各种原因,导致鼻窦发育出现某些变异甚至异常,且因此而出现不适症状或有病理表现者。虽然严重的外伤或肿瘤压迫、侵蚀等机械性损伤,有时亦可致鼻窦缺损畸形,但本章仅就鼻窦的变异或异常发育予以叙述。

一、病因

导致鼻窦发育出现变异或异常发育的机制目前尚不清楚。一般认为主要有先天性和后天性原因。

(一)先天性原因

主要为胚胎发育障碍所致。表现为单个或多个鼻窦未发育或缺失。可伴有患侧缺鼻畸形。甚至可为单侧或双侧全组鼻窦完全缺失。常伴有颌面部的其他先天性畸形。

(二)后天性原因

可能与内分泌紊乱、炎性感染、局部外伤、营养障碍、气候环境及生活条件等因素,导致松质骨吸收不良或发育受影响有关。内分泌紊乱学说认为,若脑垂体、甲状腺、肾上腺皮质及性腺等有功能障碍时,将明显影响鼻窦的发育:如巨人症者,可有鼻窦过度发育;而佝偻病或侏儒症者,则其鼻窦可发育不良。炎症学说认为鼻窦的气化过程类似于乳突:若自幼即有化脓性中耳炎者,其乳突多有气化不良;若婴幼儿的鼻腔存在炎性感染时,也可影响鼻窦的气化。

二、畸形与变异

不同个体的鼻窦,其所处或深居在颅骨中的位置、窦腔的形状、容积的大小、窦腔的分隔等方面,差异颇大;即使在同一个体,左右两侧鼻窦的状况亦不尽相同。鼻窦通常较易出现的变异大致有:①鼻窦仅部分发育、完全未发育或缺失;②左、右窦腔的容积大小不一,甚至有数十倍的悬殊;③鼻窦过度发育、扩伸至通常情况下所不能到达之颅面骨区域;④鼻窦的正常间隔缺如或出现异常间隔等。

鼻窦的许多变异,往往是在行健康体检、鼻部的其他手术或行尸体解剖时,于无意中偶然发现。在此之前,患者无明显或完全未曾有过与鼻窦有关的不适症状。若鼻窦虽有上述变异,但确无任何临床症状或病理表现时,与其说是"畸形""异常",不如说是生理性变异。只有当出现临床症状时,方为异常或畸形。

三、临床意义

之所以要重视鼻窦的变异,是因为确有少数鼻窦存在变异者,出现不适症状,经施行相应手术后,症状缓解或消失;须充分认识鼻窦变异的意义,还在于用以指导临床实践,以免于诊断、治疗及手术操作过程中,因鼻窦的解剖变异而发生错误或意外。以下就各鼻窦的异常发育或变异分别阐述。

(一)上颌窦的异常发育或变异

上颌窦的异常发育或变异主要表现为上颌窦发育不全或缺失、鼻窦过度发育及向不同的方向扩伸、左右窦腔容积不相等或外观不对称等。

1.上颌窦发育不全或缺失

上颌窦缺失者极为少见,且多伴有患侧缺鼻及面颊部深凹,左右面颊部不对称等;双侧上颌窦不发育者则更为少见。

2.上颌窦腔过度发育

过度发育的上颌窦窦腔可向其四周扩伸。如向上颌骨额突、颧突、腭骨眶突及牙槽突等方向扩伸,分别形成额突窦、颧突窦、眶突窦和牙槽隐窝。

3.上颌窦腔的异常间隔

临床上有时可于术中发现患者的上颌窦腔有异常间隔,将其分隔成两个或多个窦腔。异常间隔者中,约半数以上为垂直间隔。此外尚有水平间隔、斜行间隔及不完全间隔等。单一的垂直间隔,若呈冠状分隔时可将上颌窦腔分为前后两个腔;倘呈矢状分隔,则可将上颌窦腔分为内外两个腔。外腔为密闭腔或偶有小孔通向内腔;而内腔多通向中鼻道。

(二)额窦的异常发育或变异

鼻窦易发生变异者,首推额窦。表现为额窦发育不全或缺失、两侧窦腔的容积不等甚至相差悬殊、额窦过度发育扩伸、额窦中隔偏斜或出现异常分隔而致多窦腔等。

1.额窦发育不全或缺失

如前所述,上颌窦发育不全者极为少见;而额窦发育不全者则较为常见。额窦前壁甚厚,其窦腔可小如蚕豆,容积可不足 1.0 mL;细小的额窦腔常位于眼眶的内上角。小额窦亦可呈裂隙状位于厚实的额骨深处。一侧或两侧额窦完全不发育者,则仅有其厚实的额骨,称为额窦缺失,临床上亦有所见,X线检查或CT扫描时可见额窦区骨质密度与其周围一致。

2.额窦过度发育

发育过度的额窦,其容积可在 40 mL 以上;过度气化的额窦,向上可达额骨鳞部较远处;可同时经眶上或眶顶之后向两侧扩伸,少数可扩伸至蝶骨大小翼或颧突;向深部可达筛骨、蝶窦前壁和(或)鸡冠;向前下可延至鼻骨上部或上颌骨额突等处。临床上可见到额窦过度发育者,可同时有脑发育不全或脑萎缩。在额窦手术中,对于出现额窦过度发育者须注意如下几点。

(1)额窦过度发育者,其窦腔各壁常可有骨崚突起,后者于窦壁上形成不规则的小窝或壁龛,有时则可呈封闭的气房状。术中须予以开放,以利于术后引流。

(2)额窦异常扩大者,其窦腔的后壁或下壁常变得极为菲薄甚或缺损,窦壁黏膜与脑膜或眶内组织直接贴合,术中剥离黏膜时倘若不小心,易误入颅内或眶内;窦内的感染也易向颅内或眶内扩散。

(3)若额窦气化扩伸至鸡冠,有时嗅球可呈嗅崚状隆起于窦内,手术时对此种情况须倍加小心,免致损伤。

(4)如额窦气化向筛骨扩伸,可有一骨管横跨于额窦内,该骨管内有筛前神经和血管穿行。手术时不可伤及该骨管。

3.额窦中隔偏斜

额窦异常发育,可出现中隔偏斜。后者可使得两侧窦腔的容积有 4~5 倍之差异,多为中隔的上部明显偏向一侧。若健康的大窦在额部浅面占据整个额区,而有病变的小窦在其深面,手术时,需经过大窦方可再入小窦。

4.额窦的多间隔变异

额窦腔内完全或不全的多间隔变异,多在额窦腔过度扩伸时,因其板障较为坚实而不能被完全吸收所致。亦有学者认为,多窦腔额窦畸形,实为筛窦的筛房异常发育,突入额骨的鳞部所致。额窦可被分隔成 3 个以上的窦腔,甚至可多达 5~6 个窦腔;其间可有小孔互相沟通,形成多房性额窦,且各自有其开口通向中鼻道。

(三)筛窦的异常发育或变异

筛窦异常发育或变异主要表现为筛窦气房在数目上存在个体差异，或多或少，因人而异，即气房可为 3～17 个；而筛窦发育不全或缺失者则极少见。此外，尚可有过度发育的筛房向其四周扩伸，如向额骨眶上板扩伸，可形成筛额气房，感染时较难与额窦炎鉴别；如向额窦底部扩伸，则可形成额筛泡，行额窦手术时易误入此泡；若向上颌骨眶下板扩伸时，可形成筛上颌气房，感染时症状与上颌窦炎相似；若向蝶窦或蝶骨大、小翼扩伸时，可形成筛蝶气房，感染时症状颇似蝶窦炎；若向腭骨眶突或翼板扩伸时，可形成筛腭气房；向泪骨部突伸时，则可形成筛泪气房；向鼻甲气化时，可形成筛甲气房，或称为泡状鼻甲或鼻甲泡，多为中鼻甲，极少数泡状鼻甲可位于下鼻甲。

因筛窦过度发育，极少数病例的筛房可超出筛骨范围，突向较重要或甚为危险的区域，如眼眶或颅底等部位。当筛房所突向之处的骨壁极其菲薄甚至缺失，直接与眶骨膜、视神经、脑膜或海绵窦等部分或完全相接触时，尤应注意。尽管这类患者为数不多，但仍须有所认识或准备，以免在行鼻窦手术过程中不慎造成严重并发症。

(四)蝶窦的异常发育或变异

蝶窦的异常发育或变异主要表现为窦腔过度发育、蝶窦中隔偏斜或多间隔、蝶窦发育不全或缺失等。

1.蝶窦过度发育

蝶窦所处的解剖部位极为重要。当蝶窦过度发育时，其与颅前、中、后窝的相距会更加接近，并且与颈内动脉、海绵窦、视神经、翼管神经、蝶腭神经节以及途经眶上裂的第Ⅲ、Ⅳ、Ⅴ、Ⅵ对脑神经的关系会更加密切。一旦蝶窦发生病变，将有可能累及到上述重要的血管和神经组织，从而出现各种并发症或综合征，如外展神经麻痹、单眼或双眼失明、蝶腭神经节综合征、眶尖或蝶裂综合征、海绵窦综合征、垂体综合征等。

有时颈内动脉和海绵窦形成蝶窦侧壁的外界。当蝶窦过度发育以致窦腔骨壁菲薄如纸甚至缺如，此时，颈内动脉可膨突于窦腔内，当经鼻行垂体手术时，须注意防止损伤此类变异。

2.蝶窦间隔变异

蝶窦间隔变异大致有蝶窦间隔缺失、偏斜及出现异常的多间隔等。蝶窦中隔缺失者，其两侧窦腔合为一窦，仅有一个开口通向鼻腔，有学者认为此属一侧窦腔过度发育，致使另外一侧未发育之故。当蝶窦中隔斜向一侧时，其宽侧窦腔的容积可为窄侧的 3～4 倍。变异的蝶窦间隔可呈水平位或呈冠状面垂直位，而将蝶窦分成呈上下或前后的腔隙。若出现多间隔变异，蝶窦便被分隔成多个窦腔。

3.蝶窦发育不全或缺失

不同个体的蝶窦，可呈多种类型发育，其中蝶窦未发育者较为少见。据部分学者曾观察100 个解剖标本，发现蝶窦完全不发育者仅为 1%。

(杜子玉)

第十一章

鼻出血及鼻外伤性疾病

第一节 鼻 出 血

鼻出血又称鼻衄，是临床常见症状之一，多因鼻腔病变引起，也可由全身疾病所引起，偶有因鼻腔邻近病变出血经鼻腔流出者。鼻出血多为单侧，亦可为双侧；可间歇反复出血，亦可持续出血；出血量多少不一，轻者仅鼻涕中带血，重者可引起失血性休克；反复出血则可导致贫血。多数出血可自止。

青少年鼻出血部位大多数在鼻中隔前下部的易出血区（Little区），40岁以上中老年人的鼻出血，出血部位见于鼻腔后部下鼻甲后端附近的鼻咽静脉丛。

一、病因和发病机制

（一）局部因素

（1）外伤：鼻及鼻窦外伤或手术、颅前窝及颅中窝底骨折。

（2）气压性损伤：鼻腔和鼻窦内气压突然变化，可致窦内黏膜血管扩张或破裂出血。

（3）鼻中隔偏曲：多发生在嵴或矩状突附近或偏曲的凸面，因该处黏膜较薄，易受气流影响，故黏膜干燥、糜烂、破裂出血。鼻中隔穿孔也常有鼻出血症状。

（4）炎症：干燥性鼻炎、萎缩性鼻炎、急性鼻炎、急性上颌窦炎等，常为鼻出血的原因。

（5）肿瘤：鼻咽纤维血管瘤，鼻腔、鼻窦血管瘤及恶性肿瘤等，可致长期间断性鼻出血。

（6）其他：鼻腔异物、鼻腔水蛭，可引起反复出血。在高原地区，因相对湿度过低、而多患干燥性鼻炎，为地区性鼻出血的重要原因。

（二）全身因素

（1）血液疾病：血小板减少性紫癜、白血病、再生障碍性贫血等均可有鼻出血表现。

（2）急性传染病：如流感、鼻白喉、麻疹、疟疾、猩红热、伤寒及传染性肝炎等。

（3）心血管疾病：如高血压、动脉硬化症、肾炎、伴有高血压的子痫等。

（4）维生素缺乏：维生素C、维生素K、维生素P及微量元素钙等缺乏时，均易发生鼻出血。

（5）化学药品及药物中毒：磷、汞、砷、苯等中毒，可破坏造血系统的功能引起鼻出血。

（6）内分泌失调：代偿性月经、先兆性鼻出血常发生于青春发育期，多因血中雌激素含量减少,鼻黏膜血管扩张所致。

(7)其他:遗传性出血性毛细血管扩张症,肝、肾慢性疾病以及风湿热等,也可伴发鼻出血。

二、临床表现

出血可发生在鼻腔的任何部位,但以鼻中隔前下区最为多见,有时可见喷射性或搏动性小动脉出血。鼻腔后部出血常迅速流入咽部,从口吐出。

鼻出血多发生于单侧,如发现两鼻孔皆有血液,常为一侧鼻腔的血液向后流,由后鼻孔反流到对侧。若出血较剧,应立即采取止血措施,并迅速判断是否有出血性休克,同时要注意:①休克时,鼻出血可因血压下降而自行停止,不可误认为已经止血。②高血压鼻出血患者,可能因出血过多,血压下降,不可误认为血压正常。应注意患者有无休克前期症状如脉搏快而细弱、烦躁不安、面色苍白、口渴、出冷汗及胸闷等。③要重视患者所诉出血量,不能片面依赖实验室检查。因在急性大出血后,其血红蛋白测定在短时间内仍可保持正常。有时大量血液被咽下,不可误认为出血量不多,以后可呕出多量咖啡色胃内容物。

三、治疗

(一)一般原则

(1)医师遇出血患者时应沉着冷静,对患者应多方安慰。

(2)严重鼻出血可使大脑皮质供血不足,患者常出现烦躁不安,可注射镇静药。

(3)已出现休克症状者,应注意呼吸道情况,对合并有呼吸道阻塞者,应首先予以解除,同时进行有效的抗休克治疗。

(二)局部止血方法

1.指压法

指压法作为临时急救措施,用手指压紧出血侧鼻翼 $10\sim15$ min,然后再进一步处理。

2.收敛法

收敛法用浸以 $1\%\sim2\%$ 麻黄碱液或 0.1% 肾上腺素液的棉片填入鼻腔内止血,然后寻找出血点。

3.烧灼法

烧灼法适用于反复少量出血并有明确出血点者。在出血处进行表面麻醉后,用 $30\%\sim50\%$ 硝酸银或三氯醋酸烧灼出血点至出现腐蚀性白膜为止。

4.冷冻止血法

冷冻止血法对鼻腔前部出血较为适宜。

5.翼腭管注射法(腭大孔注射法)

翼腭管注射法对鼻腔后部出血有效。方法为将注射器针头在第二磨牙内侧刺入腭大孔内,注入含少量肾上腺素的 1% 利多卡因 3 mL。

6.激光治疗

激光治疗主要用 Nd:YAG 激光,可使治疗部位血管收缩、卷曲、微血栓形成和血液凝固达到止血目的。

7.填塞法

此法是利用填塞物填塞鼻腔,压迫出血部位,使破裂的血管形成血栓而达到止血目的。

(1)鼻腔填塞法:常用凡士林纱条经前鼻孔填塞鼻腔。填塞时,纱条远端固定,逐渐由后向前,由上向下,折叠填塞可避免纱条坠入鼻咽部或堵在鼻前庭。也可用膨胀海绵、吸收性明胶海绵、止血纱布等填塞或医用生物胶黏合。

(2)后鼻孔填塞法:先将凡士林纱条或消毒纱布卷做成块形或圆锥形,长约 3.5 cm,直径约2.5 cm,用粗线缝紧,两端各有约 25 cm 长的双线,消毒备用。填塞时先收缩和表麻鼻腔黏膜,咽部亦喷有表面麻醉药。用圆头硅胶(橡胶)管由前鼻孔沿鼻腔底部插入直达咽部,用镊子将导管从口腔拉出,圆头硅胶(橡胶管)尾端则留于前鼻孔外,再将填塞物上的双线系于圆头硅胶(橡胶管),此时将填塞物由口腔送入鼻咽部,填塞于后鼻孔。在前鼻孔处用一纱布球,将双线系于其上,以作固定,口腔端的线头可剪短留在口咽部,便于以后取出填塞物时做牵拉之用。后鼻孔填塞后,一般都需加行鼻腔填塞。鼻腔填塞物应于 48 h 左右取出或更换,以防引起鼻窦及中耳感染等并发症。

(三)全身治疗

(1)半坐位休息。注意营养,给予高热量易消化饮食。对老年或出血较多者,注意有无失血性贫血、休克、心脏损害等情况,并及时处理。失血严重者,须予输血、输液。

(2)寻找出血病因,进行病因治疗。

(3)给予适量的镇静药。

(4)适当应用止血药,如巴曲酶、氨甲环酸、氨基己酸、酚磺乙胺或云南白药等。

(5)反复鼻腔填塞时间较长者,应加用抗生素预防感染。

(四)手术疗法

手术治疗可酌情采用。可施行颈外动脉结扎术、筛前动脉结扎术、筛后动脉结扎术或选择性动脉栓塞等。对反复发生鼻出血、鼻腔填塞及保守疗法效果欠佳者,进行鼻内镜下鼻腔探查术,寻找出血点并进行相应处理,已成为有条件医院鼻科医师的常用方法。

(俞小霜)

第二节 鼻骨骨折

外鼻突出于颜面前部,颜面受伤它常首当其冲,易遭受撞击或跌碰而发生鼻骨骨折。据统计鼻骨骨折是鼻外伤中最常见的。鼻中隔骨折多并发于鼻骨骨折,故本节将二者合并叙述。

一、病因

鼻骨骨折多由直接暴力引起,如运动时的碰撞、拳击、斗殴、交通肇事、生产事故、小儿跌伤等。

二、分类

由于鼻骨上部厚而窄,下部薄而宽,故多数鼻骨骨折仅累及鼻骨下部。严重的鼻骨骨折可伴有鼻中隔骨折、软骨脱位,甚至累及眼眶、泪骨、上颌骨和颧骨而构成合并伤。鼻骨骨折处必伴有外鼻软组织不同程度的损伤或鼻腔内黏膜的破裂。暴力的大小和方向决定鼻骨骨折的程度。根据鼻骨骨折的程度、对鼻梁外型的影响、累及鼻骨外结构的范围,鼻骨骨折分为四型(图 11-1)。

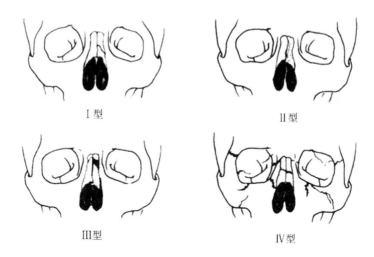

Ⅰ型   Ⅱ型

Ⅲ型   Ⅳ型

图 11-1 鼻骨骨折类型

Ⅰ型:单纯鼻骨骨折,影像学检查可见有一条或以上的骨折线,但无明显移位,鼻梁外形正常。

Ⅱ型:Ⅰ型的基础上出现骨折线对位不良,鼻梁外观变形。

Ⅲ型:Ⅱ型、Ⅰ型的基础上伴鼻中隔软骨骨折、脱位、血肿或鼻黏膜严重撕裂损伤。

Ⅳ型:Ⅰ型、Ⅱ型或Ⅲ型的基础上并有鼻骨周围骨质骨折,如上颌骨额突、额骨鼻突或鼻窦骨折等。

三、临床表现

受伤后立即出现鼻梁歪斜或下陷,局部疼痛,因常伴有鼻黏膜破裂而出现鼻出血。2～4 h后,因局部软组织肿胀,轻度畸形可被掩盖。小儿患者肿胀尤为明显,消肿后畸形复现。由于鼻腔内有血块积聚或鼻甲肿胀,可有鼻塞。检查可见外鼻软组织有皮下淤血或裂伤。触诊可发现压痛点,骨质凹陷、移位或骨摩擦感。擤鼻后可出现皮下气肿,触之有捻发感。故用前鼻镜检查鼻腔时,如有血块,可用吸引器吸出,切勿让患者擤鼻,以防引起皮下气肿。鼻中隔软骨脱位时,可见鼻中隔软骨偏离中线,前缘突向一侧鼻腔。如有鼻中隔骨折,可见鼻中隔向一侧鼻腔偏歪,该侧可见黏膜撕裂及骨折片外露。若鼻中隔黏膜下形成血肿,则鼻中隔向一侧或两侧膨隆。继发感染者,可形成鼻中隔脓肿,软骨坏死,可致鞍鼻畸形。

在头颅创伤中,鼻骨骨折可能是多发性骨折的一部分,也可能出现在鼻窦、颅脑或面部创伤的同时,患者有相应的临床表现。

四、诊断

根据外伤史、鼻部的视诊和触诊、X 线照片检查等,诊断并不困难。X 线鼻骨照片可显示骨折的部位、性质以及碎骨片的移位方向。实践证明,一般颅骨后前位照片,骨菲薄而不能显示。侧位照片,眶缘影与颧骨重叠,不易显示骨折片移位。最好用鼻颏位(Water 位)照片可显示鼻骨和眶缘情况,同时亦可检查上颌骨、额骨、颧骨等处有无骨折。若患者因伤势不能俯卧,可取仰卧鼻颏位照片。诊断时应注意,严重的鼻骨骨折可能伴有眼眶、鼻窦、颅底骨折,甚至颅脑损伤。

五、一般治疗

包括止血、止痛、清创缝合及防治感染等。

(一)一般处理

鼻骨骨折尤其伴有鼻出血者多情绪紧张和恐惧,故首先应予以安抚,使其镇静。

(二)止血

鼻骨骨折引起的鼻出血多可自止。若就诊时有前后鼻孔活动性出血,应先予止血。可用肾上腺素、丁卡因棉片进行鼻腔填塞止血,同时行鼻腔黏膜麻醉,为鼻骨复位作准备。如仍不止血,可用凡士林纱条行前鼻孔填塞。严重者可行前后鼻孔填塞。但如合并脑脊液鼻漏者,是否填塞应取决于出血是否危及生命。

3.创口处理

止血后检查鼻部创面。较简单的鼻骨骨折,可先清创缝合后行骨折复位。较复杂的骨折,特别是有鼻骨暴露或需行切开复位者,可先行骨折复位,再予清创缝合,这样可在直视下复位,保证复位时骨折片对位对线良好。清创后用细针细线仔细缝合。应尽量保留有活力的组织,若有皮肤缺失,不宜在张力下缝合,必要时使用 Z 形减张缝合法,或取耳后薄层皮片修补创面。外鼻部有整层皮肤缺损或伤后瘢痕挛缩者,可作整复。必要时应肌内注射破伤风抗毒素 1 500 U。

六、骨折复位

如合并严重头面部外伤或其他严重全身性疾病,须待全身情况稳定后再行复位。临床处理时,Ⅰ型鼻骨骨折无移位时不必整复。即使骨折远端有轻微移位,因对外鼻形状及鼻腔功能无影响,可不作复位处理。Ⅱ型者,鼻骨骨折需复位。复位最好时机在伤后 2～3 h,因此时局部软组织尚无明显肿胀。若局部肿胀严重、出血不止或患者精神过于紧张,骨折复位可在伤后 10 d 内施行,骨折超过 2 周,因骨痂已开始形成,增加晚期复位的困难,但用力仍可撬起下塌的鼻骨。如果是时日已久,骨折错位愈合,单纯鼻内复位较困难。此时,从理论上来说,可以切开用开放式复位。但因此造成的外鼻体表瘢痕也是影响美容的因素,应慎之。Ⅲ型者,除按Ⅱ型原则处理外,同时整复鼻中隔及鼻腔内黏膜。Ⅳ型者,鼻骨骨折复位不是临床首先考虑重点,值得重视的是鼻骨邻近重要器官的创伤及严重的并发症。应在病情允许时才考虑骨折复位。

鼻骨骨折治疗的目的是使鼻梁外形恢复原来面目,减少或避免因创伤造成鼻部功能的损害。复位后复查 X 线照片了解骨折片的对位对线并非临床绝对必需。鼻中隔骨折错位而致的鼻中隔偏曲,如严重影响鼻腔功能,可在伤愈后经鼻中隔黏膜下切除术治疗。

骨折复位有闭合式复位法和开放式复位法两种。闭合与开放仅是对覆盖于鼻骨的皮肤软组织而言。一般来说,前者适用于大多数鼻骨骨折的复位,后者较常用于复杂性的骨折,如鼻骨与额骨鼻部或上颌骨额突分离,复杂的粉碎性骨折及已经畸形愈合的骨折等。

(一)闭合式复位法

1.麻醉与体位

成人多用局麻,采用坐位或半坐位。儿童可用全麻。

2.手术器械

单侧鼻骨复位器,常用直血管钳、刀柄、骨膜剥离器顶端套橡胶管代替。Walsham 鼻骨复位钳(图 11-2)。此外还需用前鼻镜、枪状镊、压舌板、剪刀等。

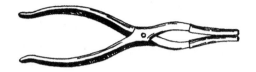

图 11-2　Walsham 复位钳

3.手术方法

以含肾上腺素的 1%～2% 丁卡因棉片行鼻腔黏膜麻醉,先于鼻外测试骨折处与前鼻孔的距离,然后一手持复位器伸入鼻腔达骨折部位,向上、向外用力,将塌陷的骨折片抬起。此时常可听到骨折复位出现的"喀嚓"声。同时另一手拇指和示指按住鼻背,拇指推压健侧鼻骨,协助鼻梁复位,示指置于鼻骨塌陷处,以防骨折片过度向上移位(图 11-3)。

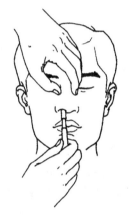

图 11-3　单侧复位

复位器远端伸入鼻腔的深度,不应超过两侧内眦连线,以免损伤筛板。如骨折片嵌于上颌骨额突后,可用 Walsham 鼻骨复位钳的一叶伸入鼻腔,另一叶置于鼻背外,夹住软组织与骨折片向前上、向内拧动,使嵌入骨片复位(图 11-4A)。

如骨折片位于对侧鼻骨之后,可用上法将骨折片向前上、向外拧动,使嵌入骨片复位。如双侧鼻骨骨折及鼻中隔脱位、骨折者,可用 Walsham 鼻骨复位钳两叶分别伸入两侧鼻腔,置于鼻中隔偏曲处的下方,夹住鼻中隔向前上抬起,使鼻中隔恢复正常位置。再将复位钳两叶向前上移动达鼻骨塌陷处,将骨折片向上向外抬起,同时另一手拇指、示指在鼻背外部按压,协助鼻骨复位并使鼻梁变直(图 11-4B)。

鼻中隔骨折断端骨质暴露者予剪除,以利黏膜对合。复位后,鼻腔用凡士林纱条填塞。填塞的作用主要在于止血,而不是支撑骨折片,所以行鼻腔上部黏膜撕裂处填塞即可。有脑脊液鼻漏者要加强抗感染,一般不主张鼻腔填塞,但如鼻腔活动性大出血,可能因失血危及生命时,鼻腔填塞并非绝对禁忌。

4.术后处理

48 h 后拔出鼻腔纱条,用 1% 麻黄素溶液滴鼻,每天 3～4 次。禁止擤鼻及按压鼻部,并避免碰撞。对小儿或特殊需要者可制作外鼻保护罩。鼻部肿胀及皮下淤血者,可热敷以消肿散淤,并给予抗生素以防感染。

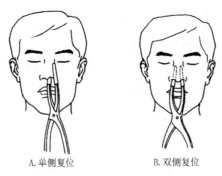

A.单侧复位　　　　B.双侧复位

图 11-4　Walsham 复位钳复位

(二)开放式复位法

1.麻醉与体位

采用平卧位,行气管插管全麻或局麻。

2.手术器械

鼻侧切开包、电钻、不锈钢丝、Walsham 鼻骨复位钳、小塑料板等。

3.手术方法

做一侧内眦部弧形切口,必要时可做两侧内眦部切口。并做一横行切口,使切口呈 H 形。暴露骨折片,在直视下将下陷移位的骨折片用小钩挑起。也可用闭合式复位的方法,从鼻腔内将塌陷骨折片托起。有鼻中隔脱位或骨折者,用 Walsham 鼻骨复位钳将鼻中隔复位。鼻中隔骨折断端暴露者,予剪除。有碎骨片者,予去除。然后用电钻将碎骨片钻孔,穿以不锈钢丝。根据具体情况,固定在额骨鼻部、上颌骨额突上,或将两块碎骨片相连接。为避免碎骨再塌陷,必要时可在复位后用两根不锈钢丝横贯鼻腔,将两侧骨折片分别固定在鼻背外的塑料板上。复位后鼻腔填以碘仿纱条。在鼻腔填塞之前需放入鼻腔通气管,以便保证患者术后用鼻呼吸,此点对昏迷患者有预防窒息作用,甚为重要。

对于皮肤无撕裂的粉碎性鼻骨骨折。如受伤时行闭合式复位后鼻骨又塌陷,不必急于行开放式复位,可待一周左右,外鼻肿胀消退后再行闭合式复位。此时由于碎骨片间已由纤维组织连接成片,复位后不再塌陷。由此避免了开放式复位所致的损伤和外鼻部皮肤瘢痕。

4.术后处理

同闭合式复位法,但鼻腔填塞的纱条可适当延迟拔除,以防鼻骨再塌陷。

（安　强）

第三节　鼻窦外伤性骨折

一、单个鼻窦骨折

鼻窦外伤性骨折多由交通事故、撞伤、斗殴伤及战时火器伤所致。单个鼻窦的单纯性骨折,常见于上颌窦及额窦,而筛窦及蝶窦罕见。

(一)临床表现

鼻窦骨折是一个极为复杂的临床问题,骨折发生的部位往往决定了它可能发生的后果。而骨折的局部状态虽与病情有关,但并非完全决定后果。如上颌窦、额窦前壁塌陷骨折,骨折明显但后果并不严重。而累及视神经管的鼻窦骨折,可能仅见骨折线,尽管对位良好,但对视力的影响却是严重的。

鼻窦骨折常见的并发损伤及症状。

(1)上颌窦骨折:咬合不良、张口困难、颌面部皮下气肿、鼻出血或涕血、下眼睑皮下淤血。

(2)额窦骨折:眉弓内侧凹陷、皮下气肿、脑脊液鼻漏。

(3)筛窦骨折:鼻梁凹陷、眶周淤血或气肿、眼结膜淤血、眶内淤血、眼球突出、眼球凹陷、复视、溢泪、脑脊液鼻漏、视力下降及鼻出血等。

(4)蝶窦骨折:脑脊液鼻漏、脑震荡、颅底骨折、严重鼻出血。

(二)诊断

(1)明确的外伤病史,并出现上述临床症状。

(2)局部软组织凹陷或淤血肿胀,可能扪及骨擦感或骨擦音。

(3)鼻窦 X 光照片或 CT 检查提示骨折存在。

(三)治疗

鼻窦单纯性骨折而无移位,且无功能受损者,无须特殊治疗;面部有创口者按常规清创缝合处理,鼻出血一般不剧,常规鼻腔填塞即可以止血。鼻窦骨折且骨壁有移位者,根据伤及的鼻窦和部位酌情处理。

1.上颌窦前壁凹陷性骨折

可在下鼻道开窗,用弯形金属器械经窗口伸入窦内将骨折部分抬起复位;亦可行柯-陆氏切口,暴露凹陷区域骨质,然后用鼻中隔剥离子将凹陷骨片撬起复位。如无明显颌面畸形者可不作骨折处理。

2.上颌窦上壁骨折(眶下缘完整)

经上颌窦根治术径路,凿开上颌窦前壁,用器械抬起骨折区域,观察眼球复位是否满意,窦内填塞碘仿纱 5～7 d 后,经下鼻道开窗处抽出纱条。

3.上颌窦下壁骨折

因伤及牙槽骨出现咬合异常,复位后用不锈钢丝行牙间固定。

4.额窦前壁骨折

如果凹陷性骨折明显,需要复位。额部皮肤有创口时可直接经创口暴露额窦前壁,或适当调整为眶内上角弧形皮肤切口,如为闭合性损伤,可考虑行额部冠状切口。单纯凹陷性额窦前壁骨折可用金属器械撬起复位,粉碎性骨折者清理无生命活力的碎骨片,将有生命活力的骨片复位拼接,再用钢丝或螺丝金属网固定。保持额窦引流通畅,窦底钻孔置管引流,或开放鼻额管经鼻内引流。

5.额窦后壁骨折

一般伴有前壁骨折,径路与前壁骨折相同,处理骨折应注意如发现前壁骨片已游离时,应取去骨片,暴露整个额窦,如前壁轻度移位,可将前壁整块皮瓣翻起,处理完后壁及窦腔黏膜后再将成瓣的前壁复位固定。处理后壁时应注意,如后壁骨折移位轻微,即移位幅度小于后壁骨皮质的厚度,则可不予处理。如移位较明显,应除去骨折片检查其后方的硬脑膜是否完整,有撕裂和粉碎的小骨片须仔细剥去后缝合。同时应保持窦腔引流通畅。

单纯筛窦或蝶窦骨折甚少见,如不出现严重鼻出血、视神经损伤、脑脊液鼻漏或其他颅内并发症,则无须特殊处理。

二、复杂性鼻窦骨折

指2个或2个以上鼻窦同时骨折,或者骨折累及窦外的器官或组织,出现眼眶、颅底、视神经及颅内动脉颅内段出血等并发症,通常伤势严重。

(一)临床表现

由于损伤范围广泛,可包括鼻骨、上颌骨、眶骨、筛窦及额窦多处同时的复合性骨折,多有移位,也可同时伴有下颌骨和颅底骨折,故可出现颜面部肿胀,鼻出血,眶周淤血,球结膜出血,眼球运动障碍,视力下降,颜面部中央凹陷(盘状脸),牙齿咬合异常,上颌骨异常活动等表现。如伴颅底骨折可出现脑脊液鼻漏,颅脑外伤可伴有意识障碍,大出血可致失血性休克。此外,蝶窦侧壁骨折可同时伴有颈内动脉损伤,发生致死性大出血,或形成颈内动脉假性动脉瘤,出现迟发性、反复大量的鼻出血(图11-5)。

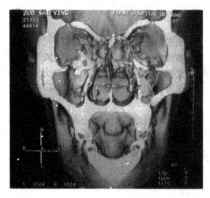

图 11-5　鼻窦、颌面、眼眶复杂性骨折
CT 三维重建

(二)诊断及辅助检查

根据外伤史及临床表现,一般可作出诊断。但CT扫描是必须的辅助检查,它可较好地显示额、筛、蝶窦、上颌窦、上颌骨及颅底的受损情况。CT三维重建的图像为骨折复位,矫正畸形提供参考依据。

(三)治疗

因鼻窦复杂性骨折同时存在着多器官组织受损,病情也较复杂,如鼻额筛眶复合骨折可能并有颅脑损伤、外伤性休克、喉气管损伤或胸腹等联合伤等。所以临床处理时分清主次、轻重缓急尤其重要。治疗应以处理危及生命的损伤为先,然后再处理因复杂性骨折所引起的畸形和功能障碍。骨折复位处理的目的是恢复损伤器官组织的功能如鼻功能、视功能及正常咬合功能等,尽可能减少创伤所致的外观畸形。消除创伤后的心理障碍。

1.急救处理

根据生命体征判断外伤的严重程度,保持呼吸道通畅,必要时行气管插管或气管切开术。注意观察呼吸状态和监测血氧变化,保持循环系统的稳定,防止失血性休克(包括输血输液及抗休克药物的应用、吸氧等)。

2.骨折的早期处理

一般认为外伤后 6～8 h 内为最佳时机,此时伤口新鲜,软组织肿胀未达高峰,术中暴露好,术后恢复快,预后好。受伤后 1 周之内,骨折处骨痂尚未形成,软组织水肿已明显消退而未纤维化,这段时间内有充分时间制定合理的治疗方案,故我们认为外伤后 1 周内进行骨折复位是可行的。

3.制订实施最佳治疗方案的术前准备

(1)术前 CT 检查,必要时 CT 三维重建,了解骨折及畸形情况。

(2)准备合适的手术器械以及可供选择的修复或固定材料。

4.手术径路问题

应根据外伤情况具体而定,理想的手术径路应具备:①视野宽阔便于骨折复位固定;②同一术野能够同时进行功能重建及外观畸形的整复;③同时能够兼顾鼻窦、眼眶及颅底的清创及处理;④造成新的创伤少。

常用的手术径路如下所述。

(1)经开放性伤口:直接经颌面伤口或适当变通进行整复。

(2)经额冠状切口:适用于额窦、颧弓及眶外侧壁骨折的闭合性损伤。也可选择双眉弓-鼻根联合整形切口。

(3)面中部掀翻术:适用于闭合性外伤骨折移位不大,面部畸形不太明显者,如 LeFort I 型骨折,此径路暴露上颌及颧骨充分,可同时行鼻骨骨折复位。

(4)柯-陆氏径路:适用于上颌骨包括眶下壁骨折的整复。

(5)下睑切口:可显露眶底,眶下缘及颧颌缝,对于合并有眶下缘、眶底骨折移位畸形选用。

(6)上睑切口:可暴露颧缝,术后瘢痕隐蔽对骨折范围大,移位明显,考虑单一手术切口暴露及复位不理想时可考虑联合径路。

5.注意事项

鼻窦骨折的复位固定主要是针对鼻窦边界区域影响颌面外周围器官,而腔内的骨碎片可予以清除,尤其是当其妨碍鼻窦引流时。如下几点值得注意。

(1)在使较大的骨折断端对位、对线良好的同时,尽可能将所有骨折片复位固定。

(2)清除异物、血肿、病变黏膜及坏死组织。

(3)骨折间固定可使用钢丝,或特制材料固定。

(4)眶壁粉碎性骨折除采用自身材料外最好使用钛板钛钉或钛金属网进行修复。也可采用新型可吸收的高分子材料进行修复。

6.晚期处理

对于外伤整复后欠满意,如残留的鼻通气障碍、复视、咬合异常、鼻泪管阻塞或瘢痕等,等病情稳定后行二期处理整形。一般在第一次术后 1～3 个月后进行。

(安　强)

第四节 外伤性脑脊液鼻漏

一、脑脊液鼻漏病因分类

脑脊液鼻漏分为外伤性及非外伤性,两者之比约为 3∶1。外伤性脑脊液鼻漏又分为颅底冲击伤、火器伤及医源性损伤,这三种脑脊液鼻漏均可表现为急性和迟发性。据 Calcaterra(1980)统计,头部外伤并脑脊液鼻漏者占 2%,并发于颅底骨折者占 5%,以颅前窝骨折者最为多见。筛骨筛板和额窦后壁骨板很薄,并且有硬脑膜与之紧密相连,在外伤时脑膜与骨板同时破裂,则导致脑脊液鼻漏。颅中窝骨折可损伤蝶窦上壁,特别是气化良好的蝶窦,其上壁可发育到颅中窝底部,因此颅中窝底骨折也可发生脑脊液鼻漏。此外,咽鼓管骨部骨折,乳突天盖骨折所造成的脑脊液耳漏,也能通过咽鼓管流到鼻咽或鼻腔,成为脑脊液耳鼻漏。有的患者在伤后一段时期才出现脑脊液漏,即迟发性脑脊液漏,其机制可能是受伤时颅底骨折有裂隙而无明显的硬脑膜破裂,以后颅内压受脉搏和呼吸波动影响,硬脑膜逐渐疝入骨折裂隙内,久之则硬脑膜纤维逐渐破裂,形成小孔,而致脑脊液鼻漏;也有认为,血块将破裂的硬脑膜和骨壁封闭,后来血块分解,则脑脊液自鼻流出。自发性脑脊液鼻漏较少见。其原因尚未完全明了。

医源性颅底损伤包括颅底肿瘤的手术或放疗、鼻窦手术、眼眶及视神经减压手术及中耳内耳手术等,均可并发脑脊液鼻漏或脑脊液鼻耳漏。颅底肿瘤手术,如颅底脑膜瘤、垂体瘤、颅咽管瘤以及某些恶性肿瘤等,可因手术时颅底创伤过大,修复不当,而发生脑脊液鼻漏。颅底邻近器官组织病变进行手术治疗时所造成的颅底创伤,多属手术并发症。易发生颅底损伤的手术有额窦手术、筛窦手术、蝶窦手术、眶减压或视神经减压术,鼻咽、翼腭窝及颞下窝手术和某些耳科手术等。鼻窦和颅底的手术所致的外伤性脑脊液鼻漏,据报道发生率为 0.9%,这主要取决于病变的部位、范围和手术类型。在这些患者中,多数是在手术中立即发生,少部分患者是在术后一段时间内发生的迟发性脑脊液鼻漏(图 11-6、图 11-7)。

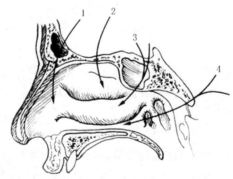

1.来自额窦;2.来自筛顶;3.来自蝶窦;4.来自颞骨中耳的脑脊液耳鼻漏

图 11-6 脑脊液鼻漏的不同来源

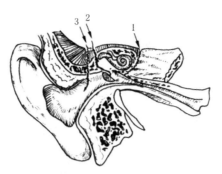

图 11-7　颞骨骨折致脑脊液耳漏及耳鼻漏

二、外伤性脑脊液鼻漏的诊断

(一)以下情况应怀疑有脑脊液鼻漏

(1)外伤后即有血性液体自鼻孔流出,其流出液体中心呈红色而周边清澈,或鼻孔流出的液体干燥后不呈痂状者(因脑脊液蛋白含量不高于 0.2 g/L)。

(2)鼻孔流出清澈液体,在低头用力、衣领扣紧,压迫颈内静脉等情况下流量增多者。

(3)并发反复发生细菌性脑膜炎者。

(4)鼻腔持续性或阵发性流出清水样液,或自觉有多量液体流入咽喉部,反复吞咽或出现呛咳者。

(5)脑脊液的鉴定:靠葡萄糖定量分析,即在鼻分泌物中葡萄糖含量需在 0.17 mmol/L(3 mg/dL)以上,如只凭定性诊断,并不可靠。因为葡萄糖过氧化酶灵敏度很高,葡萄糖浓度在 0.027 mmol/L(0.5 mg/dL)以上可呈阳性,有泪液或微量血液时可造成假阳性而导致误诊。有报道用 β_2 载铁清蛋白免疫固定法诊断最为可靠。

(二)脑脊液鼻漏瘘口定位

脑脊液鼻漏瘘口预测的依据如下。

1.病史、颅底外伤的类型及程度

颅底创伤并脑脊液鼻漏的部位及大小视其创伤作用力的部位、大小及方向而定。当额部受撞击时,易出现额窦后壁、筛板及筛顶骨折脑脊涟鼻漏。当眶颌面受撞击时,易出现筛板筛顶、眶纸样板及视神经管骨折脑脊液鼻漏。当额部侧面、眶骨、颧骨及颞骨受撞击时,易出现颅颌面复合性骨折及蝶骨骨折或颞骨骨折,可出现蝶窦脑脊液鼻漏或脑脊液耳鼻漏。医源性颅底手术损伤多出现在手术部位或其邻近颅底骨质薄弱处。火器伤则根据弹道方向及贯穿伤的部位而定,也可发生在颅底其他部位的对冲伤,出现脑脊液鼻漏和耳鼻漏。

2.周围脑神经功能障碍

单侧嗅觉丧失,多提示颅底骨折脑脊液鼻漏位于筛板。单侧视力障碍,多提示颅底骨折脑脊液鼻漏在蝶窦外壁和上壁,也可能来自最后组筛房的外上壁。眶上神经分布区感觉消失,提示瘘口在额窦后壁。三叉神经上颌支分布区感觉消失,提示瘘口在颅中窝。鼻孔流出的脑脊液流量随头部位置而改变,则提示是从鼻窦而来;来自蝶窦者,此现象更为明显。耳蜗前庭功能障碍、耳聋、耳闷、面瘫、自发性眼球震颤者提示瘘口在颅后窝。

3.确定瘘口常用的检查

(1)影像学检查:常用鼻窦、乳突 X 线照片和鼻颅底及中耳岩部薄层 CT 扫描的检查方法,用以显示骨折部位和鼻窦及乳突内的积液,为瘘口定位提供线索(图 11-8、图 11-9)。

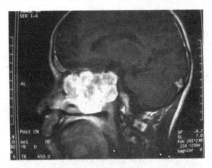

图 11-8　MRI 影像示颅底肿瘤侵犯前颅底及中颅底

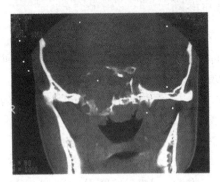

图 11-9　CT 扫描示颅中窝骨质破坏

(2)核素扫描:应用 ECT 技术或称为伽马照相机,进行鼻颅底扫描。患者需先从椎管注射放射性示踪溶液,如[131]I 和其他显示剂,然后侧卧或俯卧在检查台上,应用 ECT 机进行持续动态扫描,如鼻颅底有显影,则提示相应的部位存在脑脊液鼻漏。该方法相对较为敏感,但部分患者脑脊液鼻漏呈现为阵发性,特别是病变较为轻微的病例,或者瘘口较狭小者,脑脊液鼻漏时而发生,时而停止。如果检查时正好脑脊液鼻漏暂时停止,则检查结果呈现假阴性。

(3)鼻内镜检查方法:应用鼻窦内镜检查,可以较好地检查出脑脊液鼻漏并进行定位。应选用质量较好的鼻窦内镜及影像系统,才能观察到细微的脑脊液鼻漏。如果脑脊液鼻漏不明显,可压迫颈静脉,使颅内静脉及脑脊液压力暂时升高,增加脑脊液鼻漏的流量,以便观察。检查时应结合鼻颅底影像学照片,沿鼻顶前部、后部、蝶筛隐窝、中鼻道及嗅裂至鼻咽部咽鼓管咽口按顺序进行检查,有时微量的清水样脑脊液鼻漏不易观察到,此时可用吸管轻触吸引可疑部位的黏膜,如中鼻道、蝶筛隐窝、后鼻孔及咽鼓管咽口等,采用内镜近距离观察放大图像。如应用变焦显微内镜,则更易观察到微量的脑脊液鼻漏。用吸管轻吸可疑部位黏膜,可使黏膜出现微量出血,如有清水一样脑脊液流出与微量血液混合流动,可较容易被察觉,并可由此追踪,找出瘘口。对脑脊液鼻漏较为明显者,或流量较大者,进行鼻窦镜检查,要慎重进行。以免引起颅内感染。可在严格消毒做好手术准备的条件下,进行鼻内镜探查,必要时开放前后筛窦或蝶窦,仔细探查鼻额管口、筛顶筛板及蝶窦口,找到瘘口后即进行适当的修补。根据临床经验,进行脑脊液鼻漏修补手术以前,没必要应用内镜试图作瘘口精确定位。可在手术过程中才应用内镜按上述方法探查瘘口,多无特别困难。

(4)鼻内粉剂冲洗方法:此法是利用脑脊液冲刷鼻内粉剂,从而在鼻内镜下追踪瘘口的部位。

先作鼻黏膜表面麻醉并充分收缩,再用磺胺噻唑粉或粘菌素硼酸粉喷于鼻腔内,使黏膜表面形成一层白色薄膜,然后压迫所观测颈内静脉使颅内压增高,当脑脊液流出时,可见到流经之处白色药粉被冲去,显出一条粉红色的细线,由此向上追溯观察,便可找到瘘口部位。此法较适宜确定颅前窝瘘口的定位。

（5）椎管内注药法:在鼻黏膜收缩和麻醉后,用 4 块棉片分别放于鼻顶前部、中鼻道、鼻顶后部及蝶筛隐窝和下鼻道后方(图 11-10)。按常规行腰椎穿刺,放出脑脊液 10 mL,再注入着色剂 0.5 mL,30 min后依次取出 4 块棉片观察。若鼻顶前部棉片着色,则提示瘘口在筛骨筛板;中鼻道棉片着色,提示瘘口在额窦;鼻顶后部及蝶筛隐窝棉片着色,提示瘘口在后组筛窦或蝶窦;下鼻道后方棉片着色,提示脑脊液来自咽鼓管。所用的着色剂有靛胭脂、亚甲蓝和 5% 荧光素钠。但必须注意的是,有报道认为这些药物对神经组织都有刺激性,有的患者可能在此项检查后发生视神经萎缩、下肢瘫痪、偏瘫、痴呆以及无菌性脑膜炎等并发症,尤以荧光素椎管内注射最为严重。有报道用 5% 荧光素钠数小时后,发生癫痫状态、昏迷、高热等险情。况且此法对严重的脑脊液鼻漏不能起到瘘口定位作用,因鼻腔内所放的 4 块棉片,可同时皆被荧光素染成黄色,失去鉴别指标。这些经验值得确定采取此项检查时慎重考虑。

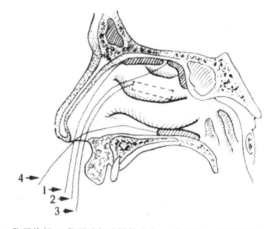

1.鼻顶前部;2.鼻顶后部及蝶筛隐窝;3.中鼻道;4.下鼻道后方

图 11-10　脑脊液鼻漏棉片法定位

（6）CT 脑室造影法:采用低黏度、非离子性、对神经组织无毒性反应的甲泛葡胺水溶性造影剂经腰椎穿刺或颈椎 $C_1 \sim C_2$ 穿刺注入蛛网膜内 $5 \sim 8$ mL。然后令患者保持头低脚高位 $45° \sim 60°$,$1 \sim 2$ min,使此显影剂由重力作用流入颅底脑池,即开始自冠状面自蝶鞍区至额窦前壁 CT 扫描,和眶耳轴位 CT 扫描,每 4 mm 为一层面。为了便于发现瘘口,最好注入显影剂之前另作一次 CT 扫描以资比较。此法对蝶鞍或蝶窦的瘘口定位较为准确可靠。

（7）鼻内镜荧光检查方法:检查时先用少量荧光素钠注入椎管内,然后再用一种特殊蓝光源(也称 D 光源)连接鼻窦内镜检查鼻腔、鼻窦和颅底,如有淡黄色的荧光液体流出,即提示该处有脑脊液鼻漏。此法准确性相对较高,即使仅有微量的脑脊液鼻漏,也能较灵敏地查出。其缺点是设备较为昂贵,必须进行椎管内注射荧光素,有可能引起神经组织刺激反映。

三、外伤性脑脊液鼻漏的治疗

脑脊液鼻漏随时可引起颅内感染,因此及早进行有效治疗十分重要。

(一)保守治疗

如果创伤比较轻微,颅底硬脑膜损伤裂口较小,经过有效的保守治疗,部分可以逐渐愈合。疗法主要包括降低颅内压,预防感染,促使瘘口自然愈合。具体方法:嘱患者取半坐位,限制饮水量和食盐量,避免用力咳嗽、擤鼻,防止便秘,适当应用抗生素,特别注意应用能透过血-脑屏障的广谱抗生素,如青霉素、氯霉素等。如此保守治疗观察2周至2个月,部分脑脊液鼻漏病例可逐渐愈合。如在观察期间,脑脊液鼻漏的量逐渐增多或并有脑膜炎、颅内积气等症状时,应尽早行手术治疗。卜国铉介绍一种鼻内药物腐蚀疗法,适用于瘘口在筛骨筛板流量较少的脑脊液鼻漏,经治疗20例,有18例成功。在鼻黏膜表面麻醉下,经内镜确定瘘口部位后,用卷棉子蘸少许20%硝酸银,在明视下涂于瘘口边缘的黏膜上,造成创面,促使瘘口肉芽生长。涂药后再按上述方法保守治疗,多可以治愈。也有采用腰椎穿刺持续引流术,治愈外伤性和手术后脑脊液鼻漏的报道。

(二)手术治疗

1.适应证

(1)颅底损伤较为严重,脑脊液鼻漏流量较大者。

(2)脑脊液鼻漏伴有气颅症、颅外伤出血及颅内异物。

(3)经采用保守疗法、涂药疗法无效者。有个别患者,脑脊液鼻漏治疗未愈,且长期出现微量鼻漏,而未发生颅内感染。当对这种情况不能掉以轻心,因为一旦出现感冒或上呼吸道感染,均随时有可能并发颅内感染,如细菌性脑膜炎。因此,应采取积极方法进行手术治疗。

(4)脑脊液鼻漏并发化脓性脑膜炎,经积极治疗不见好转者。

2.手术方法

(1)颅内修补法:此法适用于急性外伤性脑脊液鼻漏如开放性和闭合性的脑挫伤,脑组织损伤,有脑组织脱出、硬脑膜撕裂、颅脑血肿及异物等。凡处理脑外伤时,如发现颅底有脑脊液瘘口,均应即时修补,如额窦有碎骨片、异物、骨髓炎及额窦炎的,则不宜经鼻修补,而应以颅内修补为宜。颅内修补法又可分为硬脑膜外及硬脑膜内两种。硬脑膜外方法适用于修补颅前窝的瘘口,损伤性较小,但对迟发性脑脊液鼻漏及曾有脑膜炎反复发作者,因颅底与硬脑膜粘连,分离时易使硬脑膜撕破,遇此情况,应当以硬脑膜内修补为宜。

颅内修补法的缺点:容易损伤嗅神经、寻找瘘口比较困难,尤其对蝶窦上壁及后壁处的瘘口不易看清,操作困难。

术前准备同颅前窝开颅手术。一般采用冠状切口,切开皮肤、皮下组织和骨膜,将皮瓣翻向下方达眉弓,在额窦上方,用骨钻钻孔,钻成双侧额骨瓣,翻向外方,留颞侧骨膜作为骨瓣的蒂部,仔细剥离颅前窝硬脑膜,向后牵引,寻找颅底的瘘口及碎骨片,发现硬脑膜裂口,即用丝线紧密缝合;颅底的瘘口用肌肉块填上,放回硬脑膜,额骨瓣复位,缝合皮下组织和皮肤,不置引流、包扎;术后头高卧位,醒后改为半卧位,限制液体摄入量,预防便秘,用有效广谱抗生素以防感染。颅内修补方法也有多种改良的术式,如颅底损伤较为严重,硬脑膜缺损较大,可应用阔筋膜或颞筋膜修补,也可应用人工硬脑膜进行修补。比较好的方法:制作带蒂的额窦骨膜瓣,蒂部位于近眉弓处,经分离颅前窝硬脑膜后,清理颅底创面,将带蒂额骨膜向内放入覆盖于破损的前颅底上,然后再将修补破损的硬脑膜复位,其覆盖面可用医用胶或蛋白胶粘着。用此方法结合颅底重建法可对前颅底较大的损伤进行可靠修补。

(2)颅外修补法:颅外修补法采用经鼻或经乳突的进路,术野比较狭小,有一定的难度,但对颅脑损伤很轻,尤其对治疗来自蝶窦的脑脊液鼻漏,其效果远胜于开颅修补,对瘘口不能确定而必须探查时,经额筛蝶窦开放术的损伤性比开颅探查要轻,对脑脊液耳鼻漏行中耳乳突探查术,也比颅中窝和颅后窝探查术损伤要小,但颅外修补法不适用于急性颅脑外伤并发脑脊液鼻漏的治疗,尤其是需要开颅手术处理颅内病变的患者。

脑脊液鼻漏颅外修补法又可分为鼻外法和鼻内法。

1)鼻外法脑脊液鼻漏修补术:即采用鼻外开筛的方法进行前颅底脑脊液鼻漏修补,此法术野相对较大,可结合鼻内手术,适用于额窦和筛窦等处脑脊液鼻漏的治疗。瘘口未确定者,可用此法探查。瘘口在岩部的脑脊液耳鼻漏,则需采用耳科手术探查修补。①额窦脑脊液鼻漏修补法:根据额窦前壁骨板完整情况和整形需要,可作美容切口和冠状切口,后者是用于额窦前壁完整者,可作骨板成型额窦开放术时选用。术中充分显露额窦后壁,去除额窦后壁黏膜,在瘘口处扩大并去除后壁骨质和肉芽,充分暴露硬脑膜,用丝线缝合硬脑膜裂口,或用筋膜修补缺损。可配合采用额窦填充手术,额窦内黏膜应去除干净,填塞腹壁脂肪,骨板复位固定。②筛窦脑脊液鼻漏修补法:筛窦顶壁的脑脊液鼻漏最多见,自鼻外作筛眶切口,剥离泪囊,结扎筛前动脉,作彻底的筛窦开放术,去除泪后嵴,以便显露筛窦顶部,然后将中鼻甲和鼻中隔上方的含骨鼻黏膜板向上翻转,盖于瘘口处,加压固定,或用游离阔筋膜置于扩大的瘘口,然后再用带蒂黏膜瓣加固于筛窦顶部,用抗生素油纱条填塞 5 d,或用碘仿纱条填塞 10 d。③蝶窦脑脊液鼻漏修补法:此处用颅内法不易暴露。可经鼻中隔径路进入蝶窦,去除窦内骨板及黏膜,用肌肉浆填在瘘口,阔筋膜加固修补。若瘘口尚不能确定位于蝶窦,可经鼻眶切口行筛窦开放术,进入蝶窦探查,寻找瘘口,按上法修补。国内有报道对一较大的蝶窦脑脊液鼻漏,先制作较长的带蒂额骨膜瓣,经鼻外开筛进路覆盖于蝶窦内,进行修补成功(图 11-11)。

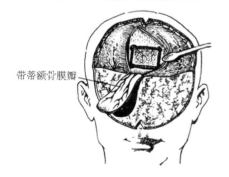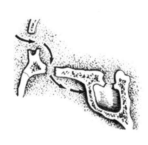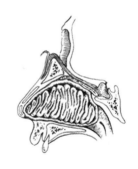

带蒂额骨膜瓣

A.带蒂额骨膜瓣　　　　B.带蒂额骨膜瓣修补蝶窦　　　　C.骨膜瓣填塞蝶窦和鼻腔填塞
　　　　　　　　　　　　　脑脊液鼻漏的途径

图 11-11　颅内法脑脊液鼻漏修补

2)鼻内法脑脊液鼻漏修补术:鼻内法脑脊液鼻漏修补术适用于蝶窦筛窦顶的瘘口部位明确的修补。特点是不做鼻外切口。①鼻中隔黏膜瓣法:自前鼻孔内将患侧鼻中隔切成长的黏膜瓣,向上翻转,盖于瘘口处,用抗生素油纱和碘仿纱条压迫固定。②阔筋膜游离修补法:适用于蝶鞍内肿瘤经蝶窦切除术后所发生的脑脊液鼻漏。将阔筋膜和肌肉取出后,直接经前鼻孔、鼻腔蝶窦置于鞍底瘘口处,用青霉素油纱条和碘仿纱条压迫填塞两周。鼻内法修补外伤性脑脊液鼻漏,自应用鼻内镜技术后,更加显出其优越性。

（刘德刚）

第十二章

外鼻及鼻前庭疾病

第一节 鼻　疖

鼻疖是指鼻前庭或鼻尖部毛囊、皮脂腺或汗腺的局限性急性化脓性炎症。一般性疖肿预后良好。发生于鼻部的疖肿,因解剖及组织结构的特殊性(如外鼻静脉汇入颅内海绵窦,其静脉无静脉瓣等),可能引起较严重的并发症,临床上必须引起高度的重视。

一、病因

(1)致病菌主要为金黄色或白色葡萄球菌。

(2)鼻疖的主要诱因为挖鼻、拔鼻毛等不良习惯,使局部抵抗力下降,细菌乘机侵入。鼻腔或鼻前庭发生化脓性炎症,脓液的反复刺激,使局部皮肤受伤,诱发感染。此外,一些全身性疾病如糖尿病,使身体抵抗力降低,受细菌的感染易患鼻疖。

(3)疖肿在发生感染后,毛囊、皮脂腺或汗腺周围常形成炎性的保护圈,如炎性保护圈被破坏,病菌向周围侵犯,可发生蜂窝织炎或静脉炎等较严重的并发症。

二、临床表现

病变早期局部胀痛或因张力大而疼痛剧烈,多为波动性。严重时合并有头痛、畏寒、发热及全身不适等全身症状。局部主要为红、肿、热、痛等炎症的表现。早期可见鼻尖部或一侧鼻前庭红肿,有丘状隆起,周围组织发硬及红肿,丘状隆起的中心随病变进展出现脓点。1周内,脓点自行溃破,脓液排出,疼痛减轻,可自行愈合。伴有全身疾病者,可多个发病,部分伴有颌下或颏下淋巴结肿大及压痛。发病后挤压,引起炎症向周围扩散,局部疼痛及红肿加重,可出现全身症状与严重的并发症。

三、诊断与鉴别诊断

根据症状和体征,较易诊断。但应与以下疾病进行鉴别诊断。

(一)鼻前庭炎

由鼻的分泌物持续刺激引起,感觉鼻干痒及疼痛。鼻前庭局部皮肤弥漫性红肿、糜烂、结痂,常两侧同时发生。

（二）鼻部丹毒

症状为鼻的剧痛,局部弥漫性红肿,病变的界线明显。常累及上唇与面部,全身症状较重,伴高热。

（三）鼻前庭皲裂

多并发于感冒,触及鼻尖部时,皲裂部位有剧痛,见局部皮肤有裂痕,周围红,易出血或盖有结痂。

（四）鼻前庭脓疱疮

常两侧同时发生的小脓疱。

四、并发症

（一）鼻翼或鼻尖部软骨膜炎

炎症扩散,侵及鼻的软骨膜,使鼻尖部或鼻梁红肿,剧烈疼痛,伴较重的全身症状。

（二）上唇及面部蜂窝织炎

不适当地挤压疖肿,使炎症扩散,引起蜂窝织炎,表现为上唇或面颊部红肿、压痛明显。此时炎症易向上引起海绵窦炎症,应引起重视。

（三）眼蜂窝织炎

表现为眼球突出及疼痛等。

（四）海绵窦血栓性静脉炎

海绵窦血栓性静脉炎为鼻疖最严重的颅内并发症。因挤压使疖肿感染扩散,经内眦及眼上下静脉而入海绵窦,临床上表现为寒战、高热、剧烈头痛、同侧眼睑及结膜水肿、眼球突出或固定,甚至视盘水肿及失明等。眼底检查发现眼底静脉扩张和视盘水肿等。如延误治疗,1～2 d 内有发展至对侧的可能,严重者危及生命。

五、治疗

疖肿未成熟时,可用各种抗生素软膏、1％氯化氨基汞软膏或 10％鱼石脂软膏局部涂抹,同时配合全身使用抗生素。局部还可应用热敷、超短波、红外线或激光照射等物理治疗以促使炎症消散。当脓点出现或疖肿已成熟时,切忌挤压或切开,可在无菌操作下用小探针蘸少许苯酚(石炭酸)或 15％硝酸银腐蚀脓头,促使其破溃排脓。亦可在碘酊消毒后,用刀尖挑破脓点表面,将脓栓吸出,切不可扩大切开周围部分。疖肿破溃后,应保持局部清洁,促进伤口的引流及愈合。合并海绵窦血栓性静脉炎者,应给予足量、敏感的抗生素。及时请眼科和神经科等相关科室医师协助治疗。

本病通过有效的预防,完全可以避免发生。应戒除挖鼻及拔鼻毛等不良习惯,及时治疗鼻腔和鼻窦相关疾病,避免有害物质的持续刺激,努力控制糖尿病等全身疾病;禁止挤压"危险三角区"的疖肿,以预防鼻疖及其严重并发症的发生。

（尹　君）

第二节 酒 渣 鼻

酒渣鼻为中老年人外鼻常见的慢性皮肤损害,以鼻尖及鼻翼处皮肤红斑和毛细血管扩张为表现,并有丘疹、脓疱。女性居多。

一、病因

发病原因不明,可能由于一些因素致面部血管运动神经失调,血管长期扩张所致。其诱因有嗜酒、浓茶及喜食辛辣刺激性食物;胃肠功能紊乱、便秘;内分泌紊乱,月经不调;精神紧张,情绪不稳定;毛囊蠕形螨寄生;鼻腔疾病等。

二、临床表现

好发于中老年,病情重者多为男性,病变以鼻尖及鼻翼为主,亦侵及面颊部,对称分布,常合并脂溢性皮炎。病程缓慢,无自觉症状,按病程进展可分为 3 期,各期间无明显界限。

第一期(红斑期):鼻及面颊部皮肤潮红,有红色斑片,因饮酒、吃刺激性食物、温度刺激或情绪波动而加重,时轻时重,反复发作,日久皮脂腺开口扩大,分泌物增加,红斑加深持久不退。

第二期(丘疹脓疱期):皮肤潮红持久不退,在红斑的基础上,出现成批、大小不等的红色丘疹,部分形成脓疱。皮肤毛细血管逐渐扩张,呈细丝状或树枝状,反复出现。

第三期(鼻赘期):病变加重,毛细血管扩张显著,皮肤粗糙、增厚,毛囊及皮脂腺增大,结缔组织增生,使外鼻皮肤形成大小不等的结节或瘤样隆起,部分呈分叶状肿大,外观类似肿瘤,称鼻赘。

三、诊断与鉴别诊断

根据 3 期的典型临床表现,诊断并不难。应与痤疮相鉴别,痤疮一般发生于青春期,病变多在面部的外侧,挤压有皮脂溢出,无弥漫性充血及毛细血管扩张,青春期后多能自愈。

四、治疗

(1)去除病因:积极寻找及去除可能的致病诱因及病因,避免易使面部血管扩张的因素,如热水浴、长时间受冷或日晒等;调理胃肠功能,禁酒及刺激性食物,调整内分泌功能;避免各种含碘的药物与食物。

(2)局部治疗:主要是控制充血、消炎、去脂、杀灭螨虫。查出有毛囊蠕形螨虫者,可服用甲硝唑 0.2 g,每天 3 次,2 周后改为每天 2 次,共 4 周。病变初期可用白色洗剂(升华硫磺 10 g,硫酸锌 4 g,硫酸钾 10 g,玫瑰水加到 100 mL)或酒渣鼻洗剂(氧化锌 15 g,硫酸锌 4 g,甘油 2 g,3% 醋酸铝液 15 mL,樟脑水加到 120 mL)。

丘疹、脓疱可用酒渣鼻软膏(间苯二酚 5 g,樟脑 5 g,鱼石脂 5 g,升华硫磺 10 g,软皂 20 g,氧化锌软膏加到 100 g),亦可用 5% 硫磺洗剂。每次用药前先用温水洗净患处,涂药后用手按摩,使其渗入皮肤,早晚各 1 次。

（3）全身治疗：丘疹、脓疱、结节及红斑性病变可口服四环素，每天 0.5～1.0 g，分次口服。1 个月后，减至每天 0.25～0.5 g，疗程 3～6 个月。其他如红霉素、土霉素、氨苄西林等也可应用。B 族维生素可用于辅助治疗。

（4）丘疹毛细血管显著扩张者，可用电刀、激光或外用腐蚀剂（如三氯醋酸）切断毛细血管。如已形成皮赘，可用酒渣鼻划破手术治疗，亦可用 CO_2 激光行鼻赘切除术，对较大者，术后行游离皮片移植。

（尹　君）

第三节　复发性多软骨炎

复发性多软骨炎是指主要损害常见于耳、鼻、喉和全身的软骨和眼球，表现为一种反复发作的类似炎症的损害。

一、病因

病因未明，多数学者认为本病属于一种自身免疫性疾病。

二、病理

本病无典型病理变化，其受累软骨之基本病理变化为：①初期（急性期），软骨嗜碱性减弱或消失，软骨周围有嗜酸性粒细胞浸润，此外有浆细胞或淋巴细胞浸润，为非特异性炎症。②中期（软骨溶解或破坏期），软骨基质中酸性黏多糖减少或消失，软骨基层疏松，软骨细胞破坏，胞质丧失，有时仅有核残存，出现胶原组织或呈同质性变化。病变进一步发展，软骨基质坏死、溶解、液化，伴发软骨炎或出现肉芽组织和单核细胞浸润。破坏的软骨被以淋巴细胞为主的炎性细胞所分离。③末期（萎缩期），残余的坏死软骨逐渐消失，肉芽机化，结缔组织皱缩，原有的组织或器官塌陷或变形。

三、临床表现

复发性多软骨炎视病变侵犯部位不同而有不同表现。如鼻部软骨受累，可出现鼻背、鼻翼和（或）鼻尖红肿、疼痛，多次发作后则形成"鞍鼻"，外鼻软骨破坏殆尽，外鼻呈明显畸形后，炎症可不再发生。外耳软骨受累则可出现耳郭红肿、疼痛，与耳郭化脓性软骨膜炎症状相类似，反复发作后可致耳郭萎缩呈"菜花状"，或形成外耳道狭窄，但发作时耳垂不受累。若呼吸道软骨受累，可出现咳嗽、气管或声门下狭窄、呼吸困难等。咽鼓管软骨受累则可出现传导性聋或鼓室积液。内耳受累则可出现耳鸣、眩晕、耳聋等。关节受累则出现发作性、不对称性、游走性关节疼痛。眼部受累则可出现结膜炎、角膜炎、巩膜炎、突眼、虹膜炎、玻璃体炎、视网膜炎、脉络膜炎或视神经炎，甚至导致失明等。此外，本病尚可侵犯软骨以外的结缔组织，特别是血管系统，引起肾病、心血管疾病、皮肤损害、肝功能及内分泌异常等表现；在较重患者或急性发作期患者可出现发热、体重减轻和贫血等全身性症状。

四、诊断

本病早在 1966 年国外即有初步诊断标准,目前国内有关此病的诊断意见为:①以"排他法"排除其他疾病之可能性;②有两处或两处以上部位之软骨有复发性炎症,其中至少包括一个特殊器官;③偶然或突然发现鞍鼻;④耳郭软骨损害表现;⑤一侧突眼或伴各类型眼炎;⑥测定红细胞沉降率和尿酸性黏多糖明显升高(后者更为重要,前者不一定升高);⑦损害处软骨活检,病理表现为炎性细胞分隔之软骨岛;⑧一般症状为发热、体质量减轻和贫血。激素治疗有明显疗效。

五、治疗

本病之治疗主要以肾上腺皮质激素治疗为主,免疫抑制剂有一定疗效。若病情不能控制,患者可因呼吸及血管系统并发症、尿毒症和中毒性休克而死亡。

(尹　君)

第十三章

鼻腔及鼻窦炎性疾病

第一节 急性鼻炎

急性鼻炎是由病毒感染引起的鼻黏膜急性炎症性疾病,俗称"伤风""感冒"。四季均可发病,但冬季更常见。病毒感染是其主要病因,或在病毒感染的基础上继发细菌感染。

一、诊断要点

整个病程可分为三期。

(一)前驱期

数小时或 1～2 d,鼻内有干燥、灼热感,患者畏寒、全身不适。鼻黏膜充血、干燥。

(二)卡他期

2～7 d,此期出现鼻塞,逐渐加重,频频打喷嚏,流清水样涕伴嗅觉减退。同时全身症状达到高峰,如发热、倦怠、食欲减退及头痛。鼻黏膜弥散性充血肿胀,总鼻道或鼻腔底见水样或黏液性分泌物。

(三)恢复期

清鼻涕减少,逐渐变为黏液脓性。全身症状逐渐减轻,如无并发症,7～10 d 可痊愈。

二、药物治疗

(一)全身治疗

(1)若出现发热症状,需退热缩短病程,可用生姜、红糖、葱白煎水热服或口服解热镇痛药对乙酰氨基酚等。

(2)若合并细菌感染或可疑有并发症时可全身应用抗菌药物。

(二)局部治疗

可用 1% 麻黄碱(小儿用 0.5%)滴鼻液滴鼻。

三、注意事项

麻黄碱滴鼻液连续应用不宜超过 3 d,否则可产生"反跳"现象,出现更为严重的鼻塞。

(刘德刚)

第二节 慢性鼻炎

慢性鼻炎是鼻黏膜及黏膜下层的慢性炎症。主要特点是鼻腔黏膜肿胀,分泌物增加。病程持续 3 个月以上或反复发作,迁延不愈。慢性鼻炎患者常伴有不同程度的鼻窦炎。

一、临床表现

(1)鼻塞早期表现为间歇性和交替性。晚期较重,多为持续性,出现闭塞性鼻音,嗅觉减退。

(2)流涕早期鼻分泌物主要为黏膜腺体分泌物,为黏液性。晚期的鼻分泌物可表现为黏液性或黏脓性,不易擤出。

(3)如下鼻甲后端肥大压迫咽鼓管咽口,可有耳鸣、听力减退。下鼻甲前端肥大,可阻塞鼻泪管开口,引起溢泪。

(4)长期张口呼吸以及鼻腔分泌物的刺激,易引起慢性咽喉炎。

(5)头痛、头昏、失眠、精神萎靡等。

二、诊断

根据症状、鼻镜检查及鼻黏膜对麻黄碱等药物反应不良,诊断多无困难。但应注意与结构性鼻炎鉴别。

三、治疗

(1)局部治疗:①局部糖皮质激素鼻喷剂为一线主体治疗药物;②只有在慢性鼻炎伴发急性感染时才可使用减充血剂滴鼻 1～2 次/天。注意,此类药物长期使用可引起药物性鼻炎;③鼻腔生理盐水冲洗。

(2)如果炎症比较明显并伴有较多的分泌物倒流,可口服小剂量大环内酯类抗生素。

(3)手术治疗:药物及其他治疗无效并伴有明显的持续性鼻阻塞症状者,可行手术治疗。

(刘德刚)

第三节 萎缩性鼻炎

一、概述

萎缩性鼻炎是一种以鼻腔黏膜、骨膜及骨质萎缩退行性变为其组织病理学特征的慢性炎症。发展缓慢,病程长。多发于青壮年,青春期开始,女性多见,体质瘦弱者较健壮者多见。本病特征为鼻黏膜萎缩、嗅觉减退或消失和鼻腔多量结痂形成,严重者鼻甲骨膜和骨质亦发生萎缩。黏膜萎缩性改变可向下发展,延伸到鼻咽、口咽、喉咽等黏膜。本病在发达国家日益少见,发展中国家的发病率仍然较高。在我国,发病率出现逐年下降趋势,但在贫困的山区和边远地区仍相对较多,可能与营养不良、内分泌紊乱、不良卫生和生活习惯有关。病因分原发性和继发性两种。前者病因目前仍不十分清楚,后者病因则明确。

（一）原发性

多数学者认为本病是某些全身性慢性疾病的鼻部表现,如内分泌紊乱、自主神经功能失调、维生素缺乏（如维生素 A、B 族维生素、维生素 D、维生素 E）、遗传因素、血中胆固醇含量偏低等。细菌如臭鼻杆菌、类白喉杆菌等虽不是致病菌,但却是引起继发感染的病原菌。近年研究发现,本病与微量元素缺乏或不平衡有关,免疫学研究则发现本病患者大多有免疫功能紊乱,组织化学研究发现鼻黏膜乳酸脱氢酶含量降低,故有学者提出本病可能是一种自身免疫性疾病。

（二）继发性

目前已明确本病可继发于以下疾病和情况:①慢性鼻炎、慢性鼻窦炎的脓性分泌物长期刺激鼻黏膜;②高浓度有害粉尘、气体对鼻腔的持续刺激;③多次或不适当鼻腔手术致鼻腔黏膜广泛损伤（如下鼻甲过度切除）;④特殊传染病,如结核、梅毒和麻风对鼻腔黏膜的损害。

二、临床表现

（一）症状

1.鼻和鼻咽部干燥感

因鼻黏膜腺体萎缩、分泌减少或因鼻塞长期张口呼吸所致。

2.鼻塞

为鼻腔内大量浓稠分泌物及痂皮阻塞所致,或因鼻黏膜感觉神经性萎缩、感觉迟钝,鼻腔虽然通气,但患者自我感到"鼻塞"。

3.鼻出血

鼻黏膜萎缩变薄、干燥、挖鼻孔和用力擤鼻致毛细血管破裂所致。一般这种出血量不多。

4.嗅觉丧失

嗅区黏膜和嗅神经末梢萎缩,嗅神经冲动不能传到嗅觉中枢所致,或由于鼻腔脓性痂皮堵塞,空气中的含嗅微粒不能到达嗅区,因此不能产生嗅觉。

5.呼吸恶臭

严重者多有呼吸特殊腐烂臭味。呼吸恶臭是脓痂之蛋白质腐败分解和臭鼻杆菌的繁殖生长产生。本人由于嗅觉减退闻不到臭味,但与其接触者,极容易闻到,又称"臭鼻症"。

6.头痛、头昏

鼻黏膜萎缩后,调温保湿功能减退或缺失,吸入冷空气刺激或脓痂压迫引起。多表现为前额、颞侧或枕部头痛。

（二）检查

1.外鼻

鼻梁宽平如鞍状塌鼻。因多自幼发病,影响外鼻发育。

2.鼻腔检查

鼻黏膜干燥,鼻腔宽大,鼻甲缩小（尤其下鼻甲为甚）,鼻腔内大量脓痂充塞,黄色或黄绿色并有恶臭。若病变发展至鼻咽、口咽和喉咽部,亦可见同样表现。

3.X 线检查

在一些患者可见鼻窦炎的表现,鼻腔外侧壁可增厚,鼻中隔软骨可骨化。

三、治疗

(一)药物治疗

1.内分泌疗法

因己烯雌酚可以使黏膜发生充血、增厚,故用来治疗萎缩性鼻炎。用雌激素喷雾鼻腔,可以使痂皮减少。也有人认为萎缩性鼻炎与脑垂体功能减退有关,故以维生素 E 刺激脑垂体,收到一定的治疗效果。

2.维生素疗法

维生素 A 能帮助上皮修复,当维生素不足时,引起上皮萎缩,抵抗力降低。因此有人用维生素 A 治疗萎缩性鼻炎,取得较好的效果。剂量为 50 000 U,口服每天 1 次,或者鼻黏膜下注射,每周 1 次。维生素 B_2 能促进细胞的新陈代谢。可用维生素 B_2 口服每天 15～30 mg。

3.抗生素疗法

萎缩性鼻炎的患者其分泌物中含有大量的革兰阴性杆菌,链霉素对它有抑制作用。另外,氯霉素、金霉素、杆菌肽等也可以收到一定效果,可局部酌情使用。

4.鼻内用药

(1)应用 1％复方薄荷樟脑液状石蜡、清鱼肝油等滴鼻剂滴鼻,以润滑黏膜、促进黏膜血液循环和软化血管脓痂便于擤出。

(2)1％链霉素滴鼻以抑制细菌生长,减少炎性糜烂和利于上皮生长。

(3)1％新斯的明涂抹黏膜,可促进鼻黏膜血管扩张。

(4)0.5％雌二醇或己烯雌酚油剂滴鼻,可减少痂皮、减轻臭味。

(5)50％葡萄糖滴鼻,可能具有刺激黏膜腺体分泌的作用。

(二)手术治疗

主要目的是缩小鼻腔,以减少鼻腔通气量、降低鼻黏膜水分蒸发、减轻黏膜干燥及结痂形成。主要方法:①鼻腔外侧壁内移加固定术;②前鼻孔闭合术,两侧可分期或同期进行,1～5 年鼻黏膜基本恢复正常后重新开放前鼻孔;③鼻腔缩窄术:鼻内孔向后的黏膜下埋藏人工生物陶瓷、人工骨、自体骨或软骨、硅橡胶等,也可采用转移颊肌瓣埋藏方法,缩窄鼻腔;④腮腺导管移植术:将腮腺导管移植于上颌窦内,使唾液直接或间接通过鼻腔湿润黏膜,减少干燥,使鼻腔分泌物容易排出。

三、预后

加强营养,改善环境及个人卫生。补充维生素 A、B 族维生素、维生素 C、维生素 D、维生素 E,特别是维生素 B_2、维生素 C、维生素 E,以保护黏膜上皮,增加结缔组织抗感染能力,促进组织细胞代谢,扩张血管和改善鼻黏膜血液循环。此外,补充铁、锌等制剂可能对本病有一定预防和治疗作用。

(刘德刚)

第四节　干燥性鼻炎

干燥性鼻炎以鼻黏膜干燥,分泌物减少,但无鼻黏膜和鼻甲萎缩为特征的慢性鼻病。有学者认为干燥性鼻炎是萎缩性鼻炎的早期表现。但多数学者认为二者虽临床表现有相似之处,但是不同的疾病,多数干燥性鼻炎并非终将发展为萎缩性鼻炎。

一、病因

不明,可能与全身状况、外界气候、环境状况等有关。

(1)气候干燥、高温或寒冷,温差大的地区,易发生干燥性鼻炎,如我国北方,特别是西北地区,气候十分干燥,风沙和扬尘频繁,人群发病率很高。

(2)工作及生活环境污染严重,如环境空气中含有较多粉尘,长期持续高温环境下工作,好发本病。大量吸烟亦易发病。

(3)全身慢性病患者易患此病,如消化不良、贫血、肾炎、便秘等。

(4)维生素缺乏如维生素 A 缺乏,黏膜上皮发生退行性病变、腺体分泌减少。维生素 B_2 缺乏可导致上皮细胞新陈代谢障碍,黏膜抵抗力减弱,易诱发本病。

二、病理

鼻腔前段黏膜干燥变薄,上皮细胞纤毛脱落消失,甚至退化变性,由假复层柱状纤毛上皮变成立方或鳞状上皮。基底膜变厚,含有大量胶质,黏膜固有层内纤维组织增生,并有炎性细胞浸润。腺体及杯形细胞退化萎缩。黏膜表层可有溃疡形成,大小、深度可不一。但鼻腔后部的黏膜以及鼻甲没有萎缩。

三、临床表现

中青年多见,无明显性别差异。

(一)鼻干燥感

为本病的主要症状。鼻涕少,黏稠不易排出,形成痂块或血痂。少数患者可以出现鼻咽部和咽部干燥感。

(二)鼻出血

由于鼻黏膜干燥,黏膜毛细血管脆裂,极小的损伤也可引起鼻出血,如擤鼻、咳嗽、打喷嚏等。

(三)鼻腔刺痒感

患者常喜揉鼻、挖鼻、擤鼻以去除鼻内的干痂。

(四)检查

鼻黏膜干燥、充血,呈灰白色或暗红色,失去正常的光泽。其上常有干燥、黏稠的分泌物、痂皮或血痂。有时黏膜表面糜烂,出现溃疡,黏膜病变以鼻腔前段最为明显。少数溃疡深,累及软骨,可发生鼻中隔穿孔。

四、诊断及鉴别诊断

诊断不难,根据症状和鼻腔检查可明确,但需与萎缩性鼻炎、干燥综合征等鉴别。

(1)萎缩性鼻炎以鼻黏膜及鼻甲的萎缩为病变特征,鼻腔宽大,下鼻甲萎缩。晚期鼻内痂块极多,可呈筒状,味臭。嗅觉障碍常见。本病仅为鼻黏膜干燥而无鼻黏膜和鼻甲的萎缩,无嗅觉减退。

(2)干燥综合征除了鼻干外,其他有黏膜的地方也会出现干燥的感觉,如眼干、咽干、阴道分泌物减少。同时伴有腮腺肿大,关节肿痛等症状。免疫学检查可确诊。

(3)出现鼻中隔穿孔时,应除外鼻梅毒。鉴别要点:①鼻梅毒患者有梅毒病史或其他梅毒症状;②梅毒侵及骨质,穿孔部位常在鼻中隔骨部,本病鼻中隔穿孔多在软骨部;③梅毒螺旋体血清试验:包括荧光螺旋体抗体吸收试验(FTA-ABS)、梅毒螺旋体微量血凝试验(MHA-TP)等。试验以梅毒螺旋体表面特异性抗原为抗原,直接测定血清中的抗螺旋体抗体。

五、治疗

(1)根据病因彻底改善工作、生活环境,加强防护。

(2)适当补充各种维生素,如维生素 A、B 族维生素、维生素 C 等。

(3)鼻腔滴用复方薄荷滴鼻剂,液状石蜡、植物油等。

(4)鼻腔涂抹金霉素或红霉素软膏。

(5)每天用生理盐水进行鼻腔冲洗。

(6)桃金娘油 0.3 g,2 次/天。稀释黏液,促进分泌,刺激黏膜纤毛运动。

(刘德刚)

第五节　职业性鼻炎

职业性鼻炎是指由于接触出现在工作环境中的气传颗粒而导致的鼻炎,可为变态反应或理化刺激引起高敏反应。在特定的工作环境下出现的间断或者持续的鼻部症状(如鼻塞、打喷嚏、流鼻涕、鼻痒)和(或)鼻部气流受限及鼻分泌物增多,脱离工作环境则不会被激发。根据与工作的关系可分为两种,一种是完全由特定的工作环境引起,第二种是既往就有鼻炎,在工作环境下症状加重。职业性鼻炎患者会发展为哮喘的比例尚不明确,但职业性鼻炎的患者出现职业性哮喘的危险性明显增加。

一、病因

病因可包括实验室动物(大鼠、小鼠、豚鼠)、木屑(特别是硬木,如桃花心木、西部红松)、螨虫、乳胶、酶、谷类,以及化学试剂如无水物、胶水、溶剂等

二、临床表现

(一)病史

病史包括患者有典型的鼻炎症状(如鼻塞、打喷嚏、流鼻涕、鼻痒),与非职业性鼻炎症状类

似,IgE 介导的职业性鼻炎患者结膜炎症状更明显。症状与工作密切相关,患者在从事目前工作尚未发病时间(潜伏阶段);可能接触的引起或者加重症状的试剂,离开工作后症状缓解的时间(如周末或假期)。

(二)查体

用前鼻镜或者鼻内镜检查鼻黏膜,排除其他类型鼻炎或者加重鼻塞的疾病(如鼻中隔偏曲、鼻息肉)。

(三)鼻塞的评估

用鼻阻力测量、鼻声反射、峰流速仪等客观方法评估鼻塞程度,缺点是个体差异大,不能完全依赖检测数据,但在鼻激发后测量数据更有意义。

(四)鼻腔炎症的检测

鼻分泌物检测炎症细胞和介质,鼻腔盥洗和活检的方法并不实用。

非特异性鼻反射检测:用组胺、乙酰胆碱或者冷空气等进行激发试验来检测。

(五)免疫学检测

IgE 介导的职业性鼻炎,可用皮肤点刺试验和血清特异性 IgE 检测,但其敏感性和特异性比鼻激发试验差,无症状的暴露个体可出现阳性结果,如变应原选择合适,阴性结果可除外职业性鼻炎。

(六)鼻激发试验

目前该方法被认为是诊断职业性鼻炎的金标准,鼻激发试验可在实验室进行,也可在工作环境进行,该方法被 EAACI(欧洲变态反应和免疫协会)推荐使用,该方法的主要局限性是阳性标准未统一。

三、诊断及鉴别诊断

诊断包括评估患者是否有鼻炎症状,及鼻炎症状同工作的关系,需要通过客观方法来证实,因为误诊可能会导致严重的社会和经济问题,诊断步骤包括病史、鼻腔检查、免疫学检查和鼻激发试验,另外关于患者是否累及下呼吸道则需要通过调查问卷、峰流速仪、非特异性的气道反应监测来明确。

四、治疗

治疗目的:减少鼻部症状对患者生活质量的影响及防止发展为哮喘。

(一)环境干预

减少接触致病试剂,是最有效办法,但这往往意味着更换工作从而产生实际的社会经济问题。

(二)药物治疗

与非职业性变应性鼻炎治疗方法相似,但与避开或者减少接触致敏试剂相比,后者更合适。

(三)免疫治疗

有报道用啮鼠动物蛋白、面粉和乳胶等进行免疫治疗控制职业性鼻炎,但其效果仍需更多的研究资料证实。

(四)预防

一级预防就是控制工作环境,防止暴露于易致敏的试剂环境,这是防止发展成为职业性鼻炎最有效的方法。二级预防是早期发现职业性鼻炎患者，采取有效措施控制鼻炎的持续时间和严重程度。三级预防仅适用于已确诊患者，因为职业性鼻炎是发展成为职业性哮喘的危险因素，故预防职业性鼻炎也预防了职业性哮喘。

（刘德刚）

第六节　药物性鼻炎

全身或局部使用药物引起鼻塞的症状时，称为药物性鼻炎。尤其是后者引起的更为常见，故亦称"中毒性鼻炎"。不少患者不经专科医师检查诊治，自行购药治疗，以致滥用滴鼻药造成药物性鼻炎。

一、病因

全身用药引起鼻塞的药物主要有：①抗高血压药物，如α肾上腺素受体阻滞剂（利血平、甲基多巴胺等）；②抗交感神经药物；③抗乙酰胆碱酯酶药物，如新斯的明、硫酸甲基噻嗪、羟苯乙胺等可引起鼻黏膜干燥；④避孕药物或使用雌激素替代疗法可引起鼻塞。局部用药主要是长期使用减充血剂，如萘甲唑啉最为常见。临床上药物性鼻炎主要指的是局部用药引起的鼻炎。主要原因是鼻腔黏膜血管长时间收缩会造成血管壁缺氧，出现反跳性血管扩张，造成黏膜水肿，从而出现鼻堵的症状。

二、病理

使用血管收缩剂后鼻黏膜小动脉立即收缩，如长期使用此类药物，血管长期收缩可导致小血管壁缺氧，引起反应性血管扩张，腺体分泌增加，鼻黏膜上皮纤毛功能障碍，甚至脱落。黏膜下毛细血管通透性增加，血浆渗出水肿，日久可有淋巴细胞浸润。上述病理改变可于停药后逐渐恢复。镜下可见鼻腔黏膜纤毛脱落，排列紊乱。上皮下层毛细血管增生，血管扩张。有大量炎性细胞浸润。

三、临床表现

长期使用血管收缩剂滴鼻后，药物的疗效越来越差，鼻腔通畅的时间越来越短，鼻堵的症状越来越重。因此患者常自行增加滴药的次数，从而发生恶性循环，称为多用减效现象。多于连续滴药10 d后症状明显出现。表现为双侧持续性鼻塞，嗅觉减退，鼻腔分泌物增加，并由清涕转为脓涕。常伴有头痛、头晕等症状。检查可见鼻腔黏膜多为急性充血状并且干燥、肿胀。对麻黄碱的收缩反应性明显降低。鼻道狭窄，有大量分泌物。婴幼儿使用萘甲唑啉可引起面色苍白、血压下降、心动过缓、昏迷不醒甚至呼吸困难等中毒现象。

四、诊断及鉴别诊断

本病的临床表现与肥厚性鼻炎非常相似。要仔细询问全身以及局部用药史，以及使用时间，对1％麻黄素棉片的收缩反应性差。

五、治疗

（1）确诊后立即停用血管收缩剂，可改用生理盐水滴鼻。

（2）局部用糖皮质激素鼻喷剂：如二丙酸倍氯米松气雾剂，布地奈德气雾剂等。

（3）三磷酸腺苷（ATP）40 mg，2～3 次/天口服。

（4）也可行下鼻甲封闭，如 0.5％普鲁卡因 2 mL＋醋酸可的松 0.5 mL 双下鼻甲黏膜下封闭。

六、预防

尽量少用或不用鼻腔血管收缩剂。如果必须使用，使用时间最好不要超过 10 d。用药期内大量服用维生素 C。婴幼儿、新生儿应禁用此类药物。

（刘德刚）

第七节　血管运动性鼻炎

血管运动性鼻炎又称血管舒缩性鼻炎。其发病机制复杂，许多环节尚不清楚，确诊困难。因发现与自主神经功能紊乱有关，亦有人称其为自主神经性鼻炎；又因对某些刺激因子的反应过于强烈，也有人称其为高反应性鼻病。其症状与变应性鼻炎以及非变应性鼻炎伴嗜酸性粒细胞增多综合征相似，治疗亦大致相同。

一、病因及发病机制

可能与下列因素有关。

（一）副交感神经兴奋性增高

乙酰胆碱释放，导致腺体分泌；血管活性肠肽（VIP）释放，则引起血管扩张。经常反复过度焦虑、烦躁或精神紧张，以及服用抗高血压药等均可使交感神经兴奋性降低而副交感神经兴奋性增高。

（二）内分泌失调

某些女性患者在妊娠期或经前期有鼻部高反应性症状，可能与此有关。

（三）非免疫性组胺释放

在一些物理性（如急剧的温度变化、阳光照射）、化学性（如挥发性刺激性气体）及精神性（如情绪变化）等因素的作用下，可引起肥大细胞释放介质。但这些因素均不属免疫性的。

二、诊断

（一）鼻腔检查

（1）鼻黏膜色泽无特征性改变，或呈慢性充血状，或为浅蓝色，或类似变应性鼻炎而表现苍白、水肿，或两侧表现不一致。

（2）大多有鼻中隔偏曲和（或）鼻甲肥厚。

（二）实验室检查

（1）免疫学检查：变应原皮肤试验及血清特异性 IgE 检测均为阴性。

（2）鼻分泌物中找不到或找到极少嗜酸性粒细胞。

三、治疗

（1）除去病因。

（2）药物：鼻塞适当应用鼻减充血剂。抗组胺药,抗胆碱药（如异丙托溴铵）。鼻用糖皮质激素抗炎消肿。

（3）手术：鼻中隔矫正、筛前神经切断等。

（4）激光、射频：对筛前神经鼻中隔支、鼻丘及下鼻甲内侧面等处进行电灼或凝固。

（刘德刚）

第八节　变态反应性鼻炎

一、病因

引起本病的因素很多,变应原是诱发本病的直接原因。患儿多为易感个体,即特应性体质。某些变应原对大多数人无害,但一旦作用于易感个体可即诱发变态反应。

（一）遗传因素

本病与其他变应性疾病一样,内在因素是基因的变异。比较肯定有关的为来自母系位于 11 对染色体长臂 q 段上的变异。许多患儿家族成员中也有过敏性疾病。一项对同卵双生儿的调查研究表明同时患有变异性鼻炎的概率为 21%。

（二）环境因素

外界因素常常触发该疾病的发生。如空气污染、温差的变化、刺激性气体等都可影响鼻腔黏膜,导致疾病的发生。

（三）食物因素

在小儿,食物过敏十分常见,如牛奶、虾、鱼、蛋、贝类、巧克力、水果等。

（四）吸入性变应原

经呼吸道吸入而致敏,包括屋内尘土、动物皮毛、羽绒、真菌、螨等。

（五）其他

内生变应原如某些代谢产物、变性蛋白以及机体病灶内的细菌等微生物。

二、病机

鼻黏膜含有大量的血管与神经,并受丰富的感觉神经和自主神经末梢支配。鼻黏膜受到变应原的影响后,通过神经、体液和细胞介导等途径产生一系列的机体反应,引起发生于鼻黏膜的速发型变态反应。

炎症因子在发病过程中起重要作用。变应原进入鼻黏膜,经抗原递呈细胞处理,后者释放的抗原肽信号激活 T 细胞向 Th$_2$ 细胞分化,合成并释放多种 Th$_2$ 型细胞因子如 IL-3、IL-4、IL-5 和粒细胞、巨噬细胞-集落刺激因子。这类因子促进肥大细胞分化、成熟,增强 B 细胞 IgE 合成分泌的能力,IgE 与肥大细胞、巨噬细胞和上皮细胞表面的受体结合而使该细胞处于致敏状态。与此同时,对嗜酸性粒细胞有较强趋化作用的细胞因子的合成与分泌增加,如来源于肥大细胞、巨噬细胞、内皮细胞和上皮细胞的黏附因子、IL-3、IL-4、IL-5 和各种趋化因子等,当变应原再次进入鼻黏膜后,变应原与细胞表面的临近两个 IgE 桥联,使其释放多种炎性介质,这些物质可直接或间接作用于鼻黏膜的血管,导致血管扩张、血浆渗出增加、鼻黏膜水肿;作用于胆碱能神经,使腺体分泌旺盛;作用于感觉神经使黏膜敏感性增高,喷嚏发作,产生相应的临床症状;有的又作用于肥大细胞、嗜酸性粒细胞、巨噬细胞等,使局部炎性反应进一步加重,导致鼻黏膜的敏感性增高,以至于非变应原刺激也可引起症状发作。

三、病理

为淋巴细胞、嗜酸性粒细胞浸润为主要特征的变态反应性炎症。临床上常见鼻黏膜水肿,血管扩张,腺细胞增生。病理上可见细胞质内空泡形成,细胞容积增大,胞浆向管腔内漏出,分泌增加;肥大细胞在黏膜表层乃至上皮细胞间增多。鼻分泌物中可见嗜酸性粒细胞,尤在接触变应原后数量明显增加;变应原激发后 10 min 左右,嗜酸性粒细胞首先吸附到鼻黏膜血管壁,然后穿越黏膜层和黏膜上皮进入鼻腔分泌物中,分泌物中嗜酸性粒细胞计数可达 90%。炎细胞脱颗粒并释放大量的炎性介质,如组胺、激肽类、白三烯、前列腺素、血小板活化因子、5-羟色胺等。微循环紊乱,如局部小动脉痉挛和小静脉扩张,毛细血管和静脉充血,上皮细胞水肿和细胞间隙增加,血流缓慢,导致鼻毛细血管漏出液增加,形成大量分泌物。此外,腺体可呈囊肿样变性,假复层纤毛柱状上皮可化生为鳞状上皮。鼻黏膜浅层活化的朗格汉斯细胞(CD1$^+$)、巨噬细胞(CD68$^+$)等 HLA-DR 阳性的抗原呈递细胞增多。并发现在上皮细胞有干细胞因子及多种细胞因子的表达。肥大细胞、嗜酸性粒细胞、巨噬细胞和上皮细胞均有 IgE 受体(CD64)。此外,上皮细胞存在有诱生型氧化亚氮(iNOS),在抗原的刺激下一氧化氮(NO)生成增加。

四、临床表现

本病以鼻痒、多次阵发性喷嚏、大量水样鼻涕和鼻塞为临床特征。

(一)阵发性鼻痒和打喷嚏

鼻内奇痒多突然发生,继之连续不断地打喷嚏,每次多于 3 个,甚至连续十几个或数十个,多在晨起或夜晚或接触变应原后立刻发作,伴有流泪、眼部发痒,因连续打喷嚏常引起咽部刺痒或隐痛。若变应原为食物常有硬腭发痒。

(二)鼻塞

发作期间多为双侧,持续性,轻重程度不一,接触变应原数量少,时间短,鼻塞则可为单侧、交替性、间歇性。

(三)鼻流清涕

为大量清水样鼻涕,有时可不自觉地从鼻孔滴下。有时候流涕可能是变应性鼻炎患儿唯一的症状,初起可能少而稠,在发作高潮则多而稀,恢复期又少而稠,若有继发感染则呈黏液脓性。由于鼻痒、鼻塞,患儿常常搐鼻、吸鼻、皱鼻或举手擦鼻,称为"变态反应性敬礼"。有的患者可能伴有胸闷、喉痒、咳嗽、腹胀、腹泻、腹痛等症状。

(四)嗅觉减退

因鼻黏膜水肿,含气味分子不能到达嗅区,或因嗅觉黏膜水肿,功能减退所致,多为暂时性,也可因病变严重或屡发而致永久性失嗅。

(五)其他

发作期出现暂时性耳鸣、听力减退、头痛或其他变态反应性疾病。

五、物理查体

包括鼻部情况、球结膜、下呼吸道和肺部情况。

发作期患儿鼻黏膜水肿,苍白、柔韧;一部分患者常伴有眼睑肿胀、结膜充血。鼻腔有水样或黏液样分泌物,鼻甲肿大,1%麻黄素可使其缩小,有时可发现中鼻道小息肉。由于鼻塞明显,患儿常常用手将鼻尖上推帮助呼吸,久而久之鼻部形成一水平状外鼻皱褶。在间歇期鼻黏膜呈黯红色。若伴有胸闷、哮喘,听诊可闻及肺部哮鸣音。发作期的鼻分泌物涂片检查可见较多嗜酸性粒细胞。若不伴有哮喘,血清 IgE 水平一般在正常范围内。

六、实验室检查

(一)特异性检查

1.变应原皮肤试验

以适宜浓度和低微剂量的各种常见变应原浸液做皮肤试验(点刺或皮内注射)。皮试前24 小时停用抗组胺药、拟交感神经药、茶碱类、肥大细胞膜稳定剂、糖皮质激素等,长效抗组胺药停用 3 d。如患儿对某种变应原过敏,则在激发部位出现风团和红晕。

2.鼻内激发试验

有时为进一步明确,也可以一种可疑变应原行鼻内激发试验,即将变应原置于下鼻甲前端,以激发鼻部变态反应症状,如出现鼻痒、打喷嚏、流涕和鼻塞等为阳性,以确定导致变应性鼻炎的致敏物。由于此检查有一定的危险性,一般不作为常规诊断方法。

3.总 IgE 和特异性 IgE 抗体检测

总 IgE 增高,提示可能有变态反应性疾病,但缺乏特异性。用放射性变应原吸定法(radio allergo sorbent test,RAST)和放射免疫或酶联法(ELISA)测定特异性 IgE,有较高的敏感性和特异性。

(二)其他辅助检查

鼻分泌物嗜酸性粒细胞计数。取中鼻道内分泌物做涂片,烘干固定,做 Hansel 美兰伊红染色,嗜酸性粒细胞分类计数超过 5% 时有诊断意义;见有肥大细胞和杯状细胞也有意义,但非特异性;合并感染时含有大量多核白细胞。仅有单纯多核白细胞不能诊断此病。嗜酸性粒细胞阴性也不能排除本病,须反复检查。

七、诊断

本病的诊断主要依靠病史、一般检查和特异性检查。病史对于诊断非常重要,应注意询问发病时间、诱因、症状严重程度,生活或工作环境,家族及个人过敏史,有否哮喘、皮炎等。通过上述方法一般不难做出诊断。长期以来,许多临床工作者对变应性鼻炎的诊断有一个模糊的概念,仅仅凭鼻痒、阵发性喷嚏、清水样鼻漏、鼻塞、鼻黏膜苍白水肿等临床表现即诊断为变应性鼻炎。其实上述症状并非是变应性鼻炎特有的。曾经有一个时期,又把可在鼻分泌物内查到嗜酸性粒细胞作为诊断变应性鼻炎的可靠指标。自从 Mygind 提出非变应性鼻炎伴有嗜酸性粒细胞增多症(nonallergic rhinitis with eosinophilia syndrome)即 NARES 的概念后,证明这种认识也是错误的。因为 NARES 患儿的鼻分泌物中嗜酸性粒细胞 100% 阳性,但从任何方面都不能证明其与变态反应有关。

八、鉴别诊断

(一)血管运动性鼻炎

临床上大部分"慢性鼻炎"即为此类鼻炎。它是由非特异性刺激诱导的一种以神经递质介导为主的鼻黏膜神经源性炎症。一般认为与自主神经系统功能失调有关。环境温度变化、情绪波动、精神紧张、疲劳、内分泌失调可诱发本病。由于副交感神经递质释放过多,引起组胺的非特异性释放,血管扩张、腺体分泌增多,导致相应的临床症状,其临床表现与变应性鼻炎极为相似,但变应原皮肤试验和特异性 IgE 测定为阴性,鼻分泌物涂片无典型改变。

(二)非变应性鼻炎伴嗜酸性粒细胞增多综合征

非变应性鼻炎伴嗜酸性粒细胞增多综合征(nonallergic rhinitis with eosino philia syndrome,NARES)的症状与变应性鼻炎相似,鼻分泌物中有大量嗜酸性粒细胞,但皮肤试验和 IgE 测定均为阴性,也无明显的诱因使症状发作。NARES 的病因及发病机制不清。

(三)反射亢进性鼻炎

反射亢进性鼻炎(hyper-reflectory rhini tis)以突发性喷嚏为主,发作突然,消失亦快。鼻黏膜高度敏感,稍有不适或感受某种气味,甚至前鼻镜检查时即可诱发喷嚏发作,继之清涕流出。临床检查均无典型发现,该病可能与鼻黏膜感觉神经 C 类纤维释放过多神经肽类 P 物质(SP)有关。

(四)急性鼻炎

发病早期有打喷嚏、流清涕,但病程短,一般为 7~10 d。常伴有四肢酸痛、周身不适、发热等症状,早期鼻分泌物可见淋巴细胞,后期变为黏脓性,分泌物中有大量的嗜中性粒细胞。

九、并发症

由于鼻黏膜与呼吸道其他部位黏膜不仅在解剖结构上连属,且同属免疫系统的黏膜相关淋巴组织,鼻黏膜变态反应炎症时产生的炎性介质和细胞因子通过不同途径作用于相应部位,便可引起下列并发症。

(一)变应性鼻窦炎

鼻窦黏膜有明显水肿,与鼻腔病理改变类似。　些症状持续较长的患儿容易并发鼻窦炎。儿童较成人的发病率高,大约占 60%。X 线片显示窦腔均匀性雾状模糊,鼻黏膜水肿可使窦口引流不畅,或窦内渐变负压,患者多有头部不适或头痛。如继发细菌、真菌或病毒等感染,可有黏脓性分泌物。

(二)支气管哮喘

可与变应性鼻炎同时发病,或是变应性鼻炎的并发症。变应性鼻炎和支气管哮喘是常见的并发病,常常在一些患者身上共存。至少 70% 支气管哮喘患者伴有变应性鼻炎,20%~50% 变应性鼻炎患者伴有支气管哮喘。气道细胞和分子生物学最新研究证实,炎症在变应性鼻炎和支气管哮喘的发病机制中起着同样关键的作用,它们都是伴有黏膜变应性炎症的免疫性疾病。支气管哮喘多在鼻炎之后发作,此时鼻炎症状多明显减轻,有的患儿仅表现为胸闷、咳嗽,是哮喘的另一种临床类型,即咳嗽变异性哮喘。

(三)鼻息肉

由鼻黏膜极度水肿而形成。鼻黏膜表面为假复层柱状纤毛上皮,上皮基底膜广泛增厚并扩展到黏膜下层,形成不规则的透明膜层。上皮下组织疏松、间隙扩大、腺体增生,有较多的浆细胞、嗜酸性粒细胞、淋巴细胞、肥大细胞。患儿出现鼻塞并持续加重,分泌物多、嗅觉障碍、闭塞性鼻音、打鼾等。

(四)过敏性咽喉炎

咽痒、咳嗽或有轻度声嘶,严重者可出现会厌、喉黏膜水肿而有呼吸困难。在小儿尤其容易出现喉阻塞。变应原一般多为食物、药物、吸入物等。

(五)分泌性中耳炎

表现为耳闭、耳鸣、听力下降,鼓膜色泽改变、饱满或内陷。可随鼻部症状的变化而有波动性,时轻时重,与耳咽管阻塞有关,可能与接触变应原与否有关。

十、治疗

治疗原则是尽量避免变应原,正确使用抗组胺药和肾上腺糖皮质激素,如有条件可行变应原减敏疗法。

(一)避免接触变应原

防止机体暴露于致敏物是最有效的特异性治疗方法。可用"避、忌、替、移"四个字来概括:"避"就是对已经明确的变应原,应尽量避免与之接触;"忌"就是不用一切可疑或已知的致敏物;"替"是尽量找到与致敏物作用相似,但对人体不过敏的物资替代;"移"是让某些已知的与患儿经常接触的致敏物离开其生活环境。如花粉症患者在花粉播散季节应尽量减少外出。对真菌、屋尘过敏者应保持室内通风、干爽等。对动物皮屑、羽毛过敏者应避免接触动物、禽鸟等。

就避免疗法而言,对变应性鼻炎患儿的建议如下:①将宠物置于卧室外,最好是户外;②避免吸烟和被动吸烟;③经常清洗居所的一些易生长霉菌的区域如厨房、浴室、地下室、窗台等(霉菌敏感);④避开霉菌易长区域:潮湿、不通风的地方,避免在阁楼和地下室睡觉;⑤使用空调以去湿和降温,关闭窗户以避开户外变应原(户尘螨和花粉敏感);⑥妥善包裹枕头、草垫和吸尘器(户尘螨敏感);⑦更换被螨严重污染的垫子、枕头,尽量避免使用羽绒枕(户尘螨敏感);⑧热水(60 ℃)洗涤床单和床垫等(户尘螨敏感);⑨经常进行地毯吸尘和清洁地面,将其移到户外或喷洒杀螨剂(户尘螨敏感);⑩减少物体表面蓄积尘埃,如架子、动物标本、书籍、储存的地毯和羊毛等。

(二)药物治疗

由于服用简便,效果明确,是治疗本病的首选治疗措施。

1.抗组胺药

能与炎性介质组胺竞争 H_1 受体,为组胺 H_1 受体拮抗剂。对治疗鼻痒、打喷嚏和鼻分泌物增多有效,如苯海拉明、异丙嗪、茶苯海明、氯苯那敏等常作为一线药物,但对有明显嗜睡作用的抗组胺药,从事驾驶、机械操作、精密设备等人员不宜服用,而应改用无嗜睡作用的第二代长效抗组胺药,如特非那定、阿斯咪唑、西替利嗪、波利玛朗、氯雷他啶等,但此类药物中的特非那定和阿斯咪唑偶可引起心电图 Q-T 间期延长、尖端扭转型室性心动过速,应注意不能过量,不能与酮康

唑、伊曲康唑和红霉素合用。近年来已有鼻内局部用的抗组胺药,如左卡巴斯汀鼻喷剂。第三代抗组胺药已经问世,它是第二代抗组胺药的代谢物,具有显著优点,包括对心脏传导组织无影响。非索那汀(Fexofenadine)为特非那汀的代谢物,已用于临床;Des|orata dine(氯雷他汀代谢物)和Norastemizole(阿斯咪唑代谢物)已进入Ⅱ期和Ⅲ期临床试验。它们的疗效同母制剂相当或更好,而且有良好的安全性。

2.减充血剂

多采用鼻内制剂局部治疗鼻塞。造成鼻黏膜肿胀的容量血管有两种受体即肾上腺素能受体 α_1 和 α_2,前者对儿茶酚胺类敏感,常用 0.5% 麻黄素(2 岁以下的儿童禁用),其作用是可使小血管收缩、通透性降低,从而减少黏膜水肿和渗出;后者对异吡唑类的衍生物敏感,如羟甲唑啉,但儿童原则上不宜使用。

3.生理性海水鼻腔喷雾剂

海水中含有人体所需的矿物质和海水微量元素。海水微量元素中,包括杀菌元素(银和锌),消炎元素(铜),抗过敏元素(锰)。它以适当的压力与 0.7 μm 的水雾体冲洗鼻腔时,鼻纤毛底部的脏物会经冲洗被带走,可使长期伏倒的鼻纤毛能脱离纠结的脏物"站立"起来,恢复鼻腔黏膜分泌黏液及纤毛运动的正常功能,并利用渗透压的原理,减轻鼻黏膜的肿胀,保持鼻腔湿润,恢复鼻黏液的正常 pH。同时经冲洗后能迅速消除鼻腔内的过敏性物体颗粒,如花粉、尾气、灰尘微粒等,避免变应原与鼻黏膜接触。生理性海水鼻腔喷雾剂不含药物,不含激素,无毒副作用。

4.肥大细胞稳定剂

色甘酸钠能稳定肥大细胞膜,防止其脱颗粒释放介质。临床上应用 2% 溶液滴鼻或喷鼻。可长期用于变应性鼻炎。酮替芬、波利玛朗也有膜稳定作用。

5.局部糖皮质激素

在变态反应炎症的各个阶段,都能发挥抑制炎症的作用,降低血管的通透性,减弱腺体对胆碱能刺激的反应,减少炎性介质和细胞因子的产生,抑制炎性细胞的浸润。儿童全身使用糖皮质激素的机会不多,鼻用局部糖皮质激素有滴剂和喷剂,目前多用喷剂。这类糖皮质激素的特点是对鼻黏膜局部作用强,并且不易吸收至全身,常用的有丙酸氟替卡松、糠酸莫米松、伯克纳等。含地塞米松的滴鼻液不宜长期使用。

鼻内皮质类固醇用于缓解上呼吸道变态反应症状,如打喷嚏、鼻充血、流涕等,同时对变应性咽部刺痒、咳嗽及季节变应性哮喘有明显的效果。皮质类固醇的主要不良反应是局部发干和刺激性,表现为刺痛、烧灼感和打喷嚏、黏膜干燥,伴鼻出血或血性分泌物,鼻中隔穿孔。长期鼻内应用该类药物的患者,应定期进行鼻腔检查,鼻中隔穿孔多由于用法不当造成的,应尽量避免药物接触鼻中隔。预防的方法是用药时对着镜子,左手喷雾右侧鼻孔,右手喷雾左侧鼻孔,可减少这些并发症。水质喷雾剂可避免药品在鼻腔内聚积,减少局部刺激,并且可以安全地应用于儿童。

6.抗胆碱能药物

主要是异丙托品,局部应用可减少鼻腔分泌物,但又很少吸收,无全身抗胆碱的不良反应。

(三)特异性疗法

始于 1991 年,是在临床上确定变态反应疾病的变应原后,将该变应原制成变应原提取液,通过逐渐增加剂量、反复给患儿注射或其他途径接触特异性变应原,使患儿对该变应原的耐受能力提高,从而达到再次暴露于该变应原后不再发病,或虽然发病但症状大大减轻的目的。1997 年

WHO 又将此疗法称为特异性变态反应疫苗治疗，又称脱敏疗法。

由于儿童鼻部变态反应性疾病常常伴有哮喘的可能，所以该免疫疗法具有其积极意义。曾经认为免疫疗法能使机体产生"封闭抗体"以阻断变应原与 IgE 的结合，最近的研究发现其作用机制是抑制 T 细胞向 Th_2 细胞转化从而减少 Th_2 型细胞因子的产生。根据变应原试验结果，用变应原阳性的浸液从极低浓度开始皮下注射，每周 2～3 次，逐渐增加剂量和浓度，数周（快速脱敏）或数月注射至一定的浓度改为维持量。总疗程数月至数年不等。免疫治疗的关键是要求高质量的变应原和正确的治疗方案。此外，该疗法必须连续治疗，疗程较长，部分患儿难以坚持。当然，免疫疗法也不能被对症疗法取代，它的优点是对症药物所不具备的，其可能防止变应性鼻炎发展为哮喘，一个正规疗程的免疫疗法可给变应性鼻炎的患儿带来数年的症状缓解期等。免疫疗法与对症药物比较，要想取得突破性的进展，必须克服自身的缺陷，如提高安全性、减少全身不良反应、缩短疗程等。目前国内外都已开展快速脱敏治疗，疗程缩短至数月，虽然不良反应发生率较高，但一般不影响继续治疗，疗效类似于常规免疫治疗。为了提高安全性，近年来对变应原修饰、重组变应原、抗原肽免疫、变应原 DNA 疫苗及给药途径等进行了大量的研究，但这方面的工作仍有待积累经验，不断改进。

目前认为免疫治疗是"唯一的针对病因"的治疗变应性鼻炎的方法。其给药途径主要是皮下注射，经舌下含服途径给药也在临床研究中。为了减少变应原疫苗的变应原性、增强其免疫原性，基因重组变应原疫苗和佐剂增强型变应原疫苗的研究也在进一步的探讨中。

（刘德刚）

第九节　急性鼻窦炎

鼻窦炎为细菌感染、变态反应等引起的鼻窦黏膜卡他性炎症和化脓性炎症。因为鼻窦炎常继发于鼻炎，而且常同时存在，因此 1997 年美国耳鼻咽喉头颈外科协会采用了鼻-鼻窦炎这一术语（本文简称鼻窦炎）。急性鼻窦炎是指症状持续不超过 4 周（4～8 周称亚急性），1 年内发病少于 4 次。上颌窦因窦腔较大，窦底较低，而窦口较高，易于积脓，且居于各鼻窦之下方，易被他处炎症所感染，故上颌窦炎的发病率最高，筛窦炎次之，额窦炎又次之，蝶窦炎最少。严重的鼻窦炎可伴发相应骨髓炎或眼眶、颅内感染等并发症。

从急性细菌性鼻窦炎患者的鼻窦中分离出的常见细菌菌群是肺炎链球菌、溶血性链球菌和葡萄球菌等多种化脓性球菌。其次为流感嗜血杆菌和卡他莫拉菌属，后者常见于儿童。其他的致病菌还有链球菌类、厌氧菌和金黄色葡萄球菌等。由牙病引起者多属厌氧菌感染，脓液常带恶臭。

一、病因

（一）局部病因

1.感染

常继发于呼吸道感染或急性鼻炎。在上呼吸道感染时，水肿的鼻黏膜阻塞了鼻窦的开口，窦内氧气为黏膜内血管所吸收，形成鼻窦内相对负压（真空性鼻窦炎）。来自黏膜的渗出液蓄积鼻窦内,并成为细菌的培养基。后者从窦口或通过黏膜固有层播散的蜂窝织炎或栓塞性静脉炎进入窦腔,结果导致血清和白细胞外渗以与炎症抗争,黏膜变得充血和水肿。

2.鼻腔疾病

鼻中隔高位偏曲、中鼻甲肥大、鼻息肉、鼻肿瘤,均可妨碍窦口引流而致病。过敏性鼻炎,由于患者黏膜水肿,也可导致窦口引流不畅。

3.外伤

前组鼻窦,特别是上颌窦和额窦位置表浅。易受外伤而发生骨折,细菌可由皮肤或鼻黏膜侵入鼻窦,也可因弹片、尘土等异物进入而引起感染。

4.牙源性感染

上颌第二前磨牙及第一、第二磨牙的牙根位于上颌窦底壁,当其发生牙根感染时,可能穿破窦壁,或拔牙时损伤底壁均可引起上颌窦炎,称牙源性上颌窦炎。

5.气压改变

航空、潜水、登山时,可因气压骤变,鼻腔内发生负压而引起损伤,称气压创伤性鼻窦炎。

6.直接因素

如游泳后污水直接经鼻腔进入鼻窦,鼻腔内填塞物留置时间过久,因局部刺激或污染而导致鼻窦发炎。

(二)全身病因

过度疲劳、营养不良、维生素缺乏以及患有各种慢性病如贫血、结核、糖尿病、慢性肾炎等时,身体抵抗力减弱,可成为鼻窦炎的诱因,亦可继发于流感等急性传染病后、内分泌紊乱,如甲状腺、垂体或性腺的病变,亦可使鼻窦黏膜水肿,导致窦口阻塞。

二、病理

早期为急性卡他期,黏膜短暂贫血,继而血管扩张,渗透性增加,渗出物经过扩张的毛细血管流入窦腔,黏膜红肿,上皮肿胀,纤毛运动迟缓,上皮下层有多形核白细胞和淋巴细胞浸润,分泌物为浆液性或黏液性;后即转入化脓期,窦腔黏膜水肿及血管扩张加重,炎性细胞浸润更为明显,分泌物变为黏脓性,时间越久,充血越重,毛细血管可破裂出血,由于水肿压迫,使血液供应不足,可发生纤毛上皮细胞坏死脱落,此时分泌物为黄色脓液。少数病例可发生窦壁骨膜炎、骨髓炎和其他并发症,一般多见于幼儿。

三、临床表现

(一)全身症状

常在急性鼻炎病程中症状加重,出现畏寒发热、周身不适、精神不振、食欲减退等。以急性牙源性上颌窦炎的全身症状较剧。儿童发热常较高,可发生抽搐、呕吐和腹泻等症状。

(二)局部症状

1.鼻阻塞

表现为较严重的鼻塞,因鼻黏膜充血肿胀和分泌物积存,排除鼻涕后,通气虽能暂时改善,但随即又觉鼻塞。

2.嗅觉障碍

因鼻黏膜充血肿胀和分泌物积存或嗅区黏膜炎性病变,可出现患侧暂时性嗅觉障碍,少数可能为永久性。

3.鼻漏

患侧鼻内有较多的黏脓性或脓性分泌物擤出,初起时涕中可能带少许血液。厌氧菌或大肠埃希菌感染者脓涕恶臭,多见于牙源性上颌窦炎。脓涕可后流至咽部和喉部,刺激局部黏膜引起发痒、恶心、咳嗽和咳痰。

4.局部疼痛和头痛

急性鼻窦炎除发炎鼻部疼痛外,常有较剧烈的头痛,这是由于窦腔黏膜肿胀和分泌物潴留压迫或分泌物排空后负压的牵引,刺激三叉神经末梢而引起。疼痛或头痛的分布和特征有助于临床对病变的定位。额窦炎的头痛向前额部放射,通常表现为整个头痛;急性上颌窦炎的疼痛通常从内眦部向面颊部放射,也可向齿槽区放射,酷似牙源性疾病;筛窦炎的疼痛常位于鼻根和眼球内眦后部,并周期性发作,晨起较重;蝶窦炎的诊断一般缺少特性,通常为鼻窦炎的一部分,但也可孤立发病,引起枕部或球后部疼痛。所有鼻窦炎的疼痛在窦口完全阻塞和脓性分泌物潴留时更为严重。该症状在临床上比较危险,因为病变的发展可致鼻窦骨壁破坏、溶解、吸收,引起眶内或颅内的脓毒症。

5.耳部症状

少数患者可出现耳鸣、眩晕或听力减退等症状,多见于急性蝶窦炎患者,其耳鸣、眩晕可能是翼管神经受刺激之故,患者可有天旋地转、摇摆不稳或如在舟中之感。

(三)检查

1.局部红肿及压痛

前组急性鼻窦炎由于接近头颅表面,其病变部位的皮肤及软组织可能发生红肿,由于炎症波及骨膜,故在其窦腔相应部位有压痛。急性上颌窦炎可表现为颌面、下睑红肿和压痛;急性额窦炎则表现额部红肿以及眶内上角(相当于额窦底)压痛和额窦前壁叩痛;急性筛窦炎在鼻根和内眦处偶有红肿和压痛。后组急性鼻窦炎由于位置较深,表面无红肿或压痛。

2.鼻腔检查

鼻黏膜充血、肿胀,尤以中鼻甲和中鼻道黏膜为甚。鼻腔内有大量黏脓性或脓性鼻涕,用1%麻黄碱收缩鼻黏膜后观察中鼻道和嗅裂,前组鼻窦炎可见中鼻道有黏脓性或脓性物,后组鼻窦炎可见嗅沟积脓,擤尽鼻涕后可能暂时消失,应体位引流后再做检查。如一侧鼻腔脓性物恶臭,应考虑牙源性上颌窦炎。

3.鼻窦内镜检查

鼻窦内镜有硬管和光导纤维两种。用1%麻黄碱和1%丁卡因棉片做鼻黏膜收缩和麻醉后,擤尽鼻腔脓涕。利用不同视角检查鼻腔各壁,并伸入鼻道检查窦口及其附近黏膜,可精确判断鼻腔黏膜,尤其是窦口及其附近黏膜的病理改变,包括窦口形态、黏膜红肿程度、息肉样变以及脓性分泌物来源等。

4.上颌窦穿刺冲洗检查

一般在全身症状消退和局部炎症控制后进行,具有诊断和治疗的双重作用。须在患者无发热和抗生素控制下施行。如有脓性分泌物,应做细菌培养和药物敏感试验,以利进一步治疗。

5.X线鼻窦摄片

X线华氏位和柯氏位摄片有助于诊断,特别是大鼻窦的急性炎症有一定价值。急性鼻窦炎时可显示鼻窦黏膜肿胀;若窦内蓄脓,片中常可见上颌窦内的液平面。但窦口扩大、病变广泛时,平片仅表现为整个透过度下降,无法精确显示病变范围。脓毒症形成时,平片上的表现与急性鼻窦炎没有区别。

6.CT检查

在鼻窦CT扫描中,除了鼻窦的密度增高,还可见鼻窦骨壁的稀疏,提示若感染未得到控制,会出现较严重的并发症。对反复感染者要检查牙根,即应考虑牙源性上颌窦炎,牙根疾病的迁延可能是反复感染的因素。因此在鼻窦急性炎症,特别是有可能出现并发症的情况下,鼻窦CT可很好地显示鼻窦的病变程度和范围,特别是鼻窦骨质变化,后者常提示可能出现并发症或并发症的根源。

(四)各组鼻窦炎分述

1.急性上颌窦炎

急性上颌窦炎为上颌窦急性感染,多继发于急性鼻炎。若感染来自上颌窦下壁的牙根尖部,称为牙源性急性上颌窦炎。

(1)临床表现:①鼻塞由鼻甲肿胀、鼻腔分泌物积蓄所致,表现为持续性或间歇性。②鼻漏为急性上颌窦炎的主要症状。由于病理状态不同,鼻漏的性状也可不同,在急性分泌期时,表现为大量浆液性鼻漏,在急性化脓期时,表现为脓性鼻涕,量较少,难以擤尽。牙源性上颌窦炎患者因多为厌氧菌或大肠埃希菌感染,脓涕呈恶臭味。鼻涕可向后流至咽喉部,引起恶心、咳嗽。③头痛是上颌窦炎的早期常见症状。疼痛位于上颌窦前壁、上颌磨牙区以及眶上、额部。特点是晨起轻,午后重,常在傍晚时缓解。疼痛是因脓性分泌物、细菌毒素和黏膜肿胀刺激及压迫神经末梢所致。④全身症状可有发热、畏寒、乏力等不适,小儿尤为明显。

(2)诊断要点:①多有上呼吸道感染史、牙病史。②典型的上颌窦区疼痛,呈现晨起轻,午后加重的特点。③局部检查见患侧颌面、下睑红肿,上颌窦区叩诊时疼痛明显,叩击尖牙和前磨牙时也可出现疼痛。④鼻腔黏膜充血、肿胀,鼻底部见大量黏脓性或脓性分泌物,或中鼻道可看到脓液。鼻咽镜见中鼻甲后端充血,鼻咽部有脓性分泌物。⑤上颌窦诊断性穿刺须在患者无发热和使用抗生素后进行,若穿刺发现脓性分泌物即可诊断,并将脓液做细菌培养和药敏实验,以指导下一步治疗。⑥X线平片(华氏位)显示患侧上颌窦黏膜增厚,窦腔密度增高,有液平面表示窦腔积脓。鼻窦CT扫描(水平位或冠状位)可获得更为清晰的炎症性改变影像。

2.急性额窦炎

急性额窦炎发病率较低,常与筛窦炎、上颌窦炎同时存在,转为慢性额窦炎者较少。急性额窦炎常见的致病菌为链球菌、葡萄球菌或肺炎球菌。

(1)临床表现:①前额部局限性疼痛特点为周期性发作,即晨起出现,并逐渐加重,至午后开始缓解,晚间可消失,但次日又重新发作。头痛轻重与炎症程度和额窦开口阻塞的程度有关,阻塞严重者,头痛周期性不明显。②由于鼻腔黏膜肿胀,分泌物增多而出现鼻阻塞和脓涕,先为黏性涕,后为黏脓性或脓性涕。③嗅觉障碍:鼻塞可引起嗅觉减退或消失。鼻塞解除后嗅觉多数能恢复。④轻度或中度发热、全身不适、食欲减退等全身症状。

(2)诊断要点:①多有急性鼻炎史,或有游泳、跳水史,或高空飞行时速降、潜水作业等气压创伤史;②周期性额部局限性痛为其典型症状;③检查可见患侧额部红肿,眼眶内上方额窦底壁处压痛明显;④鼻腔黏膜充血,鼻甲红肿,中鼻道有黏液或脓性分泌物存在;⑤X线片或CT扫描显示额窦炎性改变。

3.急性筛窦炎

筛窦炎发病率次于上颌窦炎,多合并上颌窦炎。炎症可局限在前组筛窦,但以前、后组筛窦同时受累常见。其病因为细菌或病毒感染、变态反应,或并发于急性传染病、外伤等。

(1)临床表现:①头痛局限于内眦或鼻根部或额部,程度轻重不一;②鼻塞、多涕由鼻腔黏膜肿胀,分泌物存留所致;③前筛房病变有流泪、畏光等症状,后筛房病变可出现嗅觉减退,有人可出现发热等全身症状。

(2)诊断要点:①多有上感史或急性传染病史;②鼻根、内眦处压痛,鼻腔黏膜及鼻甲红肿,中鼻道或嗅裂存脓;③X线片或CT检查可见筛窦炎性改变。

4.急性蝶窦炎

蝶窦炎少见,症状不典型,常被忽视。急性蝶窦炎因细菌或病毒感染而引起。

(1)临床表现:①头痛为急性蝶窦炎的主要症状,表现为颅底或眼球等深部钝性头痛,也可放射到头顶、额部及枕部,夜间或酒后加重;②脓涕多有脓性鼻涕,若鼻分泌物经后鼻孔流至咽部,可引起不时抽吸或吐出;③嗅觉障碍常为唯一主诉,经过治疗多可恢复;④鼻阻塞多因鼻腔黏膜肿胀,分泌物存留所致。

(2)诊断要点:①无典型症状,需综合病史、临床表现进行分析;②鼻内镜检查可发现蝶窦口或蝶筛隐窝有脓液和黏膜红肿等炎性改变;③CT扫描可清楚显示蝶窦病变。

四、治疗

以非手术疗法为主,尽快消除病因,控制感染;促进鼻窦的通气引流,控制感染,以防止发生并发症或转成慢性鼻窦炎。

(一)一般治疗

注意休息,多饮水或进高营养流质饮食。如头痛或局部疼痛剧烈时,可使用镇痛剂。

(二)全身用药

因多为球菌、杆菌或厌氧菌感染,故应首选并足量使用青霉素类抗生素,如患者对青霉素过敏或细菌对此类抗生素具抗药性,可改用其他广谱抗生素或磺胺类药物。在使用抗生素之前或使用时,应做细菌培养和药敏试验。正确选择并足量使用抗炎药物,对防止并发症发生或转成慢性鼻窦炎至关重要。2004年美国鼻窦变态反应健康协会推荐的《急性细菌性鼻窦炎抗生素治疗指南》指出:首选 β_2-内酰胺类抗生素,但对 β_2-内酰胺过敏或最近使用其他药物治疗失败的患者,推荐使用喹诺酮类。喹诺酮类对急性细菌性鼻窦炎主要病原体的细菌学效能是有限的,治疗失败的可能性达到20%~25%。复方新诺明的联合使用,能使发生致命的中毒性表皮坏死松解症的危险性升高。临床医师应该注意速发型超敏反应及其他少见的不良反应。对 β_2-内酰胺类有速发型超敏反应的儿童可能需要脱敏治疗、鼻窦穿刺或其他的辅助措施等。

(三)局部治疗

1.鼻部用药

常用1%麻黄碱液或呋喃西林麻黄碱液、氯霉素麻黄碱液滴鼻。若为急性额窦炎或筛窦炎,滴鼻时应采用头后仰位。若为急性上颌窦炎应采用侧头位,使黏膜消肿,改善鼻窦的通气引流而减轻头痛。用1%丁卡因加2%麻黄碱混合液棉片,置于中鼻道前段最高处,每天更换1~2次,使额窦开口处的黏膜消肿以促进其通气引流,可减轻急性额窦炎患者之头痛。

2.鼻窦置换疗法

鼻窦置换疗法适用于各种非急性期的鼻窦炎,而仍有多量脓涕及鼻阻塞者,以利鼻窦引流。

3.上颌窦穿刺冲洗

急性上颌窦炎无并发症者,在全身症状消退和局部炎症基本控制时,可行上颌窦穿刺冲洗,有时一次冲洗即愈。亦可于冲洗后向窦内注入抗生素或类固醇激素,每周1～2次,直至痊愈。

4.蝶窦冲洗

在鼻内镜窥视下,将细长吸引器头放入蝶窦开口处进行抽吸和冲洗。

5.额窦钻孔引流

适用于保守治疗无效,或病情加重,可能引起额骨骨髓炎的病例。即于患侧额窦前下壁处钻一直径约0.8 cm的孔至窦腔内,经此孔吸出脓液,用生理盐水冲洗,并置入引流管从鼻腔引出,在症状消除后适时从鼻腔拔管。

6.物理治疗

超声雾化蒸气吸入、红外线照射、超短波电疗、电透热法和局部热敷等物理疗法,对改善局部血液循环,促进炎症消退或减轻症状均有帮助。行超声雾化或蒸气吸入时,多用 α-糜蛋白酶,或庆大霉素 8×10^4 U 加地塞米松 5 mg。

7.手术疗法

急性期多不宜手术,仅在鼻窦炎症向外扩散而导致毗邻器官发生严重并发症(如眶内或颅内感染)时才施行,但须严格掌握适应证。

五、预防

预防感冒;及时治疗急性鼻炎;鼻腔有分泌物时忌用力擤鼻;积极防治牙病。

（王慧丽）

第十节　慢性鼻窦炎

急性鼻窦炎感染多次、反复发作后,鼻窦内黏膜产生病变,丧失原有的纤毛上皮功能,同时窦口黏膜肿胀、肥厚,鼻窦引流受阻,导致鼻窦慢性炎症。1993 年,国际鼻窦疾病会议将鼻窦慢性炎定义为症状和体征持续 8 周以上,或反复发生的急性鼻窦炎每年发作 4 次以上。慢性鼻窦炎常为多个鼻窦同时受累,凡累及两个或两个以上鼻窦者谓之多窦炎;当两侧所有鼻窦均受累时则称为全鼻窦炎。

一、病因

(一)窦口鼻道复合体(OMC)阻塞

在慢性副鼻窦炎的病源学研究中有人发现,中鼻道前端鼻旁窦引流通道(前中筛区对应处)是否存在炎性病变,与全组慢性副鼻窦炎的发病有直接相关性。此区首先接触呼吸气流,易于沉积细菌及变应原颗粒,局部的反复感染、黏膜肿胀除影响筛窦外,可波及额窦和上颌窦,导致鼻旁窦口肿胀狭窄、闭塞,引流不畅,继发窦内炎性病变。Naumann 将该区域命名为窦口鼻道复合体(ostiomeatal complex,OMC),包括中鼻甲、筛泡、筛漏斗、半月裂、额隐窝及中鼻甲基板以前的鼻窦开口等。作为各鼻窦引流口集中的 OMC 区的病变引起纤毛上皮的损害,进而使黏液纤毛清除功能降低,是鼻窦炎慢性化和复发的重要因素。一般认为 OMC 的阻塞会导致窦腔 PaO_2 的下降、$PaCO_2$ 的上升和黏膜血流的下降,从而使一些毒力较弱的细菌大量繁殖,对黏膜及黏膜下层造成侵袭,引起炎症反应。当炎症未及时控制时,便会导致结缔组织增生及鳞状上皮化生,使黏膜发生不可逆的变化,并加重 OMC 的阻塞,从而使细菌繁殖、黏膜破坏、脓液潴留、OMC 阻塞,形成恶性循环,最终导致疾病的慢性化和难治性。OMC 阻塞和以下一种或几种因素的相互作用有关:全身性疾病,如上呼吸道感染、变应性疾病或免疫性疾病(IgA 和 IgG 异常)引起黏膜肿胀;分泌液性质的改变,如纤维囊性变;纤毛功能障碍,如原发性纤毛运动障碍或获得性纤毛功能障碍;面部损伤、肿胀或药物所致的鼻腔黏膜局部损害;解剖畸形所致的机械性阻塞,如鼻窦发育不全、中鼻甲反向弯曲、中隔偏曲、后鼻孔闭锁等,钩突和筛漏斗发育的差异可能影响上颌窦、筛窦以及额窦的引流通道,成为慢性鼻窦炎发病的诱因;中鼻甲前下端过度气化可以压迫钩突,阻塞半月裂孔和筛漏斗,引起上颌窦炎和前组筛窦炎。其中病毒感染和变应性因素引起黏膜炎症是 OMC 阻塞最常见的原因。

(二)细菌感染

慢性鼻窦炎绝大多数是鼻窦内的多种细菌感染,致病菌以流感嗜血杆菌及链球菌多见。常见的需氧菌有金黄色葡萄球菌、绿色链球菌、流感嗜血杆菌、卡他莫拉氏菌、表皮葡萄球菌和肺炎链球菌。常见的厌氧菌有消化链球菌、棒状杆菌属、拟杆菌属和韦荣氏菌属。此类细菌可通过其鞭毛、荚膜等自身毒力以及所释放的毒素、胶原酶和蛋白酶等侵袭黏膜上皮,趋化中性粒细胞、淋巴细胞等炎性细胞,促进前列腺素、组胺等递质的释放,导致黏膜损伤和疾病的发展。

(三)病毒感染

研究发现,近 20% 的急性上颌窦炎患者的上颌窦内存在病毒感染。其中最多见的是鼻病毒,其次为流感和副流感病毒。上呼吸道病毒感染导致黏膜充血和纤毛功能障碍,可继发细菌感染。

(四)黏膜纤毛功能障碍

1.原发性纤毛功能障碍

如不动纤毛综合征,包括 Karlagnor 综合征,患者由于黏膜纤毛缺乏蛋白壁;囊性纤维化病或黏稠物阻塞症,患者由于血清中存在抑制纤毛活动的物质,从而使得纤毛摆动无力、方向紊乱,无法清除有害物质,引起分泌物潴留,导致疾病的发生,而分泌物变黏稠的原因可能是由于黏液腺分泌物中酸性糖蛋白含量增加,改变了黏膜流变学特性。

2.继发性纤毛功能障碍

慢性鼻窦炎患者中,一些细菌如铜绿假单胞菌、流感嗜血杆菌可释放某些因子使纤毛运动能力下降、摆动紊乱。从中性粒细胞释放出的蛋白溶酶除可造成纤毛结构损伤外,还可使纤毛运动停止。窦腔 PaO_2 的下降、$PaCO_2$ 的上升,使得纤毛上皮 ATP 产生减少,进而纤毛运动能力下降。另外鼻腔异物、鼻息肉、局部阻塞均可使纤毛运动功能减低。

(五)免疫功能紊乱

1.免疫缺陷

药物和手术难以治愈的慢性鼻窦炎患者,可能会伴有不同程度的免疫缺陷,如 IgG 亚群缺陷(在儿童特别是 IgG_2 缺陷,表现为反复上呼吸道感染)、IgA 或 IgM 缺陷、低丙种球蛋白血症及多变型免疫缺陷病(CVID)等。因此早期发现免疫缺陷对于预防复发性和慢性鼻窦炎具有重要意义。

2.变应性反应

变应性鼻炎与鼻窦炎的同时发生率为25%～70%。鼻腔黏膜变应性炎症对鼻窦炎的影响主要是:变应性水肿累及鼻窦口黏膜,造成鼻窦口的狭窄或阻塞,伴发黏液过量分泌,导致鼻窦分泌物潴留,继发细菌感染;变应性水肿累及鼻窦黏膜,同时鼻腔充血堵塞,迫使患者张口呼吸引起窦内氧张力下降;另外,窦腔内上皮通透性增加,导致对微生物的防卫能力下降,易继发细菌感染;变应性炎症反复发作,可提高呼吸道黏膜对变应性和非变应性刺激的反应性。据此认为,变应性炎症和慢性鼻窦炎的发生有着紧密的联系。

3.真菌免疫反应

变应性真菌性鼻窦炎的发病多由于一个或多个鼻窦内真菌生长繁殖,引起宿主强烈超敏反应,同时伴有鼻腔、鼻窦的感染性炎症,是IgE介导的Ⅰ型变态反应和免疫复合物介导的Ⅲ型变态反应的结合;嗜酸性粒细胞真菌性鼻窦炎是嗜酸性粒细胞介导的,易感个体对真菌超敏反应而致的鼻、鼻窦变应性反应。主要以组织学及鼻分泌物真菌培养阳性,黏蛋白中嗜酸性粒细胞聚集,CT示慢性鼻窦炎症改变为诊断依据。

二、病理

从病理类型来看,慢性鼻窦炎可分为卡他性鼻窦炎和化脓性鼻窦炎。

(一)慢性卡他性鼻窦炎

黏膜正常或增厚,伴有杯状细胞增生,固有层水肿,血管周围浸润,管壁增厚或管腔阻塞,大量浆细胞和肥大细胞浸润。分泌物为黏液性、黏液脓性或浆液性。

(二)慢性化脓性鼻窦炎

上皮层可能出现肉芽形成或缺损,固有层中炎症细胞浸润明显,血管周围浸润较卡他性更严重,少数骨质可能受到侵蚀。按上皮层和固有层变化的特点,又可分为以下各型。

1.乳头状增生型

表现为黏膜上皮由假复层柱状上皮变为无纤毛的复层鳞状上皮,表皮增厚突起呈乳头状。

2.水肿型

表现为黏膜固有层剧烈水肿增厚,可呈息肉样变。

3.纤维型

表现为动脉管壁增厚,周围纤维组织增生,末梢血管阻塞,黏膜固有层中腺体少,纤维组织形成。

4.腺体型

表现为腺体增生或腺管阻塞,后者可形成囊肿或脓囊肿。

5.滤泡型

在黏膜的固有层中淋巴细胞聚集形成滤泡,并且有淋巴细胞存在于滤泡内形成小结。

此外,长期慢性炎症的刺激可导致(鼻)窦壁骨质增生,如果慢性感染发生在儿童时期,可致鼻窦发育不良和窦腔狭小。慢性鼻窦炎或复发发作会导致骨炎,骨炎的范围与感染的次数和病史的长短有关,结果可导致鼻窦窦腔容积减少。鼻窦骨壁的增厚和硬化一方面继发于长期慢性炎症,另一方面加重鼻窦口阻塞,使炎症难以缓解。

三、临床表现

(一)全身症状

慢性鼻窦炎的症状常较轻,少数人可无明显症状,一般可有食欲缺乏、易疲倦、记忆力减退、思想不集中等症状。极少数病例可有持续性低热。

(二)局部症状

1.多脓涕

为主要症状,呈黏脓性或脓性,色黄或灰绿。前组鼻窦炎患者,鼻涕易从前鼻孔擤出;后组鼻窦炎者,鼻涕多经后鼻孔流入咽部,患者自觉咽部有痰,常经咽部抽吸后吐出。牙源性上颌窦炎的鼻涕常有腐臭味。

2.鼻塞

亦为主要症状,是因鼻黏膜肿胀、鼻甲息肉样变、息肉形成或鼻内分泌物较多所致,有时亦可因脓涕太多,于擤出鼻涕后鼻塞减轻。

3.头昏、头痛

慢性鼻窦炎多表现为头沉重感,急性发作时可有头痛,均为鼻窦内引流不畅所致。一般表现为钝痛和闷痛,乃因细菌毒素吸收所致的脓毒性头痛,或因窦口阻塞、窦内空气被吸收而引起的真空性头痛。头痛多有时间性或固定部位,多为白天重、夜间轻,且常为一侧性,如为双侧者必有一侧较重;前组鼻窦炎者多在前额部,后组鼻窦炎者多在枕部;休息、滴鼻药、蒸汽吸入或引流改善,鼻腔通气后头痛减轻;咳嗽、低头位和用力时因头部静脉压升高而使头痛加重;吸烟、饮酒和情绪激动时头痛。

4.嗅觉减退或消失

一是由于鼻黏膜肿胀、鼻塞,气流不能进入嗅觉区域,多属暂时性;二是由于嗅区黏膜受慢性炎症长期刺激,嗅觉功能减退或消失可能为永久性。

5.视力障碍

多因筛窦炎和蝶窦炎引起,但较少见。

(三)检查

1.鼻腔检查

前鼻镜检查可能见到鼻黏膜慢性充血、肿胀或肥厚,中鼻甲肥大或息肉样变,中鼻道变窄、黏膜水肿或有息肉。前组鼻窦炎其脓涕多在中鼻道内;后组鼻窦炎多在嗅裂、后鼻孔,或鼻咽顶部有脓;下鼻道有大量脓液者,应考虑到慢性上颌窦炎。必要时应做后鼻镜检查,可观察上鼻道是否有脓液。未见鼻道有脓液者,可用1%麻黄碱收缩鼻黏膜并行体位引流后,复做上述检查,可助诊断。

2.口腔和咽部检查

牙源性上颌窦炎者同侧上列牙可能存在病变,后组鼻窦炎者咽后壁可能见到脓液或干痂附着。

3.鼻窦 A 型超声波检查

本检查具有无创、简便、迅速和可重复检查等优点。适用于上颌窦和额窦,可发现窦内积液、息肉或肿瘤等。

4.纤维鼻咽喉镜或鼻内镜检查

可清楚准确地判断上述各种病变以及窦口及附近区域的病变。

5.鼻窦穿刺

传统的上颌窦穿刺简单易学,在诊断和初步缓解患者症状方面是手术所不能替代的。多用于上颌窦,通过穿刺冲洗以了解窦内脓液的性质、量及有无恶臭等,且便于脓液细菌培养和药物敏感试验,据此判断病变程度和制定治疗方案,并且收集潴留液做细菌学和细胞学检查,以便检查包括真菌在内的致病菌以及早期诊断出恶性病变。

6.影像学检查

(1)鼻窦 X 线片:可显示窦腔大小、形态以及窦内黏膜不同程度增厚、窦腔密度增高、液平面或息肉阴影等。面部单纯 X 线检查(华氏位、柯氏位)时,通常鼻旁窦无骨质破坏所见。急性发作后的慢性鼻窦炎影像学特征与急性鼻窦炎相似,表现为黏骨膜增厚,慢性纤维化,伴息肉样增生,分泌物潴留,导致鼻窦密度增高,透过度下降。

(2)鼻窦 CT:慢性鼻窦炎 CT 扫描诊断主要参考冠状位和水平位。影像特征为黏膜肥厚,鼻窦内充满软组织密度阴影。慢性鼻窦炎中,前筛最常受累,上颌窦及额窦炎常与 OMC 的结构和病变状况有关。单纯上颌窦炎较为多见,但对单侧上颌窦病变应与血管瘤、内翻性乳头状瘤鉴别;若上颌窦内密度不均,则应考虑真菌性鼻窦炎的可能,同时也要与恶性肿瘤鉴别;孤立性额窦炎较少见。

(四)各组鼻窦炎分述

1.慢性上颌窦炎

慢性上颌窦炎多因急性上颌窦炎反复发作,或治疗不彻底迁延而致。也可因鼻甲肥大、鼻中隔偏曲、鼻息肉、鼻腔肿瘤、鼻腔异物等阻塞中鼻道和上颌窦口而引起。

(1)临床表现:①一侧或双侧鼻塞,程度视鼻腔黏膜肿胀范围、分泌物多少、气候变化而定,鼻塞发生后,常引起嗅觉减退。②多涕为主要症状,单侧或双侧,可以从前鼻孔流出,也可以向后流入鼻咽部后经口吐出。分泌物为黏脓性或脓性。③可有头部钝痛,但程度明显轻于急性上颌窦炎。多为上午轻,下午重。也有人时感头昏,注意力不集中。记忆力下降。

(2)诊断要点:①注意既往急性发病情况和治疗经过,目前有鼻塞、脓涕、头痛等症状。②鼻腔检查可见鼻黏膜慢性充血、肿胀,鼻甲肥大,中鼻道或总鼻道积脓。对可疑而未发现脓液者,先用1‰麻黄碱收缩鼻腔和中鼻道黏膜,再行体位引流,数分钟后再检查中鼻道有无脓液,若有可支持诊断。③X 线或 CT 检查可显示窦腔变小、窦内黏膜增厚、密度增高、液平面等,对诊断有重要价值。④行诊断性上颌窦穿刺,若窦腔内有脓液,可确定诊断,并可做脓液细菌培养和药敏试验。

2.慢性筛窦炎

慢性筛窦炎发病率仅次于慢性上颌窦炎,单独发病者少,多合并上颌窦炎。

(1)临床表现:①局部症状,如鼻塞、嗅觉减退、流涕等;②头面部疼痛,如窦口受阻,可有额部、鼻根、眼眶处慢性疼痛、闷胀感;③全身症状,可有精神不振、倦怠、注意力不集中等。

(2)诊断要点:①慢性筛窦炎很少单独发生,症状不典型,故应全面分析病史,了解起病情况、全身及局部症状;②前鼻镜或鼻内镜检查可见中鼻道或嗅裂处有脓液;③X 线片或 CT 扫描显示筛窦炎性病变。

3.慢性蝶窦炎

慢性蝶窦炎很少见,可因急性蝶窦炎反复发作,或其他鼻窦及鼻腔感染而累及。

(1)临床表现:①全身症状轻重不一,可有精神不振、倦怠、头昏等表现;②局部症状可有深部钝性头痛,脓涕,鼻后倒流,嗅觉障碍,鼻塞。

（2）诊断要点：①了解头痛特点，对头深部疼痛者要警惕；②注意嗅沟处有无存脓；③X线或CT扫描，可发现蝶窦炎性病变影像，为诊断的主要依据。

四、鉴别诊断

（一）慢性鼻炎

慢性鼻炎流鼻涕不呈绿脓性，亦无臭味，故观察鼻涕的性质是鉴别关键；X线检查鉴别可准确无误，慢性鼻炎病变局限于鼻腔，而慢性鼻窦炎则在鼻窦内可见有炎性病变。

（二）神经性头痛

有些患神经性头痛的患者可长年头痛，反复发作，往往被误认为有鼻窦炎，但这种患者基本没有鼻部症状，故通过临床表现及X线检查即可加以鉴别。

（三）其他疾病

包括：①过敏性鼻炎；②阿司匹林性喘息；③鼻窦支气管综合征；④急性鼻窦炎及鼻窦脓肿；⑤术后性上颌窦囊肿为主的鼻窦囊肿性疾病；⑥鼻窦真菌症；⑦牙源性上颌窦炎；⑧乳突瘤、血管瘤、淋巴管瘤等鼻窦良性肿瘤；⑨恶性肿瘤；⑩韦格内肉芽肿、结核等。

五、分型和分期

Ⅰ型：单纯型慢性鼻窦炎（保守治疗无效）。①1期：单发鼻窦炎。②2期：多发鼻窦炎。③3期：全鼻窦炎。

Ⅱ型：慢性鼻窦炎伴鼻息肉。①1期：单发鼻窦炎伴单发鼻息肉。②2期：多发鼻窦炎伴多发鼻息肉。③3期：全鼻窦炎伴多发鼻息肉。

Ⅲ型：全鼻窦炎伴多发性、复发性鼻息肉和/或筛窦骨质增生。

六、治疗

以改善鼻腔通气和引流，排除脓液为治疗原则。

（一）去除病因

去除相关病因，可行扁桃体和腺样体切除术。变态反应与慢性鼻窦炎关系甚密切，互为因果，必须同时治疗感染和变态反应。

（二）局部用药

（1）以减充血剂为主，能改善鼻腔通气和引流，常用1%麻黄碱滴鼻液。应强调的是，此类药不宜长期应用，否则可导致药物性鼻炎，使鼻塞加重或不可逆。本病多数与变态反应有关，故减充血剂内可适当加入类固醇类激素药物。此外，滴鼻剂配伍中应含有保护和恢复鼻黏膜纤毛活性的成分，如ATP、溶菌酶等。

（2）上颌窦穿刺：对于鼻窦内积脓较多而又不易排出者可用此法，常用于上颌窦炎，每周1～2次。必要时可经穿刺针导入硅胶管留置于窦内，以便每天冲洗和灌入抗生素与类固醇激素等药物。

（3）置换法：应用于额窦炎、筛窦炎和蝶窦炎，最宜于慢性化脓性全鼻窦炎者及儿童慢性鼻窦炎者。用鼻腔交替负压置换法，可将以0.5%麻黄碱滴鼻液为主并适当配入抗生素、糖皮质激素和α-糜蛋白酶的混合液带入窦腔。

（4）物理治疗：如超声雾化、透热疗法、微波治疗等。

（三）全身药物治疗

（1）抗生素类：对于慢性鼻窦炎急性发作者，口服阿莫西林-克拉维酸钾 1.0 g，每天 2 次，可取得良好疗效；大环内酯类抗生素对慢性鼻窦炎作用的临床实验是近年的重要进展，给予每天 400～600 mg 红霉素，时间 6 个月以上，各种症状可全面改善，与氧氟沙星联用效果更好。

（2）免疫治疗：鼻局部使用类固醇激素制剂已成为治疗慢性鼻窦炎的一线药物；对于免疫球蛋白 G 缺陷，且对抗生素治疗不敏感的患者，应静脉给予免疫球蛋白治疗。

（3）改善黏膜纤毛传输功能治疗：可采用缓冲性高渗盐水冲洗鼻腔，也可口服稀化黏素、溴环己胺醇（氨溴索）等。

（四）手术治疗

（1）辅助手术：以改善鼻窦通气引流，促进鼻窦炎症消退为目的，如切除部分中鼻甲，清除鼻腔息肉，咬除膨大的筛泡，矫正鼻中隔偏曲等。

（2）鼻窦手术：分为经典的鼻窦根治（或清理）术及新近的功能性内镜鼻窦手术。以 Caldwell Luc 或 Denker 术式为主的根治手术自 19 世纪以来已有百年历史。无论哪种鼻内手术都可以说是流派。从 20 世纪 70 年代开始，以奥地利及德国为主率先在欧洲施行了内镜下鼻内手术，美国于 1980 年，日本在 20 世纪 90 年代以后也相继广泛开展了内镜下鼻内鼻窦手术。迄今，这种手术已经成为主流。

（王慧丽）

第十一节　儿童鼻窦炎

儿童鼻窦炎是儿童较为常见多发病。因儿童语言表达能力有限，故易被家长及医师所忽视。其病因、症状、体征、诊断和治疗原则与成人鼻窦炎相比有相同点亦有特殊性。近年来，儿童鼻窦炎正越来越受到临床医师重视。一般说来，小儿鼻窦炎常发生于学龄前期及学龄期（5～9 岁）。最常见的致病菌是肺炎球菌、链球菌和葡萄球菌。感染严重者可引起鼻窦附近组织甚至颅内的并发症。

一、病因

（1）窦口鼻道复合体阻塞性病变是鼻窦炎的最主要原因。诱导阻塞产生的主要因素有全身性疾病，如上呼吸道感染、变应性疾病引起黏膜肿胀；解剖畸形，如鼻窦发育不全、中隔偏曲、后鼻孔闭锁等所致的机械性阻塞；先天性鼻部发育畸形，扁桃体、腺样体肥大并感染，也是容易发生鼻窦炎的因素；以及面部撞伤肿胀或药物所致的鼻黏膜局部损害。病毒感染引起黏膜炎症是 OMC 阻塞常见的原因，儿童在出生时钩突、筛漏斗、半月裂和筛泡虽已发育完成，OMC 结构与成人基本一致，但相对狭窄，如果出现上述各种诱发因素，则更易引起阻塞，导致鼻窦正常功能紊乱并加重黏膜的病变和导致纤毛功能受损、分泌物潴留等，这些病理生理学改变又反过来加重感染。

（2）由于各个鼻窦的发育时间不同，各个鼻窦发病最早时间也各不同。上颌窦和筛窦较早发育，故常先受感染，额窦多在 7～10 岁以后发病，蝶窦炎多见于 10 岁以上患儿。5～8 岁以上儿童患鼻窦炎较多。

（3）儿童鼻窦口较大，窦腔发育气化不全，鼻腔、鼻道狭窄，黏膜与鼻腔相连，且黏膜中血管和淋巴管较丰富，发生感染易致鼻窦引流通气功能障碍，分泌物潴留，致病菌繁殖。

（4）儿童机体抵抗力、外界适应力均较差，多有扁桃体和腺样体肥大，易发生上呼吸道感染或各种并发有上呼吸道感染的传染病，如流行性感冒、麻疹、猩红热等，导致急、慢性鼻窦炎发病。变态反应是儿童鼻窦炎发病的重要因素，也是鼻窦炎复发的主要原因之一。变态反应可引起鼻腔黏膜水肿，分泌物增多，窦口引流不通畅，导致鼻窦感染，而感染又可加重鼻黏膜变态反应，形成恶性循环，在治疗过程中应重视对变态反应的控制。

（5）其他：包括鼻外伤、鼻腔异物、不良生活习惯和行为及特异性体质，纤毛不动综合征、先天性丙种球蛋白缺少症、Kartagener综合征等，也常易并发鼻窦炎。

二、病理

（一）急性型

早期仅累及黏膜层，出现黏膜充血，继而血管扩张，渗透性增加，渗出物经过扩张的毛细血管流入窦腔，上皮下层有多形核白细胞和淋巴细胞浸润，基底膜变厚，黏液腺分泌增加，分泌物为浆液性或黏液性。以后出现化脓性感染，窦腔黏膜水肿及血管扩张加重，炎性细胞浸润更为明显，分泌物变为黏脓性，时间越久，充血越重，毛细血管可破裂出血。由于水肿压迫，使血液供应不足，可发生纤毛上皮细胞坏死脱落，此时分泌物为黄色脓液。少数病例可发生窦壁骨炎、骨髓炎和其他并发症，一般多见于幼儿。黏膜充血、肿胀、息肉样变、分泌物呈黏液性或浆液性，严重时可转为脓性。

（二）慢性隐蔽型

鼻窦黏膜表现为水肿型、滤泡型或肥厚型病变，纤维型病变罕见。水肿型病理见黏膜固有层水肿增厚，可有息肉样变；滤泡型可见固有层中淋巴细胞聚集形成滤泡，并且有淋巴细胞存在于滤泡内形成小结；纤维型镜下见动脉管壁增厚，末梢血管阻塞，黏膜固有层中腺体减少，周围纤维组织增生。

三、临床表现

（一）急性鼻窦炎

（1）全身症状明显，如发热、畏冷、烦躁不安、哭闹或精神萎靡、食欲缺乏、呼吸急促、拒食。甚至抽搐，常伴上、下呼吸道炎症症状，如咽痛、咳嗽等。

（2）局部症状：鼻塞、流脓涕、鼻出血。上颌窦炎可导致患侧颜面部红肿，局部皮温升高，牙痛；额窦炎导致头痛，一般呈晨重夕轻特点；蝶窦炎多见于年长儿，可致枕部疼痛。鼻窦炎严重时可致中耳炎，视神经和翼管神经受累症状；脓涕倒流可致咳嗽、恶心、呕吐、腹疼等症状，累及周围器官可致中耳炎。较大儿童可能主诉头痛或一侧面颊疼痛。并发眶内并发症者，较成人稍多见。

（二）慢性鼻窦炎

主要表现为间歇性或持续性鼻塞，黏液性或黏脓性鼻涕，有时鼻涕倒流入咽部，则无流涕症状，常频发鼻出血。严重时可伴有全身中毒症状，长期病变可发生贫血、胃纳不佳、体重下降、营养不良、胃肠疾病、关节痛、易感冒，甚至影响面部发育和智力、体格发育。还可出现邻近器官症状，如支气管及肺部炎症、声嘶、颈淋巴结肿大、慢性中耳炎、泪囊炎、结膜炎及咽炎等。

（三）并发症

目前由于抗生素的广泛使用，儿童鼻窦炎的并发症已大为减少。

1.支气管炎

支气管炎为最常见并发症，由于鼻窦内分泌物流入气管，使气管、支气管黏膜发生炎性反应。

2.中耳炎

由于儿童咽鼓管咽口位置低，咽鼓管走向较直而短，鼻腔分泌物刺激咽鼓管时易造成黏膜水肿，鼓室通气功能障碍，导致分泌性中耳炎或脓涕容易进入鼓室内导致鼓室内黏膜炎症、渗出。

3.上颌骨骨髓炎

上颌骨骨髓炎多见于婴幼儿，因上颌窦发育早，窦腔小、骨壁厚，且富有血管，故受感染时易侵及上颌骨骨膜、骨髓。致病菌多为葡萄球菌，又以金黄色葡萄球菌多见，多数学者认为血行性感染为主要感染途径。症状表现为起病快，高热、哭闹不安等全身中毒症状，面颊部、下眼睑、结膜肿胀，可伴眼球突出、活动受限，同侧鼻腔流脓涕之后出现上颌牙龈、硬腭、牙槽处发生红肿，后破溃，形成漏管。如继续发展则形成死骨，牙胚坏死、脱落。本病早期诊断治疗非常重要，诊断主要根据症状、体征。早期由于骨质破坏不明显，X线检查意义不大。早期治疗能缩短病程，减少损害，预后较好，主要为全身应用敏感抗生素，配合局部分泌物引流排脓。晚期病例死骨形成不能排出者，可施行刮治和死骨截除术。

4.眼眶并发症

由于眼眶与窦腔的血管、淋巴管互为联系，鼻窦感染可经血管、淋巴管及骨孔间隙扩散至眼眶，引起眶蜂窝织炎、眶骨膜炎、眶内脓肿。

5.其他

其他并发症如局限性额骨骨髓炎、颅内感染、关节炎、贫血、智力障碍、营养不良等。

四、诊断

诊断原则同成人鼻窦炎，但又有其特点。由于儿童检查不配合，表达能力有限及解剖结构的特殊性，导致了一些不典型病例诊断困难，尤其是婴幼儿。因此，耐心详细询问病史和体格检查非常重要。对5岁以下小儿宜详询其家属有无可疑病因和鼻部症状，如上呼吸道感染或急性传染病病史，鼻塞、流涕等症状。局部检查，在小儿急性鼻窦炎时，鼻窦邻近组织的红肿、压痛及鼻涕倒流入咽部等现象较成人多见；在慢性鼻窦炎，鼻涕可能极少。在婴儿，下鼻甲下缘与鼻腔底接触是正常现象，不可误认为鼻甲肥大。X线检查受儿童上颌窦内黏膜较厚及芽孢等影响，对5岁以下患儿诊断作用有限。鼻窦CT扫描更有助于诊断。另外，一些治疗手段如上颌窦穿刺、鼻腔置换疗法对诊断亦有意义。上颌窦穿刺冲洗如为阳性即可确诊，但是穿刺结果如为阴性，也不能排除上颌窦炎的存在。需要强调的是单侧鼻腔流脓涕，特别是有合并异味者应注意排除鼻腔异物。

五、治疗

（1）以保守治疗为主，注意儿童保暖，增强机体免疫力，使用抗生素和局部类固醇激素。除非已有严重并发症，一般不主张手术。抗生素的使用要合理、足量，以控制感染，疗程一般为7～12 d，可配合稀释分泌物药物使用。急性期给予湿热敷、物理治疗、局部滴用血管收缩剂、鼻腔蒸气吸入等。0.5％麻黄碱滴鼻液滴鼻，通畅引流。另外，不能忽视对过敏性鼻炎的治疗。过早停药会导致治疗不彻底而转为慢性。鼻腔使用低浓度血管收缩剂和糖皮质激素喷剂,以利鼻腔通气和窦口引流。并应注意休息,给以营养丰富、易于消化的食物。

(2)上颌窦穿刺冲洗、注药术同样是治疗儿童上颌窦炎行之有效的方法。由于患儿多不配合,可于第一次穿刺成功后经针芯置管于窦腔内,外露部分固定于皮肤表面,方便反复冲洗。留置时间一般以不超过1周为宜。由于儿童上颌窦的位置相对下鼻道位置较高,穿刺针方向与成人相比应略向上、向后,获突破感后即停止进针。正负压置换法是儿童慢性鼻窦炎门诊治疗的最常用方法,但需要儿童的配合及医护人员的严谨操作,可用于慢性鼻窦炎及急性鼻窦炎全身症状消退期。用于幼儿,因当哭泣时软腭已自动上举封闭鼻咽部,即使不会发出"开、开"声,也可达到治疗要求。

(3)应当在系统的保守治疗无效后方考虑手术。在严格掌握适应证情况下,可考虑施行下鼻道内开窗术或鼻息肉切除术及功能性内镜鼻窦手术。鼻内镜鼻窦手术是成人鼻窦炎的首选手术方法,因其有在去除病变的基础上,能最大限度地保留正常组织结构,减少手术对颜面发育的不良影响等优点,目前也被广泛地运用于儿童鼻窦炎的治疗。和成人不同的是应注意儿童鼻窦比较小,毗邻结构关系亦不同于成人;手术操作应轻柔仔细,减少术后水肿、粘连;术后换药需要患儿能配合,必要时仍需在全麻下换药。有文献报道,鼻内镜鼻窦手术有效率为75%～90%。对慢性鼻窦炎又有腺样体肥大者,则宜早期行腺样体切除术。传统手术方法尚有扁桃体摘除和局限性鼻中隔矫形。

(王慧丽)

第十四章

鼻中隔疾病及鼻腔其他疾病

第一节 鼻中隔血肿

鼻中隔血肿为鼻中隔一侧或两侧软骨膜下或骨膜下积血。由于鼻中隔软骨膜和骨膜为一坚韧致密的结缔组织，外伤或手术损伤血管引起其下出血时不易被穿破，血液淤积形成血肿，而黏膜与骨膜结合较紧，且质脆易破，故甚少形成黏骨膜下血肿。

一、病因

（一）鼻部外伤

如头面部打击伤，或跌倒时鼻部触地，发生鼻骨、犁骨、筛骨骨折或鼻中隔软骨脱位的患者，常伴有鼻中隔血肿。一般以青少年为多见。

（二）鼻中隔手术后

术中止血不彻底，或术后因打喷嚏、擤鼻等活动，可以引起鼻中隔术腔出血。

（三）各种出血性疾病

如血液病、血友病、紫癜病等。有时可发生鼻中隔血肿，临床上较少见。

二、临床表现

一侧黏骨膜下血肿，呈单侧鼻塞。鼻骨或鼻中隔骨折、脱位或鼻中隔手术后的血肿，常为双侧性鼻塞。积血压迫神经末梢，引起反射性额部疼痛及鼻梁部压迫感。如鼻黏膜有损伤时，则可发生鼻出血。鼻腔检查，可见鼻中隔一侧或两侧呈半圆形隆起，表面光滑，黏膜颜色如常，或稍呈红色，触之柔软有弹性，大多位于软骨部，用鼻黏膜收敛剂时，可见其膨隆处的黏膜多无明显变化。穿刺时多可抽出血液。因筛前神经外支受压，可以出现鼻尖部皮肤感觉迟钝。

三、诊断与鉴别诊断

根据手术或外伤等病史、典型症状和体征，一般不难做出诊断。局部穿刺抽吸有血时，则更可确诊。对小儿鼻部外伤，必须详细检查，以免漏诊。

（一）鼻中隔偏曲

凸面隆起，可形似血肿，但其对侧凹陷，触诊坚硬，易于鉴别。

(二)鼻中隔脓肿

因炎症反应,鼻中隔隆起处黏膜呈暗红色,常有发热等全身症状。做穿刺抽吸检查,可以确诊。

鼻中隔血肿和脓肿的鉴别见表 14-1。

表 14-1　鼻中隔血肿和脓肿的鉴别

	鼻中隔血肿	鼻中隔脓肿
病因	外伤、手术、血液病	外伤、血肿、感染、传染病
发热	无	有
局部感觉	发胀	跳痛
外鼻皮肤	无变化	红肿
鼻梁触痛	无	有
黏膜颜色	正常	暗红
穿刺抽吸	血液	脓液

(三)鼻中隔黏膜部分肥厚

黏膜呈灰白色,常位于鼻中隔后上部近中鼻甲处,触之柔软。无手术及外伤史。穿刺抽吸阴性。

四、治疗

首先应清除淤血,对新近发生且较小的血肿,用粗针穿刺吸出。两侧鼻腔凡士林纱条填塞压迫。如果血肿较大或已凝成血块,则须在局部麻醉下于血肿下部平行于鼻底部切开黏骨膜,或者在血肿的最低处做一"L"形的切口,以吸引管吸出血液或凝血块。鼻中隔黏骨膜下切除术后并发血肿者,可以从原切口分开黏骨膜,或者在原切口的后上1 cm处做一新切口,清除术腔内积血及血块,并检查有无残留碎骨片并予取出,再用凡士林纱条填塞两侧鼻腔,24 h后取出,同时适当应用止血药物,并全身应用抗生素预防感染。

五、预后

小血肿可被吸收消失,或血肿纤维化使鼻中隔增厚。血肿初期,软骨尚可依赖血肿的血清维持营养。但为时过长,软骨可以因供血不足发生无菌性坏死,致塌鼻畸形。如果血肿感染,可转变为脓肿,其后果将更为严重。

(陈　珂)

第二节　鼻中隔穿孔

鼻中隔穿孔是鼻中隔软骨部或骨部因外伤、感染、化学药物刺激或其他原因使之穿破,形成大小不等的穿孔,使两侧鼻腔相通,造成自觉有头疼、鼻塞、鼻出血、鼻腔干燥、呼吸时哨音等症状。也可为某些疾病的症状或后遗症,如梅毒、麻风等特种感染的鼻部症状;鼻中隔肿瘤治愈后的后遗症;鼻腔后部的穿孔症状并不一定明显。不同原因造成的鼻中隔穿孔的部位和大小都有所不同,如梅毒性穿孔多破坏较大,侵犯软骨部和骨部,多为大穿孔,甚至鼻中隔全部损毁,重者可有鞍鼻畸形;结核性穿孔多发于软骨部,穿孔边缘黏膜增厚或有肉芽组织或呈潜行性溃疡;麻风性穿孔黏膜常呈萎缩样,鼻腔宽大,黏膜干燥,但无臭味,以上特种感染者均应注意全身症状。化学性穿孔如铬酸刺激造成穿孔常发生于软骨部,伴有鼻黏膜肿胀、干燥、溃疡等变化;外伤性穿孔边缘多光滑,可有黏膜干燥,穿孔多位于软骨部,患者多有长期挖鼻习惯或有鼻中隔手术史,部分患者由于其他外伤,穿孔常不规则,并伴有其他外伤痕迹。

一、病因

各种原因形成的穿孔的部位、大小、形状等不同,一般有些病因往往先致鼻中隔一侧的黏膜溃疡,逐渐侵蚀软骨膜及其支架,继而累及对侧软组织,最后导致鼻中隔穿孔。

(一)外伤

鼻面部是外伤常易累及的部位,严重的外伤或鼻中隔贯通伤后可以遗留鼻中隔穿孔,此类鼻中隔穿孔多和鼻腔的粘连、鼻中隔的移位、鼻窦的外伤、骨或软骨的缺损、软组织的缺损合并存在,形成复杂的形状不规则的鼻中隔穿孔和其他鼻腔鼻窦的后遗症,常合并鼻中隔的异位或与鼻腔外侧壁的粘连。

(二)手术

在鼻中隔偏曲的手术矫正中,若不慎撕裂鼻中隔两侧相对应部位的黏骨膜或黏软骨膜,手术后就形成了鼻中隔穿孔,单侧的黏膜撕裂不会形成鼻中隔的穿孔。鼻中隔手术中一定要注意保护好黏骨膜或黏软骨膜,在一侧黏膜撕裂或必须切开时,此时一定要保护好对侧的黏软骨膜或黏骨膜,必要时保留软骨,才能防止鼻中隔穿孔。此种穿孔多在鼻中隔的软骨部。

(三)挖鼻

挖鼻是许多人的一个很不卫生的习惯,因挖鼻形成习惯,反复地刺激鼻中隔黏膜,致使鼻中隔黏膜遭到损伤,形成炎症反应,久而久之鼻中隔黏膜形成溃疡;刺激如不能及时消除,反复的刺激使溃疡日益加深,双侧黏膜对应的较重溃疡,使之鼻中隔软骨失去了营养和血液供应,就可以形成鼻中隔软骨部的穿孔,此种穿孔比较小。

(四)理化因素

某些厂矿企业如电镀厂、水泥厂、玻璃厂、炼油厂、炼铝厂、磷酸石选矿厂、蓄电池厂等在生产、制造或加工过程中所产生的有害性气体或粉尘如硫酸、氟氢酸、铬酸、硝酸、铜钒、砷、汞等被吸入鼻腔,腐蚀黏膜,久之即出现鼻中隔黏膜的溃疡,而最终导致鼻中隔穿孔。临床上治疗鼻中隔利特尔区病变时,常反复应用硝酸银、三氯醋酸、电灼或 CO_2 激光治疗,亦可导致鼻中隔穿孔,还有报道行鼻腔镭锭治疗后致使鼻中隔穿孔者。此类鼻中隔穿孔的部位一般都在鼻中隔软骨部。

(五)感染

普通感染或特殊感染均可导致鼻中隔穿孔。普通感染主要有鼻中隔脓肿,特殊感染如梅毒、结核、狼疮、麻风等特殊传染病。急性传染病如白喉、猩红热、伤寒等均可能导致鼻中隔穿孔。普通的感染一般鼻中隔穿孔多在软骨部,而且均为中、小穿孔。特殊感染所致的鼻中隔穿孔可以软骨部和骨部同时存在,而且穿孔比较大。

（六）肿瘤及恶性肉芽肿

原发于鼻中隔的某些肿瘤累及鼻中隔深层时，可直接造成鼻中隔穿孔。或经手术切除后未当即修复而遗留永久性鼻中隔穿孔。鼻腔巨大肿瘤压迫鼻中隔日久亦可致鼻中隔穿孔。恶性肉芽肿多可直接形成鼻中隔穿孔。这一类鼻中隔穿孔多比较大，而且软骨部和骨部同时存在。

（七）其他

鼻腔异物或鼻石长期压迫可以导致鼻中隔穿孔。

二、鼻中隔穿孔对鼻腔鼻窦功能的影响

（一）呼吸功能

如前所述，鼻呼吸气流兼有层流和紊流的特征，以紊流为主。吸入的气流以从鼻瓣区沿鼻中隔侧的吸入量和速度为最大。因前部鼻瓣区的整个结构是由顺应性大翼部和稳定的鼻中隔软骨所支撑，所以呼吸气流主要通过鼻瓣区的基底部，沿鼻中隔侧以最大流量和最快速度通过鼻腔。一旦发生鼻中隔穿孔，吸入的气流沿各自鼻腔流动的方向发生改变，吸入量较大的一侧将较多的空气吸入自己鼻腔内，吸入的气流在鼻中隔穿孔的周围形成较多紊流，气流中所含成分沉滞，从而引起一系列的症状。

（二）湿度调节

由于鼻中隔穿孔的影响，吸入气流紊流成分过地增加，气流中所含颗粒沉滞于鼻中隔穿孔周围，和鼻腔分泌物水分的减少并与之混合，形成痂皮，使鼻中隔局部腺体减少，黏膜干燥，引起鼻腔的临床症状。

（三）纤毛运动

鼻腔局部痂皮、黏膜干燥、腺体减小，共同对鼻腔的纤毛造成了破坏，使纤毛减少并影响了纤毛的运动，使鼻腔分泌物的排泄受到影响，引起鼻部的临床症状。

（四）嗅觉

一般鼻中隔穿孔对嗅觉功能无太大的影响，但是，发生于中鼻甲水平以上的鼻中隔高位的大穿孔，因为痂皮的刺激，可能影响到嗅觉功能。

三、临床表现

鼻中隔穿孔的患者，一般的感觉是鼻腔干燥，易结干痂，鼻塞，头痛，往往有类似如神经衰弱的症状，如头昏、头疼、注意力不集中、记忆力减退等。待排出鼻腔痂皮后鼻塞可以好转，但是可以有鼻腔小量出血。鼻中隔穿孔位于鼻中隔软骨部偏前者，可以在呼吸时产生吹哨声音；若位于鼻中隔后部，则可以没有明显症状。鼻中隔穿孔过大者，可以干燥感觉比较重，如合并鼻中隔的偏曲，呼吸气流可以经常偏向一侧，造成一侧的通气过度、干燥感或其他症状明显。

鼻中隔穿孔一般常规鼻镜检查就可以发现，但是位于后部或偏上、偏下的小穿孔则有时可以漏诊，这时应该详细检查，必要时应用麻黄碱收敛鼻腔黏膜后再行检查，也可以应用鼻内镜检查，纤维鼻咽、喉镜也可以进行检查。一般检查都可以见到鼻中隔的不同部位的大小不等的穿孔，穿孔周围有干痂存在，除去后可以见到穿孔边缘的出血、黏膜的干燥或萎缩。如果鼻中隔存在痂皮，未见穿孔，则应该除去痂皮，仔细检查。在合并外伤的患者，应该仔细收敛检查。

四、诊断与鉴别诊断

根据鼻中隔穿孔的症状和检查，一般诊断不难，但是应该注意鉴别其发病原因。对合并外

伤,或其他特殊感染的患者,诊断时一定要注意。另外,还要注意神经衰弱的症状是否与鼻中隔穿孔有关,必要时请有关科室会诊。

五、治疗

鼻中隔穿孔如果患者症状不明显,患者没有特殊要求,则可以不用治疗,但是平时要注意保护性地采取一些护理措施,以防止症状进一步加重。治疗一般分为保守治疗和手术治疗两种。

(一)保守治疗

鼻中隔穿孔的治疗主要应查明原因,进行对症治疗,如抗结核治疗、驱梅疗法。化学性刺激强应改善工作环境,避免再受刺激;局部有肉芽组织可用药物烧灼或电灼;鼻内经常结痂或鼻出血,可涂以 1% 黄降汞软膏或抗生素软膏;因铬酸引起的溃疡穿孔须涂以 5% 硫代硫酸钠软膏;对无炎症反应的又有明显鼻功能障碍或临床症状的鼻中隔穿孔,应行手术修补,但全身病因尚未控制,鼻内尚有炎症时,不宜施行手术。一般认为,鼻中隔穿孔在 1 cm 以下者为大穿孔,手术修补较为困难。

(二)应用赝复物封闭鼻中隔穿孔

应用赝复物封闭鼻中隔穿孔,多用蜡模制作的尼龙纽扣。热石膏模翻制的软塑料塞,盘形硅胶置入周边开槽的中隔赝复物,热处理的丙烯酸树脂纽扣,硅胶封闭器等。Pallauch 报道应用硅胶中隔纽扣封闭了 136 例大小为 0.09～1.1 cm² 的鼻中隔穿孔,其中 100 例(73.5%)效果良好。Reiter 和 Facer 亦有类似报道。Dishoech 用蜡模封闭鼻中隔穿孔 30 例,取得了一定的效果。Gray 先用硅胶纽扣封闭鼻中隔穿孔。发现易脱落,改用较硬硅胶后效果较好。一般认为,赝复物封闭鼻中隔穿孔,多用于有手术危险者,或肉芽肿和血管性疾病所致鼻中隔穿孔的患者,或穿孔边缘供血不足的患者。

(三)手术治疗

1.适应证

(1)如果在手术中如鼻中隔矫正手术,不慎撕裂双侧同一部位的黏软骨膜,造成鼻中隔的穿孔,可以在手术当中立即予以修补。

(2)鼻中隔穿孔位于鼻中隔前部,引起鼻内干燥、出血、结痂,或呼吸时有哨音者。

(3)因各种原因所致的鼻中隔穿孔,只要诱发因素已经治愈。可以行鼻中隔穿孔修补手术。

2.禁忌证

(1)鼻中隔穿孔的原因如果为结核、梅毒或其他慢性传染病,若原发因素病因不清或原发病尚未控制时,必须弄清原发因素或待原发病治愈后,再行修补手术。

(2)如果鼻腔或鼻窦内尚有炎症未完全治愈时,应先控制炎症,炎症控制后方可施行手术。

(3)鼻腔有萎缩性黏膜改变,行手术时应予以注意,不应强调为手术绝对禁忌证。

(4)鼻中隔后部的大穿孔,如果筛骨垂直板已经切除,没有明显症状者,可以不行手术治疗。

3.体位与麻醉

鼻中隔穿孔修补手术一般采用半坐位,患者不能耐受手术者,可以采用平卧位,但是头部略抬高。麻醉一般应用鼻腔黏膜麻醉加局部浸润麻醉,不能耐受者可以采用全身麻醉。

4.手术进路的选择

较早的鼻中隔穿孔手术基本都采用经前鼻孔进路,因视野狭小,操作不便,固定困难,所以经前鼻孔修补 1 cm 以内的小穿孔尚可以成功,而 1 cm 以上的大穿孔则成功率不高。

国内外专家学者进行了很多研究:①张庆泉先应用鼻翼切开使手术进路变得宽大,操作方便。在局部麻醉后,顺鼻翼全层切开,牵拉固定,然后行鼻中隔穿孔修补手术。因切口在鼻翼沟处,无明显瘢痕。切口处可以不缝合,应用耳脑胶或瞬康黏合剂黏合切口。②张庆泉在对复杂的鼻中隔偏曲合并穿孔时,采用了鼻小柱、鼻翼缘蝶形切开,这样可以充分暴露偏曲的鼻中隔和穿孔处,既可矫正鼻中隔偏曲,又可修补鼻中隔穿孔。切口在鼻尖、鼻翼处,瘢痕不明显,亦可使用黏合剂。③唇龈沟切口:鼻中隔穿孔在前部近鼻底处时,可以采用此切口。局部麻醉后,在上唇系带处向两侧切开约 4 cm,分离至骨面,然后顺梨状孔向鼻底至鼻中隔穿孔分离,进行修补手术。④鼻内镜下进路:采用鼻内镜下进行手术,可有清楚的视野,准确的操作,缺点是单手操作,配合较差。对鼻中隔后部的穿孔,鼻内镜下操作可以和其他进路结合进行,取长补短,保证修补手术的成功。⑤显微镜下手术:陈文史报道,在手术显微镜下行鼻中隔穿孔修补,有双手操作、视野清楚、修补仔细的特点。⑥前鼻孔撑开器下手术:用特制的前鼻孔撑开器,可以使前鼻孔开大,而且可以双手操作,但是只适用于鼻中隔前部的穿孔。

5.应用游离组织瓣封闭鼻中隔穿孔

应用游离组织瓣封闭鼻中隔穿孔是国内外常用的修补方法。吴学愚报道应用筋膜嵌入法修补鼻中隔穿孔 7 例,成功 5 例;陈兆和报道应用耳屏软骨膜修补鼻中隔穿孔 9 例,成功 8 例;马培堂、徐怀三等也有类似报道,所用的方法有游离组织瓣嵌入法和外贴法两种。Hussain 报道应用骨膜游离移植修补鼻中隔穿孔,取得了一定的效果。失败的病例系因单层组织瓣修补固定不易,易脱落,血运差,中央易发生再穿孔、边缘易出现裂隙等。

6.应用带蒂组织瓣封闭鼻中隔穿孔

早年有学者报道应用带蒂的下鼻甲黏膜瓣转移修补鼻中隔穿孔取得了较好的效果,但需要二期断蒂且手术操作较为复杂。Karkan 报道应用带单蒂或双蒂的鼻中隔黏软骨膜瓣修补鼻中隔穿孔,血运供应好,成功率高,但有内上端固定困难、边缘易出现裂隙等缺点。Rettinger 报道应用旋转鼻中隔黏软骨膜瓣修补鼻中隔穿孔,对 1 cm 以内的较小穿孔较为适宜,而用以修补 1 cm 以上穿孔则较为困难。勾大君报道应用双蒂鼻腔外侧壁黏膜瓣修补鼻中隔穿孔效果好,治疗 16 例全部愈合,但有鼻塞,而且需要二期断蒂。

7.应用复合瓣封闭鼻中隔穿孔

(1)郭志祥 1964 年报道采用耳后中厚皮片 2 片,在刮除鼻中隔穿孔边缘 5～10 mm 的两侧黏膜上皮,使形成新鲜创面,继将皮片分贴于鼻中隔穿孔的两侧,填塞固定 1～2 d。

(2)先在一侧鼻中隔穿孔之前做弧形切口,沿穿孔周围分离黏骨膜。在另一侧鼻中隔穿孔的上下做两横切口,上切口做于鼻中隔近顶部,下切口沿鼻底外侧,形成上下两个双蒂黏骨膜瓣。用细肠线缝合两黏骨膜瓣,封闭一侧穿孔。将备用的颞骨骨膜塞入黏骨膜和鼻中隔软骨之间,覆盖鼻中隔穿孔,并超过穿孔边缘5～10 mm,摊平铺贴。然后在原侧鼻底做黏膜瓣,旋转至鼻中隔穿孔处,缝合固定,填塞鼻腔,7 d 取出。

(3)Woolford 报道先切除耳后岛状皮肤比鼻中隔穿孔稍大,切口紧贴耳甲腔切除耳甲腔软骨备用。再将鼻中隔穿孔前方正常黏膜弧形切开,向下至鼻底,向后上及后下方分离黏膜瓣,通常分离至鼻底或至下鼻甲下表面纵形切断黏膜瓣,蒂留于鼻中隔穿孔的后方,利于上面的黏膜瓣向下推进与下面的黏膜瓣对合封闭鼻中隔穿孔。用 3-0 的可吸收肠线缝合封闭穿孔。同法切除对侧鼻中隔黏膜瓣,将复合软骨移植片镶嵌在穿孔的软骨与将近封闭穿孔的黏膜瓣之间,皮肤面放在对侧掀起的黏膜瓣下,3-0 的可吸收肠线缝合固定软骨移植片,软硅胶鼻夹板无张力缝合在下面黏膜表面,略松填塞鼻腔。术后第 2 d 抽出填塞物,术后 10 d 取出鼻夹板。

8.游离组织瓣的选择

行鼻中隔穿孔的修补,以往多用颞肌筋膜、软骨膜、阔筋膜、骨膜、皮片等。使用筋膜、软骨膜等游离组织瓣,成活后先呈灰白色,然后逐渐转变为淡红色。黏膜上皮的恢复则需要 2 个月以上,所以要定期门诊复查换药。鼻息肉、下鼻甲黏膜因为有黏膜上皮,则成活即为淡红色,但操作时已多少损伤了黏膜上皮,恢复也需要 1 个月以上的时间。皮片的恢复时间更长,而且很难变化至与鼻腔黏膜一样,现在已很少用。

9.手术前后的处理

手术前后的处理也很重要,应该注意以下几个问题。

(1)鼻中隔穿孔外科手术修补前,应常规鼻腔滴药,如呋麻液、复方薄荷油等。每天 1～2 次的鼻腔局部冲洗,清除鼻腔痂皮,但要注意,不能损伤鼻腔黏膜。

(2)手术后应常规应用 3～7 d 抗生素,应用山莨菪碱、右旋糖酐-40 等药物。抽出鼻腔填塞物后,应用呋麻液、复方薄荷油等滴鼻剂。

(3)3～7 d 抽出填塞物后,应每天鼻腔换药,移植组织瓣处最好应用湿的吸入性明胶海绵贴敷,保持湿润。应避免组织瓣干燥,以免影响组织瓣成活。

10.以往手术失败原因

以往鼻中隔穿孔治疗失败的原因主要有以下几种。

(1)手术进路问题:因为以往手术修补鼻中隔穿孔,只从前鼻孔进路,又无撑开器,进路狭窄,操作不便,照明不清楚,术腔视野欠清晰,所以仔细操作受限,是成功率不高的原因之一。

(2)血运问题:以往修补鼻中隔穿孔的方法,大部分都是分离穿孔周围的黏软骨膜,将修补的单层瓣膜,嵌塞于两层之间,这种情况对于鼻中隔 1 cm 以上的穿孔,瓣膜中央的供血就成为问题,所以容易使瓣膜中央缺血造成再穿孔。

(3)固定问题:因为鼻腔本身狭窄,操作不便,所以以往将瓣膜嵌塞于黏软骨膜下,前部较易固定,但后部的固定就成为问题,只靠填塞,稍微填塞操作不慎,就可以使填塞之瓣膜移位,重者使瓣膜脱落,轻者边缘出现裂缝,使手术失败。

(4)带蒂瓣膜问题:有报道应用带蒂的下鼻甲黏膜瓣、外侧壁黏膜瓣等修补鼻中隔穿孔。除了操作上的困难以外,只要固定好,应该效果很好,但是手术后有暂时鼻塞,二次手术,引起泪道堵塞等弊病。

(5)游离瓣膜的问题:游离瓣膜的选择,以往多应用鼻腔以外的组织,就是成活好,黏膜上皮的恢复也需要很长的时间,有些组织如皮片,基本上不能恢复到较为正常的鼻腔黏膜上皮,所以就是穿孔封闭也不能恢复成为鼻中隔黏膜上皮的功能。

(6)木后处理的问题:鼻中隔穿孔的术后处理是很重要的,手术中不适当力量的填塞,鼻腔换药干湿度的掌握上,过度干燥可以造成移植瓣膜的缺血坏死。

(陈　珂)

第三节 鼻中隔脓肿

鼻中隔脓肿为鼻中隔软骨膜或骨膜下积脓,多发生于鼻中隔软骨部。单侧者少见。

一、病因

(1)大多由鼻中隔血肿而来,故多见于外伤或鼻中隔手术后。鼻中隔的血液供应来自筛前动脉、筛后动脉、腭大动脉和鼻腭动脉,其中鼻腭动脉由蝶腭动脉分出,经犁骨的动脉沟直达犁骨尖端,并与穿过切牙孔的腭大动脉分支相吻合。由于鼻中隔软骨膜或骨膜为一较为坚韧的结缔组织,其下方的出血不易穿破,血液淤积其下方而形成血肿。鼻外伤多见于儿童,因跌伤、击伤引起鼻中隔血肿,未及时引流,继而感染而成脓肿;鼻中隔手术形成血肿,继发感染而成脓肿。另外也有报道内镜术后并发鼻中隔脓肿,考虑可能原因有:手术对鼻黏膜的损伤,尤其是鼻中隔利特尔区及下鼻甲前端;术前准备不足,未行抗感染治疗;手术器械的污染;术后鼻腔清理不及时等。

(2)鼻中隔黏膜损伤,化脓菌侵入黏骨膜下发炎化脓。曾有因通过鼻腔插十二指肠引流管受伤后,引起鼻中隔脓肿的病例报道。

(3)邻近组织的炎症,如鼻、唇、鼻中隔小柱及上切牙根感染,炎症蔓延至鼻中隔形成脓肿。

(4)急性传染病,如麻疹、伤寒、流行性感冒、猩红热、丹毒等,亦可并发鼻中隔脓肿。

二、临床表现

以全身及局部急性发炎症状为主,如寒战、发热、周身不适、鼻梁和鼻尖红肿疼痛,并伴有触痛,可向额部放射等。脓肿可先发于鼻中隔一侧,但因毒素侵蚀和营养障碍,致软骨坏死,使脓肿向两侧扩散,引起两侧重度鼻塞。

三、诊断与鉴别诊断

一般诊断较易。遇患鼻中隔血肿者,如疼痛加重、体温上升,应考虑感染化脓的可能。前鼻镜检查,可见鼻中隔黏膜向两侧膨隆充血,触之柔软有波动感及压痛。鼻道阻塞,有黏性分泌物。严重者鼻梁部亦红肿,鼻尖部有明显压痛。颌下淋巴结常肿胀、压痛。

(一)鼻中隔血肿

局部症状较轻,无急性炎症症状,穿刺抽吸,仅吸出血液。

(二)梅毒瘤

多发生于鼻中隔骨部,向两侧隆起,黏膜亦充血,探针触之质地较硬。无发热及炎性症状,亦无外伤及手术史,梅毒血清试验阳性。

四、并发症

(1)鼻中隔脓肿若不及时治疗,其液体压力可致鼻中隔软骨与软骨膜分离,导致鼻中隔软骨缺血性坏死,骨性鼻中隔也可受累,将形成鞍鼻畸形。据 Ambrus(1981)在 7 例鼻中隔脓肿的出院后随访中发现,有 3 例出现明显的鞍鼻畸形。

（2）鼻中隔脓肿自行溃破，成为鼻中隔穿孔。

（3）炎症扩散至鼻梁部软组织。经静脉逆行，可引起海绵窦栓塞。鼻中隔脓肿导致颅内感染，可能有以下几个途径：①静脉通道：经鼻中隔前部的静脉与上唇危险三角区内静脉网连通眼静脉、筛静脉、面后静脉、翼丛等与海绵窦沟通，海绵窦又与脑膜紧贴，筛静脉亦可直接与上矢状窦相连接。②淋巴通道：已证实上鼻道淋巴可经筛板、垂直板与蛛网膜下腔相通。③嗅神经通道：嗅神经丝周围鞘膜间隙可能提供了从嗅区穿过筛板的颅内通道，导致鼻源性脑脓肿等颅内感染。④鼻外伤、骨折、局部病变腐蚀或经先天性缺损而直接侵犯。

细菌经血行感染，可引起败血症。其他：有报道鼻中隔脓肿可致眶蜂窝织炎、急性上颌骨骨髓炎等。

五、治疗

鼻中隔血肿的及时处理是预防鼻中隔脓肿及其并发症发生的关键。鼻中隔脓肿一经确诊后，应及早行切开排脓，可防止鼻中隔软骨的破坏。术前应向患者说明，术后可遗留塌鼻畸形等不良后果。王忠新等认为也可不行切开，仅行穿刺抽脓加凡士林纱条填塞双侧鼻腔，多一次即可治愈，必要时可再穿刺一次。切开位置，一般于鼻中隔一侧沿鼻底部做水平切口，以利于充分引流。若脓肿发生于鼻中隔手术后者，可将原切口分开，并向后扩大切口，用吸引器将脓吸净，去除残留病变骨片，术中可用抗生素溶液冲洗脓腔。同时应用广谱抗生素治疗，俟脓液细菌培养及药敏测定后，再改用敏感性抗生素。

鼻中隔脓肿切开引流时，如发现鼻中隔软骨部已广泛破坏，估计有塌鼻畸形者，应考虑整形问题。曾有倡用早期软骨植入法：待脓液排净，炎症控制后，即取储藏软骨片置入创口，可免以后鼻部畸形。大多却认为炎症消退 2～3 个月后，方可进行鼻部矫形手术。

（刘德刚）

第四节　鼻中隔偏曲

鼻中隔偏曲是由于鼻中隔在发育过程中受某些因素影响所致的结构上的畸形，形态上向一侧或两侧偏斜，或局部突起，可影响鼻腔生理功能，并引起一系列病理变化。鼻中隔部分呈尖锐突起者称棘突或矩状突；呈长条状隆起者称嵴突；若鼻中隔软骨突入鼻前庭则称鼻中隔软骨前脱位。事实上鼻中隔完全正直者甚少，常有不同程度的偏斜，且上述各种形态可同时存在。如无功能障碍，可不做任何处理。此病以成年人多见，新生儿及婴儿亦可有之。恒牙萌生后，其发病率随年龄而增长，男性比女性多，左侧较右侧多。

一、临床分型

由于鼻中隔在新生儿时为软骨，以后犁骨与筛骨垂直板先后逐渐骨化，在生长发育过程中，受外界影响而使中隔的形态变异，可出现各种症状。兹将各种类型分述如下。

(一)按部位分类

1.软骨部偏曲

多为外伤所致,常引起鼻呼吸障碍。软骨部前端偏曲,向一侧鼻前庭突出。称鼻中隔软骨脱位,该处黏膜干燥,易致鼻出血。

2.骨部偏曲

多因发育异常或肿块压迫所致。筛骨垂直板偏曲,常压迫中鼻甲,阻塞中鼻道,影响该侧鼻腔通气和引流。犁骨偏曲则形成鼻中隔嵴突。

3.混合型偏曲

多由于幼年鼻外伤,偏曲随生长而发展。其偏曲不仅累及鼻中隔各部分,且伴有鼻腔侧壁畸形,故严重影响鼻部生理功能,并成为耳鼻咽部并发症的重要病因。

(二)按形态分类

1."C"形偏曲

鼻中隔软骨与筛骨垂直板均向一侧偏曲,与该侧中、下鼻甲接触,阻碍鼻腔呼吸和引流。

2."S"形偏曲

筛骨垂直板向一侧偏斜,中隔软骨向另一侧偏斜。常致两侧鼻腔呼吸和引流障碍。

3.嵴突(骨嵴)

鼻中隔的长条形突起,自前下向后上方倾斜。多为鼻中隔软骨、鼻嵴或犁骨上缘混合偏曲。有的为鼻中隔软骨边缘脱位与犁骨重叠所致。伸入中鼻道的嵴突,可阻塞上颌窦和筛窦开口,一般对呼吸的障碍不大。位于前下方的嵴突常为鼻出血的局部原因。

4.矩状突(骨棘)

为局限性尖锐突起,常位于鼻中隔软骨的后端,或其与筛骨垂直板、犁骨交接处。其尖端压迫鼻甲黏膜,可引起反射性头面部神经痛。

(三)按高低分类

高位偏曲常阻塞中、上鼻道,压迫中鼻甲,常为鼻窦炎的病因。低位偏曲除阻碍分泌物引流外,影响较小。

(四)按偏斜方向分类

有纵偏、横偏及斜偏,除鼻中隔偏曲外,常伴有鼻外形歪斜。

二、病因

鼻中隔偏曲的病因尚无定论,多认为有以下各因素。

(一)外伤

为鼻中隔偏曲的主要原因,直接或间接损伤鼻部均可造成。直接外伤常有鼻骨骨折、鼻中隔骨折及鼻中隔软骨脱位,引起鼻中隔变形。幼儿受伤后,常使筛骨垂直板、犁骨、鼻嵴及鼻中隔软骨的连接处发生脱位现象。因各骨发育不全,当时症状不显,随年龄增长,鼻中隔在发育过程中,逐渐形成偏曲。有谓新生儿鼻中隔偏曲的主要原因,为分娩产程中,颅骨在产道受压迫,使两侧颧骨及上颌骨向中线挤压,致腭弓向上扭转和鼻中隔组成部分形态改变而发生。鼻中隔后部骨化较早,且有鼻骨和颅骨保护,受伤机会极少,不易引起偏曲。但鼻中隔前部即软骨部,位于鼻梁中央皮下,易受外伤,发生脱位和偏曲。

(二)发育异常

鼻中隔上部的鼻骨、筛骨和其下的颌骨、腭骨、犁骨等一般发育较早,而鼻中隔软骨发育较晚,使后者四面受限制,造成鼻中隔前端偏曲。后有筛骨垂直板和犁骨的阻挡,鼻中隔软骨发展困难,多形成矩状突。头颅骨在发育期,抵抗力最弱处为犁骨和鼻中隔软骨接合处,故偏曲多在此处发生。亦有人认为犁骨发育过度或切牙发育错乱为鼻中隔偏曲的原因。

(三)高拱硬腭

某些腺样体肥大患者,鼻腔阻塞,张口呼吸,日久,硬腭向鼻腔高拱,形成高拱硬腭,使鼻顶与鼻底距离缩短,鼻中隔发育受限制,渐呈偏曲状态。林芳焯通过测量证实,硬腭高拱者,多伴有鼻中隔偏曲;但亦发现不少鼻中隔端正,而具有高拱硬腭者。他认为鼻中隔位于前颅底和硬腭之间,从硬腭至筛骨板距离约为 5 cm,如短于此数,则易形成鼻中隔偏曲。

(四)遗传因素

有人提出鼻中隔偏曲的发生与遗传因素有关。如父为长形头颅,母为小平头颅,其子女可能鼻中隔巨大而鼻腔狭小,致鼻中隔无发展余地,在发育中逐渐形成偏曲。亦有人认为单纯偏曲可能为遗传性,多发性偏曲常为外伤所致。曾发现某些家庭中有同样鼻外或鼻内畸形的现象。

(五)压迫因素

鼻腔内肿瘤或异物压迫,可使鼻中隔偏向一侧。有谓鼻甲肥大亦可压迫中隔使成偏曲,但也有反对其说者。

总之,引起鼻中隔偏曲的因素较复杂,以外伤和发育异常为主。高拱硬腭和鼻中隔偏曲均属畸形发育,其相互关系不能单纯从局部解剖观点解释,应当进一步从生理角度来考虑。至于遗传因素,尚有待今后多加观察研究。

三、临床表现

(一)鼻塞

鼻塞程度与鼻中隔偏曲的程度有关,为最常见症状,多呈持续性,多见于偏曲侧。不仅与鼻中隔偏曲造成鼻腔狭窄有关,而且与偏曲的影响造成层流减少、涡流增加关系密切,平时患者感觉呼吸不畅,受冷和感冒时症状加重。对侧鼻腔初尚通畅,日久因生理性填补空间作用,使黏膜及鼻甲代偿性肥厚,以致鼻腔变小,两侧持续性鼻塞。若是儿童,长期鼻塞,经口呼吸,则影响患儿发育,可造成肺部扩张,形成鸡胸。鼻塞严重者可以出现嗅觉减退。

(二)鼻出血

鼻出血多发生于鼻中隔偏曲的一侧或棘、嵴处,该处黏膜张力大且黏膜较薄,局部血供丰富,黏膜由于气流的刺激容易干燥,故易出血。

(三)反射性头痛

偏曲的鼻中隔黏膜常与中、下鼻甲相接触,引起同侧的反射性头痛。此外,鼻中隔偏曲引起气流的变化,造成偏曲部位的后方局部黏膜水肿引起头痛。

四、诊断与鉴别诊断

鼻中隔偏曲的诊断一般不难。前部的偏曲,用鼻镜检查即可发现。后部的偏曲,用血管收缩剂收缩黏膜后,也易查见。但鼻中隔偏曲的诊断标准差异甚大,检查应注意:①矩状突或嵴突,是否压迫相对的鼻甲黏膜;②偏曲部分是否影响鼻道引流;③鼻腔侧壁的相应变化,如鼻甲肥大、黏膜增厚等;④注意后部的偏曲及高位偏曲。鼻窦 CT 及鼻内镜检查有利于更加细致地了解鼻中隔偏曲的程度、部位及相邻结构的异常,利于手术方案的选择。

鼻中隔偏曲的判断标准尚未统一,可分为三类,即三度。

Ⅰ度:轻度偏曲。鼻中隔偏曲部与鼻腔侧壁不接触,对鼻腔功能和鼻窦引流尚无妨碍者。

Ⅱ度:较重偏曲。偏曲部与鼻腔侧壁接触,或伴有对侧鼻甲代偿性肥大或萎缩性改变,已影响鼻功能及鼻窦引流者。

Ⅲ度:严重偏曲。偏曲部与鼻腔侧壁紧靠,矩状突或嵴突紧压鼻甲骨,以细棉签探查不能通过,伴有极明显鼻塞等症状者。

五、治疗

(一)手术适应证

(1)鼻中隔偏曲引起持续性鼻塞者。

(2)鼻中隔偏曲妨碍鼻窦通气及引流者。

(3)鼻中隔嵴突或矩状突压迫鼻甲引起反射性头痛者。

(4)鼻中隔偏曲引起反复鼻出血者。

(5)鼻中隔偏曲伴一侧鼻腔有萎缩者。

(6)鼻中隔偏曲影响咽鼓管功能,发生耳聋、耳鸣者。

(7)鼻中隔偏曲伴有歪鼻者。

(二)手术禁忌证

(1)急性炎症期。

(2)伴全身性疾病。

(3)年龄在 18 岁以下,鼻部发育未全者。

(三)手术治疗的原则

1996 年 Lopatin 提出鼻中隔矫正术中的生物力学原则:鼻中隔软骨处于一种平衡的力的状态下,这些力会在做切口的软骨侧或在软骨膜剥离侧释放出来,从软骨直的一面剥离软骨膜会使软骨弯向未剥离的一侧,从鼻中隔偏曲的凹面做切口和剥离软骨膜可拉直软骨,从鼻中隔偏曲的凸面做切口和剥离软骨膜可增加原有的弯曲度,术后发生弯曲的程度与软骨的厚度成反比。因此,鼻中隔偏曲的矫正应充分考虑鼻中隔的力学原则,根据其偏曲的程度及部位采用不同的手术方式,以便取得良好的手术效果。

1.鼻中隔后段偏曲

即鼻中隔骨性偏曲。多采用经典的 Killian 鼻中隔黏膜下切除术。

2.鼻中隔前段、高位偏曲

主要是鼻中隔软骨部偏曲。适用于行鼻中隔黏膜下矫正术,即鼻中隔整形术或鼻中隔成形术。此手术可以克服鼻中隔黏膜下切除术切除鼻中隔软骨及骨过多而造成的鼻小柱收缩、鼻尖塌陷及鼻中隔黏膜松弛,呼吸时鼻中隔随气流而飘动,患者仍有鼻塞感等缺点。

3.鼻中隔软骨段偏斜,合并有软骨段歪鼻或鼻中隔软骨前下缘脱位者

其特征是鼻中隔软骨本身尚平直,但偏离中线,并与鼻中隔后段相交成钝角,故影响鼻呼吸功能及鼻梁外形,可通过转门法手术同时矫正鼻中隔偏曲、鼻中隔软骨脱位及歪鼻。

4.鼻中隔偏曲合并骨性歪鼻

毋哲生采取鼻内切口鼻中隔-鼻成形术,其方法为常规行鼻中隔矫正术同时将鼻中隔与鼻梁完全断离,如鼻中隔无明显畸形,则单纯将鼻中隔与鼻梁断离。

5.儿童的鼻中隔手术

一个世纪以来,一直认为鼻中隔在鼻及面部骨骼的发育中起重要作用,因此许多医师认为未成年儿童行鼻中隔手术会影响鼻及面部发育。Hayton(1948)观察 31 例采用经典的鼻中隔黏膜下切除术的 6～14 岁儿童,其中有 10 人发生鼻部变宽鼻尖塌陷,从此建立 16 岁以下儿童勿施行鼻中隔手术的观念。近年,一些学者通过动物实验对此观点产生了质疑,Bernstein(1973)用不满周岁的小狗做鼻中隔黏膜下切除术,保留两侧的黏软骨膜完整,部分动物将切下的软骨做移植瓣植入两侧黏软骨膜中,经观察没有对任何一只狗鼻部及面部的骨骼发育发生影响,认为软骨膜在鼻中隔的生长过程中起重要作用,儿童如采用保守的鼻中隔成形术,并不影响鼻及面部的发育。目前认为,儿童如因鼻外伤或其他原因造成鼻骨骨折鼻中隔脱位偏曲时,应及时将鼻骨复位,鼻中隔偏曲可采用鼻中隔成形术,以避免以后骨折畸形愈合,瘢痕粘连造成手术困难。新生儿鼻中隔脱位的发生率为 1.9%～4%。应尽早手法复位,最好不要超过出生后 3 周。

6.鼻中隔的二次手术

鼻中隔第一次手术时因种种原因手术矫正不足、症状未消除,应做第二次手术,第二次手术最好在第一次手术后 1～2 周内施行,此时鼻中隔腔粘连不牢固,可自原切口进入,分离两侧的黏软骨膜再进行矫正。如在 1～2 个月以后,中隔腔已粘连牢固,分离困难,易造成穿孔。

7.其他

对于鼻中隔软骨部锐利的骨棘,由于其比较薄而锐利,通常采用铲除法。对于鼻中隔嵴则采取切除法。若遇到严重的鼻中隔偏曲且伴有鼻尖塌陷者,则可采用 Joriumi(1994)介绍的鼻中隔次全重建术。

(刘德刚)

第五节　鼻腔牙及鼻窦牙

鼻腔牙亦名额外牙或逆生牙,若伴有病侧上列牙齿数目不全者,则称为异位牙。只有当病侧上列牙齿数目齐全者,方称为额外牙或逆生牙。可发生于任何年龄。多发生于鼻腔底部,有时可并发鼻石。额外牙或异位牙若发生于上颌窦底部者,即为鼻窦牙。

一、病因

可为外伤之后果,但多数属先天性异常,即牙始基被挤压于异常位置上发育所致。

二、症状

鼻窦牙可无症状而于体检时偶然发现;鼻腔牙患者早期亦可症状不显著,或仅有一侧鼻腔轻度鼻塞、流涕,当渐进性加重且出现鼻腔异物症状之后始来就诊。

三、检查

鼻镜检查可见鼻腔前端底部有白色或褐色突起硬物,用探针触之质硬且不活动。突起物有时可位于鼻腔外侧壁上或鼻前庭底部。若伴有囊性牙根肉芽肿,则可抽出液体。CT 检查可见一密度增高的牙样阴影,往往牙根在鼻腔或鼻窦底部骨质内,而牙冠向腔内突出。

四、治疗

可在表面麻醉或局麻下拔除鼻腔牙。伴有囊肿者,须同时完整切除。若位于鼻窦内者,则需行鼻窦手术。

(陈　珂)

第六节　鼻　石

鼻石为一少见病。一般为单侧鼻腔出现单个鼻石,多发性结石或发生于双侧鼻腔者亦偶尔有报道。巨大鼻石可致鼻中隔或硬腭穿孔,或可侵入同侧上颌窦及筛窦。病程缓慢,常常历经数年。

一、病因

以细小异物为核心,鼻腔分泌物、泪液或炎性渗出物中经浓缩分解出的多种无机盐类(如碳酸钙、磷酸钙、磷酸铵、氯化钠及镁盐等)逐渐沉积于小异物表面,日久形成鼻石。

二、症状

虽其症状近似于鼻腔异物,如表现为一侧鼻塞,渐进性加重,流脓性或血性鼻涕,可有臭味等,但以成人多见,且可伴有头痛、头昏等症状。

三、检查

先清除鼻腔内分泌物后,即可查见一侧总鼻道中有块状物,形状不规则,表面欠光滑,状如砂石或桑葚,可呈白、黑或灰褐色,若用探针触之,其质坚如石,常可使其邻近黏膜出现溃疡及肉芽,巨大鼻石可将鼻中隔推向对侧,甚至压迫鼻中隔及硬腭而使其穿孔。曾有报道鼻石累及同侧上颌窦及筛窦者。CT 扫描可进一步了解鼻石的形状、大小、侵犯部位及范围。

四、治疗

一般多可在表麻或局麻下经前鼻孔取出。若鼻石较大而不易取出者,宜先用咬钳咬碎后再分次取出。倘若其特别巨大,且部分已进入同侧上颌窦者,可根据具体情况,以鼻侧切开或 Cald-well-Luc 手术进路取除之。

(陈　珂)

第七节　鼻　腔　异　物

鼻腔异物是鼻腔内外来的物质。多发生于儿童。主要有 3 种类型:①非生物类,如包糖纸、塑料玩具、纽扣、项链珠、玻璃珠、小石头等;②植物类,如豆类、花生、瓜子、果核等;③动物类,如昆虫、蛔虫、蛆虫、水蛭等。

一、病因

异物可由前鼻孔、后鼻孔或外伤穿破鼻腔各壁进入鼻腔。

(1)儿童好奇,误将玩具零件或食物塞入鼻孔而进入鼻腔,不敢告诉家长,日久忘记,至发生感染和出血,始被注意。

(2)呕吐、打喷嚏时,可使食物、蛔虫经后鼻孔进入鼻腔。

(3)外伤、战伤或工伤时异物进入鼻腔,常合并鼻窦和眼眶异物。

(4)鼻腔内手术时,手术者不慎将纱条或油纱条填入鼻腔而忘记取出,称医源性异物。

二、临床表现

视异物大小、形状、类型、性质而异,主要症状为患侧鼻塞,脓性鼻涕,带有臭气和血性,有时因慢性鼻出血,可引起贫血症状,如面色苍白,周身乏力,易疲劳,多汗等。少数病例以异物为核心形成鼻石。

三、诊断

详细询问病史。吸出鼻前庭和鼻腔内分泌物,用血管收缩剂收敛红肿的鼻腔黏膜,仔细用前鼻镜或纤维鼻咽镜观察,必要时可用钝头探针触摸异物的大小、性质和所在部位。X 线检查仅对金属性和矿物性异物有诊断价值。

四、治疗

根据异物的性质、大小而治疗方法各异。

(1)对鼻腔前部的圆形光滑异物不可用鼻镊夹取,以免将异物推至鼻腔深部,甚至坠入喉内或气管中,而发生窒息危险。需用弯钩或曲别针,自前鼻孔伸入,经异物上方达异物后面,然后向前钩出。对小儿患者需将全身固定,以防挣扎乱动,必要时可用全身麻醉。

(2)对不能钩出的较大异物,可用粗型鼻钳夹碎,然后分次取出。

(3)对过大的金属性或矿物性异物,可行唇龈沟切开经梨状孔取出,对一些在上颌窦或额窦的异物,需行上颌窦或额筛窦凿开术取出。

(4)对有生命的动物性鼻腔异物,需先用乙醛或氯仿棉球塞入鼻腔内,使之失去活动能力,然后用鼻钳取出。

（陈　珂）

第八节 鼻 息 肉

除继发于慢性鼻旁窦炎的鼻息肉之外,另一类鼻腔原发的鼻息肉以鼻腔炎症黏膜形成带蒂或广基、单发或多发的高度水肿的息肉为临床特征。该类型鼻息肉的发病原因,至今仍不清楚。常发生于支气管哮喘、阿司匹林耐受不良、变应性真菌性鼻旁窦炎与囊性纤维化患者。据报道,人群中成人鼻息肉发生率为 $1\% \sim 4\%$,儿童则较低。鼻息肉的好发年龄为 $30 \sim 60$ 岁,男性多发,男女比例波动于$(2\sim 4):1$。

一、病因与发病机制

目前鼻息肉被公认为是一种多致病因素导致的疾病实体,这些因素包括免疫异常、解剖异常、遗传因素、感染等。其组织学特征为血管内皮间隙增宽后血浆蛋白大量漏出,导致组织高度水肿。表面为假复层柱状纤毛上皮覆盖,上皮基底膜广泛增厚并扩展到黏膜下层,形成不规则的透明膜层,上皮下为水肿的疏松结缔组织,组织间隙扩大并增生的腺体,其间多种炎细胞浸润。有学者根据其组织学特点将鼻息肉分为四种情况:①嗜酸性粒细胞增多伴水肿型;②慢性炎症或纤维化型(大量炎症细胞主要为淋巴细胞和中性粒细胞);③浆黏液腺体型;④不典型基质型。

二、临床表现

临床表现因息肉出现的侧别、大小及多少而异。体积小且单发的鼻息肉,可以无任何症状,仅在体检时发现。随着鼻息肉体积增大则出现持续性鼻塞并进行性加重,严重者说话有闭塞性鼻音,睡眠打鼾。嗅觉障碍也常见,多因鼻息肉堵塞鼻道致气流不能到达嗅区引起,也可能是嗅区黏膜本身的病变导致嗅觉减退甚至失嗅,有报道嗜酸性粒细胞增多的鼻息肉患者常以嗅觉减退为首发症状。伴发鼻炎或并发鼻旁窦炎时,可有流涕,为浆液、黏液或脓性;也可能出现鼻背、额部及面颊部胀痛不适感。伴有变应性鼻炎的患者,常有打喷嚏、鼻痒等过敏症状。息肉体积增大可压迫咽鼓管咽口或炎性刺激造成咽鼓管口黏膜肿胀,导致咽鼓管功能障碍,可出现耳鸣,耳闷塞感,甚至听力下降。

前鼻镜检查鼻腔可发现荔枝肉样新生物,鼻内镜检查可更加明确病变为单发或多发,表面光滑,灰白或淡黄、半透明,病程长的病例则为粉红色,息肉带蒂或广基,基底可来源于中鼻道、嗅裂或下鼻甲。触之柔软,不痛,不易出血。病史较长或反复发作或巨大的双侧鼻息肉,严重时可引起外鼻畸形,即两侧之鼻背变宽,形似蛙腹,而称之为"蛙鼻"。鼻窦CT检查以明确病变范围,在不伴鼻旁窦炎的病例,鼻窦无软组织影充填。

三、诊断

根据病史、症状和体征,诊断并不困难。但要注意鼻息肉病的可能。下列情况则要想到鼻息肉病:①有鼻息肉前期手术及术后复发史;②糖皮质激素治疗有效;③息肉样变黏膜与正常黏膜无明显分界;④双侧鼻腔鼻窦黏膜广泛型炎症反应和息肉样变,累及多个鼻窦;⑤常伴有支气管哮喘。

四、鉴别诊断

鼻息肉需与以下疾病鉴别。

(一)鼻腔鼻窦内翻性乳头状瘤

外形如多发性鼻息肉,表面粗糙不平,色灰白或淡红。多发生于一侧鼻腔,手术时易出血,术后易复发,并可恶变。故需重视病理检查。

(二)鼻咽纤维血管瘤

纤维血管瘤基底广,多在鼻腔后段及鼻咽部,偏于一侧,不能移动。表面可见血管,色红,触之较硬,易出血,有鼻塞、鼻出血史,多见于男性青少年。

(三)鼻腔恶性肿瘤

凡单侧进行性鼻塞,反复少量鼻出血或有血性脓涕且臭、外鼻变形、面部麻木、剧烈偏头痛、一侧鼻腔内有新生物等临床表现时,必须实施活检,明确诊断。

(四)鼻腔脑膜脑膨出

鼻腔脑膜脑膨出多发于婴幼儿,但鼻内型诊断较为困难,极少有出生后即发现的。临床上表现为单侧鼻腔肿物,表面光滑,大部分患者合并有脑脊液鼻漏或反复发作性脑膜炎。因此,儿童单侧鼻腔肿物应考虑脑膜脑膨出的可能,应早做 CT 或 MRI 检查,以明确诊断。

五、治疗

(一)药物治疗

1.糖皮质激素

如果鼻息肉的性质确定,所有患者在外科治疗前后都可接受药物治疗。较小的息肉可能仅使用鼻内局部糖皮质激素即有效,而较大的息肉可能需要全身使用糖皮质激素。例如,泼尼松龙 0.5 mg/kg,每天早晨顿服,疗程 $5\sim10$ d;同时使用鼻内糖皮质激素,并维持治疗。这种治疗方法被形象地称为“药物息肉切除”。鼻内局部使用糖皮质激素可减小息肉体积和延缓息肉生长。由于鼻息肉易于复发,推荐长期持续治疗。一般来说,以嗜酸性粒细胞浸润为主的炎性息肉需延长治疗时间,但是尚无证据显示应持续多久。

2.大环内酯类药物

来自日本的研究显示,大环内酯类药物口服数周至数月能使鼻息肉减小,并与降低鼻分泌物中 IL-8 水平有关。

3.抗白三烯药(白三烯受体拮抗剂)

主要用于哮喘的治疗,可能对阿司匹林敏感性鼻-鼻旁窦炎有效,而对鼻息肉的疗效已在一项开放性研究中得到初步肯定,但仍需要安慰剂对照试验进一步证实。

(二)手术治疗

手术治疗是鼻息肉的主要治疗方法。传统的鼻息肉手术是在额镜照明下,用圈套器或息肉钳摘除鼻息肉,不能明视,容易损伤正常结构,而且不易切除干净,容易复发。随着鼻内镜的问世和应用,鼻息肉手术也得到大大改进。在内镜明视下,可清楚判断鼻息肉的根蒂部,将其切除干净,并且能够保留正常结构。而且鼻息肉多合并鼻旁窦炎,可以在鼻内镜同时行鼻窦开放手术。

1.麻醉

用1%～2%丁卡因加1‰肾上腺素(3∶1)或1%麻黄碱滴鼻液(1∶1)棉片或纱条作鼻顶、鼻腔底、中鼻道、总鼻道及息肉根部麻醉。息肉过大或过多、棉片及纱条不易填入时,可使患者取仰卧垂头位,从前鼻孔滴入上述配好之麻醉剂,或采取"步步为营"的方法,麻醉一部分,切除一部分,"步步深入"。

2.操作方法

(1)用钢丝圈套器尽量将息肉蒂部套住(图14-1),收紧钢丝圈套后,再将圈套器旋转1～2周,自鼻腔向外拉出。亦可用鼻息肉钳将息肉组织分次钳出。

(2)用鼻息肉钳或筛窦钳将残留的息肉根部及息肉样变的黏膜钳取干净,如筛泡或其他筛房已破裂,则随之行鼻内筛窦切开术;如筛窦黏膜息肉样变或脓性分泌物较多,则同时可行鼻内筛窦切除术。

(3)如遇中鼻甲息肉样变,则行中鼻甲部分切除术。

(4)单个后鼻孔息肉,其蒂多在中鼻道上颌窦自然开口处。可用钢丝圈套器由患侧鼻腔伸入,直达鼻咽部,术者示指伸入鼻咽部,摸清息肉及钢丝后,将息肉送入钢丝圈套内(图14-2)并收紧钢丝圈套,从鼻腔内向外拉出;也可用鼻息肉钳或筛窦钳从患侧鼻腔伸入,挟紧息肉根部后拉出。如息肉过大,难以从鼻腔拉出时,息肉可坠入鼻咽→口咽,嘱患者从口腔吐出。

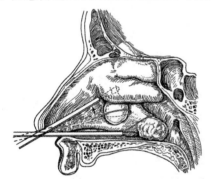 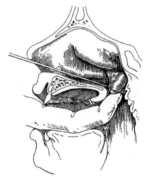

图14-1 用钢丝圈套器切除息肉及下鼻甲后端　　　图14-2 后鼻孔息肉切除术

(5)巨大后鼻孔息肉,除鼻腔表面麻醉外,需加口咽及鼻咽1%丁卡因喷雾麻醉。小儿需在气管内插管全麻下进行。具体方法:①用导尿管经患侧鼻腔伸入达鼻咽部至口咽后壁,将头端拉出口腔外。用一根长40～50 cm的钢丝,两端缚于导尿管的头端(图14-3A),然后将导尿管回抽并将钢丝的两端带出前鼻孔,钢丝则被弯成圈套,留于口腔中。②示指将钢丝圈套推入鼻咽部,将钢丝两端穿入一细长金属管(如喉吸引管)内并从金属管中拉出,用血管钳挟住其两端,作为一特制圈套器(图14-3B)。③用扁桃体钳从口咽部挟住息肉,将金属管的头端伸进鼻腔,顶住息肉并收缩钢丝圈套,尽量将息肉根蒂部套进圈套内,然后绞断息肉蒂部,从口腔中取出息肉(图14-3C)。

3.注意事项

(1)作息肉切除术时不可挟住骨质(包括中鼻甲)强行拉扯,以免损伤筛骨纸板,伤及眼动脉、视神经或导致眶内感染。

(2)后鼻孔息肉及后鼻孔巨大息肉切除后一般出血极少,甚至可不行填塞止血;否则,需行后鼻孔填塞或鼻咽填塞。

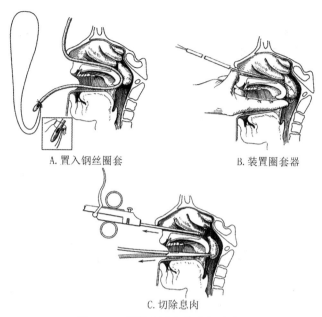

A.置入钢丝圈套　　　　　　B.装置圈套器

C.切除息肉

图 14-3　后鼻孔巨大息肉切除术

（三）综合治疗

由于鼻息肉发病与多因素有关,而且易复发,因此现多主张综合治疗。术前 1 周即采用口服泼尼松龙 30 mg/d,并用鼻内糖皮质激素喷鼻,每天 2 次;再行手术治疗,术后继续口服泼尼松龙 7 d,鼻内糖皮质激素喷鼻维持 3 个月,甚至 6～12 个月。

（陈　珂）

第十五章

鼻咽部炎性疾病

第一节　急性鼻咽炎

急性鼻咽炎是鼻咽部黏膜、黏膜下和淋巴组织的急性炎症，好发于咽扁桃体。在婴幼儿较重，而成人与较大儿童的症状较轻，多表现为上呼吸道感染的前驱症状。

一、病因

致病菌主要为乙型溶血性链球菌、葡萄球菌，亦可见病毒与细菌混合感染病例。受凉、劳累等因素致使机体抵抗力下降是其诱因。

二、临床表现及检查

在婴幼儿，全身症状明显，且较重。常有高热、呕吐、腹痛、腹泻及脱水症状，有时可出现脑膜刺激症状。严重时可出现全身中毒症状。而局部症状为鼻塞及流鼻涕，且多在起病后数天出现。鼻塞严重时可出现张口呼吸及吸乳困难。鼻涕可为水样涕，亦可是黏脓性。成人及较大儿童，全身症状不明显，而以局部症状为主，如鼻塞及流水样涕或黏脓性涕。且常有鼻咽部干燥感或烧灼感症状，有时有头痛。

检查：颈部淋巴结可肿大并有压痛。口咽部检查可见咽后壁有黏脓自鼻咽部流下。鼻咽部检查显示黏膜弥漫性充血、水肿，多以咽扁桃体处为甚，并有黏脓性分泌物附着。婴幼儿因检查难以配合，鼻咽部不易窥见。

三、诊断

成人和较大儿童，由于局部症状明显，检查配合，在间接鼻咽镜及纤维鼻咽镜下较易看清鼻咽部病变情况，故诊断不难。而在婴幼儿，多表现为较重的全身症状，早期易误诊为急性传染病及其他疾病，待局部症状明显时才考虑到此病。故婴幼儿出现鼻塞、流鼻涕且伴有发热等全身症状时，应考虑到本病的可能。颈部淋巴结肿大和压痛有助于诊断。

四、并发症

急性鼻咽炎可引起上、下呼吸道的急性炎症、咽后壁脓肿及中耳炎症。在婴幼儿可并发肾脏疾病。

五、治疗

全身及局部治疗。根据药敏试验结果选用相应抗生素或选用广谱抗生素全身应用,对病情严重者,须采取静脉给药途径,足程足量,适当应用糖皮质激素,以及时控制病情,防止并发症的发生。另外支持疗法的应用:如婴幼儿须卧床休息,供给新鲜果汁和温热饮料、补充维生素以及退热剂的应用等。局部治疗多用 0.5%～1%麻黄碱或 0.05%羟甲唑啉及 3%链霉素滴鼻剂或其他抗生素滴鼻剂滴鼻,以便使鼻部分泌物易于排出,使鼻塞症状改善,抗生素药液易流到鼻咽部,达到治疗目的。另外,局部涂以 10%弱蛋白银软膏亦可减轻症状。如本病反复发作,在已控制炎症的基础上可考虑行腺样体切除术。

六、预后

成人和较大儿童预后良好。婴幼儿患者可因其并发症或全身中毒症状过重而有生命危险。

(王慧丽)

第二节　慢性鼻咽炎

一、病因

慢性鼻咽炎是一种病程发展缓慢的慢性炎症,常与邻近器官或全身的疾病并存。急性鼻咽炎反复发作或治疗不当,鼻腔及鼻旁窦炎症时分泌物刺激,鼻中隔偏曲,干燥及多粉尘的环境,内分泌功能紊乱,胃肠功能失调,饮食无节制等因素,均可能为其诱因。而腺样体残留或潴留脓肿、咽囊炎等可能使鼻咽部长期受到刺激而引起炎症。慢性鼻咽炎与很多原因不明的疾病和症状有密切关系:如头痛、眩晕、咽异物感、变应性鼻炎、风湿性心脏病及关节炎、长期低热、牙槽溢脓、口臭及嗅觉消失等。当慢性鼻咽炎治愈后,这些久治不愈的疾病或症状,有时也可获得痊愈或有明显改善。

二、症状与检查

鼻咽干燥感,鼻后部有黏稠分泌物,经常想将之咳出或吸涕,故可频繁咳痰或吸痰,还可有声嘶及头痛等,头痛多为枕部钝痛,为放射痛。检查可见鼻咽黏膜充血、增厚,且有稠厚黏液或有厚痂附着。咽侧索可红肿,特别在扁桃体已切除后的患者,是为代偿性增生肥厚。全身症状不明显。

三、诊断

因病程发展很慢,可长期存在而不被察觉,一般的检查方法难以确诊。而电子纤维鼻咽镜检查不难确诊。Horiguti(1966)建议用蘸有 1%氯化锌液的棉签涂软腭的背面或鼻咽各壁,慢性鼻咽炎患者在涂抹时或涂抹后局部有剧烈的疼痛,并有少量出血,或可提示较固定的放射性头痛的部位,也可确诊。如软腭背面的疼痛向前额部放射;鼻咽后壁的疼痛向枕部放射;鼻咽顶部的疼痛向顶部放射;下鼻道后外侧壁的疼痛向颞部放射。

四、治疗

找出致病原因,予以病因治疗。而加强锻炼,增加营养,多饮水,提高机体抵抗力更为重要。局部可用1‰氯化锌液涂擦,每天1次,连续2~3周。应用5%~10%硝酸银涂抹鼻咽部,每周2~3次。还可使用3‰链霉素滴鼻剂和油剂(如复方薄荷油滴鼻剂、清鱼肝油等)滴鼻,且可应用微波及超短波电疗等物理疗法,以改善其症状。

（王慧丽）

第三节　急性扁桃体炎

急性扁桃体炎(acute tonsillitis)为腭扁桃体的急性非特异性炎症,常继发于上呼吸道感染,可伴有不同程度的咽部黏膜和淋巴组织的急性炎症。多见于10~30岁的青少年,一般以春秋两季气温变化时最多见,常由于劳累、受凉、潮湿、烟酒过度、营养不良而发病。主要致病菌为乙型溶血性链球菌。本病可通过飞沫、食物或直接接触传染,潜伏期为2~4 d。

一、病理学分类

依据病理变化可分为3类。

(一)急性卡他性扁桃体炎

急性卡他性扁桃体炎多为病毒(腺病毒、流感或副流感病毒等)引起。病变较轻。扁桃体表面黏膜充血,无明显渗出物。

(二)急性滤泡性扁桃体炎

炎症侵入扁桃体实质内的淋巴滤泡,引起充血、肿胀,重者可出现多发性小脓肿,隐窝口之间的黏膜下可见较多大小一致的圆形的黄白色点状化脓滤泡。这些化脓的滤泡一般不隆起于扁桃体表面,但透过黏膜表面可以窥见。

(三)急性隐窝性扁桃体炎

扁桃体充血肿胀,隐窝内有由脱落上皮细胞、纤维蛋白、白细胞及细菌等组成的渗出物,且可逐渐增多,从隐窝口溢出,有时互相连成一片形似假膜,易于拭去。

临床上常将急性滤泡性扁桃体炎和急性隐窝性扁桃体炎合称为急性化脓性扁桃体炎。

二、诊断

(一)症状与体征

1.全身症状

多见于急性滤泡性和急性隐窝性扁桃体炎,起病较急,可有畏寒、高热、头痛、食欲缺乏、乏力、便秘等。一般持续3~5 d。小儿可因高热而引起抽搐、呕吐及昏睡。

2.局部症状

剧烈咽痛,起初多为一侧痛,继而发展至对侧,也可放射至耳部。吞咽或咳嗽时咽痛加重。疼痛较剧者可致吞咽困难,说话时言语含糊不清。若炎症波及咽鼓管,则可出现耳闷、耳鸣及耳痛症状,有时还可引起听力下降。幼儿的扁桃体肿大还可引起呼吸困难。

3.体格检查

(1)患者呈急性病容,面色潮红,高热,不愿说话或畏痛而惧怕做吞咽动作。口臭,伸舌可见舌苔。

(2)咽部黏膜呈弥漫性充血,以扁桃体及两腭弓最严重。

(3)腭扁桃体肿大,在其表面可见黄白色点状脓疱,或在隐窝口处有黄白色或灰白色点状豆渣样渗出物,可连成一片形似假膜,易拭去。

(4)下颌角淋巴结肿大,且有明显压痛。有时因疼痛而感转头不便。

（二）特殊检查

实验室检查:急性扁桃体炎时,血常规检查白细胞总数和中性粒细胞常增多。可有红细胞沉降率(ESR)和C反应蛋白(CRP)增高。

三、鉴别诊断

急性扁桃体炎需与咽白喉、猩红热、樊尚咽峡炎及单核细胞增多症、粒细胞缺乏症、白血病引起的咽峡炎等相鉴别。白喉等传染性疾病通常具有传染源接触史、典型的全身表现及实验室检查结果,咽部分泌物或假膜涂片查找不同病原体可供鉴别。血液系统疾病可通过血常规等实验室检查以资鉴别,必要时可行骨髓穿刺细胞学检查。

四、治疗要点

（一）抗生素治疗

抗生素治疗为主要治疗方法。首选青霉素,根据有无化脓、体温、血常规异常等情况,决定给药途径(静脉或肌内)。对于部分中性粒细胞下降的患者可采用抗病毒药。

（二）局部治疗

局部治疗常用含漱液、含片或喷剂,如复方硼砂溶液、1∶5 000 呋喃西林溶液、西地碘片、草珊瑚含片、西瓜霜喷剂等。

（三）一般治疗

卧床休息,多饮水,半流质或软食,加强营养及疏通大便。咽痛或高热时,可服用解热镇痛药。

（王慧丽）

第四节　慢性扁桃体炎

慢性扁桃体炎(chronic tonsillitis)多由急性扁桃体炎反复发作或因腭扁桃体隐窝引流不畅,窝内细菌、病毒滋生感染而演变为慢性炎症,是临床上最常见的疾病之一。

一、病因

本病的发生机制尚不清楚,链球菌和葡萄球菌为本病的主要致病菌。

(1)急性扁桃体炎反复发作,使隐窝内上皮坏死,隐窝引流不畅,细菌与炎性渗出物聚集其中,导致本病。

(2)继发于急性传染病,如猩红热、白喉、流感、麻疹等。也可继发于鼻腔及鼻窦等邻近组织器官感染。

(3)近年来一些学者认为慢性扁桃体炎与自身变态反应有关。

二、病理

本病可分为 3 型。

(一)增生型

因炎症反复刺激,腺体淋巴组织与结缔组织增生,腺体肥大、质软,突出于腭弓之外,多见于儿童。扁桃体隐窝口宽大,可见有分泌物堆集或有脓点。镜检:腺体淋巴组织增生,生发中心扩大,丝状核分裂明显,吞噬活跃。

(二)纤维型

淋巴组织和滤泡变性萎缩,为广泛纤维组织所取代,因瘢痕收缩,腺体小而硬,常与腭弓及扁桃体周围组织粘连。病灶感染多为此型。

(三)隐窝型

腺体隐窝内有大量脱落上皮细胞、淋巴细胞、白细胞及细菌聚集而形成脓栓或隐窝口因炎症瘢痕粘连,内容物不能排出,形成脓栓或囊肿,成为感染灶。

三、临床表现

常有急性扁桃体炎反复发作病史,发作时常有咽痛;发作间歇期自觉症状少,可有咽干、发痒、异物感、刺激性咳嗽等轻微症状。若扁桃体隐窝内潴留干酪样腐败物或有大量厌氧菌感染,则出现口臭。小儿患者如扁桃体过度肥大,可能出现呼吸不畅、睡眠打鼾、吞咽或言语共鸣障碍。由于隐窝脓栓被咽下,刺激胃肠,或隐窝内细菌、毒素等被吸收引起全身反应,导致消化不良、头痛、乏力、低热等。

四、检查

扁桃体和腭舌弓呈慢性充血,黏膜呈暗红色。挤压腭舌弓时,隐窝口可见黄、白色干酪样点状物溢出。扁桃体大小不定,成人扁桃体多已缩小,但表面可见瘢痕,凹凸不平,常与周围组织粘连。患者下颌角淋巴结常肿大。

五、诊断及鉴别诊断

根据病史,结合局部检查进行诊断。患者有反复急性发作病史,为本病诊断的主要依据。局部检查时如发现扁桃体及腭舌弓慢性充血,扁桃体表面凹凸不平,有瘢痕或黄白色点状物,挤压腭舌弓有分泌物从隐窝口溢出,则可确诊。扁桃体的大小并不表明其炎症程度,故不能以此作出诊断。本病应与下列疾病相鉴别。

(一)扁桃体生理性肥大

扁桃体生理性肥大多见于小儿和青少年,无自觉症状,扁桃体光滑、色淡,隐窝口清晰,无分泌物潴留,与周围组织无粘连,触之柔软,无反复炎症发作病史。

(二)扁桃体角化症

扁桃体角化症常易误诊为慢性扁桃体炎。角化症为扁桃体隐窝口上皮过度角化,出现白色尖形砂粒样物,触之坚硬,附着牢固,不易擦拭掉。如用力擦除,则遗留出血创面。类似角化物也可见于咽后壁和舌根等处。

(三)扁桃体肿瘤

良性肿瘤多为单侧以乳头状瘤较多见,恶性肿瘤以鳞状细胞癌或淋巴肉瘤、非霍奇金氏淋巴瘤较常见,除单侧肿大外还伴有溃烂,并侵及软腭或腭弓,常伴有同侧颈淋巴结肿大,需病理切片确诊。

六、并发症

慢性扁桃体炎在身体受凉受潮、身体衰弱、内分泌紊乱、自主神经功能失调或生活及劳动环境不良的情况下,容易产生各种并发症,如风湿性关节炎、风湿热、心脏病、肾炎、长期低热等。因此,慢性扁桃体炎常被视为全身感染的"病灶"之一。如何把"病灶"和全身性疾病联系起来,学说甚多,较著名的为变态反应学说:认为存在于病灶器官(如腭扁桃体)中的病原体及其毒素代谢物或腺病毒等,可作为异体抗原,使体内形成特异性抗体,使机体形成过敏状态。同时,病灶器官本身的实质细胞因感染而损伤,脱落离体,又可作为自体抗原,使体内产生自身抗体。此后,若与同样抗原接触、结合将发生变态反应,从而引起各种病灶性疾病。近年来就有人认为,病灶性疾病的发生,可能与腺病毒感染或腺病毒和链球菌的混合感染有关。其他学说有:感染及变态反应学说,即感染与变态反应并存并相互影响形成恶性循环;细菌与病毒感染说,原发灶细菌或毒素直接经血循环扩散作用全身引起相关脏器病变等。

慢性扁桃体炎是否成为全身其他部位感染的"病灶",应考虑下列几点。

(一)病史

慢性扁桃体炎引起全身性并发症时往往具有较明确的因果关系,即扁桃体炎是因,并发疾病是果,一般情况下就诊时已有多次急性发作病史。例如,肾炎患者,每当扁桃体发炎,间隔一段时间后尿检会出现明显异常变化。

(二)实验室检查

测定红细胞沉降率、抗链球菌溶血素"O"、血清粘蛋白、心电图等,在"病灶"型病例中,将得到异常的结果。

(三)诊断试验

用下列方法激活扁桃体"病灶活动"。

1.扁桃体按摩法

每侧扁桃体按摩 5 min,3 h 后如血白细胞增加到 $12 \times 10^9 / L (12\,000/mm^3)$ 以上、红细胞沉降率增加 10 mm 以上为阳性。

2.透明质酸酶试验

在两侧扁桃体内各注射透明质酸酶 0.5 mL(200 U 溶于 1 mL 生理盐水)。1 h 后,体温增加 0.3 ℃、血白细胞增加、红细胞沉降率增快为阳性。

3.超短波照射

扁桃体用超短波照射 10 min,4 h 后血白细胞增加、红细胞沉降率上升为阳性。

(四)阻消试验

用下述方法消除或阻断来自扁桃体内细菌、毒素、抗原等的"病灶"作用,观察并发症的症状变化,以判断二者之间的关联。

1.隐窝冲洗法

用生理盐水或 2% 硼酸水冲洗隐窝。数天后如见关节痛减轻、发热者体温降低、肾炎患者尿内有改善,即为阳性。隐窝吸引法原则相同。此法既可用于诊断,也可作为一种保守治疗。

2.Impletol 试验

将 Impletol 液(普鲁卡因 2 g、咖啡因 1.42 g,溶于 100 mL 生理盐水)1 mL,经腭舌弓注入扁桃体的上极黏膜下。3～5 次后关节疼痛消失或减轻,即为阳性。

七、治疗

(一)非手术疗法

可试用下列方法。

(1)基于慢性扁桃体炎是感染-变态反应的观点,本病治疗不应仅限于抗菌药物和手术,而应将免疫治疗考虑在内,包括使用有脱敏作用的细菌制品(如用链球菌变应原和疫苗进行脱敏),应用各种增强免疫力的药物,如注射胎盘球蛋白、转移因子等。

(2)局部涂药、隐窝灌洗、冷冻及激光疗法等均有人试用,远期疗效仍不理想。

(3)加强体育锻炼,增强体质和抗病能力。

(二)手术疗法

目前仍以手术摘除扁桃体为主要治疗方法。但要合理掌握其适应证,只有对那些不可逆性炎症性病变才考虑施行扁桃体切除术(tonsillectomy)。

(王慧丽)

第五节 急 性 咽 炎

急性咽炎可分为急性单纯性咽炎、急性坏死性咽炎和急性水肿性咽炎 3 种。以单纯性咽炎最常见,后两种均少见,但均凶险。

一、急性单纯性咽炎

急性单纯性咽炎(acute simple pharyngitis)为咽黏膜、黏膜下组织的急性炎症,常累及咽部淋巴组织。可单独发生,亦可继发于急性鼻炎、急性扁桃体炎等,常为上呼吸道急性感染的一部分。多见于冬、春季。

(一)病因

可有下列原因:①病毒感染以柯萨奇病毒(Cox sackie virus)、腺病毒多见,鼻病毒及流感病毒次之。病毒可通过飞沫和密切接触而传染。②细菌感染以链球菌、葡萄球菌及肺炎链球菌多见,且以 A 组乙型链球菌引起感染者症状较重。③物理及化学因素亦可引起本病,如高温、刺激性气体等。上述原因中,以病毒感染和细菌感染较多见。在幼儿,急性单纯性咽炎常为急性传染病的前驱症状或伴发症状,如麻疹、猩红热、流感、风疹等。在成人及较大儿童,则常继发于急性鼻炎、急性扁桃体炎之后。受凉、疲劳、烟酒过度及全身抵抗力下降,均为本病的诱因。

(二)病理

咽黏膜充血,血管扩张及浆液渗出,使黏膜上皮及黏膜下水肿、肿胀,并可有白细胞浸润。黏液腺分泌亢进,黏膜表层上皮脱落及白细胞渗出表面。黏膜下的淋巴组织受累,使淋巴滤泡肿大,严重时可突出咽壁表面。如病情进一步发展,则可化脓,有黄白色点状渗出物。常伴有颈淋巴结肿大。

(三)症状

一般起病较急,初觉咽部干燥、灼热、粗糙感、咳嗽,继有咽痛,多为灼痛,且空咽时咽痛较剧。咽侧索受累时,疼痛可放射至耳部。上述局部症状多见于成年人,而全身症状较轻或无。而幼儿及成人重症患者,除上述局部症状外,还可伴有较重的全身症状,如寒战、高热、头痛、全身不适、食欲缺乏、口渴及便秘等,甚至有恶心、呕吐等。其症状的轻重与年龄、抵抗力及病毒、细菌毒力有关。全身症状较轻,且无并发症者,一般 1 周内可愈。

(四)检查

口咽部黏膜呈急性弥漫性充血、肿胀。咽后壁淋巴滤泡隆起、充血。咽侧索受累时,可见口咽外侧壁有纵行条索状隆起,亦呈充血状。感染较重时,悬雍垂及软腭亦水肿。咽后壁淋巴滤泡中央可出现黄白色点状渗出物。下颌角淋巴结可肿大,且有压痛。鼻咽及喉咽部也可呈急性充血。

(五)诊断

根据病史、症状及局部检查所见,诊断不难。但应注意是否为急性传染病(如麻疹、猩红热、流感等)的前驱症状或伴发症状,在儿童尤为重要。还可行咽拭子培养和相关抗体测定,以明确病因。应与急性坏死性咽炎相鉴别,以免漏诊其原发病,如血液病等。

(六)并发症

可引起中耳炎、鼻窦炎及上下呼吸道的急性炎症。若致病菌或其毒素侵入血液循环,则可引起全身并发症,如急性肾炎、风湿热及败血症等。

(七)治疗

全身症状较轻或无时,可采取局部治疗:复方硼砂溶液(Dobell solution)含漱;应用抗病毒药,如利巴韦林、阿昔洛韦等;口服喉片,如西瓜霜润喉片、碘喉片及溶菌酶含片等,金嗓开音丸及泰乐奇含片均可采用;中成药如六神丸、喉痛解毒丸等。另外,还可用 1%～3%碘甘油、2%硝酸银涂抹咽后壁肿胀的淋巴滤泡,有消炎作用。另可采用抗生素加激素雾化吸入治疗,亦有较好的消炎止痛作用。若全身症状较重,如有高热,则应卧床休息,多饮水及进食流质饮食,在局部治疗的基础上加用抗生素治疗,抗病毒药可从静脉途径给药,如阿昔洛韦(无环鸟苷)注射液和板蓝根注射液等。

二、急性坏死性咽炎

急性坏死性咽炎(acute necrotic pharyngitis)是一种咽组织的坏死性急性炎症,发展迅速,病情险恶,死亡率较高。自抗生素应用以来,发病率明显下降,目前已极少见,预后也大为改观。

(一)病因

坏死性咽炎可分为症状性和原发性两类。症状性坏死性咽炎往往发生于全身严重疾病时或之后,如白血病、再生障碍性贫血、猩红热、麻疹、伤寒、流感、疟疾、糖尿病、维生素 C 缺乏症、恶病质、重金属(如汞、铋)药物中毒等。此与上述全身疾病所致抵抗力下降,咽部易受感染有关。故症状性坏死性咽炎的预后,取决于其原发病的严重程度及转归。而原发性坏死性咽炎原因不明,其中一部分可能由于营养不良引起。两类坏死性咽炎症状基本相同,故予合并讨论。致病菌多为混合感染,且以杆菌及厌氧菌为主,如大肠埃希菌、铜绿假单胞菌及梭状杆菌等。

(二)症状与体征

(1)全身症状:起病急,多有寒战、高热。体质极差者,可仅有低热或不发热,为反应性极差的表现。全身情况可迅速恶化,可早期出现中毒症状或循环衰竭。之后可出现肺炎及败血症症状。

(2)局部症状及体征:以坏死病变为主。初起于腭扁桃体及其邻近组织,渐渐可向口腔、软腭、口咽、鼻咽、喉咽或咽旁间隙侵犯。坏死常累及黏膜及黏膜下层,可深达肌层。坏死组织为暗黑色或棕褐色,上覆假膜,易出血。扁桃体常高度肿大,舌亦常被累及。颈淋巴结肿大并有压痛。患者咽痛剧烈,吞咽困难,口臭,可发生张口困难。

(3)若病情未得到控制,软腭可坏死穿孔;喉部受侵犯时可出现急性喉炎、声嘶及呼吸困难;若侵蚀较大血管可发生致死性大出血。还可致颈部蜂窝织炎,咽旁隙脓肿,中毒性心肌炎等,后者可引起生命危险,应提高警惕。若致病菌或毒素侵入血循环,可致脓毒血症。

(三)诊断

根据起病急、全身情况恶化迅速及咽部典型坏死性表现,即可诊断。对症状性坏死性咽炎找出其原发病甚为重要。以便对原发病能进行治疗。对其预后有重要意义。此病需与发生于咽部的 NK/T 细胞淋巴瘤(以往称为恶性肉芽肿)相鉴别;后者发病缓慢,咽痛不明显,全身情况较好(早期),坏死部位多在正中线附近,均可资鉴别。

(四)治疗

(1)以治疗原发病为主(症状性坏死性咽炎)。

(2)及时使用大剂量抗生素。必要时可联合用药。有条件时做咽拭子细菌培养加药敏试验,以指导用药。再生障碍性贫血患者不能使用氯霉素等。

(3)咽部宜用碱性溶液或 1:2 000 高锰酸钾冲洗。咽部坏死组织不宜清除或搔刮,以免引起大出血。局部禁用烧灼药物,如硝酸银等。

三、急性水肿性咽炎

急性水肿性咽炎(acute edematous pharyngitis)临床上较少见,通常是指发生于咽部的血管神经性水肿。实为变态反应,为一非炎性疾病。血管神经性水肿好发于面部、唇及喉部,而发生于喉部者,发展迅速,可速发喉阻塞而引起窒息。在临床上,急性水肿性咽炎常伴发或继发于喉血管神经性水肿;亦可单独发生,但较少见,且易向喉部发展,而引起窒息。故亦应提高警惕。

急性水肿性咽炎病变主要累及软腭、扁桃体区及喉入口处。咽部黏膜水肿发生迅速,呈灰白色,半透明隆起,无炎症表现。发病初期,患者觉咽部有异物感,然后迅速发生吞咽困难、呼吸困难,严重时喉入口被阻塞,发生窒息。根据发病迅速、口咽部黏膜呈水肿状,不难诊断。确诊后应立即皮下注射 1‰肾上腺素、静脉注射地塞米松 10mg 及给予抗组胺药物,可获得缓解并需严密观察呼吸情况。若已累及喉部,则按喉血管神经性水肿处理。必要时需行气管切开术。对尚未侵犯喉部者,在咽部水肿黏膜上作多个切口,可使肿胀迅速消退。

四、咽结膜热

咽结膜热(pharyngoconjunctival fever)是一种以发热、咽炎与结膜炎为特征的急性传染病。因与咽炎有关,故归于咽部相关疾病描述。

(一)病因及流行病学

本病为腺病毒感染。从患者咽、眼分泌物中所分离出来的腺病毒,大多数为Ⅲ型,少数为Ⅶ型。国外也有Ⅳ型与Ⅷ型混合感染的报道。可散发或局限性流行,可发生于任何年龄,但多见于儿童。常流行于夏季,传染途径未明,或与接触传染有关,如游泳或共用洗脸洗澡用具等。对此病的免疫力随年龄而增长,年龄越大,发病率越低。本病传染期约 10 d,很少有复发或发生并发症,大多于 2 周后痊愈。未见死亡病例报道。

(二)症状及检查

潜伏期 5～9 d。典型者起病时有全身不适、眼痒,继而高热、头痛、鼻塞、咽痛、眼部刺痛,类似感冒。眼睑有不同程度的红肿,球结膜、咽黏膜均充血,咽后壁淋巴滤泡充血肿大。耳前及颈部有散在性淋巴结肿大,但无压痛。在非典型病例则发热、咽炎与结膜炎可单独发生。结膜炎常为单侧,持续 1～3 周。血常规检查,白细胞数大多正常或稍有减少,淋巴细胞相对增多。咽拭及眼分泌物细菌培养多为阴性。

(三)诊断

根据上述症状及检查所见,虽局部症状表现明显,但因腺病毒所引起的疾病种类甚多,有时难以鉴别。取结膜囊或咽部分泌物作病毒分离及血清补体结合试验,有助于诊断。

(四)鉴别诊断

1.流感

流感多在冬、春季流行,发病急骤,除高热外,尚有眶后痛,全身肌肉、关节酸痛,咳嗽、咳痰等上呼吸道症状。

2.流行性结膜炎

流行性结膜炎主要表现为结膜充血及眼睑、结膜水肿,有黏脓性分泌物,常为双侧性。全身症状轻微,无发热及咽、鼻症状。

3.钩端螺旋体病

钩端螺旋体病多发生在夏季。结膜、黏膜也有充血,但全身症状严重,如寒战、高热、头痛、呕吐、肌内及关节痛等,并可出现颈强直及黄疸。

4.疱疹性咽峡炎

疱疹性咽峡炎多发生于夏季。软腭及腭弓上有小疱疹,无眼部症状。

5.史蒂文-约翰逊(Stevens-Johnson)综合征

史蒂文-约翰逊综合征是包括口腔、咽喉、眼、阴部及皮肤症状的一个综合征。全身可见皮疹。咽部、阴部有小疱疹,继有浅表溃疡。

(五)治疗

目前尚无特效疗法。宜注意休息,作一般对症处理及支持疗法等。抗生素治疗效果不大,但可预防及控制继发感染。眼部可用阿昔洛韦滴眼液、泰利必妥滴眼液及 0.5％金霉素溶液或软膏。应用皮质激素类药物点眼或口服,可缩短病程及减轻症状。

(王慧丽)

第六节 慢 性 咽 炎

慢性咽炎(chronic pharyngitis)为咽部黏膜、黏膜下及其淋巴组织的慢性炎症。弥漫性炎症常为上呼吸道慢性炎症的一部分;而局限性炎症则多为咽淋巴组织的炎症。本病极为常见,多见于成年人。病程长,症状易反复发作,往往给人们不易治愈的印象。

一、病因

(1)急性咽炎反复发作所致,此为主要原因。

(2)上呼吸道慢性炎症刺激所致:如鼻腔、鼻窦的炎症,鼻咽部炎症及鼻中隔偏曲等,可因其炎性分泌物经后鼻孔至咽后壁刺激黏膜;亦可因其使患者长期张口呼吸,引起黏膜过度干燥而导致慢性咽炎。另外,慢性扁桃体炎可直接蔓延至咽后壁,引起慢性咽炎。

(3)烟酒过度、粉尘、有害气体等的刺激及喜食刺激性食物等,均可引起慢性咽炎。

(4)职业因素(如教师与歌唱者)及体质因素亦可引起本病。

(5)全身因素:如贫血,消化不良,心脏病(因血循环障碍引起咽部淤血),慢性支气管炎,支气管哮喘,风湿病,肝、肾疾病等,也可引发此病(特别是慢性肥厚性咽炎)。另外,内分泌紊乱、自主神经失调、臭鼻杆菌及类白喉杆菌的感染、维生素缺乏以及免疫功能紊乱等均与萎缩性及干燥性咽炎有关。

(6)过敏因素 吸入性变应原,如花粉、屋尘螨、动物皮毛、真菌孢子等,药物、工作环境中的化学刺激物及食物变应原等都可引起变应性咽炎。

二、病理

从病理观点看,可分为 4 类。

(一)慢性单纯性咽炎(chronicsimple pharyngitis)

慢性单纯性咽炎较多见。病变主要在黏膜层,表现为咽部黏膜慢性充血,其血管周围有较多淋巴细胞浸润,也可见白细胞及浆细胞浸润。黏膜及黏膜下结缔组织增生。黏液腺可肥大,分泌功能亢进,黏液分泌增多。

(二)慢性肥厚性咽炎(chronichypertrophic pharyngitis)

慢性肥厚性咽炎又称慢性颗粒性咽炎及咽侧炎。亦较多见。黏膜充血增厚,黏膜及黏膜下有较广泛的结缔组织及淋巴组织增生,在黏液腺周围的淋巴组织增生突起,在咽后壁上表现为多个颗粒状隆起,呈慢性充血状,有时甚至融合成一片。黏液腺内的炎性渗出物被封闭其中,在淋巴颗粒隆起的顶部形成囊状白点,破溃时可见黄白色渗出物。此型咽炎常累及咽侧索淋巴组织,使其增生肥厚,呈条索状。

（三）萎缩性及干燥性咽炎（atrophicpharyngitis and pharyngitis sicca）

萎缩性及干燥性咽炎常由萎缩性鼻炎蔓延而来。病因不明，较少见。初起为黏液腺分泌减少，分泌物稠厚而干燥，继因黏膜下层慢性炎症，逐渐发生机化与收缩，压迫腺体与血管，使腺体分泌减少和营养障碍，致使黏膜及黏膜下层逐渐萎缩变薄。咽后壁上可有干痂皮附着或有臭味。

（四）慢性变应性咽炎（chronic allergic pharyngitis）

慢性变应性咽炎又称慢性过敏性咽炎。为发生于咽部黏膜的由 IgE 介导的 Ⅰ 型变态反应。多伴发于全身变应性疾病或变应性鼻炎，亦可单独发病，其症状常有季节性变化。

变应原刺激咽部黏膜，使合成 IgM 的浆细胞转化成合成 IgE 的浆细胞，IgE 又附着于肥大细胞、嗜碱性粒细胞（称介质细胞）表面，此时咽部黏膜处于致敏状态。当相同的变应原再次接触机体后，此变应原与介质细胞表面的 IgE 结合，导致介质细胞脱颗粒，释放组胺、合成前列腺素等炎性介质，可引起毛细血管扩张、血管通透性增加、腺体分泌增多，引起变态反应。而食物性变应原主要通过补体 C_3、C_4 途径引起变态反应。

除上述 4 类外，有人认为还有一种慢性反流性咽炎。推测是由于胃食管反流性疾病时，胃酸直接损伤咽部黏膜引起咽部黏膜及黏膜下的慢性炎症。临床上多表现为咽部不适、异物感、咽干燥感及灼热感，偶有咽痛。检查可见咽后壁充血、淋巴滤泡增生，较多黏膜红斑。可合并有声带小结、息肉及接触性溃疡等。治疗上以原发病治疗为主，咽部症状对症治疗为辅。

三、症状

慢性咽炎全身症状均不明显，而以局部症状为主。各型慢性咽炎症状大致相似，且多种多样，如咽部不适感、异物感、痒感、灼热感、干燥感或刺激感，还可有微痛等。主要由于其分泌物及肥大的淋巴滤泡刺激所致。由于咽后壁常有较黏稠的分泌物刺激，常在晨起时出现较频繁的刺激性咳嗽、伴恶心。咳嗽时常无分泌物咳出（干咳），或仅有颗粒状藕粉样分泌物咳出。长期咳嗽，可使炎症加重。咽侧索肿胀的患者常伴吞咽疼痛感。有时黏膜可出血，咳出或吐出的分泌物血染，常使患者惊恐，并以此就诊。

上述症状常在用嗓过度、气候突变或吸入干热或寒冷空气时加重，尤以萎缩性咽炎及干燥性咽炎为甚。有些患者说话时间过长，可诱发急性咽炎。慢性咽炎可向上蔓延波及咽鼓管，出现耳鸣或听力减退症状；向下累及喉部可出现声嘶。在临床工作中，常可见到部分患者的咽部呈明显慢性咽炎变化，但无任何自觉症状，这可能与其耐受性有关。

四、检查

各型咽炎患者咽部均较敏感，张口压舌易作呕。以慢性单纯性和慢性肥厚性咽炎为甚。

（一）慢性单纯性咽炎

黏膜呈斑点状或片状慢性充血，可呈水肿样肿胀，有时可见小静脉曲张。咽后壁常有少许黏稠分泌物附着。软腭和两腭弓也常慢性充血，悬雍垂可增粗，呈蚯蚓状下垂，有时与舌根接触。鼻咽顶部常有黏液与干痂附着。

（二）慢性肥厚性咽炎

黏膜亦慢性充血，且有增厚。与单纯性咽炎的区别在于咽后壁上有较多颗粒状隆起的淋巴滤泡，可散在分布或融合成一大块，慢性充血，色如新鲜牛肉。咽侧索也可增生变粗，在咽侧（腭咽弓后）呈纵形条索状隆起。扁桃体切除术后，咽侧索增生往往更明显。

(三)慢性萎缩性及干燥性咽炎

为一种疾病的两个不同的发展阶段,其间无明显界限。表现为咽黏膜干燥、萎缩变薄,色苍白且发亮,如涂漆状。咽后壁上颈椎椎体的轮廓显现较清楚,有时易被误认为是咽后壁脓肿或包块。咽后壁黏膜上常有黏稠黏液或有臭味的黄褐色痂皮。腭弓变薄,悬雍垂变短窄。萎缩性咽炎继续发展,可向下蔓延至喉及气管。常与血管运动性鼻炎同时存在,可能与变态反应有关。

(四)慢性变应性咽炎

咽部黏膜苍白,呈水肿状,亦可为淡红色,咽部较多水样分泌物。有时可见悬雍垂水肿及舌体肿胀,因常伴发于变应性鼻炎,故常可见变应性鼻炎的鼻腔所见。

五、诊断

从病史及检查所见本病诊断不难,但应注意的是,许多全身性疾病(特别是肿瘤)的早期可能仅有与慢性咽炎相似的症状。故当主诉症状和检查所见不相吻合时或有其他疑点时,不应勉强诊断为慢性咽炎,而必须详细询问病史,全面仔细检查鼻、咽、喉、气管、食管、颈部甚至全身的隐匿性病变,特别是恶性肿瘤,以免漏诊。

而慢性变应性咽炎的诊断,除有相应变应原接触史、相应症状及体征外,还应做皮肤变应原试验,总 IgE 及血清特异性 IgE 检测。

六、鉴别诊断

(1)早期食管癌患者在出现吞咽困难之前,常仅有咽部不适或胸骨后压迫感。较易与慢性咽炎混淆。对中年以上的患者,若以往无明显咽炎病史,在出现咽部不适时,应作详细检查。

(2)茎突综合征、舌骨综合征或咽异感症等均可因有相同的咽部症状而不易区别。可通过茎突及舌骨 X 线拍片和颈椎 X 线拍片、CT 扫描或触诊等与咽炎鉴别。

(3)肺结核患者,除可发生咽结核外,也常患有慢性咽炎。

(4)丙种球蛋白缺乏症,好发于儿童及青年,有反复发生急性或慢性呼吸道炎症病史,其咽部变化为淋巴组织明显减少或消失。

(5)还须与咽部特殊性传染病(如结核)及肿瘤相鉴别。咽部肿瘤(舌根部及扁桃体肿瘤)多有与咽炎相似的症状,或因继发感染而与咽炎并存。应予以详细检查,认真鉴别或排除之。

七、治疗

(一)去除病因

戒除烟酒,积极治疗急性咽炎及鼻和鼻咽部慢性炎症等。纠正便秘和消化不良,改善工作和生活环境(避免粉尘及有害气体)。治疗全身性疾病以增强身体抵抗力,甚为重要。

(二)局部治疗

1.慢性单纯性咽炎

常用复方硼砂溶液、呋喃西林溶液、2%硼酸液含漱,以保持口腔、口咽的清洁。或含服喉片:有碘喉片、薄荷喉片、泰乐奇含片、西瓜霜含片、健民咽喉片、达芬拉露喷雾剂及金嗓利咽丸、金嗓清音丸等可供选用;六神丸亦有一定疗效。

可用复方碘甘油、5%硝酸银溶液或10%弱蛋白银溶液涂抹咽部,有收敛及消炎作用。对咽异物感症状较重者,可采用普鲁卡因穴位(廉泉、人迎)封闭,可使症状减轻。超声雾化也有助于减轻症状。一般不应用抗生素治疗。

2.慢性肥厚性咽炎

除可用上述方法处理外,还需对咽后壁隆起的淋巴滤泡进行治疗。有化学药物或电凝固法、冷冻或激光治疗法等。化学药物多选用20％硝酸银溶液或铬酸,烧灼肥大的淋巴滤泡。电凝固法因不良反应较多,目前已很少采用。现在较常采用激光烧灼咽后壁淋巴滤泡,具有操作简单、痛苦少、无出血、疗效好的优点。应用射频治疗仪治疗增生的淋巴滤泡,效果亦佳。

超声雾化疗法、局部紫外线照射及透热疗法对肥厚性咽炎也有辅助作用。

3.萎缩性及干燥性咽炎

一般处理同上,但不可施行烧灼法。可内服小量碘剂(碘化钾0.1~0.2 g,每天2~3次,多饮水),可促进分泌增加,改善干燥症状。超声雾化治疗亦能减轻干燥症状。服用维生素A、维生素B_2、维生素C、维生素E,可促进黏膜上皮生长。应注意萎缩性鼻炎的处理。

对干燥性咽炎患者,考虑行扁桃体摘除术时应慎重,以免术后病情加重。

4.慢性变应性咽炎

避免接触各种变应原,应用抗组胺药及肥大细胞稳定剂等,局部或全身应用糖皮质激素及免疫调节剂等。

（王慧丽）

第七节　樊尚咽峡炎

樊尚咽峡炎是一种由梭形杆菌与螺旋体引起的咽部特异性感染,表现为局部组织坏死、溃疡和假膜形成,常伴有全身症状的疾病。过去曾称为溃疡性咽峡炎、奋森咽峡炎。

一、病因

本病是由梭形杆菌和螺旋体大量繁殖所致。这两种病原体均为厌氧,易生长在酸性环境中,在口腔内可同时出现,多认为为"共生现象"可存在于正常人的口腔中,而不引起疾病,只有在机体抵抗力下降时(如营养不良、免疫抑制、糖尿病、血液病等)才能致病。感染可累及软腭、咽壁、牙龈袋或扁桃体。

二、病理

该病多好发于一侧扁桃体,其上皮及固有层破坏,形成溃疡,表面有灰白色或灰黄色的假膜覆盖,用棉球擦去后容易出血,溃疡可逐渐向周围和深处发展,累及咽壁、颊黏膜、软腭等。可从溃疡面取下假膜涂片寻找病原体。

三、临床表现

临床症状与病变的轻重和范围相关。潜伏期为6~7 d。

(一)全身症状

全身不适,畏寒,发热,体温可达39 ℃。头痛、背部和四肢酸痛、乏力、食欲缺乏、腹泻或便秘等。

（二）局部症状

咽痛多以一侧为重，伴吞咽困难、口臭及唾液带血。

（三）检查

检查可见一侧的扁桃体和（或）腭弓、牙龈、颊黏膜有溃疡，溃疡周围红肿，表面有灰白色或黄白色的假膜覆盖，可有同侧颌下淋巴结的肿大和压痛。

四、诊断及鉴别诊断

根据临床表现，病变局部涂片检查发现梭形杆菌及螺旋体，即可确诊。但咽部溃疡及假膜可以是一些全身疾病的局部表现，因此需与急性扁桃体炎、粒细胞缺乏性咽峡炎、白血病相鉴别。并进行全身全面的检查，以避免误诊。

五、治疗

治疗方法包括全身的治疗和局部的治疗。全身充分休息、进食富有营养和易消化的食物。给予丰富的维生素。适当地给予抗生素，首选青霉素类。局部保持口腔的清洁，可给予含氧的漱口液，杜绝厌氧菌的生长。咽部疼痛剧烈，可适当给予去痛药物。

六、预后

樊尚咽峡炎预后良好，1～7周内可痊愈。如继发于全身性疾病，则预后与全身性疾病相关。因该病有传染性，应进行隔离，以免传染他人。

（王慧丽）

第八节　咽扁桃体肥大

咽扁桃体又称腺样体，正常情况下6～7岁时发育最大，但到10岁以后开始萎缩。由于鼻咽部炎症的反复刺激，咽扁桃体发生病理性增生，而引起相应的症状，称咽扁桃体肥大，习称腺样体肥大。

一、病因

鼻咽部及其毗邻部位或腺样体自身炎症的反复刺激，使腺样体发生病理性增生。

二、临床表现

腺样体肥大的主要症状为鼻塞。由于肥大的腺样体堵塞后鼻孔，患者长期张口呼吸，致使面骨发育发生障碍，上颌骨变长，腭骨高拱，牙列不齐，上切牙突出，咬合不良，上唇厚、翘起，鼻翼萎缩，鼻孔狭窄，鼻唇沟平浅，精神萎靡，面容呆板，反应迟钝，出现所谓"腺样体面容"。腺样体肥大常并发鼻炎、鼻旁窦炎，有鼻塞及流鼻涕症状。说话时带闭塞性鼻音，睡觉时可发出鼾声。因分泌物向下流并刺激呼吸道黏膜，常引起咽、喉及下呼吸道黏膜炎症，并发气管炎。肥大的腺样体可阻塞咽鼓管咽口，或反复发炎而并发分泌性中耳炎，导致听力减退和耳鸣，是儿童患分泌性中耳炎的主要原因之一。腺样体肥大对儿童发育有不良影响,主要表现为全身发育及营养状况较差,并有睡眠不足、打鼾、夜惊、磨牙、遗尿、消瘦、低热、贫血、性情烦躁、记忆力减退、注意力不集中等症状。此外,长期呼吸道阻塞、肺换气不足,将引起患儿肺动脉高压和肺源性心脏病,重者可导致右心衰竭。对心理发育的影响除智力差外,还会产生自卑退缩等心理,性格倔强怪异。

三、检查

有上述"腺样体面容"患儿应考虑本病。患儿张口呼吸,口咽检查可见硬腭高而窄,常伴有腭扁桃体肥大。患儿有鼻阻塞症状,前鼻孔镜检查可见鼻腔内有黏性或黏脓性分泌物。对鼻甲大不易检查者,可充分收缩鼻黏膜后进行检查,可经前鼻孔看到鼻咽部红色块状隆起。对能合作的儿童可进行鼻咽镜检查,可见鼻咽顶部和后壁表面有纵行裂隙的分叶状淋巴组织团块,似半个剥去外皮的橘子,纵沟中常有分泌物,肥大显著的咽扁桃体可充满鼻咽腔。也可用纤维鼻咽镜、鼻内镜检查。对患儿可用手指触诊,可触及鼻咽顶部有柔软的块状增生物。鼻咽部侧位 X 线拍片、CT 扫描可协助诊断。

四、鉴别诊断

应与鼻咽部肿瘤相鉴别。如鼻咽血管纤维瘤、颅咽管瘤等。

五、治疗

(一)一般治疗
增强体质和抗病能力,预防感冒。

(二)手术治疗
若保守治疗无效,应尽早行腺样体切除术。

(王东海)

第九节 咽角化症

咽角化症为咽部淋巴组织的异常角化,多发生于腭扁桃体和舌扁桃体,发生于咽扁桃体、咽后壁及咽侧索者较少。

喉角化症为喉部黏膜淋巴组织异常角化堆积形成的病变,虽属于良性病变,但是具有恶变的倾向,被列为喉的癌前病变之一,文献报道恶变率为 19%。

一、病因

病因未明,多见于青中年女性。尤其在精神抑郁者多见,可能与精神因素有关。也有人认为可能与口腔、鼻窦及咽喉部慢性炎性刺激有关。正常情况下咽喉部黏膜可机械性阻挡异物、微生物进入深层组织,形成天然生理屏障,黏膜中存在免疫球蛋白,可特异性结合抗原形成免疫复合物,形成一层保护屏障。当上皮内的淋巴细胞反复受到抗原刺激时产生增殖反应,异常增生角化,衰老的表层细胞及黏附其上的细菌也不易脱落,且与其底膜紧密粘连形成感染灶,并刺激咽喉部。也有人认为是一种纤毛菌感染。

二、病理

主要病理变化为局部鳞状上皮角化亢进，堆积成白色小的三角锥形或圆锥形突起，周围黏膜有炎症反应，而黏膜下层正常。可伴有异形上皮。

三、临床表现

无特殊症状，也可全无症状，主要表现为咽喉部有异物感、发痒、干燥、刺痛、不适感及声音嘶哑等症状，发生于舌扁桃体者常因会厌受刺激而觉喉中发痒或咽喉部刺痛感且精神因素可加重上述症状。

四、检查

常规口咽部检查见局部病变黏膜慢性充血，在扁桃体隐窝口有乳白色、尖头及一些碎片状角化物，呈笋样突出，角化物常较坚硬，与组织粘连较紧，不易拔除，其周围有一较红的充血区，若强行拔除角化物则常留一出血创面，但角化物易再生。喉部黏膜充血，表面有白色斑点状锥形隆起，周围有充血区，易脱落，易再生。治疗依病情而定。

五、诊断

本病诊断主要根据患者的症状及扁桃体咽喉检查所见，结合发病年龄和性别可做出诊断。病理活检确诊。

六、治疗

(1)视角化程度而定，轻者若无明显症状，不需治疗，可向患者解释清楚以清除其疑虑，嘱忌烟酒，避免对咽喉部黏膜的刺激，同时加强锻炼改善其全身健康。

(2)对角化较重或一般治疗见效者，可予激光、冷冻及微波治疗去除角化物。

(3)如患者自觉症状较重，病变又仅局限于腭扁桃体或扁桃体成为炎性病灶时则可行扁桃体切除。

(4)喉角化轻症者，可不处理。戒烟酒、避免慢性不良刺激。角化重者，可行支撑喉镜下喉显微手术，清除病变或采用激光等辅助手段。

（王东海）

第十节　咽囊炎、舌扁桃体肥大及腭垂过长

一、咽囊炎

咽囊炎亦称桑沃地(Thorn waldt)病，鼻咽脓肿及鼻咽中部瘘管。常表现为鼻后部流脓及枕部钝痛。多见于儿童，成年人非常少见。咽囊炎为咽囊的感染，多为腺样体中央隐窝阻塞性炎症所致。

（一）病理与病因

咽囊为胚胎期脊索顶端退化回缩时，咽上皮向内凹陷形成的囊性隐窝。位于鼻咽顶后壁，囊口开口于腺样体中央隐窝下端，囊的大小不一，囊壁为黏膜覆盖。囊的顶端附着于枕骨底部的骨膜上。囊的开口被阻塞时，囊内杯状细胞的分泌物不能排出而形成囊肿；继发感染则成为脓肿；脓肿进一步发展可破裂，则形成化脓性瘘管，前述的众多命名与此有关。咽囊炎多发生于腺样体切除术后，可能与手术后瘢痕封闭隐窝口有关。

（二）症状

主要症状为鼻后部流脓及枕部持续性疼痛。囊腔开放时患者常感鼻咽部有黏脓向下流至口咽部，有臭味，以清晨为多。有时后吸时，可有痂皮及豆渣样物从口咳出。常伴有恶心、咳嗽，易感冒等症状。囊腔闭锁时枕部可出现放射性疼痛，多为持续性钝痛，与蝶窦炎头痛相似，常伴有颈后肌肉发僵、酸痛症状，且头转动时加重。亦可有耳鸣和耳内闷胀感。少数患者可伴有发热。

（三）检查及诊断

对经常鼻后部流脓且伴枕部持续性钝痛的患者（特别是有腺样体切除术史），在排除了鼻腔及鼻旁窦炎症和鼻咽部肿瘤后，应考虑有咽囊炎的可能。

在间接鼻咽镜下（或电子纤维鼻咽镜）检查鼻咽部，见鼻咽顶部中央圆形隆起肿胀，或呈息肉样变，黏膜充血。在中线处上可见囊口，常有干痂附着，清除后挤压囊口上方有时见脓液流出，用探针很易探入囊内，并可有豆渣样物或干酪样物。

（四）治疗

彻底切除或破坏咽囊内壁黏膜，以防复发，是其治疗原则。方法：鼻咽部及口咽部用1％丁卡因表面麻醉，用鼻咽镜充分暴露咽囊，并用咬钳咬去囊口周围组织。可选择下列方法破坏囊壁：①25％～50％硝酸银或25％三氯醋酸烧灼法。每周1次，共3次。②用小刮匙刮除囊壁。③激光术破坏囊壁组织。④可采用鼻内镜下切除咽囊壁黏膜。术前还须鼻腔表面麻醉（鼻腔进路）。此法具有视野清晰，亮度高，可吸引，且损伤小，术后效果良好等特点。⑤若咽囊较大，还可切开软腭，在直视下彻底切除囊壁黏膜，但其损伤较大，目前已较少采用。

若有腺样体肥大，则应该切除腺样体，以利引流。

二、舌扁桃体肥大

舌扁桃体肥大又称慢性舌扁桃体炎。多见于20～40岁的青壮年，儿童少见。

（一）病因

舌扁桃体肥大常为舌扁桃体炎及腭扁桃体慢性炎症反复发作的结果。临床上可见腭扁桃体切除后，更易出现舌扁桃体肥大的现象，此被认为是舌扁桃体代偿性增生所致。舌扁桃体肥大还与过度烟酒、好用刺激性食物及发声过度有关。

（二）症状

舌扁桃体肥大主要为局部刺激症状，如咽异物感、阻塞感，且舌扁桃体较大时，症状明显。为缓解其症状，患者常做吞咽动作。还可有刺激性干咳、声嘶症状。且说话多时，上述症状可加重。若舌扁桃体肥大感染急性发作，可出现吞咽困难或并发舌根脓肿。舌扁桃体肥大有时可无任何症状，仅在检查口腔时发现舌扁桃体肥大。

（三）检查

可直接用压舌板压迫舌部，或在间接喉镜下检查，见舌根部有较多颗粒状淋巴组织隆起，分布于舌根及两侧,可一侧较大或两侧对称。肥大较重时,可占满会厌谷,并向两侧延伸,甚至可与腭扁桃体下极相连。

(四)鉴别诊断

舌扁桃体肥大诊断较易,但应与舌根部良性及恶性肿瘤相鉴别。良性肿瘤如舌根部腺瘤、涎腺混合瘤及舌甲状腺等;恶性肿瘤有淋巴肉瘤或淋巴上皮癌。

(五)治疗

1.病因治疗

积极治疗腭扁桃体炎及慢性咽炎等呼吸道疾病。禁烟酒、少吃或不吃刺激性食物。

2.药物治疗

在舌扁桃体局部涂抹 $5\%\sim10\%$ 硝酸银或 1% 碘甘油,或用复方硼砂(Dobell)溶液含漱,口服抗生素等,均可缓解其症状。

3.手术治疗

舌扁桃体肥大较重并引起明显症状者,可施行舌扁桃体切除术。术前用 1% 丁卡因口咽及舌根部表面麻醉,可用舌扁桃体切除刀、圈套器或长弯剪刀切除肥大的舌扁桃体。近来可采用低温等离子射频技术行舌扁桃体消融术,具有安全、痛苦小、出血少、疗效好等特点,值得推广。亦可用电凝固术、激光、微波及冷冻方法进行治疗。

三、腭垂过长

正常的腭垂与舌根部不接触,由于各种原因使腭垂变长,与舌根部接触,称为腭垂过长。

(一)病因

腭垂症状多系口咽及扁桃体的慢性炎症长期刺激所致;而鼻咽及鼻窦的慢性炎症,因其炎性分泌物由后鼻孔流下,刺激腭垂,亦可引起腭垂过长。上述原因可使腭垂发生慢性炎症,腭垂肌发生变性,黏膜可水肿并向下垂,致使腭垂变长或有增粗,长期刺激可使其纤维化。另外,可见先天发育异常者,但极少见。

(二)症状

腭垂症状多为咽部不适感或异物感,并常有恶心、呕吐,特别是在检查咽部及进食时明显。张大口腔并做深呼吸时(此时软腭上抬,咽峡扩大)异物感可消失,闭口后又出现。患者还常有阵发性咳嗽和声音改变,咳嗽于平卧时较易发生,多为腭垂刺激咽后壁所致。少数患者可无任何症状。

(三)检查

腭垂较松弛、细长,有时亦较粗,其末端肥大呈球形,与舌根部接触,较长时,软腭上举时也不离开舌根。咽部常有慢性炎症。

(四)治疗

禁烟酒及刺激性食物,在治疗咽部及鼻部慢性炎症的基础上,对于症状显著者可施行腭垂部分切除。但不可切除过多,以免术后瘢痕收缩,使其过短,又可影响软腭功能。手术方法:腭垂根部黏膜下浸润麻醉,用组织钳挟持腭垂下端并向前下牵引,在相当于切口处(横行切口)用血管钳钳夹出一印痕,沿此印痕剪去过长部分。切口斜面向后,以免术后进食时刺激创面引起疼痛。如需切除腭垂肌,则先切除多余的黏膜,然后钳住肌肉的顶端,向上分离黏膜,肌肉部分切除后,将黏膜切缘盖住肌肉残端缝合。

(俞小霜)

第十六章

咽部其他疾病

第一节　扁桃体周围脓肿

扁桃体周围脓肿为扁桃体周围间隙内所发生的化脓性炎症。早期发生的蜂窝织炎称为扁桃体周围炎;稍后因炎症进一步发展可形成脓肿。本病约占咽喉疾病的 4%,多发生于青壮年,老人及儿童少见,男女无明显差异,夏、秋季节发病较多。

一、病因及发病机制

现代医学认为扁桃体周围脓肿多继发于急性扁桃体炎,尤其多见于慢性扁桃体炎屡次急性发作者。由于扁桃体隐窝,特别是扁桃体上隐窝被堵塞,引流不畅,导致感染进一步向深层浸润,最终穿过扁桃体被膜,进入扁桃体周围间隙形成蜂窝织炎,继之组织坏死液化,形成脓肿。常见致病菌有乙型溶血性链球菌、甲型草绿色链球菌、金黄色葡萄球菌等,厌氧菌感染也可致本病发生,混合感染亦有之。

二、病理

本病多发生于一侧,双侧极少见。扁桃体感染向外扩散至周围疏松结缔组织中,形成扁桃体周围炎,大量炎性细胞浸润,使组织细胞坏死液化、融合而形成脓肿。临床上常根据其发病部位的差异而分为前上型和后上型两种。前者脓肿位于扁桃体上极与舌腭弓之间,较常见;后者脓肿位于扁桃体上极与咽腭弓之间,较少见。

三、临床表现与诊断

根据病史、临床症状及局部检查,结合血液分析检查结果,可做出诊断。如在扁桃体周围穿刺抽出脓液,即可确诊为扁桃体周围脓肿。

(一)症状

初起为扁桃体急性感染,3~4 d 后,症状不但未减轻反而加重,表现为一侧咽痛加剧,吞咽时尤甚,疼痛常向同侧耳部或头部放射,常伴发热或加重。再过 2~3 d,疼痛进一步加剧,因病变部位红肿影响口腔、咽部及周围组织的运动,且因疼痛而不敢吞咽,故患者表情痛苦,颈部僵直,头部偏向病侧,且常以手托病侧面颊,不敢转头,口微张开,口角流涎,说话含糊不清,如口中含物;若勉强进食,常呛入鼻腔;若翼内肌受累,则有张口困难。

(二)体征

1.扁桃体周围炎期

一侧舌腭弓或咽腭弓充血肿胀明显。

2.脓肿形成期

局部明显隆起、触痛明显,甚至张口困难。若前上型者,病侧软腭及腭垂红肿,并被推向对侧,舌腭弓上方隆起,扁桃体被遮盖且被推向内下方;后上型者,则咽腭弓处红肿隆起,扁桃体被推向前下方。同侧颌下淋巴结常肿大触痛。

(三)实验室和其他辅助检查

血液分析可发现白细胞总数明显增高,核左移现象。亦可行血液或脓液细菌培养加药物敏感试验,特别是出现严重并发症者。必要时可行口外或口内超声检查。

(四)鉴别诊断

临床上需要与以下一些疾病鉴别。

1.咽旁脓肿

咽旁脓肿为咽旁间隙的化脓性炎症,脓肿部位在咽侧至一侧颈外下颌角部,伴有颈侧上部压痛,也可出现牙关紧闭及咽部炎症,病侧扁桃体和咽侧壁被推向中线,但扁桃体本身无病变。

2.智齿冠周炎

智齿冠周炎常发生于阻生的下颌智齿周围,检查可见牙冠上覆盖肿胀组织,牙龈红肿、触痛,可发生溃疡或化脓,炎症可扩展到舌腭弓,但扁桃体及腭垂一般不受影响。

3.扁桃体脓肿

扁桃体脓肿为扁桃体本身的脓肿,可在扁桃体内抽出脓液,患者扁桃体肿大,扁桃体上隐窝中可见脓液流出,患者多无张口困难。

4.脓性颌下炎

脓性颌下炎为口底的急性炎症,形成弥漫性蜂窝织炎。在口底及颏下有痛性硬块,舌被抬高。压舌或伸舌时感到疼痛和困难,张口受限但非牙关紧闭。感染可扩散至喉部,引起呼吸困难。扁桃体无病变,软腭及舌腭弓无充血隆起。

炎症若经咽侧侵入咽旁间隙,可发生咽旁脓肿;向下蔓延可引起喉炎及喉头水肿等。少数病例可发生颈内静脉血栓、化脓性颈淋巴结炎、败血症或脓毒血症。

四、治疗

(一)西医治疗

扁桃体周围脓肿是较严重的急性感染性疾病。所以,使用足量抗生素控制感染是第一治则;脓肿形成后穿刺或切开排脓很重要,能迅速减轻症状,加速痊愈;脓肿消退后,宜切除扁桃体,以防复发。

1.脓肿形成前

脓肿形成前按急性扁桃体炎治疗。给予足量广谱抗生素药物,常用青霉素钠 400 000～800 000 U,皮试后静脉滴注;或加适量的糖皮质激素,如地塞米松 10 mg 静脉滴注。同时,注意休息,饮食宜清淡易消化。

2.脓肿形成后

(1)穿刺抽脓:既是治疗,也是诊断手段,可了解脓肿是否形成。2%丁卡因表面麻醉后,以16~18号粗针头于脓肿最高处刺入抽脓,每天1次,一般2~3次后可痊愈。

(2)切开排脓:在穿刺获脓处,或选择最隆起和最软处切开,如定位不准,可在腭垂根部作一假想水平线,从舌腭弓游离缘下端作一假想垂直线,两线交点稍外即为适宜切口。切开后,以长弯血管钳撑开软组织,充分暴露脓腔以便引流。

(3)扁桃体切除术:适宜于脓肿引流不畅,虽经多次抽脓或切开排脓仍未愈者。好处是扁桃体被膜与扁桃体窝已被脓肿大部分分离,故剥离扁桃体较易;且切除扁桃体后,引流彻底,恢复快;也起到一次性根治本病的目的。不足之处是张口受限,操作不便。由于抗生素的使用,一般可在穿刺确诊后,即切除扁桃体;也有主张先排脓,3~4 d后再做扁桃体切除,这时局部炎症多已消退,充血肿胀减轻,张口改善,手术较易。

3.脓肿消退后

为了预防扁桃体周围脓肿反复发作,宜在脓肿消退2周后,切除扁桃体。这时扁桃体周围瘢痕尚未形成,剥离容易。

(二)外治法

1.吹药

用药散吹患处,有清热解毒,去腐消肿作用,适用于各型之患者。每次少许,每天6~7次。可用以下药物:双料喉风散、冰麝散、复方西瓜霜喷粉剂等。

2.含漱

用薄荷、防风、金银花、连翘、土牛膝、山豆根、甘草水煎2次,混匀含漱,每天次数不拘,具有疏风清热,止痛消肿功效,适用于各型患者。

3.外敷

颌下或颈部有淋巴结肿痛者,可用有清热散结的药物外敷,每天1~2次。如如意金黄散。

(三)其他中医治疗

1.针灸

针灸有泄热解毒,消肿止痛作用,多用于脓肿未成之时。

(1)用针速刺少商、商阳穴,使之出血以泄热毒,若出血不多需用手挤压之。

(2)针刺颊车、内关及合谷穴,用泻法,每天1次,能疏导气血,清泄热毒。

(3)本病未成脓时,用三棱针于患处黏膜浅刺5~6次,使少许血出,能泄热、消肿、止痛。

2.放脓

在痈肿形成后,应立即放脓,使热毒外泄,以减轻症状,促进痊愈,同时也可防止引起咽旁脓肿等并发症的发生。一般用注射器接长穿刺针头,从痈肿高突处刺入,抽吸脓液,务必吸尽,可根据情况翌日再行穿刺抽脓。也可用三棱针刺破痈肿或用小刀切开排脓。

五、预防与调护

平素注意避免过食煎炒辛辣之品,戒烟戒酒,劳逸结合,注意锻炼身体提高抵抗力,若经常发作扁桃体炎,则应尽快摘除扁桃体。发作期宜清淡饮食,注意勤漱口,保持口腔卫生。

（王东海）

第二节　咽部运动性障碍

咽部运动性障碍分为瘫痪和痉挛两种。前者又可分为软腭瘫痪和咽缩肌瘫痪。

一、软腭瘫痪

软腭瘫痪是咽部瘫痪中最常见的一种,可以单独或合并其他瘫痪出现。

末梢神经麻痹引起的瘫痪,一侧者可无临床症状,双侧者症状明显,常为多发性神经炎所致障碍,故多伴有感觉性障碍出现。多见于白喉之后,少数亦可发生于流感、猩红热、伤寒等病之后。

病变位于颈静脉孔附近引起的软腭瘫痪,常合并出现第Ⅸ、Ⅹ、Ⅺ对等脑神经的麻痹(颈静脉孔综合征),多起因于原发性肿瘤、血肿、转移颈淋巴结的压迫或梅毒瘤。中枢性麻痹则见于肿瘤、炎性病变、血管硬化或梅毒,每伴有同侧的唇、舌和喉肌瘫痪。

(一)症状

开放性鼻音。吞咽时食物易逆流入鼻腔,偶尔可经咽鼓管流入中耳;患者不能作吸吮、吹哨或两颊鼓气等动作。检查时,若一侧软腭瘫痪则悬雍垂偏向健侧;发声时,软腭向健侧移动,患侧不能上举。若两侧瘫痪则软腭松弛下垂,不能动作。如咽鼓管开张能力受累,可导致咽鼓管闭塞,出现中耳症状和体征。如发生在白喉之后,每伴有下肢无力、眼调节障碍等症状。

(二)诊断

软腭瘫痪的治疗须与生理性的软腭两侧不对称相鉴别。

(三)治疗及预后

治疗及预后见咽缩肌瘫痪部分。

二、咽缩肌瘫痪

咽缩肌瘫痪常与食管入口、全部食管或其他肌肉群的瘫痪同时出现。除前述种种病因外,在流行性脊髓灰质炎后可迅速发生。

(一)症状

一侧咽缩肌瘫痪表现为吞咽不畅,进流质饮易发呛,进固体食物较慢,患侧有明显的梗阻感。两侧咽缩肌瘫痪者,吞咽运动明显出现障碍,若伴有喉咽和软腭肌肉麻痹,则完全不能吞咽。此种吞咽障碍与喉咽部炎性或不完全机械性阻塞所引起者相反,即开始时流质食物吞咽困难,常常发生逆流,而固体食物则能吞咽。因在吞咽固体食物时,所需的咽肌收缩作用不及吞咽流质食物来得大,最后食物经常停留在喉咽。若并有喉部感觉或运动功能障碍,则食物易呛入下呼吸道,引起吸入性支气管炎或肺炎,甚至发生窒息。

(二)诊断

咽缩肌瘫痪诊断较易。若为一侧咽缩肌瘫痪,则见患侧咽后壁如幕布样下垂,被牵拉向健侧;若为双侧瘫痪,于触拭患者舌根或咽壁时,见恶心反射消失,咽后壁黏膜上不见有皱襞形成。在口咽及梨状窝有大量唾液潴留,还须通过X线检查和喉镜检查,排除喉咽器质性病变。

（三）治疗

应针对病因治疗。对末梢性麻痹患者,需应用改善微循环,增加末梢血管血流量,营养末梢神经的药物,如尼莫地平、吡拉西坦、维生素 B_1、弥可保、银杏叶片等促进神经恢复。也可试用感应电刺激疗法和针刺疗法。预防下呼吸道并发症十分重要,需帮助吸出咽部潴留的分泌物。食物宜做成稠厚糊状,吞咽时头向前屈或偏向一侧,以利食物吞咽。严重病例以鼻饲法为宜,但在置放胃管时,务必不使胃管误入下呼吸道,必要时应在直接喉镜帮助下插入胃管。长期应用鼻饲,鼻腔或喉咽部易发生压迫性溃疡,若有必要,可作胃造口术供给营养。

（四）预后

咽缩肌瘫痪与病因有关。软腭瘫痪通常对健康无明显影响。因白喉引起者,可在数周后自愈。咽缩肌瘫痪而有吞咽障碍者,常因并发吸入性肺炎可发生生命危险。

三、咽肌痉挛

单纯的咽肌痉挛大多原因不明。慢性咽炎患者、烟酒过度者、鼻分泌物长期刺激咽部及外界物理化学因素的影响均有可能导致咽肌痉挛的发生。一切可以引起咽肌瘫痪的疾病亦可导致咽肌痉挛,且痉挛可为瘫痪的先兆。

咽肌的阵发性强直性痉挛较少见,癌肿的疼痛可引起,狂犬病、破伤风和脑膜炎以及颅内疾病皆可能发生咽肌强直性阵挛。

（一）症状

不明原因的单纯咽肌阵挛性痉挛常在患者不知不觉中出现。软腭和咽肌发生规律的或不规律的收缩运动,甚者每分钟可达 $60\sim100$ 次,与脉搏、呼吸无关;入睡后、局部或全身麻醉时,也不停止,但在发声和吞咽时每能暂时抑制阵挛性收缩。

阵挛发作时,患者及旁人常可听到明显的肌肉收缩声。患者自诉可听见自己有耳鸣声,即所谓他觉性耳鸣;耳鸣声与脉搏不一致,压迫颈动脉时不消失,故为肌性他觉性耳鸣,此乃为不同于血管性他觉性耳鸣之处。因腭帆提肌收缩致咽鼓管功能不正常,患者常有自听过响之感。咽后壁及喉均可同时发生节律性震颤。

患者常有吞咽障碍,咽喉不适,反复作呕和局部痛感,常因精神恐惧和紧张而导致咽肌痉挛发作或加重。

（二）诊断

单凭咽、喉部视诊,颇难判断有无咽缩肌痉挛,大多需结合病史和临床症状方能诊断本病。喉咽和食管的 X 线吞钡剂透视或拍片可见痉挛引起的吞咽障碍。痉挛发作时,钡剂不能顺利咽下,可从咽腔呛入鼻腔或有较多钡剂滞留在会厌谷、梨状窝等处。在诊断中,必须注意与器质性阻塞如肿瘤、异物、瘢痕形成等相鉴别,可行纤维喉镜或纤维食管镜检查。

（三）治疗

对患者耐心地讲明病情,以解除其思想顾虑。缓慢而安静地进食可以减轻痉挛,饮食应无刺激性,多加咀嚼后再咽下。劝告患者改正生活上的不良习惯和改善其周围环境。若为器质性病变引起的痉挛,必须针对病因进行治疗。可根据不同的病因和病情选用以下药物治疗。

（1）镇静剂如溴化物、艾司唑仑等。

（2）氯美扎酮,又名芬那露,为抗焦虑药,具有弱安定及松弛肌肉作用,成人剂量为0.2 g,3 次/天。

（3）自主神经调节药物,如谷维素 10 mg,3 次/天。

（4）强壮剂和维生素类药物等。

（王东海）

第三节　咽部感觉性障碍

一、感觉减退或感觉缺乏

咽部感觉减退或感觉缺乏多为全身其他疾病引起;若单独出现,每为功能性疾症或癔症引起,临床上以感觉减退较多见。全身其他疾病可由中枢性病变或末梢神经麻痹引起。中枢性病变,常起因于脑干中的疾病,如肿瘤、出血、血栓形成、多数性脑脊髓硬化、脑底脑膜炎、延髓麻痹、假延髓性麻痹、延髓空洞症和梅毒等。末梢神经麻痹可由颈静脉孔周围病变累及Ⅸ、Ⅹ和Ⅺ对脑神经而引起,或由于白喉、梅毒等引起末梢神经炎所致。

咽部感觉减退或缺乏,常与运动性障碍合并出现,亦常与喉部的感觉、运动性障碍同时出现。

（一）症状

若病情仅局限在口咽部,患者多无明显自觉不适。若累及喉咽部或喉部时,进食或饮水常被误呛入下呼吸道,引起反呛和咳嗽,久之可发生吸入性气管、支气管炎或肺炎。

（二）诊断

检查咽部时,可见软腭和咽的生理性防御反射功能明显丧失。若喉部受累,触诊喉部时,喉的反射性痉挛消失;故根据症状和检查较易诊断。病因诊断,往往须请神经科医师协同检查、分析。

（三）治疗

功能性疾病或癔症引起者,可酌情应用钙剂、维生素类药物,颈部穴位药物注射(山莨菪碱、维生素 B_1 等),喉部理疗等。全身其他疾病引起者应针对病因治疗。

二、感觉过敏或感觉异常

感觉过敏或感觉异常又称咽异感症,常泛指除疼痛以外的各种咽部异常感觉。中医称之为"梅核气"。

（一）病因

产生咽异感症的病因极为复杂,许多有关的生理和病理变化还有待进一步探讨,通常认为与下列因素有关。

1.咽部疾病

各种类型的炎症、扁桃体及会厌病变等。

2.咽邻近器官的疾病

茎突过长、甲状软骨上角过长、咽侧间隙和颈部肿块、喉部疾病(如慢性喉炎、喉部良性肿瘤和恶性肿瘤)、口腔疾病等。

3.远处器官的疾病

消化道疾病、心血管系统疾病、肺部疾病、膈疝等。

4.全身因素

严重的缺铁性贫血、自主神经功能失调、长期慢性刺激（如烟、酒、粉尘和化学药物）、更年期内分泌失调等。

5.精神因素和功能性疾病

咽喉、气管、食管无器质性疾病，主要由大脑功能失调所引起的咽部功能障碍。

(二)临床表现

本症临床常见，30～40岁女性较多。患者感到咽部或颈部中线有团块阻塞感、烧灼感、痒感、紧迫感、黏着感等。位置常在咽中线上或偏于一侧，多在环状软骨或甲状软骨水平，其次在胸骨上区，较少在舌骨水平，吞咽饮食无碍。病程较长的患者，常常伴有焦虑、急躁和紧张等精神症状，其中以恐癌症较多见。

(三)检查

(1)排除器质性病变：对咽异感患者，首先应考虑器质性因素，以免误诊和漏诊。

(2)仔细检查咽部：观察有无黏膜充血、肿胀、萎缩、淋巴组织增生、瘢痕或肿瘤等，还应注意咽黏膜皱褶之间的微小黏膜糜烂、鼻咽顶部的咽囊开口、咽隐窝内的粘连、黏膜下型鼻咽癌、扁桃体实质内的病变等。除视诊外，触诊亦很重要。可采用下列方法进行：①咽部触诊；②颈部触诊；③咽-颈部联合触诊。

(3)邻近器官及全身检查。

(四)诊断

根据症状和检查的全部资料进行综合分析后方可做出诊断。诊断中注意区分器质性因素和功能性因素，区分全身因素和局部因素。

(五)治疗

1.病因治疗

针对各种病因进行治疗。

2.心理治疗

排除器质性病变后，针对患者的精神因素如"恐癌症"等，耐心解释，消除其心理负担。

3.对症治疗

(1)避免烟、酒、粉尘等，服用镇静剂。

(2)颈部穴位封闭法，可取穴廉泉、双侧人迎，或加取阿是穴进行封闭。

三、自发性舌咽神经痛

(一)症状

发作性一侧咽部、扁桃体区及舌根部针刺样剧痛，突然开始，持续数秒至数十秒，发作期短，但不能忍受，可放射至同侧舌面或外耳道深部。说话过多、反复吞咽、触摸患侧咽壁时，扁桃体、舌根及下颌角均可引起发作。以2%丁卡因麻醉咽部，可减轻或止住疼痛。

(二)诊断

须排除舌咽神经分布区的炎症或包块压迫，茎突过长等引起的继发性舌咽神经痛，咽、喉结核，鼻咽和喉咽恶性肿瘤。

（三）治疗

应用镇静剂、镇痛剂、表面麻醉剂喷雾均可减轻疼痛和缓解发作。常用静脉滴注激素、低分子葡萄糖，口服卡马西平、苯妥英钠等。局部普鲁卡因封闭有较快的疗效。坚持口服苯妥英钠3～4个月，可获疗效，甚至有报道称不再发作。

对于发作频繁或症状剧烈者，保守治疗无效，可行颅内段舌咽神经切断术或扁桃体窝和高位颈侧进路于颈静脉孔处切断舌咽神经。有学者从下颌下进路切除大部颈段舌咽神经及其末梢细支，该手术术野大，解剖标志清楚，可在局麻下进行。

（王东海）

第十七章

喉部外伤性疾病

第一节　气管内插管喉损伤

气管内插管麻醉术是各类外科手术常用的,其对气道管理方便、安全性高等优点,使得它成为临床应用最广的麻醉方法。为此,气管内插管时的喉损伤的发生率也随之增加。损伤表现有喉气管黏膜擦伤、裂伤;环杓关节损伤脱位及造成喉内溃疡、肉芽形成及日后形成瘢痕狭窄等。其中喉气管黏膜擦伤、裂伤较为常见,喉溃疡、肉芽及瘢痕较为少见,而环杓关节脱位是较罕见的并发症。

一、发生原因

(1)选择导管过粗,声门裂被导管撑大。咽后壁、喉腔后部及气管前壁内表面三处受压点,易受伤处首先是声带突部位,其次是气管前壁,因此,临床上发现较常见该两处有溃疡或肉芽。

(2)患者体胖,颈粗短,喉腔暴露不良,插管时麻醉喉镜深入过深,上提者喉镜用力不当。损伤环后区及强力推动环杓关节。

(3)患者清醒状态或喉痉挛时强行插管。

(4)插管停留时间过长。

(5)术中频繁改变患者头位或患者常有吞咽、呕吐、咳嗽,增加导管与黏膜的摩擦,引起喉黏膜损伤。

二、常见的损伤及治疗

(一)环杓关节脱位

1.病因

全身麻醉或急救的气管插管较易造成环杓关节脱位,原因有以下几点。

(1)操作者插管动作不熟练、带盲目性,或在患者清醒、尚未用肌松剂时就进行插管,患者剧烈咳嗽或声门痉挛,操作者在半盲目状态下插入麻醉导管,易造成环杓关节脱位。插管时将患者颈部过度后仰,也可能是造成环杓关节脱位的原因之一。据报道,插管过程中所造成的环杓关节脱位多见于左侧,这是因为插管者习惯用左手持喉镜挑起舌根及会厌以暴露喉部,杓会厌襞被拉紧,并将杓状软骨向上、外牵引,此时用右手插入麻醉导管,如果在声门闭合时强行用力插入,则易推压左侧声带,可将该侧杓状软骨向前牵引导致脱位,或直接推压左侧杓状软骨而致其脱位。此外,麻醉导管下 1/3 的凸面主力作用于左杓状软骨上,使其向后推移。

(2)麻醉时间过长,使环杓关节长时间受麻醉导管压迫。特别是在麻醉导管留置过程中,如果患者头部偏向一侧,则导管的重力集中压在该侧环杓关节上,易致其脱位。有个别报道环杓关节因长期受压而发生坏死。

(3)麻醉清醒前由于患者出现刺激性剧烈咳嗽及吞咽动作易致环杓关节脱位。

2.治疗

(1)环杓关节复位术:环杓关节脱位的治疗原则是尽早恢复杓状软骨的正常位置,若杓状软骨区及杓会厌襞充血、肿胀较严重,可待肿胀基本消退后再行复位。复位需早期进行,超过 2 周则可因关节纤维化而效果不佳,如果迟于 1～2 个月,则无法复位。复位的方法有以下几点。

1)间接喉镜下杓状软骨拨动法复位术:此方法简单易行,最多被采用。①术前准备:术前2～3 小时禁食,术前半小时皮下注射阿托品 0.5 mg,向患者说明手术的目的及注意事项,取得患者的合作;有活动义齿者应取下。②麻醉:用 0.5%～2% 丁卡因咽部、喉部喷雾 3～4 次,必要时声门及梨状窝滴入 1～2 次,丁卡因总量不超过 60 mg。③复位拨动方法:受试者取坐位,头位应摆正,颈部放松,嘱患者自己将舌头拉出口外,术者左手持大号间接喉镜,右手持裹以棉片的弯头喉钳,置入间接喉镜后,将喉钳徐徐放入患侧梨状窝,并移至杓状软骨处作与其脱位反方向的拨动。即:如为前脱位,则将喉钳置于杓状软骨前内方,在患者发"依"音时,向后向外轻轻拨动杓状软骨;如为后脱位者,则喉钳置于杓状软骨后外方,在患者吸气时,向前向内拨动。拨动时注意,如系左侧杓状软骨前脱位,要使杓状软骨从前、下、内向后、外、上复位时,必须同时作顺时针方向旋转,否则,其尖端顶着喉腔外侧壁,不利于复位;如系右侧杓状软骨前脱位,则相反。拨动 4～5 下后进行观察,如复位成功,则杓状软骨及声带的活动度明显增加,发声好转。如未成功,隔天可重复拨动一次。

2)纤维喉镜下杓状软骨拨动法复位术:适用于间接喉镜下喉部暴露不理想,或咽反射较敏感,间接喉镜下拨动不成功者。有人主张试用此法。但纤维喉镜及纤细组织钳的活动力度不大,要避免用力过度,而损坏高值纤维喉镜。患者取平卧位,置入纤维喉镜,如果患者咽反射敏感,可通过喉镜的负压孔再滴入少许 1%～2% 丁卡因,将纤维喉镜缓缓推至声门区,并紧贴环杓关节,根据杓状软骨脱位方向(前脱位或后脱位),转动喉镜手柄使镜头向后向外或向前向内撬动,直视下观察杓状软骨复位成功与否。

3)直达喉镜下杓状软骨拨动法复位术:术前准备及麻醉方法同上,个别咽反射特别敏感或精神特别紧张者需行全身麻醉。患者取仰卧垂头位或头后仰抬高位,全身放松,平静呼吸,术者左手持喉镜,将喉镜导入咽腔,挑起会厌,暴露喉部,右手持裹以棉片的直接喉钳拨动杓状软骨,拨动方法同间接喉镜下操作。

4)喉外推拿复位法:朱利相(1998)报道一种环杓关节脱位喉外推拿复位方法,即患者取坐位、平视,头略转向健侧,术者站在患者患侧,用同侧手中、示指将患者喉头轻推向患侧,此时拇指指尖及侧缘慢慢滑入该侧甲状软骨板后缘及深处,即喉咽腔。自上而下移动拇指,当触及硬物感(为杓状软骨)时即嘱患者发"依"音,同时用拇指将硬物向前、内推数次。一般连续治疗 2～3 次即愈。

(2)急性期黏膜充血、肿胀、损伤者,可口服或静脉使用抗生素及雾化吸入治疗。

（3）病程较长而出现关节纤维化的患者,经尝试拨动杓状软骨不成功,如果声带固定于旁中位,且对侧声带运动无法代偿者,可行患侧声带注射、填充或杓状软骨内收术以改善发音。

（4）双侧杓状软骨发生前脱位,双声带外展受限,出现喉阻塞,则需气管切开术。

（二）喉接触性溃疡

喉溃疡是喉科少见疾病,病因非单一。常与炎症和声带过度活动或局部损伤有关。气管插管损伤是本病的原因之一,此外,野外或噪声环境下作业、感冒时烟酒或用声过度也容易产生喉内黏膜受损,继而形成与插管后发生病变一样的喉溃疡或肉芽肿。病变常位于一侧或双侧声带中后 1/3 交界处,即声带突处。声带黏膜损伤后,形成浅表溃疡,再继发感染而引起软骨膜炎并形成肉芽肿,习称为接触性溃疡。患者在术后出现喉痛不适和声嘶,逐渐出现持续性发声易疲劳、声嘶、刺激性咳嗽等。偶有咳嗽致肉芽肿表面血管破裂而少量痰中带血,双侧大块肉芽可引起呼吸不畅。

间接喉镜或纤维喉镜下可见声带及杓状软骨黏膜、声带中后 1/3 杓状软骨声带突上可见白色、淡红、大小不定的小溃疡或肉芽肿,直径大小不定,直径可达 5～9 mm。其外观具有炎性病变的特征。但有时确难与乳头状瘤或恶性肿瘤鉴别。喉接触性溃疡的治疗方法有一般治疗和手术治疗。①一般治疗:去除损伤因素,适当声休、止咳,并辅以含抗生素和肾上腺皮质激素的蒸气或超声雾化吸入治疗。浅层损伤较易治愈,但如肉芽生长应手术治疗配合。②手术治疗:除去肉芽组织,减少声带的重量,促进伤口逐步愈合是手术的目的。

（王东海）

第二节　喉部与呼吸道烧伤

喉、气管、支气管黏膜受到强的物理因素刺激或接触化学物质后,引起局部组织充血、水肿,以至坏死等病变,称为喉部与呼吸道烧伤。它包括物理因素所致的喉烧灼伤、喉烫伤、放射损伤及化学物质腐蚀伤。呼吸道烧伤占全身烧伤之 2%～3%。由于声门在热气、有毒烟雾或化学物质刺激下反射性关闭因而上呼吸道烧灼伤较下呼吸道者多见且伤情较重。

一、病因

（1）咽、喉与气管直接吸入或喷入高温液体、蒸汽或化学气体。

（2）火灾时吸入火焰、烟尘及氧化不全的刺激物等。

（3）误吞或误吸化学腐蚀剂,如强酸、强碱、酚类等。

（4）遭受战用毒剂如芥子气、氯气等侵袭。

（5）放射线损伤,包括深度 X 线、^{60}Co、直线加速器等放射治疗时损伤及战时核武器辐射损伤。

二、发病机制

上呼吸道黏膜具有自然冷却能力,可吸收热气中的热能。当上呼吸道受热力损害时,声门可反射性关闭,保护支气管和肺。蒸气在声门反射未出现前即进入下呼吸道,故下呼吸道受损害较重。烧伤后表现为鼻、口、咽、喉及下呼吸道黏膜充血、水肿及坏死,可累及黏膜下层、软骨,引起窒息、肺不张、肺感染。放射性损伤早期有炎症反应,数月后可发生纤维化、放射性软骨炎、软骨坏死。

三、临床表现

(一)轻度

损伤在声门及声门以上。有声音嘶哑、喉痛、唾液增多、咽干、咳嗽多痰、吞咽困难等。检查可见头面部皮肤烧伤,鼻、口、咽、喉黏膜充血、肿胀、水泡、溃疡、出血及假膜形成等。吞食腐蚀剂及热液者可见口周皮肤烫伤,食管、胃黏膜烧灼伤及全身中毒症状。

(二)中度

损伤在隆突以上。除上述症状外,有吸气性呼吸困难或窒息,检查除轻度烧灼伤所见外,还可有喉黏膜水肿和糜烂,听诊肺呼吸音粗糙,闻及干啰音及哮鸣音。常伴有下呼吸道黏膜烧伤,易遗留喉瘢痕狭窄。

(三)重度

损伤至支气管,甚至达肺泡。除有上述喉烧伤的表现外,有下呼吸道黏膜水肿、糜烂及溃疡,甚至坏死。患者呼吸急促、咳嗽剧烈,可并发肺炎或膜性喉气管炎,可咳出脓血痰和坏死脱落的气管黏膜。误吞腐蚀剂者可致喉、气管、食管瘘。若烧伤范围广泛,可导致严重而广泛的阻塞性肺不张、支气管肺炎、肺水肿,进而出现呼吸功能衰竭。

四、治疗

(一)急救措施

1.早期处理

热液烫伤可口含冰块或冷开水漱口、颈部冷敷。强酸、强碱烧伤者应立即用清水冲洗口腔、咽部并采用中和疗法。强酸烧伤者可给予牛奶、蛋清或 2%～5%碳酸氢钠溶液;强碱烧伤者可给予食醋、1%稀盐酸或 5%氯化铵等涂布伤处或吞服、用中和药物雾化吸入。

2.全身治疗

充分补液,维持水、电解质平衡,吸氧。重度者需行紧急气管插管,也可给予高压氧治疗。纠正休克、保护心肺功能。全身应用抗生素预防感染,糖皮质激素防止呼吸道黏膜水肿。

(二)保持呼吸道通畅

(1)上呼吸道阻塞、分泌物多而咳出困难者,为防止窒息,可行气管内插管或气管切开。Ⅲ度以上呼吸困难必须行气管切开,因为这种病例多有会厌或喉入口处高度水肿,可形成急性喉梗阻或有喉梗阻的趋势。

(2)会厌高度水肿者切开排液减压,杓间区水肿行点状穿刺或点状切开黏膜为宜,因为杓间区过长的切口可能影响术后功能。

(3)应用解痉药物,以解除支气管痉挛。

(4)每天雾化吸入,气管内滴入抗生素生理盐水,以防气道被干痂阻塞。

(三)营养支持

早期以静脉营养为主。能否放置胃管及放置时间取决于并存的下咽、食管烧伤情况。严重烧伤时,早期放置胃管有引起穿孔、感染之危险,故不建议使用,但 2～4 周后又可因为下咽、食管的粘连、闭锁而不能实施,而被迫行胃造瘘术。

(王东海)

第三节 开放性喉外伤

开放性喉外伤指颈部皮肤、软组织有伤口与喉腔相通的喉外伤。累及喉软骨、软骨间筋膜及喉黏膜。常见的原因有切伤和刺伤、爆炸裂伤、勒伤及撞击伤等。受伤部位常发生于甲状软骨、甲状舌骨膜、环甲膜及气管,而环状软骨则较少见,伴有甲状腺损伤亦不少。严重者可多处同时受伤(图 17-1)。

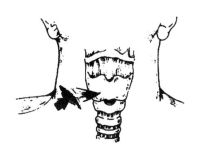

图 17-1 喉穿破伤

一、临床表现

开放性喉外伤的临床表现因创口的深浅、范围而异。

(一)出血

严重的出血常是损伤喉动脉、面动脉舌下支、甲状腺动脉或甲状腺组织。如颈部动脉受伤大出血易出现休克、死亡。若静脉被切断、破裂,出血较多,且可形成气栓。无大血管损伤者,常有血痰伴呼吸而喷出。

(二)皮下气肿

皮肤伤口与喉伤口不在同一位置,咳嗽时空气由喉裂口进入颈部软组织,而造成皮下气肿,可扩展到面、胸、腹部。

(三)呼吸困难

由于喉软骨骨折、喉腔变形、伤口组织塌陷或黏膜肿胀;血液流入下呼吸道内;气管外伤或气胸等而引起呼吸困难。

(四)声嘶或失声

声带损伤或喉返神经、环杓关节脱位或喉腔开放引起声嘶或失声。

(五)吞咽困难

因外伤后咽、喉痛使吞咽障碍;喉咽、梨状窝或食管受累而出现吞咽困难。

(六)颈部伤口

伤口形态与致伤原因有关,刀伤时伤口大,整齐,常为单一伤口。尖锐器伤皮肤伤口小,伤口深及常有多个,有严重皮下气肿。铁丝、电线等勒伤,伤口细小,仅有皮肤少许渗血。枪伤一般为贯通伤,颈部伤口小局限。爆炸伤伤口边缘不整,常有异物停留于组织内。

二、检查

(一)出血量及活动性出血的来源

应诊时首先用有效的方法止住活动性出血,并根据血液的性状、出血的动态和预计出血量等初步判断可能损伤的组织。只有做好良好的照明及抢救准备,才能探测伤口。一般说来,颈部大动脉受伤,多在现场死亡。患者能送来院急诊,说明还有抢救机会。

(二)伤口的位置及范围

明确伤口的位置及与喉气管的关系,检查伤口与气道相通是否顺畅,如有组织层覆盖或不完全覆盖,会加重皮下气肿。

(三)全身状况

全身状况包括患者的生命体征,如呼吸、脉搏、血压等。

(四)辅助检查

在病情许可下,喉CT检查、内镜检查,确定有无合并食管损伤、喉咽损伤、甲状腺及颈部大血管等损伤。

三、治疗

(一)保持呼吸道通畅

自伤口处插入气管插管或带气囊的Y形气管套管,并打胀气囊,防止血液流入下呼吸道。必要时应行环甲膜切开或气管切开。在野外,可在原开放的瘘道或稍加扩大后放入气管套管或中空导管应急。然后才进一步检查。

(二)止血及抗休克

颈部外伤时大出血有原发性及继发性两种,危害性极大,因此在建立呼吸道通路时应同时行止血措施。急救时,颈部用环行绷带紧包扎止血会影响脑部供血;结扎血管止血需具备一定的条件。填塞压迫是简单有效的止血方法,待患者情况好转或在有条件的地方再行血管结扎手术。在无条件行进一步抢救时,切勿取填塞物,以免引起大出血。

出血剧烈,填塞物无效时,应用压迫止血及防止气栓形成,同时行颈部血管探查术。将皮肤伤口向下扩大,在近心端将受伤之颈内静脉结扎。动脉裂口可用细丝线缝合,或行血管吻合术。而结扎颈总动脉、颈内动脉只在最后为挽救患者生命时才采用。

(三)喉损伤的处理

根据受伤部位及范围,采取不同的处理方法。

1.舌骨上损伤

伤口切断舌骨上肌群,直到咽腔,或切断会厌游离缘。手术时应将伤口拉开,间断缝合修复咽腔黏膜,再逐层缝合舌骨上肌群。注意舌下神经及舌动脉有否受伤。缝合后不需要放置喉模。

2.甲状舌骨膜损伤

受伤机会较多。切口经过会厌前间隙,可横断会厌,如小块会厌游离可切除。如会厌根部断离,应将会厌根部拉向前缝合,以免引起呼吸困难。缝合原则是分层对位缝合,以恢复原有功能,不需留置喉模。注意保护未断离的喉上神经。

3.甲状软骨中上部损伤

常损伤喉内的声带、杓会厌襞和室带。缝合时应尽量保留喉腔黏膜,并复位缝合。将会厌拉向前缝合,留置喉模 3 个月左右。

4.甲状软骨中下部损伤

在该处除损伤声带外,易损伤喉内肌、杓状软骨和环状软骨,可导致环杓关节脱位,严重影响声带活动。严重外伤者,可伤及下咽,甚至咽后壁。缝合时应注意声带黏膜复位及将两侧声带尽量恢复到同一平面。尽量保留软骨,如为小块已游离无软骨膜附着的软骨,估计难以成活者,应及时取出。对位缝合甲状软骨板,喉腔内放置喉模 3～6 个月。

5.环甲膜损伤

如损伤仅及环甲膜,气管切开后单纯缝合即可。如伤口深可伤及环杓关节、环状软骨,甚至喉咽、气管入口及椎前筋膜等。应行低位气管切开后,分层缝合,留置喉模 3～6 个月。

6.气管损伤

由于伤及颈部气管时,常累及甲状腺、食管及喉返神经。如伤及气管旁的大血管,患者常来不及就诊已死亡。手术时可用丝线将气管对位缝合,食管伤口分层缝合。如能找到离断喉返神经断端可即行吻合或后期处理。缝合后可放置 T 形管或镍钛记忆合金支架支撑 3～6 个月,以防狭窄。食管损伤者术后应留置胃饲管。

7.喉大范围缺损

应尽量按其解剖结构修复,以恢复其呼吸及发声功能。临床常用于修复的材料和方法有以下几点。

(1)会厌组织:将会厌自前间隙处分离后,向下牵拉,修复喉腔前面或左右前外侧面,留置喉模 2 周左右。该方法取材容易,方法简便,会厌的支架作用好,修复效果好。患者呼吸功能良好,大多数均能拔管。但患者在短期内有呛咳,特别是进食流质时,一般在 3 个月左右好转。

(2)颈前带状肌:可用单侧单蒂或双蒂、双侧单蒂或双蒂胸骨舌骨肌瓣翻转缝合,修复喉前外侧壁。此法除取材容易、简便外,可同时修复喉的侧壁及前壁,但支架作用稍差,术后发声较差,需留置喉模 1～3 个月,如仍有狭窄,需再次置入喉模。

(3)舌骨肌瓣:取适当长度的舌骨,保留骨膜及附着的胸骨舌骨肌,将舌骨缝于缺损的喉前壁或外侧壁,并放置喉模 3～6 个月。此法的支架作用好,适用于损伤范围小的病例。术中应注意保留舌骨膜,同时舌骨及附着肌肉不能短于 1.5 cm,否则舌骨易缺血坏死,令修复失败。

(4)全喉重建术:严重喉外伤,尽管喉体碎裂也要灵活运用各种重建技巧,重建呼吸通道。以期达到患者伤愈后能经口呼吸和保持语言能力。不能因为伤后喉解剖结构紊乱,自己能力所不能及,而草率地将残余喉组织剪除。如因爆炸全喉缺失,应急处理可形成颈前气管造口,日后才行 Ⅱ 期发音重建术。

(5)联合修复:常用于并有喉外器官严重损伤,如颈前皮肤大范围缺损、下咽部或颈段食管损伤等。常用的有胸大肌皮瓣、颈阔肌皮瓣及胸锁乳突肌皮瓣、吻合血管的肱桡肌皮瓣、股外侧肌皮瓣等游离皮瓣和肌皮瓣联合修复。

四、喉模的类型和放置方法

喉模是喉气管成形术必用品,使用时应因地制宜,因人选用。现将常用的喉模种类和放置方法介绍如下。

（一）硅胶管

1.放置方法

取 2 cm 长、外径约为 1.3 cm 的硅胶管将上端缝合（减少误吸），选择可起固定作用的双侧甲状软骨板，以粗针头为引导将细不锈钢丝依次穿过一侧皮肤-甲状软骨-硅胶管-对侧甲状软骨板-皮肤，同法在上方处再穿过细钢丝一条。手术结束时将钢丝拉紧，判断管上缘水平略超过损伤区域后，分别用纽扣穿钢丝固定于双侧颈部皮肤外（图 17-2）。

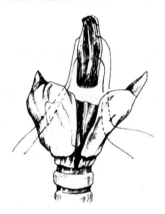

图 17-2　硅胶管喉模固定法

2.取出方法

喉腔黏膜表麻或全麻下进行。切记先夹住喉模顶端，再剪断颈部固定钢丝，经口腔取出喉模。

（二）T 型硅胶管（图 17-3）

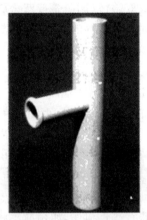

图 17-3　T 型硅胶管

硅胶管无毒性、对组织刺激轻微，长期佩带无不适感；支撑力较好，不易变形。堵塞 T 型硅胶管的支管，不影响患者呼吸，自我护理也方便。

1.放置方法

根据患者年龄和身材大小、病变部位和范围，选择合适的规格及裁剪合适的形状和长短（表 17-1），管端修剪圆滑平整。放置时支管自气管造瘘口处伸出，上端可达披裂上缘或向前与会厌根部平齐（图 17-4）。

表 17-1 T 型硅腔管规格

规格编号	主管外径(cm)	支管外径(cm)	适用年龄
1	0.8	0.6	幼儿
2	1.0	0.8	儿童
3	1.1	0.9	儿童
4	1.2	1.0	青少年
5	1.3	1.1	青少年
6	1.4	1.2	成年女性
7	1.6	1.4	成年男性

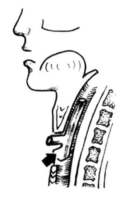

图 17-4 T 型硅胶管安放图

2.T 型硅胶管与气管套管联合应用

临床经验表明,T 型硅胶管安放后,支管不能长期作为通气道。因为 T 型硅胶管不配有内套,一旦 T 型硅胶管的近心端形成痂皮,会影响管腔通畅,出现"活瓣样"的呼吸困难。解决这个问题的方法是,支管适当剪短,以较小号气管套管自支管内放入,使气管套管口突出,T 型硅胶管垂直管下缘。按常规气管套管的清洁方法清理内套,我科在临床上常将气管套管和 T 型硅胶管联合使用,效果颇佳(图 17-5)。

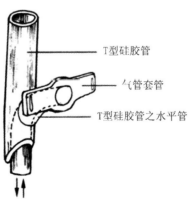

图 17-5 T 型硅胶管与气管套管联合应用

289

3.拔管方法

沿气管瘘口下缘与 T 型支管间隙深入细长血管钳,夹住 T 主管与支管连接之下部,向上推压支管再向外拉,即可取出。放置气管套管,并堵管观察 1 周,无呼吸困难可拔管。

4.T 形管拔除的时机

(1)Ⅰ型喉外伤有广泛黏膜损伤,戴管 2 个月左右。

(2)Ⅱ型喉外伤,戴管 3～6 个月。

(3)Ⅲ型喉外伤,喉软骨破碎内陷者,戴管 6～12 个月。

(4)重的Ⅲ型及Ⅳ型喉外伤戴管 1.5～2 年。

(三)乳胶指套喉模

1.特点

(1)制作方便,可根据患者的年龄、损伤部位及范围制作不同规格的喉模。

(2)喉模柔软,具有一定的支撑作用,又有一定的柔软性。

(3)对创面的摩擦及压迫小,不易生长肉芽。

(4)缺点是不宜长期停放。

2.制作

剪取消毒手套的示指套,在套内装剪碎或小块状的碘仿纱或海绵,在两端用丝线扎紧,在扎紧处的外端分别缝扎 10 号丝线两条,指尖端处丝线约 30 cm 长,另一端长约 20 cm。制作后的喉模(适用于成人男性)长 5 cm,宽 1.5 cm 左右(图 17-6A)。

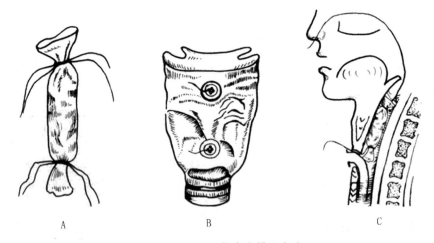

A   B   C

图 17-6　指套喉模固定法

A.指套喉模;B.指套喉模喉前上下固定法示意图;C.指套喉模鼻腔-颈部固定法示意图

3.放置固定

在喉内黏膜复位缝合、软骨复位后,根据患者的年龄、损伤的范围和部位制作合适的喉模。放置固定方法有两种:颈外固定如图 17-6B 所示。鼻腔-颈外固定法:将喉模放入喉腔(指端向上,自一侧鼻腔放入导尿管到喉腔将喉模上端丝线自前鼻孔引出并固定,注意丝线不宜牵拉过紧,以防损伤软腭;下端丝线自气管切开处引出并固定(图 17-6C)。

4.取出方法及时机

口及喉咽黏膜表麻,将下端固定丝线剪断,在口腔用血管钳夹住上端丝线,在前鼻孔处剪断固定丝线,然后自口腔取出喉模。

一般指套喉模放置时间为 2 周,因口内有丝线,放置时间长患者感到不适。同时丝线对软腭、鼻腔可造成一定的损伤,因此指套喉模一般用于喉内黏膜外伤。

(四)镍钛形状记忆合金支架

1.特点

镍钛形状记忆合金作为一种新型材料,已广泛应用于临床各领域。镍钛形状记忆合金在相变区具有形状记忆特性和超弹性,在低温下(0 ℃左右,处于马氏链状态)比较柔软,可以变形。将其加热到人体温度时(高温相状态)立即恢复到原来形态,产生持续柔和的支撑力,起到矫形或持续支撑作用。其优良的生物相容性、形态记忆功能、超弹性、耐腐性、耐磨性、无毒性等特征,被称为 21 世纪的新型材料。

记忆合金支架有附膜支架和裸支架。附膜支架可阻止喉黏膜肉芽向支架内生长,放置一段时间后可经直接喉镜下取出。裸支架放置后,喉黏膜可长入网格内,支架与组织相容,起到支撑作用。

2.放置方法

根据患者情况,选择合适大小、形状的记忆合金支架。将记忆合金放入冰中,冷却缩小后,置入喉腔内,受体温作用金属立刻恢复原状,固定并支撑喉腔。由于裸支架不能取出,放置时不能高于声带水平。所以,受伤部位高于声门水平者不适宜放置裸支架。常规的圆筒网状支架常用于声门下、气管的支撑。声门区的支撑最好用特制的喉模。

3.取出时间及方法

附膜支架根据患者的受伤程度和范围决定,一般放置 3 个月左右。表麻或气管内麻下,在直接喉镜或支气管镜下取出。

(尹　君)

第四节　闭合性喉外伤

闭合性喉外伤是指颈部皮肤无伤口与喉腔贯通的外伤。

一、喉黏膜挫伤、撕裂伤

(一)临床表现

1.症状

喉部疼痛,以吞咽时更明显,可放射到耳部。由于喉黏膜水肿、黏膜下出血、黏膜撕裂、常有声嘶及咯血现象。如并有环杓关节脱位,声嘶更明显及持续。一般说来,此种类型损伤较少立刻发生呼吸困难,但要注意的是受伤后数小时,才是喉内组织肿胀的明显期。临床医师有此预见性,会减少患者过早脱离医疗监护、突发呼吸困难的危险。

2.检查

(1)颈部检查:颈部软组织肿胀、淤血。如喉黏膜撕裂伤严重者可发生局限性皮下气肿,严重者气肿可波及颜面、颏下、胸部等部位。

（2）间接喉镜或光纤喉镜检查：喉黏膜水肿、黏膜下水肿或黏膜撕裂；杓会厌襞移位，声门狭窄或变形等；声带活动受限或固定，喉腔变形或结构欠清等。

（3）喉部 X 照片、CT 检查：对排除喉支架骨折、环杓关节脱位、手术方案的制定等有较大的价值。

（二）治疗

1.一般处理

一般处理适用于无呼吸困难的喉外伤。

（1）严密观察病情，作好气管切开准备，一旦出现呼吸困难立即行气管切开。

（2）令患者安静，少言，进食流质、禁食或鼻饲流质。

（3）早期应用抗生素和皮质激素可减轻黏膜水肿。

2.外科处理

外科处理包括气管切开及手术探查。

（1）气管切开：对有以下情况者应行气管切开，以策安全。①伤后即出现呼吸困难或呼吸困难呈进行性加重；②喉黏膜较大范围撕裂伤、持续性咯血者；③就诊时虽无呼吸困难，但有咳血、皮下气肿者，可以作预防性的气管切开。

（2）手术探查：喉裂开后，将撕裂的黏膜缝合（图 17-7）或将黏膜下血肿刮除，尽量保留黏膜完整，内置喉模 2 周，以防止喉狭窄。

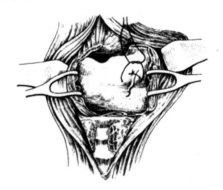

图 17-7　喉内黏膜缝合

二、喉软骨支架骨折

喉软骨支架骨折所受的外来暴力较喉黏膜挫伤及裂伤要大得多，是严重的喉外伤。闭合性喉外伤以甲状软骨、环状软骨骨折多见，而顿挫挤压伤引起喉气管断裂分离常见于多发性的损伤中。这些损伤难免地伴有喉黏膜撕裂伤。

（一）临床表现

1.皮下气肿

喉内黏膜撕裂，气体进入颈部皮下，可扩展到全颈、颏下、面颊或纵隔等。

2.咯血

轻者可痰中带血，重者出现较大量的咯血，频频咳嗽使皮下气肿加重。

3.呼吸困难

喉软骨骨折，特别是环状软骨骨折，使喉腔失去正常的支撑而变形，加上喉黏膜水肿、血肿及出血等因素,而出现喉阻塞。

4.声嘶

喉软骨骨折或关节脱位使声带位置发生改变;喉黏膜水肿或血肿、黏膜撕裂致声带形态改变;喉返神经麻痹或环杓关节脱位使声带活动受限或固定,而出现声音质量改变。

5.疼痛

说话或吞咽时疼痛明显,疼痛有的向耳部放射。

6.吞咽困难

患者可因疼痛而产生吞咽困难,但应注意并发食管损伤。

(二)检查

(1)颈部肿痛、皮下淤血及皮下气肿。皮下气肿的始发位置可为损伤的部位提供参考依据;闭合性喉气管损伤时,皮下气肿进展很快。

(2)喉体正常轮廓不清,甲状软骨扁平,环状软骨弓消失,可扪及错位的软骨。在气管离断时。由于舌骨上肌群的牵拉,可使喉体上移。

(3)喉腔形态的观察:对检查合作的患者,间接喉镜观察下咽、喉部常是确诊的一项重要手段。纤维喉镜有视野清楚、光线明亮,对损伤范围和程度判断较准确及对病者损伤小等优点,特别对检查不合作、张口受限或特殊体位者更为适合。直接喉镜检查有加重损伤的可能,不宜作为首选,但对已建立有效气道,又无颈椎及颈部并发症者,应不属禁忌。随着纤维镜的普及应用,它的损伤小、观察全面等优点已被广泛接受。为此,传统的直接喉镜检查临床逐渐少用。外伤时喉腔形态有黏膜暗红、水肿、黏膜下血肿、黏膜裂伤。声门变形、声带活动受限或固定,喉软骨暴露等征象。

(4)喉部 CT 是一种非损伤性检查,其结果是选择治疗方法的重要依据。它有助于查明喉软骨的破坏程度、环杓关节运动情况以及内镜难以发现的喉内软组织改变。尽管如此,传统的喉部X线正侧位片、体层照片等仍有临床采用价值。但必须指出,喉部的影像学检查应在呼吸道通畅及病情许可时进行。

(5)注意并发颈部钝挫伤或颌面部骨折、颈椎骨折及胸部损伤等。

(三)治疗

(1)迅速建立有效呼吸通道,防止窒息。

(2)软骨骨折复位及修复喉软骨骨折的整复应尽早进行,在致伤后 2 h 内采取妥善的治疗措施,对预防并发症,保存喉功能甚为重要。

1)扩张法软骨复位:指单纯骨折,喉腔声门轻度变形,但无呼吸困难,但当喉内血肿及黏膜水肿消退后,发现骨折移位对发声和呼吸有一定影响。对此型病例主张早用扩张法复位治疗,可取得很好治疗效果。复位可在直接喉镜下、气管镜下进行。方法:气管切开后,全麻下在直接喉镜或气管镜下进行手法复位。复位后可经喉放入喉模,1周后取出。亦可不放喉模,3 d 后再复位一次。

2)喉裂开软骨复位:Cherian 总结了 30 例喉外伤病例,提出喉外伤患者在 7 d 内行外科手术治疗者 94％预后良好,而 7 d 以后者治疗效果差,预后不良。适应证:①喉黏膜撕裂、软骨暴露、明显移位的骨折,声带固定;②伤后不久即出现呼吸困难;③伤后持续咯血,颈部广泛皮下气肿呈进行性;④直接喉镜或气管镜下复位不成功者。方法:喉裂开后,将折断的软骨片整复,软骨膜完整者,对位缝合软骨膜(图 17-8);软骨膜缺损者,可直接缝合软骨断缘固定。喉内软组织复位,将黏膜缝合。如黏膜缺损大,不能缝合,可用会厌黏膜、鼻腔游离黏膜修复,或将杓会厌皱襞黏膜向内拉拢修复,具体应根据损伤范围及部位而定。然后放置喉模3~6个月。如喉支架破坏或缺失严重,实在难以完整修复,在手术时亦应围绕恢复、发音和防止误咽等功能设计手术方案,以期保持患者的生活质量。

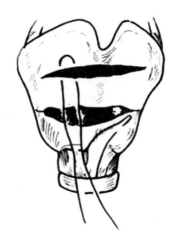

图 17-8　甲状软骨缝合

喉气管断裂者,其皮肤可有或无伤口,远端可缩回至胸腔,患者立即有咯血、呼吸困难、皮下气肿。此时应立即颈部切开,将远端牵拉向上与近端吻合固定,并放置支撑喉模。因此类损伤常累及双侧喉返神经,出现声带麻痹。术中应做低位气管切开,有条件可同时行神经吻合。如效果不佳或术时因特殊情况不能行神经吻合时,术后观察声带运动半年内未恢复,再按声带麻痹处理,如抢救现场无条件进行喉、气管吻合时,应将远端固定于颈部,非放置气管套管或气管插管。

（尹　君）

第十八章

喉部炎性疾病

第一节　急性会厌炎

急性会厌炎是一起病突然、发展迅速、容易造成上呼吸道阻塞的疾病,可分为急性感染性会厌炎和急性变态反应性会厌炎两类。

一、急性感染性会厌炎

急性感染性会厌炎为一以会厌为主的声门上区喉黏膜急性非特异性炎症。此类炎症不仅累及会厌,同时或多或少地波及声门上区各结构,因此也称为"急性声门上喉炎"。成人、儿童皆可发生,男性多于女性,男女之比(2~7):1,早春、秋末发病者多见。近年来,由于 B 型流感嗜血杆菌疫苗接种的普及,儿童发病率明显下降。

(一)病因

(1)感染是最常见的原因,以 B 型流感嗜血杆菌最多,身体抵抗力降低,喉部创伤、年老体弱者均易感染细菌而发病。其他常见的致病菌有金黄色葡萄球菌、链球菌、肺炎双球菌、奈瑟卡他球菌、类白喉杆菌等,也可与病毒混合感染,如呼吸道合胞病毒、鼻病毒及 A 型流感病毒。各种致病菌可由呼吸道吸入,也可由血行感染,或由邻近器官蔓延。

(2)创伤、异物、刺激性食物、有害气体、放射线损伤等都可引起声门上黏膜的炎性病变。

(3)邻近组织感染,如急性扁桃体炎、咽炎、口腔炎、鼻-鼻窦炎等蔓延而侵及声门上黏膜。亦可继发于急性传染病后。

(二)病理

声门上区如会厌古面与侧缘、杓会厌襞等黏膜下结缔组织较疏松,炎症常从此处开始,引起会厌高度的充血肿胀,有时可增厚至正常的 6~10 倍。炎症逐渐延及杓状软骨或室带,严重者可向咽会厌皱襞、咽侧邻近组织及颈前软组织蔓延。声门上区炎症一般不会向声门下扩展。

病理组织学的改变可分 3 型。①急性卡他型:黏膜弥漫性充血、水肿,有单核及多形核细胞浸润,会厌舌面之黏膜较松弛,肿胀更明显;②急性水肿型:会厌显著肿大如圆球状,间质水肿,如炎性细胞浸润增加,局部可形成脓肿;③急性溃疡型:较少见,病情发展迅速而严重,病菌常侵及黏膜下层及腺体组织,可发生化脓、溃疡,血管壁如被侵蚀,可引起糜烂出血。

(三)临床表现

1.发病情况

起病急骤,常在夜间突然发生,病史很少超过 12 h。多数患者入睡时正常,半夜突感咽喉疼痛或呼吸困难而惊醒。

2.畏寒、发热

成人在发病前可出现畏寒发热,多数患者体温在 37.5 ℃～39.5 ℃,少数可达 40 ℃以上。患者烦躁不安,精神萎靡不振,全身乏力。发热程度与致病菌的种类有关,如为混合感染,体温大多较高。

3.咽喉疼痛

为其主要症状,吞咽时疼痛加剧。

4.吞咽困难

吞咽动作或食团直接刺激会厌,导致咽喉疼痛加重,口涎外流,拒食。如会厌及杓状软骨处黏膜极度肿胀,可发生吞咽困难。

5.呼吸困难

因会厌黏膜肿胀向后下下垂,同时杓状软骨、杓会厌襞、咽后壁等处黏膜也水肿,使喉入口明显缩小,阻塞声门而出现吸气性呼吸困难。如病情继续恶化,可因肿胀黏膜坠入声门嵌塞而发生窒息。患者发音多正常,少数声音低沉、含糊。

6.晕厥、休克

患者可在短时间内出现晕厥或休克,表现为呼吸困难、精神萎靡、体弱、四肢发冷、面色苍白、脉快而细、血压下降等。因此对这类患者要密切观察,做好抢救准备。

7.颈淋巴结肿大

一侧或两侧颈深淋巴结肿大、压痛,有时向耳部和背部放射。

(四)检查

1.喉外部检查

先观察颈部外形,再进行触诊。急性会厌炎严重者炎症可向邻近组织扩散,出现颈前皮下红肿、甲状舌骨膜处压痛。一侧或两侧颈深上群淋巴结肿大伴压痛。手指触压颈部舌骨和甲状软骨上部时压痛明显。

2.间接喉镜检查

可见会厌舌面弥漫性充血肿胀,重者如球形,如有脓肿形成,常于会厌舌面的一侧肿胀,急性充血,表面出现黄色脓点。室带、杓状突充血肿胀(图 18-1)。

3.纤维或电子喉镜检查

一般可以看到会厌及杓状软骨,检查时应注意吸痰、吸氧,减少刺激。此检查最好在有立即建立人工气道的条件下进行,以防意外。

4.实验室检查

血白细胞总数增加,常在$(10～25)\times10^9/L$,中性粒细胞增多,有核左移现象。

5.影像学检查

必要时可行影像学检查,CT 扫描和 MRI 可显示会厌等声门上结构肿胀,喉咽腔阴影缩小,此外,还有助于识别脓腔。

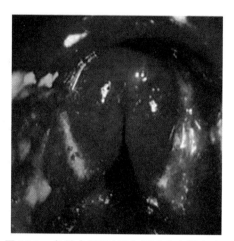

图18-1 急性会厌炎(示会厌重度水肿充血)

(五)诊断

对急性喉痛、吞咽时疼痛加重,口咽部无明显炎症者应考虑到急性会厌炎,并做间接喉镜和纤维或电子喉镜检查以明确诊断。成人急性会厌炎有缓慢型和速发型之分。呼吸道梗阻主要见于速发型,一般在起病后8 h内发生。由于危及生命,早期诊断十分重要。

(六)鉴别诊断

此病易与其他急性上呼吸道疾病混淆,必须与以下疾病鉴别。

1.急性喉气管支气管炎

多见于3岁以内的婴幼儿,常先有轻微咳嗽,随后出现哮吼性干咳、喘鸣、声音嘶哑及吸气性呼吸困难。检查可见声带黏膜充血,声门下及气管黏膜亦显著充血肿胀,会厌及杓状软骨正常。

2.白喉

起病较缓慢,全身中毒症状较重,喉部检查有成片状灰白色白膜,不易擦去,强行剥离易出血。喉部拭子涂片及培养可找到白喉杆菌。

3.会厌囊肿

无全身症状,检查会厌无炎症或水肿表现,囊肿多见于会厌舌面。会厌囊肿合并感染时,局部有脓囊肿表现。

(七)治疗

急性会厌炎起病后可迅速发生致命性呼吸道梗阻,其治疗包括控制感染和保持呼吸道通畅两个方面,因此欧美国家均将急性会厌炎患者安置在监护病房内观察和治疗,吸氧、取半坐位,床旁备置气管切开包。

1.控制感染

(1)足量使用强有力抗生素和糖皮质激素:因其致病菌常为B型流感嗜血杆菌、葡萄球菌、链球菌等,故首选头孢类或阿莫西林克拉维酸钾抗生素,疑伴厌氧菌感染者可加用甲硝唑。地塞米松肌内注射或静脉注射,剂量可达 0.3 mg/(kg·d)。

(2)局部用药:局部用药的目的是保持气道湿润、稀化痰液及消炎。常用的药物组合有:①庆大霉素 1.6×10^5 U,地塞米松 5 mg(或布地奈德),α-糜蛋白酶 5 mg;②卡那霉素 1 g,醋酸可的松 25 mg,麻黄碱 40 mg。以上两种选一种组合加蒸馏水至 10 mL,用喷雾器喷入咽喉部或氧气、超声雾化吸入,每天 4～6 次。

（3）切开排脓：如会厌舌面脓肿形成，或脓肿虽已破裂仍引流不畅时，可在吸氧、保持气道通畅（如喉插管、气管切开）下，用喉刀将脓肿壁切开，并迅速吸出脓液，避免流入声门下。如估计脓液很多，可先用空针抽吸出大部分再切开。体位多采用仰卧垂头位，肩下垫一枕垫，或由助手抱头。不能合作者应用全麻，成人可用表面麻醉。

2.保持呼吸道通畅

建立人工气道是保证患者呼吸道通畅的重要方法。有下述情况者，应考虑行气管切开术：①起病急骤，进展迅速，且有Ⅱ度以上吸气性呼吸困难者；②病情严重，咽喉部分泌物多，有吞咽功能障碍者；③会厌或杓状软骨处黏膜高度充血肿胀，经抗炎给氧等治疗，病情未见好转者；④年老体弱、咳嗽功能差者。

出现烦躁不安、发绀、三凹征、肺呼吸音消失，发生晕厥、休克等严重并发症者应立即进行紧急气管切开术，或环甲膜切开术。

3.其他

保持水电解质酸碱平衡，注意口腔卫生，防止继发感染，鼓励进流质饮食，补充营养。

二、急性变态反应性会厌炎

(一)病因与发病机制

急性变态反应性会厌炎属Ⅰ型变态反应，当抗原进入机体后，产生相应的IgE抗体，再次接触相同的抗原时，发生肥大细胞脱颗粒，释放大量血管活性物质，引起血管扩张，通透性增加。抗原多为药物、血清、生物制品或食物。药物中以青霉素最多见，阿司匹林、碘或其他药物次之；食物中以虾、蟹或其他海鲜多见，个别人对其他食物亦有过敏。多发生于成年人，常反复发作。

(二)病理

会厌、杓会厌襞，甚至杓状软骨等处的黏膜及黏膜下组织均高度水肿，有时呈水泡状，黏膜苍白增厚，甚至增厚达正常的6～7倍。活体组织检查可见黏膜水肿、增厚，嗜酸性粒细胞浸润，其基底膜破坏，嗜碱性粒细胞和肥大细胞增多。

(三)症状

发病急，常在用药半小时或进食2～3 h内发病，进展快。主要症状是喉咽部堵塞感和说话含混不清，但声音无改变。无畏寒发热、呼吸困难，亦无疼痛或压痛，全身检查多正常。间接喉镜和纤维或电子喉镜检查可见会厌明显肿胀。本病虽然症状不很明显，但危险性很大，有时在咳嗽或深吸气后，甚至患者更换体位时，水肿组织嵌入声门，突然发生窒息，抢救不及时可致死亡。

(四)检查与诊断

检查可见会厌水肿明显，有的成圆球状，颜色苍白，组织疏松。杓会厌襞以及杓状软骨处黏膜亦多呈明显水肿。声带及声门下组织可无改变。实验室检查可见：①外周血或会厌分泌物涂片检查嗜酸性粒细胞增多至7%，其他血细胞均正常；②变应原皮内试验多呈阳性。还应询问有无变态反应性疾病的过去史和家族史。诊断不难，但症状不典型时易漏诊或误诊，列表18-1与感染性会厌炎鉴别。

(五)治疗

首先进行抗过敏治疗，成人皮下注射0.1%肾上腺素0.1～0.2 mL，同时肌内注射或静脉滴注氢化可的松100 mg或地塞米松10 mg。会厌及杓会厌襞水肿非常严重者，应立即在水肿明显处切开1～3刀，减轻水肿程度。治疗中及治疗后应密切观察。1 h后，若堵塞症状不减轻或水肿仍很明显,可考虑作预防性气管切开术。如紧急也可选择紧急气管切开术或环甲膜切开术,如窒息应同时进行人工呼吸。

表 18-1 急性感染性会厌炎与急性变态反应性会厌炎的鉴别诊断

	急性感染性会厌炎	急性变态反应性会厌炎
病因	细菌和病毒感染	变态反应
症状	喉部疼痛	喉部堵塞感
压痛	舌骨及甲状软骨处有压痛	无压痛
体温	升高	正常
实验室检查	白细胞总数增多 中性粒细胞增多	白细胞总数正常或略低 嗜酸性粒细胞增多
局部检查	会厌红肿	会厌水肿
治疗	抗生素为主	糖皮质激素为主
预后	积极抗感染治疗,预后较好	可突然窒息,抢救不及时可致死亡

(六)预防与预后

采用 B 型流感嗜血杆菌疫苗接种可有效地减少儿童急性会厌炎及其他流感嗜血杆菌感染疾病(脑膜炎、肺炎等)。一般预后良好。

(王东海)

第二节 成人急性喉炎

急性喉炎指以声门区为主的喉黏膜的急性弥漫性卡他性炎症,亦称急性卡他性喉炎,是成人呼吸道常见的急性感染性疾病之一,占耳鼻咽喉头颈外科疾病的 $1\%\sim2\%$。急性喉炎可单独发生,也可继发于急性鼻炎和急性咽炎,是上呼吸道感染的一部分,或继发于急性传染病。男性发病率较高,多发于冬、春季。小儿急性喉炎具有其特殊性,详见本章第三节。

一、病因

(1)感染为其主要病因,多发生于伤风感冒后,在病毒感染的基础上继发细菌感染。常见感染的细菌有金黄色葡萄球菌、溶血性链球菌、肺炎双球菌、卡他莫拉菌、流感嗜血杆菌等。

(2)有害气体。吸入有害气体(如氯气、氨、硫酸、硝酸、二氧化硫、一氧化氮等)及过多的生产性粉尘,可引起喉部黏膜的急性炎症。

(3)职业因素,如使用嗓音较多的教师、演员、售货员等,发声不当或用嗓过度时,发病率常较高。

(4)喉创伤,如异物或器械损伤喉部黏膜。

(5)烟酒过多、受凉、疲劳致机体抵抗力降低易诱发急性喉炎。空气湿度突然变化,室内干热也为诱因。

二、病理

初起为喉黏膜急性弥漫性充血,有多形核白细胞及淋巴细胞浸润,组织内渗出液积聚形成水肿。炎症继续发展,渗出液可变成脓性分泌物或成假膜附着。上皮若有损伤和脱落,也可形成溃疡。炎症若未得到及时控制,则有炎性细胞浸润,逐渐形成纤维变性。有时病变范围深入,甚至可达喉内肌层,也可向气管蔓延。

三、临床表现

(一)声嘶

声嘶是急性喉炎的主要症状,多突然发病,轻者发声时音质失去圆润和清亮,音调变低、变粗。重者发声嘶哑,甚至仅能耳语或完全失声。

(二)喉痛

患者喉部及气管前有轻微疼痛,发声时喉痛加重,感喉部不适、干燥、异物感。

(三)喉分泌物增多

常有咳嗽,起初干咳无痰,呈痉挛性,咳嗽时喉痛,常在夜间咳嗽加剧。稍晚则有黏脓性分泌物,因较稠厚,常不易咳出,黏附于声带表面而加重声嘶。

(四)全身症状

一般成人全身症状较轻,小儿较重。重者可有畏寒、发热、疲倦、食欲减退等症状。

(五)鼻部、咽部的炎性症状

因急性喉炎多为急性鼻炎或急性咽炎的下行感染,故常有鼻部、咽部的相应症状。

喉镜检查可见喉黏膜的表现随炎症发展于不同时期而异,其特点为双侧对称,呈弥漫性。黏膜红肿常首先出现在会厌及声带,逐渐发展至室带及声门下腔,但以声带及杓会厌襞显著。早期声带表面呈淡红色,有充血的毛细血管,逐渐变成暗红色,边缘圆钝成梭形,声门下黏膜明显红肿时,托衬于声带之下,可呈双重声带样。发声时声门闭合不全,偶见喉黏膜有散在浅表性小溃疡,黏膜下瘀斑。喉黏膜早期干燥,稍晚有黏液或黏液脓性分泌物附着于声带表面时声嘶较重,分泌物咳出后声嘶减轻。

四、诊断与鉴别诊断

根据症状及检查,可初步诊断,但应与以下疾病鉴别。

(一)喉结核

多继发于较严重的活动性肺结核或其他器官结核。病变多发生于覆有复层鳞状上皮处的喉黏膜,如喉的后部(杓间区、杓状软骨处),以及声带、室带、会厌等处。喉结核早期,喉部有刺激、灼热、干燥感等。声嘶是其主要症状,初起时轻,逐渐加重,晚期可完全失声。常有喉痛,吞咽时加重,当喉软骨膜受累时喉痛尤为剧烈。喉分泌物涂片或培养,必要时活检可明确诊断。

(二)麻疹喉炎

由麻疹病毒引起,其病情发展与麻疹病程相符。在出疹高峰伴有明显声嘶、咳嗽或犬吠样咳嗽声,随着皮疹消退迅速好转,较少发生喉梗阻。继发细菌感染引起的喉炎,往往病情较重,可能导致喉梗阻。幼儿麻疹病情较重者,大都有轻度喉炎,几乎是麻疹的症状之一。麻疹喉炎出现喉梗阻者,可按急性喉炎治疗,首先控制继发性感染,同时予糖皮质激素,如病情无改善,仍表现较重的呼吸困难,可进行气管切开术。注意有无膜性喉气管支气管炎,不可忽视下呼吸道的梗阻。

五、治疗

(1)声带休息,不发音或少发音。

(2)超声雾化吸入。早期黏膜干燥时,可加入沐舒坦等。

(3)继发细菌感染时使用广谱抗生素,充血肿胀显著者加用糖皮质激素。

(4)护理和全身支持疗法:随时调节室内温度和湿度,保持室内空气流通,多饮热水,注意大便通畅,禁烟、酒等。

六、预后

急性喉炎的预后一般良好,很少引起喉软骨膜炎、软骨坏死和喉脓肿。发生急性喉梗阻Ⅱ度时应严密观察呼吸,做好气管切开术的准备,Ⅲ度时可考虑行气管切开术。

（王东海）

第三节 小儿急性喉炎

小儿急性喉炎是小儿以声门区为主的喉黏膜的急性炎症,常累及声门下区黏膜和黏膜下组织,多在冬春季发病,1～2月份为高峰期,婴幼儿多见。发病率较成人低,但有其特殊性,尤其是易于发生呼吸困难,因为:①小儿喉腔较小,喉内黏膜松弛,肿胀时易致声门阻塞;②喉软骨柔软,黏膜与黏膜下层附着疏松,罹患炎症时肿胀较重;③喉黏膜下淋巴组织及腺体组织丰富,炎症易发生黏膜下肿胀而使喉腔变窄;④小儿咳嗽反射较差,气管及喉部分泌物不易排出;⑤小儿对感染的抵抗力及免疫力不如成人,故炎症反应较重;⑥小儿神经系统较不稳定,容易受激惹而发生喉痉挛;⑦喉痉挛除可引起喉梗阻外,又促使充血加剧,喉腔更加狭小。

一、病因与发病机制

常继发于急性鼻炎、咽炎。大多数由病毒感染引起,最易分离的是副流感病毒,占2/3。此外还有腺病毒、流感病毒、麻疹病毒等。病毒入侵之后,为继发细菌感染提供了条件。感染的细菌多为金黄色葡萄球菌、乙型链球菌、肺炎双球菌等。小儿营养不良、抵抗力低下、变应性体质、牙齿拥挤重叠,以及上呼吸道慢性病,如慢性扁桃体炎、腺样体肥大、慢性鼻炎、慢性鼻窦炎,极易诱发喉炎。

小儿急性喉炎亦可为流行性感冒、肺炎、麻疹、水痘、白日咳、猩红热等急性传染病的前驱症状。

二、病理

与成人急性喉炎不同的是病变主要发生于声门下腔,炎症向下发展可累及气管。声门下腔黏膜水肿,重者黏膜下可发生蜂窝织炎、化脓性或坏死性变。黏膜因溃疡可大面积缺损,表面有假膜形成者罕见。

三、临床表现

起病较急,多有发热、声嘶、咳嗽等。早期以喉痉挛为主,声嘶多不严重,表现为阵发性犬吠样咳嗽或呼吸困难,继之有黏稠痰液咳出,屡次发作后可能出现持续性喉梗阻症状,如哮吼性咳嗽、吸气性喘鸣。也可突然发病,小儿夜间骤然重度声嘶、频繁咳嗽、咳声较钝、吼叫。严重者,吸气时有锁骨上窝、肋间隙、胸骨上窝及上腹部显著凹陷,面色发绀或烦躁不安。呼吸变慢,每分钟10～15次,晚期则呼吸浅快。如不及时治疗,进一步发展,可出现发绀、出汗、面色苍白、呼吸无力,甚至呼吸循环衰竭、昏迷、抽搐、死亡。

四、诊断

根据其病史、发病季节及特有症状和喉镜检查可初步诊断。

五、鉴别诊断

(一)气管支气管异物

起病急,多有异物吸入史。在异物吸入后,立即出现哽噎、剧烈呛咳、吸气性呼吸困难和发绀等初期症状。检查胸肺部有相应征象。

(二)小儿喉痉挛

常见于较小婴儿。吸气期喉喘鸣,声调尖而细,发作时间较短,症状可骤然消失,无声嘶。

(三)先天性喉部疾病

如先天性喉软化症等。各种喉镜检查和实验室血常规、咽喉拭子涂片或分泌物培养等检查均有助于鉴别。此外,还应注意与白喉、麻疹、水痘、百日咳、猩红热、腮腺炎的喉部表现相鉴别。

六、治疗

(1)治疗的关键是解除喉梗阻,早期可以临时使用肾上腺素类喷雾剂减轻喉头水肿,及早使用有效足量的抗生素控制感染,同时给予较大剂量糖皮质激素,常用泼尼松口服,1～2 mg/(kg·d);地塞米松肌内注射或静脉滴注 0.2～0.4 mg/(kg·d)。

(2)给氧、解痉、化痰、保持呼吸道通畅:可用水氧、超声雾化吸入或经鼻给氧。也可雾化吸入糖皮质激素。若声门下有干痂或假膜及黏稠分泌物,经上述治疗呼吸困难不能缓解,可在直接喉镜下吸出或钳出。

(3)对危重患儿应加强监护及支持疗法,注意全身营养与水电解质平衡,保护心肺功能,避免发生急性心功能不全。

(4)安静休息,减少哭闹,降低耗氧量。

(5)重度喉梗阻或经药物治疗后喉梗阻症状未缓解者,应及时做气管切开术。

七、预防与预后

幼儿哺乳是一种重要的保护措施。防止感冒,如发生,应及时治疗。一般预后较好。

(王东海)

第四节 慢 性 喉 炎

慢性喉炎是指喉部黏膜的非特异性慢性炎症,可累及黏膜下层及喉内肌。近年来,随着人们信息沟通和语言交流的增多,发病率有增加趋势。根据病变程度及临床特点的不同,一般可分为慢性单纯性喉炎、慢性萎缩性喉炎和慢性增生性喉炎。也见有将其分为 4 型,另列一种为慢性肥厚性喉炎。因肥厚与增生组织病理学相似,故本节仍分 3 型描述。

一、慢性单纯性喉炎

慢性单纯性喉炎,是一主要发生在喉黏膜的慢性非特异性炎性病变,可累及黏膜下组织。临床常见,多发于成人。

(一)病因

(1)鼻、鼻窦、扁桃体、咽、气管或肺部等邻近部位炎症直接向喉部蔓延或脓性分泌物的刺激,如鼻窦炎、牙槽溢脓等脓液下流,肺部脓痰经喉部咳出。

(2)鼻腔阻塞,经口呼吸,使咽喉黏膜血管扩张、喉肌紧张疲劳产生炎症。

(3)有害气体(如氯气、氨、硫酸、硝酸、二氧化硫、一氧化氮等)吸入损害及烟、酒、灰尘等的长期刺激。

(4)胃食管咽反流及幽门螺杆菌感染。有学者认为,胃食管咽反流是慢性喉炎的基本病因,尤其是在小儿。Gumpert 对 21 例声嘶超过 3 个月的患儿进行 24 h pH 监测,结果显示 13 例(62%)有胃食管咽反流,其中 7 例(33%)反流超过正常上限的 3 倍。幽门螺杆菌的逆行性感染亦可能与喉炎的发生有关,而且经质子泵抑制剂和抗生素治疗有效。

(5)用嗓过度或发音不当。

(6)全身性疾病如糖尿病、肝硬化、心脏病、肾炎、风湿病、内分泌紊乱等使全身抵抗力下降或影响喉部。

(二)病理

喉黏膜血管扩张,上皮及固有层水肿,以单核细胞为主的炎性渗出,黏膜下可发生血液积聚,继而黏膜肥厚,腺体肥大。多数患者喉内肌亦显慢性炎症。黏液腺受刺激后,分泌物增加,有较稠厚的黏痰。LSAB 法免疫组化染色显示增殖细胞核抗原(PCNA)阳性细胞数量少,呈带状分布于上皮基底细胞层,其上的棘细胞层有 1~2 层散在的阳性细胞。

(三)临床表现

常见的症状如下。

(1)不同程度的声音嘶哑为其主要症状,初为间歇性,逐渐加重成为持续性。如累及环杓关节,则在晨起或声带休息较久后声嘶反而显著,但失声者甚少。

(2)喉部有微痛、紧缩感、异物感等,常做干咳以缓解喉部不适。

喉部病变的程度因病情轻重、病程长短而异。间接喉镜检查可见喉黏膜弥漫性充血,声带失去原有的珠白色而呈浅红色,声带表面常见舒张的小血管,与声带游离缘平行。黏膜表面可见有稠厚分泌物。杓间区黏膜充血增厚,在发音时声带软弱,振动不协调,或两侧声带闭合欠佳。病变常两侧对称。对间接喉镜检查暴露不全或病史较长者应进一步行纤维或电子喉镜检查明确诊断,避免遗漏早期喉肿瘤。

电声门图和动态喉镜检查可显示相应的改变:电声门图(electroglottography,EGG)在声带病变较轻时可保持基本波形,声带慢性充血时可见闭相延长,开相缩短。动态喉镜又称频闪喉镜,在声带水肿时振幅、黏膜波、振动关闭相可增强,对称性和周期性不定。

(四)诊断与鉴别诊断

根据上述症状及体征可作出初步诊断,并应积极查找病因。对声嘶持续时间较长者,应与喉结核、早期喉癌等鉴别,必要时行接触内镜检查或活检。

(五)治疗

(1)病因治疗:积极治疗鼻炎、鼻窦炎、咽炎、胃炎、肺部及全身疾病。对发音不当者进行发音训练。

(2)改变不良的生活习惯,去除刺激因素,包括戒除烟酒、休声。

(3)蒸气或超声雾化吸入,适当局部应用激素。

(4)理疗:直流电药物离子(碘离子)导入或音频电疗、超短波、直流电或特定电磁波(TDP)等治疗。

(5)发声矫治:由专业语言矫治师、言语疾病学家进行语言训练与发声矫治。

(6)抗反流治疗:有胃食管咽反流者,需长期应用质子泵抑制剂。如口服埃索美拉唑或奥美拉唑等。

二、慢性萎缩性喉炎

萎缩性喉炎亦名干性喉炎或臭喉症,因喉黏膜及黏液腺萎缩、分泌减少所致。中老年女性多见,经常暴露于粉尘空气中者更为严重。

(一)病因

分为原发性和继发性两种。原发性者目前病因仍不十分清楚,多数学者认为是全身疾病的局部表现,可能与内分泌紊乱、自主神经功能失调、维生素及微量元素缺乏有关;或各种原因导致黏膜及黏膜下组织营养障碍,分泌减少。继发性者多为萎缩性鼻炎、萎缩性咽炎的延续及咽喉部放疗所致。也可是 Sjogren 综合征的一部分。

(二)病理

喉黏膜及黏膜下层纤维变性,黏膜上皮化生,柱状纤毛上皮渐变为复层鳞状上皮,腺体萎缩,分泌减少,加之喉黏膜已无纤毛活动,故分泌液停滞于喉部,经呼吸空气蒸发结痂,合并感染可变为脓痂。除去痂皮后可见深红色黏膜,失去固有光泽。可有浅表的糜烂或溃疡。病变向深层发展可引起喉内肌萎缩。炎症向下发展可延及气管。

(三)临床表现

主要症状如下。

(1)喉部干燥不适,异物感,胀痛。

(2)声嘶,因夜间有脓痂存留,常于晨起时较重。

(3)阵发性咳嗽。分泌物黏稠、结痂是引起阵发性咳嗽的原因,常咳出痂皮或稠痰方停止咳嗽,咳出的痂皮可带血丝,有臭味。咳出脓痂后声嘶稍有改善,但常使喉痛加剧。

间接或纤维、电子喉镜检查可见喉黏膜慢性充血、干燥,喉腔增宽,有黄绿色脓痂覆于声带后端、杓间区及喉室带等处,去除后可见喉黏膜呈深红色,干燥发亮如涂蜡状。如喉内肌萎缩,声带变薄、松弛无力,发音时两侧闭合不全,故发声漏气,声音沙哑,讲话费力。少数患者气管上端亦显相同病变。电声门图多表现为闭相缩短或无闭相,波峰变矮。

(四)诊断与治疗

根据以上特点,常易诊断,但应积极寻找病因,进行病因治疗。一般治疗可予碘化钾 30 mg,口服 3 次/天;或氯化铵口服,刺激喉黏液分泌,减轻喉部干燥。蒸气湿化或含有芳香油的药物雾化吸入,口服维生素 A、维生素 E、维生素 B_2 等。有痂皮贴附时可在喉镜下湿化后取出。

三、慢性增生性喉炎

慢性增生性喉炎,为喉黏膜的慢性炎性增生性疾病。

(一)病因与病理

病因与慢性单纯性喉炎相同,多由慢性单纯性喉炎病变发展所致。近年来有学者认为其可能与 EB 病毒、单纯疱疹病毒(HSV)和肺炎支原体的感染有关。组织学改变有喉黏膜明显增厚,黏膜上皮不同程度增生或鳞状化生、角化,黏膜下淋巴细胞和浆细胞浸润,以及黏膜下纤维组织增生、玻璃样变性等。

(二)临床表现

症状同慢性喉炎,但声嘶较重而咳嗽较轻,急性或亚急性发作时喉痛明显。

(三)检查

除慢性喉炎的表现外,喉黏膜广泛增厚。杓状软骨处黏膜及杓会厌襞常增厚,以杓间区显著,其中央部隆起或呈皱褶,常有稠厚的黏液聚集。声带充血,边缘圆厚,表面粗糙不平,可呈结节状或息肉状。如病变发展至声门下区,两侧声带后端靠拢受阻而出现声门裂隙。室带亦常肥厚,粗糙不平,有时轻压于声带上,掩蔽声带。电声门图多表现为闭相延长,开相缩短。喉动态镜观察可见对称性和周期性差,严重者振幅和黏膜波消失,声带闭合差。

(四)诊断与鉴别诊断

根据以上症状和体征,一般诊断不难,但应与喉癌、梅毒、结核等鉴别。肿瘤常局限于一侧声带,可经活检证实;梅毒较难区别,常有会厌增厚、缺损或结痂,并有其他器官梅毒,血清学梅毒筛选试验和梅毒特异性确诊试验有助明确诊断;喉结核的病变常在杓间区,黏膜常呈贫血现象,多有浅表溃疡和肺结核。经 1% 亚甲蓝声带黏膜染色后接触内镜能清楚地观察到声带表层细胞的形状、异型核、核浆比及细胞排列等情况,动态全程观察浅层细胞变化,有助于鉴别诊断。

(五)治疗

治疗原则同单纯性慢性喉炎。对声带过度增生的组织早期可加用直流电药物离子(碘离子)导入或音频电疗,局部理疗有助于改善血液循环,软化消散增生组织。重者可在手术显微镜下手术或激光烧灼,切除肥厚部分的黏膜组织,但注意勿损伤声带肌。

此外,尚有一类较特殊的反流性喉炎,以往称为酸性喉炎。是因食管下段括约肌短暂松弛,导致含有胃酸的胃液向食管反流到达喉部所致。可能与胃酸的直接刺激和通过迷走神经反射引起慢性咳嗽有关。临床表现有声音嘶哑、干咳、胸骨后烧灼感等,患者常反复清嗓。检查可见喉腔后部黏膜红斑或白斑状改变,重者可见声带溃疡或肉芽肿。治疗可用质子泵抑制剂如奥美拉唑等。如肉芽肿经药物治疗未消散可考虑联合手术切除。

(王东海)

第五节 声带息肉

喉息肉为位于喉部的良性病变,以发生于声带者最为常见,称为声带息肉。

一、病因与发病

(一)机械创伤学说

过度、不当发声的机械作用可引起声带血管扩张、通透性增加导致局部水肿,局部水肿在声带振动时又加重创伤而形成息肉。

(二)循环障碍学说

声带振动时黏膜下血流变慢,甚至停止,长时间过度发声可致声带血流量持续下降,局部循环障碍并缺氧,使毛细血管通透性增加,局部水肿及血浆纤维素渗出,严重时血管破裂形成血肿,炎性渗出物最终聚集、沉积在声带边缘形成息肉;若淋巴、静脉回流障碍则息肉基底逐渐增宽,形成广基息肉。

(三)声带黏膜中超氧化物歧化酶(SOD)

SOD 活性降低与声带息肉和小结形成有关。

(四)炎症学说

声带息肉是因局部长期慢性炎症造成黏膜充血、水肿而形成。

(五)代偿学说

声门闭合不全过度代偿可引起声带边缘息肉样变,以加强声带闭合,多呈弥漫性息肉样变。

(六)气流动力学柏努利学说

声带闭合时可将声带边缘黏膜吸入声门,使声带内组织液移向并积聚在任克层间隙而形成息肉。

(七)自主神经功能紊乱学说

有 A 型性格特征,倾向于副交感神经兴奋性亢进的自主神经功能紊乱性疾病。

(八)变态反应学说

声带息肉的组织学表现有嗜酸及嗜碱性粒细胞增多,认为其发生与变态反应有关。

(九)其他学说

也有人认为声带息肉的发生与局部解剖因素有关,如舌短、舌背拱起及会厌功能差者易发生,可能因这些解剖异常使共鸣及构音功能受影响,需加强喉内肌功能来增强发声力量,导致声带易受损伤。此外,还有血管神经障碍学说及先天遗传学说等。

二、病理

病理改变主要显示黏膜固有层(相当于 Reinke 层)的弹力纤维和网状纤维破坏,间质充血水肿、出血、毛细血管增生、血栓形成、纤维蛋白物沉着黏液样变性、玻璃样变性、纤维化等。可有少量炎性细胞浸润,偶见有钙化。黏膜上皮呈继发性改变,大多萎缩、变薄,上皮脚平坦。PAS 染色示上皮内糖原显著减少。根据光镜下的病理变化,声带息肉可分 4 型:出血型、玻璃样变性型、水肿型及纤维型。S-100 蛋白多克隆抗体检测声带息肉上皮中的朗汉斯巨细胞比正常声带黏膜中多 11.5 倍。根据超微结构改变,将声带息肉分为胶质型和毛细血管扩张型:胶质型基质疏松水肿,在无细胞的窦样间隙壁上有内皮细胞,基质有些区域呈泡状或斑状,内有嗜酸性液体;毛细血管扩张型表现为不规则排列的血管间隙中充满均匀的嗜酸性物质。

二、临床表现与诊断

主要症状为声嘶,因声带息肉大小、形态和部位的不同,音质的变化、嘶哑的程度也不同。轻者为间歇性声嘶,发声易疲劳,音色粗糙,发高音困难,重者严重沙哑。息肉大小与发音的基频无关,与音质粗糙有关。巨大的息肉位于两侧声带之间者,可完全失声,甚至可导致呼吸困难和喘鸣。息肉垂于声门下者常因刺激引起咳嗽。

喉镜检查常在声带游离缘前中份见有表面光滑、半透明、带蒂如水滴状肿物。有时在一侧或双侧声带游离缘见呈基底较宽的梭形息肉样变,亦有遍及整个声带呈弥漫性肿胀的息肉样变。息肉多呈灰白或淡红色,偶有紫红色,大小如绿豆、黄豆不等。声带息肉一般单侧多见,亦可两侧同时发生。少数病例一侧为息肉,对侧为小结。悬垂于声门下腔的巨大息肉,常带蒂,状如紫色葡萄,可随呼吸气流上下活动,如紧嵌于声门时可导致窒息。

声带息肉位置靠前,基底较大者语图上 1 000 Hz 以上的谐波中混有较多的噪音成分,甚至在 3 000 Hz 以上的谐波成分均被噪音代替。如果息肉位置靠后,比较孤立,其语图表现类似声带小结,或仅于第一、二(F_1、F_2)共振峰谐波之间或高频端有少量噪声成分,波纹不规律,有断裂现象。电声门图可在不同的部位出现切迹。喉动态镜下见周期性差,对称性、振幅、黏膜波减弱或消失,振动关闭相减弱。当病变从黏膜向深层组织发展时,黏膜波消失逐渐演变至声带振动减弱或消失。

根据临床表现和喉镜检查一般可明确诊断。

三、治疗

以手术切除为主,辅以糖皮质激素超声雾化等治疗。

声门暴露良好的带蒂息肉,可在间接、纤维或电子喉镜下摘除。局麻不能配合者,可在全麻下经支撑喉镜切除息肉,有条件者可在显微镜下切除,也可行激光切除。年老体弱、颈椎病及全身状况差者,宜在软管喉镜下切除。

对于靠近前连合处的双侧病变,宜分次手术切除,以防两侧相近的创面发生粘连。切除的息肉均应常规送病理检查,以免将早期的声带癌变漏诊。

(王东海)

第六节　急性喉气管支气管炎

急性喉气管支气管炎为喉、气管、支气管黏膜的急性弥漫性炎症。多见于 5 岁以下儿童,2 岁左右发病率最高。男性多于女性,男性约占 70%。冬、春季发病较多,病情发展急骤,病死率较高。按其主要病理变化,分为急性阻塞性喉气管炎和急性纤维蛋白性喉气管支气管炎,二者之间的过渡形式较为常见。

一、急性阻塞性喉气管炎

急性阻塞性喉气管炎,又名假性哮吼、流感性哮吼、传染性急性喉气管支气管炎。

(一)病因

急性阻塞性喉气管炎病因尚不清楚,有以下几种学说。

(1)感染:病毒感染是最主要的病因。本病多发生于流感流行期,故许多学者认为与流感病毒有关,与甲型、乙型和亚洲甲型流感病毒以及Ⅴ型腺病毒关系较密切。除流感外,本病也可发生于麻疹、猩红热、百日咳及天花流行之时。病变的继续发展,与继发性细菌感染有密切关系。常见细菌为溶血性链球菌、金黄色葡萄球菌、肺炎双球菌、流感嗜血杆菌等。

(2)气候变化:本病多发生于干冷季节,尤其是气候发生突变时,故有些学者认为与气候变化有关。因呼吸道纤毛的运动和肺泡的气体交换均须在一定的湿度和温度下进行,干冷空气不利于保持喉气管和支气管正常生理功能,易罹患呼吸道感染。

(3)胃食管咽反流:胃食管咽胃酸反流也是常见的病因。检测全时相咽部pH常低于6。

(4)局部抵抗力降低:呼吸道异物取出术、支气管镜检查术以及呼吸道腐蚀伤后也易发生急性喉气管支气管炎。

(5)体质状况:体质较差者,如患有胸肺疾病(如肺门或气管旁淋巴结肿大),即所谓渗出性淋巴性体质的儿童易患本病。

(6)C_1-酯酶抑制剂(C_1-INH)缺乏或功能缺陷,为染色体显性遗传性疾病。

(二)病理

本病炎症常开始于声门下区的疏松组织,由此向下呼吸道发展。自声带起始,喉、气管、支气管黏膜呈急性弥漫性充血、肿胀,重症病例黏膜上皮糜烂,或大面积脱落而形成溃疡。黏膜下层发生蜂窝织炎性或坏死性变。初起时分泌物为浆液性,量多,以后转为黏液性、黏脓性甚至脓性,有时为血性,由稀而稠,如糊状或黏胶状,极难咳出或吸出。

基于小儿喉部及下呼吸道的解剖学特点,当喉、气管及支气管同时罹病时,症状较成人更为严重。气管的直径在新生儿为4～5.5 mm(成人为15～20 mm),幼儿每千克体质量的呼吸区面积仅为成人的1/3,当气管、支气管黏膜稍有肿胀,管腔为炎性渗出物或肿胀的黏膜所阻塞时,即可发生严重的呼吸困难。

(三)临床表现

一般将其分为三型。

1.轻型

多为喉气管黏膜的一般炎性水肿性病变。起病较缓,常在夜间熟睡中突然惊醒,出现吸气性呼吸困难及喘鸣,伴有发绀、烦躁不安等喉痉挛症状,经安慰或拍背等一般处理后,症状逐渐消失,每至夜间又再发。此型若及时治疗,易获痊愈。

2.重型

可由轻型发展而来,也可以起病为重型,表现为高热,咳嗽不畅,有时如犬吠声,声音稍嘶哑,持续性渐进的吸气性呼吸困难及喘鸣,可出现发绀。病变向下发展,呼吸困难及喘鸣逐渐呈现为吸气与呼气均困难的混合型呼吸困难及喘鸣。呼吸由慢深渐至浅快。病儿因缺氧烦躁不安。病情发展,可出现明显全身中毒症状及循环系统受损症状,肺部并发症也多见。

3.暴发型

少见,发展极快,除呼吸困难外,早期出现中毒症状,如面色灰白,咳嗽反射消失,失水,虚脱以及呼吸循环衰竭或中枢神经系统症状,可于数小时或一天内死亡。

局部纤维喉镜或纤维支气管镜检查,可见自声门以下,黏膜弥漫性充血、肿胀,以声门下腔最明显,正常的气管软骨环显示不清楚。气管支气管内可见黏稠分泌物。喉内镜检查不仅可使呼吸困难加重,还有反射性引起呼吸心搏骤停的危险,因此,最好在诊断确有困难并做好抢救准备时使用。对反复发作的急性喉气管炎可行 pH 计监测胃食管咽反流。肺部 CR 检查或 CT 扫描有时可见因下呼吸道阻塞引起的肺不张或肺气肿,易误诊为支气管肺炎。

(四)诊断和鉴别诊断

根据上述症状,尤其当患儿高热后又出现喉梗阻症状,结合检查可明确诊断。须与气管支气管异物、急性细支气管炎、支气管哮喘、百日咳、流行性腮腺炎、猩红热等相鉴别,与白喉、急性感染性会厌炎的鉴别参见表 18-2。

表 18-2　急性喉气管支气管炎与急性会厌炎和白喉的鉴别

	急性喉气管支气管炎	急性感染性会厌炎	白喉
发病率	较常见	稀少	非常稀少
发病年龄	6个月到3岁	2~6岁	6个月到10岁
起病	较急,1~2 d	突然,6~12 h	较缓,2~4 d
病因	病毒,尤其是副流感病毒Ⅰ型	B型流感嗜血杆菌	白喉杆菌
病理	声门下肿胀为主,黏膜的渗出物阻塞气管树	声门上区严重肿胀,可发生菌血症	喉假膜形成,可发生毒血症
发热	中度发热	高热	发热不明显
临床主要特点	慢性进行性上呼吸道梗阻、喉鸣、哮吼性咳嗽	严重的喉痛、吞咽困难、声音低沉、迅速进行性喉梗阻	慢性发作性头痛、喉痛、哮吼性咳嗽、声嘶、喘鸣
预后	如果呼吸能维持数天内可自行消退	如不及时建立人工气道可发生严重的呼吸循环衰竭	可发生窒息、中毒性心肌炎循环衰竭

(五)治疗

对轻型者,治疗同小儿急性喉炎,但须密切观察。对重症病例,治疗重点为保持呼吸道通畅。

(1)给氧、解痉、化痰、解除呼吸道阻塞,对喉梗阻或下呼吸道阻塞严重者须行气管切开术,并通过气管切开口滴药及吸引,清除下呼吸道黏稠的分泌物。中毒症状明显者,须考虑早行气管切开术。

(2)立即静脉滴注足量敏感的抗生素及糖皮质激素。开始剂量宜大,呼吸困难改善后逐渐减量,至症状消失后停药。

(3)抗病毒治疗。

(4)室内保持一定湿度和温度(湿度70%以上,温度18 ℃~20 ℃为宜)。

(5)忌用呼吸中枢抑制剂(如吗啡)和阿托品类药物,以免分泌物更干燥,加重呼吸道阻塞。

(6)胃食管咽反流在新生儿和婴幼儿时期是一种生理现象,出生1年后随约肌功能及胃-食管角的发育成熟,食物由稀变稠而逐渐消退。治疗措施有:①睡眠时可抬高床头,减少胃酸反流；②低脂饮食，避免睡前进食；③必要时加用降低壁细胞酸分泌的药物、H_2 受体阻滞剂（西咪替丁）、氢离子泵抑制剂（奥美拉唑）、胃肠蠕动促进剂（西沙必利）；④重者甚至可手术治疗。

二、急性纤维蛋白性喉气管支气管炎

急性纤维蛋白性喉气管支气管炎，也称纤维蛋白样-出血性气管支气管炎、纤维蛋白性化脓性气管支气管炎、流感性（或恶性，超急性）纤维蛋白性喉气管支气管炎、急性膜性喉气管支气管炎、急性假膜性坏死性喉气管支气管炎等。多见于幼儿，与急性阻塞性喉气管炎虽同为喉以下呼吸道的化脓性感染，但病情更为险恶，病死率很高。

（一）病因
（1）阻塞性喉气管炎的进一步发展。

（2）流感病毒感染后继发细菌感染。

（3）其他：创伤、异物致局部抵抗力下降，长时间气管内插管，呼吸道烧伤后等。

（二）病理
与急性阻塞性喉气管炎相似，但病变更深。主要特点是喉、气管、支气管内有大块或筒状痂皮、黏液脓栓和假膜。呼吸道黏膜有严重炎性病变，但无水肿，黏膜层及黏膜下层大片脱落或深度溃疡，甚至软骨暴露或发生软化。因黏膜损伤严重，自组织中逸出的血浆、纤维蛋白与细胞成分凝聚成干痂及假膜，大多易于剥离。

（三）症状
类似急性阻塞性喉气管炎，但发病更急，呼吸困难及全身中毒症状更为明显。

（1）突发严重的混合性呼吸困难。呼吸时呈干性阻塞性噪响，可伴有严重的双重性喘鸣。咳嗽有痰声，但痰液无法咳出。如假膜脱落，可出现阵发性呼吸困难加重，气管内有异物拍击声，哭闹时加剧。

（2）高热，烦躁不安，面色发绀或灰白，可迅速出现循环衰竭或中枢神经系统症状，如抽搐、惊厥、呕吐。发生酸中毒及水电解质失衡者也多见。

（四）检查及诊断
检查参见急性阻塞性喉气管炎，常有混合性呼吸困难，胸骨上窝、肋间隙、上腹部等处有吸气性凹陷，伴以锁骨上窝处呼气性膨出。呼吸音减弱或有笛音，甚至可闻及异物拍击声。用力可咳出大量黏稠的纤维蛋白性脓痰及痂皮，咳出后呼吸困难可明显改善。如行支气管镜检查，可见杓状软骨间切迹、气管及支气管内有硬性痂皮及假膜。结合症状可确定诊断。

（五）治疗
同急性阻塞性喉气管炎，应及早进行血氧饱和度监测和心电监护。较严重者，需行气管切开术，但术后通过气管套管口滴药消炎稀释，必要时须反复施行支气管镜检查，将痂皮及假膜钳出和吸出，以缓解呼吸困难。

（六）并发症
常见的并发症为败血症或菌血症，其次是心包炎、弥漫性支气管肺炎、脑膜炎、脑炎等。

（七）预后
一般预后良好，如并发麻疹和支气管肺炎者预后较差。

（王东海）

第七节 喉 脓 肿

喉脓肿较咽脓肿少见,男性较女性多,多发于20～60岁。

一、病因

(一)继发于喉部疾病

(1)急性会厌炎,急性喉炎,喉部水肿等。病菌可侵及喉黏膜下层,形成局部脓肿。

(2)喉结核、梅毒等,如继发感染形成溃疡,喉软骨也容易坏死化脓而形成喉脓肿。

(3)喉软骨膜炎,可演变为脓肿。

(二)外伤

任何机械性、物理性和化学性刺激都可以伤及喉黏膜及喉软骨,感染后可形成脓肿。手术外伤如喉裂开术、气管切开术、喉内插管及喉内镜检查等,可损伤喉黏膜,继发感染,则可形成脓肿。

(三)邻近器官疾病的蔓延

(1)口腔龋齿、牙槽脓肿、急性化脓性扁桃体炎,咽部脓肿等,炎症均可直接向下扩散和蔓延至喉部,或经淋巴和血行播散至喉部引起喉脓肿。

(2)颈部急性蜂窝织炎,炎症局限形成脓肿,脓液直接腐蚀甲状软骨而继发喉脓肿。

(四)放射线损伤

喉部放射治疗如照射野太广,短期内所用剂量较大,可并发喉软骨膜炎,软骨坏死及化脓。

(五)深部真菌感染

深部真菌感染原发者少见。常在喉部慢性特种传染病及喉部恶性肿瘤等长期应用广谱抗生素、肾上腺皮质激素及抗肿瘤药物或放射治疗之后发生。致病真菌多为隐球菌、念珠菌、放线菌等。

喉脓肿常为混合性感染,致病菌为溶血性链球菌、葡萄球菌、肺炎链球菌、铜绿假单胞菌、大肠埃希菌等。由烧伤、放射线所引起的喉脓肿则以铜绿假单胞菌、金黄色葡萄球菌多见。

二、症状

(一)全身中毒症状

大多数患者起病急骤,常有寒战、发烧、全身不适、食欲缺乏,脉搏、呼吸快速。

(二)局部症状

视脓肿的位置、范围及性质,有不同程度的喉痛、吞咽痛、声嘶及呼吸困难等症状。脓肿未形成前,局部充血水肿较明显,常有声嘶,呼吸困难,喘鸣。如脓肿已形成,因疼痛较局限而明显,有时可发生反射性耳痛,体温下降至正常或为低热。

喉脓肿如发生在喉后部,则有吞咽疼痛及吞咽困难,或至少有喉部梗阻感。喉脓肿如发生在杓状软骨,可早期引起杓状软骨坏死,继而发生环杓关节固定。喉脓肿如发生在环状软骨,常致一侧或双侧环杓关节固定,呼吸困难、吞咽困难较明显。喉脓肿如发生在甲状软骨,常引起声带、室带、喉室、声门下区同时肿胀。喉脓肿向颈部穿破,或喉脓肿由颈部感染引起者,在颈部有时可出现坚硬木板样浸润块。如脓肿较大,可压迫整个喉体向一侧移位,并可压迫颈交感神经节,出现 Horner 综合征。

三、检查

(一)喉外部及颈部检查

颈部常有压痛,活动喉体则疼痛加剧。脓肿可引起甲状软骨坏死,炎症扩散蔓延至颈部,使颈部红肿发硬,以后逐渐软化有波动感,穿刺可抽出脓液。脓肿穿破颈前皮肤,可形成瘘管,瘘口周围有肉芽组织增生。颈部及颌下可触及肿大的淋巴结。

(二)喉镜检查

应注意观察喉腔黏膜有无充血、水肿,环杓关节是否固定,梨状窝有无积液及瘘管形成等。

浅而小的脓肿多局限于会厌舌面、杓会厌襞及杓状突等处;范围较大的脓肿,表示喉深部已受感染。

(三)X 线检查

应常规行胸部透视检查,注意有无纵隔影增宽及肺结核。摄颈部侧位片,以检查有无异物存留及喉软骨软化或骨化等;亦可观察会厌、喉室及梨状窝有无变形。CT 扫描、MRI 检查更有助于诊断。

四、诊断

一般诊断喉脓肿不困难。但在早期,喉黏膜常呈弥漫性充血、水肿,喉部压痛亦不明显,易误诊、漏诊。必须严密观察病情之发展。必要时可行穿刺抽脓,以便确诊。

五、并发症

(一)窒息

喉脓肿破裂或喉内黏膜高度肿胀均可引起窒息,需立即进行气管切开术。

(二)炎症

向下蔓延扩展可致喉气管支气管炎,炎症向下直接侵入纵隔,可引起纵隔炎及纵隔脓肿,脓液如被吸入肺部可发生肺脓肿。

(三)感染

可向上循颈动脉鞘传入颅内发生脑膜炎、脑脓肿或引起颈内静脉栓塞及颅内血栓性静脉炎。

(四)喉狭窄

脓肿如破坏喉软骨及喉内组织,治愈后常有瘢痕收缩及粘连,引起喉狭窄。

六、治疗

(1)切开引流术:喉内脓肿多在直接喉镜下进行切开排脓。脓肿切开前,先用无菌技术穿刺抽取脓液,留作细菌培养及药物敏感试验。在脓肿最突出处切开,脓液排除后,用吸引器头或用闭合之异物钳细心探触脓腔,注意有无异物存留或坏死软骨,如有发现,应立即取除。

喉外部肿胀者,可于颈部施行手术引流脓液。要注意保护颈部重要血管、神经、喉部肌肉及正常的喉软骨膜,以防止后遗瘢痕狭窄。切口置橡皮引流条,每天检查伤口引流情况。喉脓肿消退后,如有喉狭窄可能时,应及时行喉扩张术。

（2）应用足量的抗生素：脓肿切开引流后，仍需应用足量的抗生素治疗。

（3）全身支持疗法：对体温较高者，可应用药物或物理降温；有呼吸困难者，应予输氧，及时纠正酸中毒，并做好气管切开术的准备，必要时进行气管切开术。病情较重者，应进食高热量易消化的饮食，及时输液，必要时可少量输血。

（4）因放射线引起的喉软骨广泛坏死，并形成多发性喉脓肿者，还须考虑施行喉全切除术；但术后并发症较多，医师、患者及其家属都必须有充分的思想准备，相互配合，以期取得最佳的疗效。

（王东海）

第八节　环杓关节炎

喉关节炎中因环甲关节炎发生较少，且症状不明显，以下主要介绍常见的环杓关节炎。

一、病因

（1）全身性关节疾病的局部表现，如风湿性或类风湿性关节炎、痛风、强直性脊柱炎、系统性红斑狼疮和其他胶原病，甚至可能是青少年风湿性关节炎早期唯一的表现，临床 25%～33% 的类风湿关节炎累及环杓关节。

（2）喉炎、喉软骨炎等喉部急性或慢性炎性疾病直接侵及关节，多见于链球菌感染，也可发生于特殊性传染病，如结核或梅毒性溃疡等。

（3）喉内及喉外部创伤可引起一侧或双侧关节炎，如内镜、麻醉插管、置管时间过长、管径过粗、长期鼻饲等。受到颈前部钝性撞击、挤压时，常易损伤环杓关节。

（4）继发于急性传染病，如伤寒、流感之后。

（5）放射治疗后。

二、病理

喉关节炎的病理为炎性改变过程。风湿性及类风湿性环杓关节炎病理改变：初期关节滑液层及软骨炎症，包括关节渗出、滑膜增生及炎性细胞浸润；后期滑膜增厚，血管翳形成，并沿关节面蔓延，释放酶及其他软骨破坏介质，关节软骨发生破坏、吸收，纤维组织增生可代替消融的软骨，产生关节腔纤维强直，最终发生骨强直及关节变形。

三、临床表现

（一）急性期

常见声嘶和喉痛，早期在吞咽和发声时喉部异物感，以后喉痛可逐渐加重，并常向耳部放射。声嘶及呼吸困难视炎症、红肿程度和声带固定的位置而定。声带固定于外展位可出现声嘶或失声，红肿较剧或声带固定于内收位者，可出现呼吸困难、喘鸣。原发病的症状，如伴有风湿性或类风湿性关节炎症状等。喉镜检查可见杓状软骨处黏膜充血、肿胀，可累及杓间区、杓会厌襞的后段及室带。声带可固定于内收或外展位。在喉结两侧或一侧甲状软骨后缘中央或环状软骨后部有压痛。

(二)慢性期

慢性期或称僵直期。多见于反复急性发作后,一次急性发作也可转为慢性。其症状决定于关节固定的位置,可出现声嘶或呼吸困难,喉部症状多不明显。若为一侧病变,患侧声带较健侧高,发声时健侧杓状软骨可接近患侧杓状软骨。有时可见环杓关节区黏膜增厚、溃疡,形成肉芽瘢痕等。

四、诊断与鉴别诊断

急性环杓关节炎较易诊断,喉痛、声嘶、杓状软骨区充血肿胀,发声时声门呈三角形裂缝是急性环杓关节炎诊断的主要依据,尤其是杓状软骨区的充血肿胀。要识别是否为风湿性,应注意其他关节酸痛史,行血沉,抗"O"检测以及抗风湿治疗是否有效。慢性环杓关节炎极似喉返神经麻痹,可根据病史、频闪内镜、拨动杓状软骨是否活动及喉肌电图等与喉返神经麻痹鉴别。

五、治疗

针对病因积极治疗,外伤或一般炎症引起者,可予局部理疗如透热疗法,药物离子(水杨酸)透入。急性发作期以声带休息为主,全身使用糖皮质激素及抗生素,亦可关节腔内注射。风湿或类风湿性患者,可口服水杨酸制剂。待炎症消退后行喉镜检查,可在支撑喉镜下用喉钳推动患侧杓状软骨,试行杓状软骨拨动术,术后适时发声和深呼吸,以防关节僵硬。

(王东海)

第九节 喉软骨膜炎

喉软骨膜炎为喉软骨膜及其下隙的炎性病变。急性及原发性者较少,慢性及继发性者居多,常使软骨坏死形成脓肿。

一、病因

喉软骨膜炎的原因很多,可概括为如下3类。

(一)喉部外伤

喉部各种外伤如切伤、刺伤、裂伤、烧伤和挫伤等均极易伤及喉软骨膜和软骨。喉裂开术或其他喉部手术,如过多分离甲状软骨膜时,可发生甲状软骨膜炎;高位气管切开术常损伤环状软骨,麻醉插管及喉部内镜检查,如损伤杓状软骨,或插管时间太久,压迫杓状软骨,均可引起杓状软骨膜炎;喉部吸入较大而硬的异物直接损伤喉软骨亦可引起本病。

(二)放射线损伤

喉部软骨对各种放射线的耐受性极低,在颈部用深度X线、镭锭、放射性核素或其他高能量放射治疗和进行治疗时,常出现一些放射性喉软骨反应,引起喉软骨膜炎及软骨坏死等并发症。并发症发生的时间与放射剂量的关系,并非完全一致。有些患者在放疗期间或结束时发生反应,多数患者为延迟反应,常在放疗后3~6个月,甚至1年至数年之后才发生,故应详细追问病史。

（三）全身疾病

罹患上呼吸道感染、伤寒、白喉、猩红热、麻疹、天花、结核、梅毒以及糖尿病等疾病时，病菌或毒素可累及喉部各软骨，引起喉软骨膜炎；或因病菌感染，损害喉黏膜形成溃疡，溃疡深达喉软骨膜而致病。

（四）喉部恶性肿瘤

喉部恶性肿瘤晚期发生深部溃疡，继发感染，也可引起喉软骨膜炎及软骨坏死。

二、病理

喉软骨膜炎多发生于杓状软骨，环状软骨及甲状软骨次之，会厌软骨膜感染者最少。外伤性喉软骨膜炎，常累及多个喉软骨。软骨膜发生炎症后，渗出液积留于软骨膜下隙，渐成脓液，使软骨膜与软骨分离，软骨缺血而坏死。病变之初，喉内部显现水肿或红肿，有时喉外部亦有肿胀。喉软骨膜炎亦有不化脓者，愈后瘢痕生成较多，明显增厚。喉结核最易侵及杓状软骨，并常波及环状软骨，使其强直。喉部梅毒病变，则多侵及甲状软骨。

三、症状

（一）疼痛

吞咽痛及喉部压痛为此病的主要症状。当颈部运动或压迫喉部时均发生疼痛或钝痛，吞咽时疼痛加剧，有时疼痛放射到耳部或肩部。

（二）声嘶

早期发声易疲劳，进一步发展，声调变低变粗，言语厚涩，渐至声音嘶哑。

（三）吞咽困难

杓状软骨及环状软骨发生软骨膜炎时，杓状软骨高度肿胀，梨状窝亦肿胀，引起吞咽困难。

（四）呼吸困难

如喉内黏膜高度充血水肿，使声门窄小，严重者发生吸入性呼吸困难，并可发生窒息。

（五）全身症状

体温多正常或低热，急性病例及混合感染，其体温可高达 40 ℃，少数患者有乏力、畏寒等不适。如因全身疾病引起者，则有明显的全身原发病症状。

四、检查

（一）颈部检查

甲状软骨膜炎患者，颈前部多有肿胀发硬，并有明显的压痛，有时颈部出现红肿，淋巴结也常肿大。

（二）喉镜检查

检查所见视病变位置和范围不同而异。如病变限于一侧杓状软骨，则患侧杓状突明显肿胀，表面光滑发亮。甲状软骨喉腔面软骨膜发炎时，喉室带、声带、杓状突均发生肿胀。如病变在环状软骨板时，常于梨状窝处发生肿胀，环杓关节多被侵及发生强直，致患侧声带固定。

五、诊断

根据病史及检查所见，一般诊断较易，但宜查出其原因，以便确定治疗方法。喉软骨膜炎与喉脓肿有时不易辨别。喉软骨膜炎极易演变为喉脓肿,必要时可进行穿刺检查,以便确诊。

六、治疗

治疗原则:防止炎症的扩散及喉软骨坏死化脓。因为喉部软骨为各自的软骨膜所包绕,互相分隔。如果病变蔓延发展,或处理不当(如切开或穿刺),可使炎症迅速扩散。如没有明显的喉脓肿形成,一般不主张施行探查性穿刺或切开。

(1)早期应用足量的抗生素及激素治疗。

(2)局部理疗或热敷,有减轻疼痛,促使感染局限化之功效。

(3)患者尽量少说话,进流质饮食。

(4)针对病因,积极治疗,如有异物,应尽早取出。

(5)严密观察病员的呼吸情况,如有明显的呼吸困难,应行气管切开术。

(6)喉软骨坏死化脓,则按喉脓肿治疗。

(王东海)

第十九章

喉部其他疾病

第一节　喉　阻　塞

因喉部或其邻近组织的病变,使喉部通道(特别是声门处)发生狭窄或阻塞,引起呼吸困难,称喉阻塞,亦称喉梗阻。它不是一种独立的疾病,而是一个由各种不同病因引起的症状。

喉阻塞导致的阻塞性呼吸困难,可导致缺氧和二氧化碳蓄积。这两种情况对全身的组织器官都有危害。特别是对耗氧量较大,同时也是对缺氧最为敏感的组织——脑和心脏的损伤最为严重和明显。

缺氧和二氧化碳蓄积对机体的危害,除与呼吸困难程度和时间长短有关外,尚与患者年龄和营养有关。年龄小或营养不良者,对缺氧和二氧化碳蓄积的耐受力较差,尤其是幼儿声门狭小,喉软骨尚未钙化,喉黏膜下组织松弛,喉部神经发育不完善易受刺激而引起痉挛,故呼吸困难进展较成人快。

一、病因

(一)炎症

如小儿急性喉炎、急性喉气管支气管炎、白喉、急性会厌炎、喉脓肿、咽后脓肿等。

(二)外伤

喉部挫伤、切割伤、烧灼伤、火器伤、高热蒸气吸入或毒气吸入。

(三)异物

喉部、气管异物不仅造成机械性阻塞,并可引起喉痉挛。

(四)水肿

喉血管神经性水肿,药物变态反应,心、肾疾病引起的水肿。

(五)肿瘤

喉癌、多发性喉乳头状瘤、喉咽肿瘤、甲状腺肿瘤。

(六)畸形

喉蹼、先天性喉鸣、喉软骨畸形、喉瘢痕狭窄。

(七)声带瘫痪

双侧声带外展瘫痪。

二、临床表现

(一)吸气期呼吸困难

以吸气期呼吸困难为主的呼吸困难是喉阻塞的主要症状。以上病因均可引起喉部气道阻塞,导致呼吸困难。在吸气时气流将声带斜面向下、向内推压,使声带向中线靠拢,在以上病因引起的喉部黏膜充血肿胀或声带固定时,声带无法做出正常情况下的外展动作来开大声门裂,使本已变狭的声门更加狭窄,以致造成吸气时呼吸困难进一步加重。呼气时气流向上推开声带,使声门裂变大,尚能呼出气体,故呼气困难较吸气时为轻。因此呼吸困难表现为以吸气性呼吸困难为主(图 19-1)。

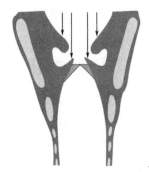

图 19-1 吸气期呼吸困难示意图

(二)吸气期喉鸣

吸气期喉鸣是喉阻塞的一个重要症状。吸入的气流,挤过狭窄的声门裂,形成气流旋涡反击声带,声带颤动而发出一种尖锐的喉鸣声。

(三)吸气期软组织凹陷

因吸气时空气不易通过声门进入肺部,胸腹辅助呼吸肌均代偿性加强运动,将胸部扩张,以助呼吸进行,但肺叶不能相应地膨胀,造成胸腔内负压增加,将胸壁及其周围的软组织吸入,使颈、胸和腹部出现吸气性凹陷(颈部:胸骨上窝和锁骨上、下窝;胸部:肋间隙;腹部:剑突下和上腹部),称为三凹征。凹陷的程度常随呼吸困难的程度而异,儿童的肌张力较弱,凹陷征象更为明显(图 19-2)。

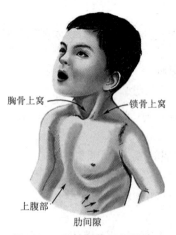

胸骨上窝　　　　锁骨上窝

上腹部

肋间隙

图 19-2 吸气期软组织凹陷

（四）声音嘶哑

常有声音嘶哑，甚至失声。病变发生于室带或声门下腔者，声嘶出现较晚或不出现。

（五）缺氧症状

初期机体尚可耐受，无明显的缺氧症状。随着阻塞时间的延长、程度的加重，开始出现呼吸快而深，心率加快，血压上升。若阻塞进一步加重则开始出现缺氧而坐卧不安，烦躁，发绀。终末期则有大汗淋漓、脉搏微弱、快速或不规则，呼吸快而浅表，惊厥，昏迷，甚至心搏骤停。缺氧程度可通过经皮血氧检测仪来判断。

三、呼吸困难分度

为了区别病情的轻重，准确地掌握治疗原则及手术时机，将喉阻塞引起的吸气期呼吸困难分为四度。

（一）一度

安静时无呼吸困难表现。活动或哭闹时，有轻度吸气期呼吸困难。

（二）二度

安静时也有轻度吸气期呼吸困难，吸气期喉鸣和吸气期胸廓周围软组织凹陷，活动时加重，但不影响睡眠和进食，亦无烦躁不安等缺氧症状。脉搏尚正常。

（三）三度

吸气期呼吸困难明显，喉鸣声甚响，胸骨上窝、锁骨上、下窝、上腹部、肋间等处软组织吸气期凹陷显著。并因缺氧而出现烦躁不安，不易入睡，不愿进食，脉搏加快等症状。

（四）四度

呼吸极度困难。由于严重缺氧和二氧化碳蓄积，患者坐卧不安，手足乱动，出冷汗，面色苍白或发绀，定向力丧失，心律失常，脉搏细弱，血压下降，大小便失禁等。如不及时抢救，可因窒息、昏迷及心力衰竭而死亡。

四、诊断

根据病史、症状及体征，对喉阻塞的诊断并不困难。一旦明确了喉阻塞的诊断，首先要判断的是喉阻塞的程度。至于查明喉阻塞的病因，则应视病情轻重和发展快慢而定。轻者和发展较慢、病程较长者，可做间接或纤维喉镜检查以查明喉部病变情况及声门裂大小。但做检查时要注意，因咽喉部麻醉后，咳嗽反射减弱，分泌物不易咳出，可使呼吸困难明显加重，且有诱发喉痉挛的可能，故应做好气管切开术的准备。重者和发展较快者，则应首先进行急救处理，解除喉阻塞后再做进一步的检查，明了其病因。

喉阻塞引起的呼吸困难，临床上还必须与支气管哮喘、气管支气管炎等引起的呼气性、混合性呼吸困难相鉴别。

五、治疗

呼吸困难的程度是选择治疗方法的主要依据。同时要结合病因和患者一般情况、耐受缺氧的能力（儿童、老人、孕妇一般对缺氧的耐受能力较差）等全面考虑。

（一）一度

明确病因后，一般通过针对病因的积极治疗即可解除喉阻塞，不必做急诊气管切开术。如通过积极控制感染和炎性肿胀;取出异物;肿瘤根治手术等手段治疗病因,解除喉阻塞。

(二)二度

对症治疗及全身治疗(如吸氧等)的同时积极治疗病因。由急性病因引起者,病情通常发展较快,应在治疗病因的同时做好气管切开术的准备,以备在病因治疗不起作用,喉阻塞继续加重时急救。由慢性病因引起者,病情通常发展较慢,且病程较长,机体对缺氧已经耐受,大都可以通过病因治疗解除喉阻塞,避免做气管切开术。

(三)三度

在严密观察呼吸变化并做好气管切开术准备的情况下,可先试用对症治疗和病因治疗。若经保守治疗未见好转,应及早手术,以免造成窒息或心力衰竭。因恶性肿瘤所引起的喉阻塞,应行气管切开术。

(四)四度

立即行气管切开术。若病情十分紧急时,可先行环甲膜切开术。

(陈 珂)

第二节 喉感觉神经性疾病

喉部单纯的感觉神经性障碍较少见,常伴有运动性障碍。喉感觉神经性疾病有感觉过敏、麻黄碱统改麻黄碱感觉异常与感觉减退、麻痹两种。

一、喉感觉过敏及感觉异常

喉感觉过敏为喉黏膜对普通刺激特别敏感,平时的食物与唾液等触及喉部时,常引起呛咳及喉痉挛。喉感觉异常是喉部发生不正常感觉,如刺痛、瘙痒、烧灼、干燥或异物感等异常感觉。多因急、慢性喉炎,长期嗜烟酒,耳、鼻、咽、齿部疾病通过迷走神经的反射作用所致。也常见于神经衰弱、癔症、更年期等患者,亦可发于多用喉的歌唱家、教师、售票员等。

(一)临床表现

患者觉喉内不适、灼痛、蚁走、发痒、异物感,好做咳嗽、吐痰或吞咽动作企图清除分泌物,易发生反射性呛咳。

(二)检查

喉镜检查无明显异常发现。应注意梨状窝有无积液,环状软骨后方有无病变,排除环后区、喉咽部肿瘤。

(三)治疗

进行认真的检查,详细解释,消除患者的顾虑。局部可酌情进行感应电理疗,作为精神治疗,转移其注意力。

二、喉感觉麻痹

喉感觉麻痹为喉上神经病变,按轻重分单侧性、双侧性,部分感觉麻痹或完全感觉麻痹,常伴有喉肌瘫痪。

(一)病因

影响到喉感觉神经中枢、通路及末梢感受器的疾病均可引起喉黏膜感觉障碍,包括以下几点。

1.中枢神经性疾病

颅内肿瘤、颅脑外伤、脑出血、脑血栓、癫痫、延髓型脊髓灰质炎、多发性硬化症、意识丧失等。

2.外周神经损伤

喉外伤及手术、头颈部手术及创伤、颅底肿瘤、急性感染性神经炎等。其中以甲状腺手术误伤喉上神经及喉返神经为多见,常伴有喉运动神经麻痹症状。

3.其他因素

食管反流、喉插管黏膜损伤、头颈部放射线治疗损伤、喉原发性肿瘤以及缺氧、遗传、年龄因素等。

(二)临床表现

单侧喉感觉麻痹可无症状。两侧者,饮食时因失去反射作用,而易误呛入下呼吸道,故有吞咽障碍,进食时发作性呛咳;气管切开的患者气管分泌物中含有大量的唾液和食物。唾液或食物的颜色标记亦有助于明确诊断。

(三)检查

喉镜检查如以探针触及喉黏膜,可发现喉黏膜反射减退或消失。胸部 X 线片有时可发现吸入性肺炎和肺不张。目前空气脉冲刺激喉上神经分布区黏膜来进行喉感觉功能评估的方法最为客观,空气脉冲刺激经前端有孔的纤维喉镜释放,对梨状窝和杓会厌襞黏膜进行刺激,测定喉咽感觉阈值。

(四)治疗

轻症患者于饮食、吞咽时,宜少用流质,采用糊状黏稠食物,进行吞咽锻炼。重症者行鼻饲法。同时查出病因,予以治疗,以促使喉部感觉的恢复。抗病毒类药物的应用,维生素 B_1、维生素 B_{12} 等神经营养剂、三磷酸腺苷及改善血管微循环障碍药物的临床应用也有一定意义。目前,喉感觉神经的重建,包括耳大神经与喉上神经吻合术等取得了一定的进展。

(陈　珂)

第三节　喉运动神经性疾病

喉麻痹是指喉肌的运动神经损害所引起的声带运动障碍;喉内肌除坏甲肌外均由喉返神经支配,当喉返神经受压或损害时,外展肌最早出现麻痹,其次为声带张肌,内收肌麻痹最晚。喉上神经分布到环甲肌,单独发生麻痹少见。

一、病因

按病变部位分中枢性、周围性两种,周围性多见,两者比例约为 1∶10。由于左侧迷走神经与喉返神经行径长,故左侧发病者较右侧约多 1 倍。

(一)中枢性

每侧大脑皮质之喉运动中枢有神经束与两侧疑核相联系,故每侧喉部运动接受两侧皮层的冲动,因此皮层引起喉麻痹者极罕见。常见的中枢性病因如脑血管出血、血栓形成、脑肿瘤、脑脓肿、脑外伤、脑脊髓空洞症、延髓肿瘤、小脑后下动脉血栓栓塞、脊髓痨等。迷走神经颅内段位于颅后窝,可因肿瘤、出血、外伤、炎症等引起喉麻痹。

(二)周围性

因喉返神经以及迷走神经离开颈静脉孔至分出喉返神经前的部位发生病变,所引起的喉麻痹。按病因性质可分为以下几种。

1.外伤

包括颅底骨折、颈部外伤、甲状腺手术等。

2.肿瘤

鼻咽癌向颅底侵犯时,可压迫颈静脉孔处的迷走神经而致喉麻痹;颈部转移性淋巴结肿大、甲状腺肿瘤、霍奇金病、颈动脉瘤等亦可压迫喉返神经而发生喉麻痹;胸腔段喉返神经可由主动脉瘤、肺癌、肺结核、食管癌、心包炎等压迫而发生麻痹。

3.炎症

白喉、流行性感冒等传染病,铅等化学物的中毒。急性风湿病、麻疹、梅毒等可发生喉返神经周围神经炎而致喉麻痹。

二、临床表现

由于神经受损伤程度不同,可出现 4 型麻痹(图 19-3、图 19-4)。

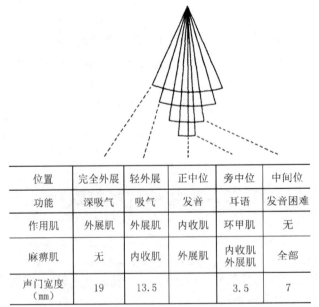

位置	完全外展	轻外展	正中位	旁中位	中间位
功能	深吸气	吸气	发音	耳语	发音困难
作用肌	外展肌	外展肌	内收肌	环甲肌	无
麻痹肌	无	内收肌	外展肌	内收肌 外展肌	全部
声门宽度 (mm)	19	13.5		3.5	7

图 19-3 声带运动位置

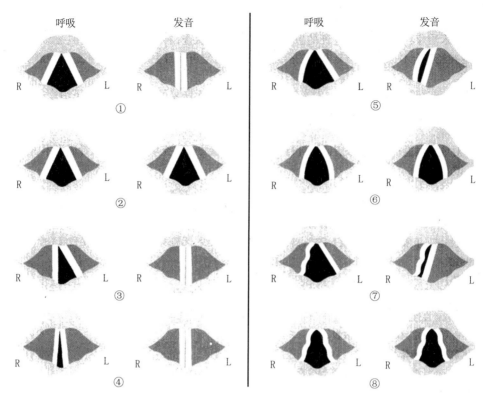

①正常喉部；②两侧内收肌瘫痪；③单侧外展肌瘫痪；④单侧喉返神经全瘫；⑤两侧喉返神经全瘫；⑥两侧喉返神经全瘫；⑦单侧喉返神经及喉上神经瘫痪；⑧两侧喉返神经及喉上神经瘫痪

图 19-4　间接喉镜下所见各型声带瘫痪

(一)喉返神经不完全麻痹

单侧者症状不显著,常在体检中发现。曾有短时期的声嘶,随即恢复。除在剧烈运动才可出现气促外,常无呼吸困难。间接喉镜检查,在吸气时,患侧声带居旁正中位不能外展,而健侧声带外展正常。发音时声门仍能闭合。

双侧喉返神经不完全麻痹,因两侧声带均不能外展,可引起喉阻塞,呼吸困难为其主要症状,如不及时处理,可引起窒息。间接喉镜检查见两侧声带均居旁正中位,其间仅留小裂缝。发音时,声门仍可闭合。

(二)喉返神经完全麻痹

单侧者发音嘶哑,易疲劳,说话和咳嗽有漏气感。后期有代偿作用,发音好转。间接喉镜检查,因患侧除环甲肌以外的外展及内收肌的功能完全丧失,患侧声带固定于旁正中位,即介于中间位与正中位(发声位)之间。初期发音时,健侧声带闭合到正中位,两声带间有裂隙,后期出现代偿,健侧声带内收超越中线向患侧靠拢,发音好转。呼吸时,因健侧声带运动正常,故无呼吸困难。

两侧喉返神经完全麻痹时,发音嘶哑无力,音频单调,说话费力,犹如耳语声,不能持久。自觉气促,但无呼吸困难。因声门失去正常的保护性反射,不能关闭,易引起误吸和呛咳,气管内常积有分泌物,且排痰困难,呼吸有喘鸣声。间接喉镜检查,双侧声带固定于旁正中位,边缘松弛,不能闭合,也不能外展。起病急者,双侧声带呈正中位,以致发生呼吸困难,但较少见。

(三)喉上神经麻痹

喉上神经麻痹后声带张力丧失,不能发高音,声音粗而弱。间接喉镜检查,声带皱缩,边缘呈波浪形,但外展、内收仍正常。单侧者,对侧喉黏膜的感觉仍存在。两侧者因喉黏膜全麻木,饮食、唾液误吸入下呼吸道,可发生吸入性肺炎。

(四)混合性喉神经麻痹

混合性喉神经麻痹系喉返神经及喉上神经全部麻痹,单侧者常见于颈部外伤、手术损伤。发音嘶哑更为显著。喉镜检查见患侧声带固定于中间位。以后因健侧声带代偿,发音稍好转。双侧者两侧声带均呈中间位。

三、治疗

(一)病因治疗

对有明确病因者,给予相应的治疗,积极解除病因。

(二)气管切开术

对双侧声带麻痹引起呼吸困难者,要及早行气管切开术,以改善患者呼吸状况。

(三)喉返神经恢复治疗

1.药物治疗

局部及全身应用神经营养药、糖皮质激素及扩张血管的药物,对神经功能恢复有一定辅助作用。

2.手术治疗

对有手术适应证的患者可行喉返神经探查,神经吻合术、神经肌蒂移植术、舌下神经喉返神经吻合术、膈神经喉返神经吻合术治疗,是恢复声带自主运动、治疗喉返神经麻痹最为理想的方法。

(四)恢复和改善喉功能的治疗

对半年以上,神经功能无恢复可能性者可行以下治疗方法。

(1)对双侧喉返神经麻痹,可行一侧杓状软骨切除术或声带外展移位固定术,使声门后部开大,改善呼吸功能。

(2)对单侧喉返神经麻痹的患者,可行声带黏膜下脂肪组织充填术、甲状软骨成形术,使声带向内移位,改善发音。

（陈　珂）

第二十章

耳鼻咽喉疾病的中医治法

第一节　中医内治法

一、耳科内治法

（一）祛风法

1.祛风散寒法

主要用于风寒侵耳所致的耳胀病。常用方如三拗汤、荆防败毒散。药物如麻黄、杏仁、荆芥、防风、柴胡、川芎等。

2.祛风散热法

用于风寒化热或风热、风热湿邪犯耳所致的耳病，常见于如耳疖耳疮、旋耳疮、耳胀、脓耳、耳鸣耳聋等病证。常用方如银翘散、蔓荆子散。药物如薄荷、银花、连翘、蔓荆子、菊花、柴胡等。

3.祛风止痒法

用于耳痒症。因风热湿邪所致者，如急性旋耳疮、耳窍霉痒症，多配合清热利湿法，常用方如消风散。药物如荆芥、防风、蝉蜕、地肤子、萆薢、苦参等。因血虚生风化燥所致者，如慢性旋耳疮，多配合养血滋阴法，常用方如四物消风饮。药物如白蒺藜、熟地、僵蚕、荆芥、蝉蜕等。

（二）清热法

1.清利湿热法

用于湿热熏耳所致的病证，见于耳郭痰包、耳疮、旋耳疮、脓耳、耳鸣耳聋、耳眩晕等。属肝胆湿热证，常用方如龙胆泻肝汤。药物如龙胆草、夏枯草、黄芩、茵陈蒿、栀子、木通等。属脾经湿热证，常用方如甘露清毒丹。药物如黄芩、萆薢、薏苡仁、滑石、赤茯苓等。

2.清肝降火法

用于肝火犯耳证所致的耳鸣耳聋、耳眩晕等。多配合疏肝解郁法、平肝潜阳法。常用方如龙胆泻肝汤、当归龙荟丸、逍遥散加减，天麻钩藤饮。

3.清热解毒（泻火解毒）法

用于热毒攻耳证，如断耳疮、耳疖、耳后疽、黄耳伤寒等。常配合活血排脓法，常用方如五味消毒饮、仙方活命饮、清瘟败毒饮。药物如金银花、紫花地丁、蒲公英、黄芩、栀子、赤芍、大黄、芒硝等。

(三)和解法

和解法主要指和解少阳,用于邪在少阳,枢机不利所致的耳病,如眩晕、耳胀、耳鸣耳聋、耳眩晕等。常用方如小柴胡汤。药物如柴胡、黄芩、青蒿等。

(四)祛痰法

1.清热化痰法

用于痰热扰耳证,如耳鸣耳聋、耳眩晕等。常用方如清气化痰丸、加味二陈汤。药物如黄芩、胆南星、竹茹、瓜蒌、贝母、半夏等。

2.燥湿除痰法

用于痰浊聚耳证,如耳郭痰包、耳胀、耳闭等。常用方如六君子汤合五苓散加减。药物如白术、党参、陈皮、泽泻、半夏、茯苓等。

(五)活血祛瘀法

活血祛瘀法用于血淤耳窍证,如耳外伤、耳闭、耳鸣耳聋等。常用方如桃红四物汤、通窍活血汤。药物如丹参、归尾、赤芍、桃仁、红花、川芎、水蛭等。

(六)补益法

1.健脾益气法

用于脾虚气弱,清阳不升或浊阴上干所致耳鸣耳聋、耳眩晕等病证。常用方如补中益气汤,益气聪明汤。药物如黄芪、党参、白术、炙甘草、升麻、葛根、当归、柴胡等。

2.益气养血法

用于气血两亏或心脾两虚所致的耳鸣耳聋、耳眩晕等病证。常用方如八珍汤、归脾汤。药物如黄芪、党参、白术、黄精、熟地、当归、何首乌等。

3.补肾填精法

用于肾元亏虚,耳窍失养所致的耳鸣耳聋、耳眩晕等病证。常用方如六味地黄汤、杞菊地黄丸、左归丸、耳聋左慈丸。药物如熟地、女贞子、龟板、鳖甲、旱莲草等。虚火上炎者配合滋阴降火法,常用方如知柏地黄汤;阴虚阳亢者配合平肝潜阳法,常用方如镇肝息风汤。

4.温肾壮阳法

用于肾阳亏虚,耳失温养所致耳鸣耳聋、慢性脓耳等病证。常用方如附桂八味丸、补骨脂丸、真武汤、阳和汤。药物如附片、肉桂、淫羊藿、巴戟天、益智仁、补骨脂、鹿角霜等。

(七)通窍法

用于邪浊壅滞,耳窍脉络痹阻,气血运行不畅所致的耳内胀闭、耳鸣耳聋等病证。常用方如通气散。药物如香附、川芎、柴胡、石菖蒲、藿香、路路通等。临床上本法常配合其他方法使用。

(八)排脓法

用于疮痈类病证,以促进痈疮的消散或脓液的排泄。一般与其他治法配合应用。

1.活血排脓法

用于疮痈、脓耳初起或已经成脓者,多与清热解毒法合用,常用方如仙方活命饮;若邪毒久留,蚀损骨质,脓液臭秽,常配合扶正法,常用方如托里消毒散。药物如穿山甲、皂角刺、乳香、没药、陈皮、当归尾。

2.解毒排脓法

用于疮痈或脓耳因热毒壅盛所致者。常用方如五味消毒饮。药物如银花、紫花地丁、蒲公英、天花粉等。

3.化浊排脓法

用于脓耳湿浊壅盛,脓液量多者。常用药物如白芷、冬瓜皮、薏苡仁等。

4.托毒排脓法

用于正气不足,邪毒滞留,脓液不净之证。常用方如托里消毒散。药物如黄芪、棉花根、桔梗、升麻等。

二、鼻科内治法

(一)通窍法

用于邪滞鼻窍,鼻塞不利的病证,多与其他治法配合使用。常用方剂如苍耳子散。药物如苍耳子、白芷、辛夷花、川芎、石菖蒲、藿香、葱白、薄荷等。

(二)解表法

1.疏风散寒法

用于风寒侵鼻证,如伤风鼻塞、鼻渊等病而有肺经风寒证者。常用方如荆防败毒散、通窍汤。药物如荆芥、防风、白芷、辛夷、细辛、生姜等。

2.疏散风热法

用于风热犯鼻,邪在肺卫的鼻病,如鼻疗、鼻渊、伤风鼻塞等病而有肺卫风热证者。常用方如银翘散。药物如薄荷、牛蒡子、桑叶、菊花、蔓荆子等。

(三)清热法

1.清肺热法

用于肺热熏鼻证或肺经郁热熏鼻证。如鼻塞、黄浊涕、头痛、鼻出血等。常用方如麻杏石甘汤、清肺泻热汤、黄芩汤。药物如石膏、黄芩、栀子、鱼腥草、桑白皮、芦根、知母等。

2.清胃热法

用于胃热熏鼻证或胃经郁热熏鼻证。如鼻痛、鼻塞、黄浊涕、头痛、鼻出血等。常用方如凉膈散、升麻解毒汤。药物如生石膏、知母、黄芩、黄连、大黄、玄明粉等。

3.清胆热法

用于肝火犯鼻证、肝胆湿热熏鼻证、肝胆郁热熏鼻证,如鼻塞、涕黄浊、鼻痛等。常用方如龙胆泻肝汤、奇授藿香汤。药物如藿香、龙胆草、黄芩、栀子、夏枯草、青黛、茵陈蒿等。

4.清热解毒(泻火解毒)法

用于热毒攻鼻所致的鼻疗、鼻渊等。常用方如黄连解毒汤、五味消毒饮。药物如黄芩、黄连、黄柏、栀子、银花、紫花地丁、蒲公英、野菊花等。

5.清利湿热法

用于湿热熏鼻所致的鼻疳、鼻渊等。常用方如黄芩滑石汤、加味四苓散。药物如猪苓、通草、薏苡仁、车前子、茵陈蒿等。

(四)活血祛瘀法

活血祛瘀法用于血淤鼻窍所致的鼻窒、鼻外伤等。常用方如当归芍药汤、活血止痛汤。药物如当归尾、川芎、赤芍、丹参、桃仁、红花、茜草根、路路通等。

(五)补益法

补益法主要用于脏腑虚损所致的鼻病。

1.益气固表法

用于肺脾气虚,鼻失温养,或气虚邪毒滞留鼻窍所致的病证。如容易感冒、早晚鼻塞、时流清涕、喷嚏频作等。常用方如玉屏风散。药物如黄芪、党参、防风、苍耳子等。

2.温肺散寒法

用于肺虚寒邪滞鼻证,如鼻塞遇冷而加重、时流清涕或白浊涕、喷嚏频作等。常用方如温肺止流丹、丽泽通气汤。药物如黄芪、白术、细辛、荆芥、丁香等。

3.滋阴润肺法

用于肺、胃、肝、肾阴虚所致的鼻槁、鼻燥、鼻出血等。常用方如清燥救肺汤、养阴清肺汤、百合固金汤。药物如沙参、天冬、麦冬、百合、石斛、玉竹、地黄等。

4.健脾益气法

用于脾气虚弱所致的气虚鼻窍失充证、气虚邪滞鼻窍证、脾虚鼻窍失煦证,见于鼻窒、鼻槁、鼻鼽、鼻渊等。常用方如补中益气汤、六君子汤、参苓白术散等。药物如黄芪、党参、白术、炙甘草、淮山药、大枣等。

5.温阳散寒法

用于肾阳不足所致的阳虚鼻窍失煦证、阳虚寒凝鼻窍证,见于鼻鼽、慢性鼻渊、眉棱骨痛等。常用方如麻黄附子细辛汤、右归丸、温阳祛风汤。药物如麻黄、附子、细辛、肉桂、鹿角胶、巴戟天、淫羊藿、补骨脂等。

6.滋阴补肾法

用于肾阴亏损,水不制火,虚火上炎所致的病证。常用方如六味地黄汤、知柏地黄汤、百合固金汤。药物如熟地、女贞子、何首乌、桑椹、旱莲草、枸杞子等。

(六)排脓法

排脓法主要用于鼻渊脓涕量多不止或脓涕难出者。

1.解毒排脓

用于热邪熏蒸鼻窍,脓涕黄浊量多者。常用方如升麻解毒汤。药物如升麻、葛根、蒲公英、鱼腥草、败酱草等。

2.托里排脓

用于正虚邪滞,涕黏白量多或久流不止者。常用方如托里消毒散。药物如生黄芪、桔梗、棉花根、升麻等。

3.化浊排脓

用于湿浊壅盛所致脓涕量多者。常用药物如薏苡仁、白芷、冬瓜皮等。

4.活血排脓

用于鼻塞重而涕难出者。常用药物如皂角刺、穿山甲、川芎、当归尾等。

(七)止衄法

用于各种原因引起的鼻出血。

三、咽喉科内治法

(一)祛风法

1.疏风清热法

用于风热犯咽(喉)证,见于急喉痹、急乳蛾、急喉瘖等。常用方如疏风清热汤。药物如薄荷、蝉蜕、牛蒡子、银花、连翘、桑叶等。

2.疏风散寒法

用于风寒侵咽（喉）证，见于急喉痹、急喉瘩等。常用方如六味汤。药物如荆芥、防风、苏叶、桂枝等。

（二）清热法

1.清肺热法

用于肺热熏咽（喉）证，见于急喉痹、急乳蛾、急喉瘩等。常用方如黄芩汤、泻白散。药物如黄芩、瓜蒌、桑白皮、知母、栀子等。

2.清胃热法

用于胃热熏咽（喉）证，见于急喉痹、急喉瘩、急乳蛾、喉痈、急喉风等。常用方如清咽利膈汤、凉膈散、承气汤等。药物如黄芩、栀子、石膏、银花、连翘、大黄、芒硝等。

3.清热解毒（泻火解毒）法

用于喉痈、乳蛾、烂乳蛾、烂喉痹、疫喉等疮痈。常用方如五味消毒饮、仙方活命饮、神仙活命汤、清心凉膈散。药物如银花、蒲公英、土牛膝、马勃、山豆根、土茯苓等。

4.清解郁热法

用于肺胃郁热熏蒸咽喉所致的慢性咽喉病证，如慢喉痹、慢乳蛾、慢喉瘩等。常用方如清金利咽汤、益气清金汤。药物如黄芩、栀子、麦冬、玄参、薄荷、牛蒡子、甘草。

5.清利咽喉法

用于咽喉疼痛之症，多与其他治法配合应用。

（1）疏风利咽法：用于风寒侵咽或风热犯咽所致咽喉疼痛不利证。常用药如荆芥穗、薄荷、牛蒡子。

（2）解毒利咽法：用于热毒壅盛所致咽喉肿痛不利证。常用药物如生甘草、射干、马勃、山豆根、金果榄、万年青、山慈姑。

（3）滋阴利咽法：用于阴液不足，咽喉失养所致咽喉干燥疼痛不利证。常用药物如胖大海、玄参、麦冬。

（4）化痰利咽法：用于痰浊凝阻咽喉所致咽喉不利证。常用药物如半夏、桔梗、浙贝母、海浮石。

（三）祛痰法

祛痰法用于痰聚咽喉证，见于如喉痹、乳蛾、喉瘩、急喉风、喉痈等病而有痰证者。痰有热痰、燥痰、湿痰、寒痰、风痰之分，善治痰者必治其致痰之因，故本法常与其他治法结合运用。

1.清热化痰法

用于火热熠灼所致热痰证，如咳吐黄痰，咽喉红肿，咽喉中痰涎壅盛或痰声漉漉等。常用方如清气化痰丸。药物如黄芩、瓜蒌、半夏、前胡、胆南星、竹茹、天竺黄、枳实、贝母等。

2.润燥化痰法

用于阴虚所致燥痰证，如咽喉干燥而有痰黏着感，或痰稠而黏，难于咯出，咳痰不爽等。常用方如贝母瓜蒌散。药物如贝母、瓜蒌、天花粉、麦冬、桔梗、陈皮等。

3.燥湿化痰法

用于脾失健运所致湿痰证，如声带小结或息肉呈水肿状而色淡，喉底小瘰增生而粒大扁平色淡，以及咯痰白滑、胸膈胀满等。常用方如二陈汤。药物如半夏、陈皮、茯苓、白术、苍术。

4.除痰散结法

用于咽喉新生物、声带小结、息肉、小瘰增生、喉核肿大等。常用方如消瘰丸。药物如浙贝母、玄参、夏枯草、牡蛎、海浮石、三棱、莪术、昆布、海藻等。

5.涤痰开窍法

用于风痰闭喉证。常用方如三拗汤合涤痰汤加减。

(四)调理气血法

1.疏肝解郁法

用于肝失调达,肝气郁结所致的咽喉病证,如梅核气、肝郁失音。常用方如半夏厚朴汤、逍遥散、旋覆代赭石汤。药物如柴胡、香附、甘松、郁金、半夏、厚朴、旋覆花、代赭石等。

2.活血化瘀法

用于血淤咽喉病证,如声带瘫痪、慢喉瘖、慢喉痹、颈咽痛等。常用方如桃红四物汤、会厌逐瘀汤。药物如当归、赤芍、桃仁、红花、路路通、丹参等。

(五)补益法

1.益气升清法

用于肺脾气虚所致咽喉病证,见于多种慢性咽喉病。常用方如补中益气汤、参苓白术散、六君子汤。常用药物如黄芪、党参、白术、陈皮、茯苓、甘草等。

2.温阳煦咽法

用于肾阳虚所致咽喉病证,见于慢喉痹、慢乳蛾、慢喉瘖等病。常用方如附桂八味汤、真武汤。药物如附子、肉桂等。

3.养阴润咽(喉)法

用于肺、胃、肝、肾阴虚,甚或虚火上炎而致的慢性咽喉病证,见于慢喉痹、慢乳蛾、慢喉瘖、阴虚喉癣等病。肺阴虚者,常用方如养阴清肺汤,药物如沙参、麦冬、百合、玄参、生地等。胃阴虚者,常用药物如玉竹、石斛、麦冬;肝阴虚者,常用方如一贯煎、杞菊地黄汤。肾阴虚者,常用方如六味地黄汤、知柏地黄汤,药物如熟地、玄参、麦冬、知母、山萸肉、黄柏等。肺肾阴虚者,常用方如麦味地黄汤、百合固金汤。阴虚夹湿热者,常用方如甘露饮。

(六)开音法

开音法即用具有开音作用的药物治疗声嘶及失音,本法须与其他治法配合使用。如因风寒或湿浊蕴聚声户而致瘖者,可加入石菖蒲、藿香等以芳香化浊开音;属风热者可加入蝉蜕、木蝴蝶祛风开音;如为阴虚肺燥者,宜加木蝴蝶、胖大海、凤凰衣润喉开音;如因久咳肺气耗散而致瘖者,宜加诃子敛肺开音。

(七)排脓法

排脓法主要用于喉痈。痈肿初起或已成脓,宜清热解毒,活血排脓。常用方如仙方活命饮,药物如银花、蒲公英、穿山甲、皂角刺、当归尾、泽兰等。痈肿已溃,脓未净者,宜清热渗湿,解毒排脓,常用药物如薏苡仁、冬瓜仁、桔梗、白芷、穿山甲。如气血不足,痈肿难溃,或溃破后,气血已虚,宜托里排脓,常用方如托里消毒散、黄芪解毒汤,药物如黄芪、当归、桔梗、升麻、薏苡仁、穿山甲、皂角刺等。

（薛庆华）

第二节　中医外治法

一、耳科外治法

（一）清洁法

（1）耳道有脓。用卷棉子或专用细棉签蘸3%过氧化氢或淡白醋（白醋与凉开水各半），反复擦拭外耳道，以清除分泌物。

（2）耳部皮肤糜烂、溢脂水、结脓痂。用清热解毒，燥湿收敛的药物煎水清洗患处，并使药液直接作用于患部。常用药物如龙胆草、苦参、黄柏、五倍子等，亦可用内服药再煎取液清洗。

（二）滴耳法

（1）先用卷棉子或专用细棉签蘸3%双氧水拭净外耳道分泌物，擦干后侧卧，患耳向上。

（2）顺外耳道后壁缓缓滴入药液3～5滴（药液温度不可太低，以免引起眩晕），然后轻轻按压耳屏数次，使药液进入耳内或中耳腔。

（3）保持侧卧数分钟，使药液充分保留并与黏膜接触，外耳道口塞一消毒棉球即可。

（4）对耵聍栓塞，可直接滴入药液，每次药量可稍多，每天5～6次，3 d后另行取出耵聍。

（5）对外耳道昆虫类异物，可滴入乙醚、酒精或氯仿（有鼓膜穿孔者不用）使其麻醉，或滴入植物油类，使其窒息，然后冲出或取出。

（三）吹药法

吹药法主要用于耳疮、旋耳疮、脓耳等病，常用药物如氯冰散、耳散、耳灵散、烂耳散、青黛散、冰硼散等，自制药物宜过80目筛。每天可用喷粉器吹入耳内或患处，使药粉均匀地撒布在患处表面，每天1～3次。吹药前先清洁局部，若吹入鼓室，应先清除上次所吹药物及中耳腔分泌物与膜状物，否则效果差；耳膜穿孔过小者勿用，因药粉难以进入鼓室。

（四）涂敷法

涂敷法用于耳部疮疖肿痛，糜烂流水等症，用清热解毒、消肿止痛、敛湿祛腐的散剂或涂敷剂涂敷于患部。常用药如青黛散、黄连膏、金黄膏、紫金锭等。也可用内服煎剂的药渣，包裹后趁热敷于红肿处。

（五）外耳道冲洗法

冲洗出外耳道已软化的耵聍栓塞或不易取出的碎软耵聍、微小异物等。鼓膜穿孔或有中耳流脓史者不用；鼓膜炎及外耳道炎症期间慎用。方法：①取坐位，头略偏向对侧，患耳稍向上，同侧颈部及肩部围以治疗巾，患者手托弯盘紧贴耳垂下方颈部皮肤。②左手将耳郭向后上牵拉（如系婴幼儿则向后下牵拉），使外耳道成一直线。右手持耳注洗器（或50 mL空针），将温生理盐水（30 ℃～40 ℃，过冷、过热均可引起眩晕）朝外耳道后上壁方向注水，用力不可过猛，亦不可将注洗器头紧塞外耳道内，以致水不能流出，更不可正对鼓膜冲击，以免引起鼓膜损伤。③冲洗后用干棉签拭净，并用75%酒精棉签消毒外耳道，检查外耳道及鼓膜有无损伤。

（六）咽鼓管导管吹张

咽鼓管导管吹张适用于轻度咽鼓管卡他、咽鼓管狭窄、分泌性中耳炎，轻度中耳粘连及鼓膜内陷治疗。若呼吸道急性感染、鼻出血、鼻腔或鼻咽腔内大量分泌物、溃疡及鼻腔、鼻咽部肿物等禁用。

方法：①操作前先清除鼻腔内的分泌物，并以 1‰麻黄碱和 2‰丁卡因棉片收缩、麻醉鼻黏膜。选用适当大小的导管，前端弯曲部指向下方，插入前鼻孔，然后从总鼻道沿鼻腔底部缓缓送入鼻咽部。当导管前端抵达鼻咽后壁时，将导管轻轻向受检查侧旋转 90°角，再向外缓缓退出少许，导管前端即越过咽鼓管圆枕，落入咽鼓管咽口处，然后固定之。②将橡皮球开口端对准导管末端开口，向内吹气，同时用听诊管插入该侧外耳道听诊，判断咽鼓管是否通畅。咽鼓管通畅者，可听到轻柔的吹风样"嘘嘘"声及鼓膜振动声。咽鼓管狭窄时，可出现断续的"吱吱"声或尖锐的吹风声，无鼓膜振动声，或虽有振动声也甚轻微。咽鼓管完全阻塞或闭锁，则无声音可闻。鼓室积液时，可听见水泡声。鼓膜有穿孔者，检查者有空气吹入自己耳内感。吹张完毕，将导管前端朝下方旋转，顺势缓缓退出。③亦可于导管前端抵达鼻咽后壁，将导管向内侧旋转 90°角，再缓缓向外退出，至感到有阻力时，即退至鼻中隔后缘处，再向下向外旋转 180°角，同时使前端尽量伸抵受检查侧，亦可进入咽鼓管咽口。

注意事项：①鼻腔或鼻咽部有分泌物时，吹张前应清除之；②导管插入咽鼓咽口后，必须将导管固定不移；③导管插入和退出时，动作要轻柔，顺势送进或退出，切忌粗鲁，以免损伤鼻腔或咽鼓管咽口的黏膜；④吹气用力要适当，用力过猛，可致鼓膜穿孔，特别当鼓膜菲薄或有萎缩性瘢痕时，更应小心；⑤吹气时先做轻轻吹气 2～3 次，以确定管头在咽鼓管咽口中，然后重吹 5～6 下；⑥吹张后必须检查面部、颈部、口腔、腭部有无气肿，并检查鼓膜状态。

(七)鼓膜穿刺术

鼓膜穿刺术用于分泌性中耳炎经保守治疗，中耳渗出液不能自行排出者，鼓室腔需要注入药液者。

方法：①先用鼓膜表面麻醉剂行表面麻醉，以小块棉球蘸鼓膜麻醉剂贴于鼓膜上 1～5 min；②在无菌操作下，以鼓膜穿刺针于鼓膜后下或前下象限刺入鼓室，以空针抽吸积液；③必要时可定期重复进行穿刺抽液，或于抽液后注入所需的药液。对分泌物黏稠，经上述处理无效，病情迁延，长期不愈或反复发作；咽鼓管功能不能于短期内恢复正常者，可经鼓膜穿刺留置硅胶通气管，改善中耳通气，有利于咽鼓管功能的恢复。通气管留置时间久暂不一，待咽鼓管功能恢复，即可取管，必要时可重复置管。

(八)鼓膜切开术

鼓膜切开术用于急性化脓性中耳炎中耳积脓，鼓膜应穿孔而未穿孔，或已经穿孔而溃口尚小，脓液引流不畅者；分泌性中耳炎，液体黏稠，穿刺抽吸无效者。

方法：①小儿可用全身麻醉，较大儿童及成人采用表面麻醉；②消毒外耳道及鼓膜，左手持耳镜，右手持鼓膜切开刀，以刀尖刺破鼓膜紧张部之前下或后下方，切口与鼓膜边缘平行，呈弧形或直线，刀尖勿刺入太深，避免损伤鼓室内壁。以吸引器吸净鼓室分泌物及脓液，隔天复诊。

注意事项：①切口必须够宽以利引流；②刀尖勿刺入太深，以免损伤鼓室内壁，引起面神经瘫痪或内耳感染，故必须麻醉充分，操作在明视下进行。

二、鼻科外治法

(一)滴鼻(喷鼻)法

滴鼻(喷鼻)法的方法：患者平卧，头仰垂于床边，鼻孔朝上，先将头转向一侧，从下侧鼻孔滴入药液,然后头转向另一侧,同法滴入药液,滴药后轻捏鼻翼,使药液均匀分布于鼻腔或到达上、中鼻道及鼻咽部等处。所用药液应根据病情择取,如鼻塞不已,鼻甲肿大者,宜辛散通窍,可用1%～3%麻黄碱生理盐水、滴鼻灵、辛夷滴鼻液等;如鼻流浊涕者,宜解毒祛邪通窍,可用50%鱼腥草液、呋麻滴鼻液、辛夷滴鼻液等;如鼻窍肌膜干萎者,宜扶正祛邪,滋润肌膜,可用苁蓉滴鼻液、麻油,或生蜂蜜加冰片等滴鼻。

(二)吹药法

吹药法将药粉吹入鼻腔内,以达到治疗目的。应辨证选药,如为风热邪毒侵犯所致的鼻病,宜疏风清热通窍,可用冰连散;如属风寒侵袭所致的鼻病,宜祛风散寒通窍,可用碧云散;如为鼻出血,宜清热收敛,涩血止血,可用百草霜、血余炭、大黄粉、马勃、云南白药之类。用时以喷粉器将药粉轻轻吹入鼻腔,每天3～4次。除止血时药粉可多用外,一般以薄薄的均匀一层为宜。吹药时,应嘱患者屏气,以免将药粉喷出或吸入咽喉,引起呛咳。亦可让患者自行吸入,称为吸鼻法或搐鼻法,将药粉置于指头上,塞住一个鼻孔,另一个鼻孔将药粉吸入,但吸时切勿用力过猛,两则鼻孔均须吸药时应交替进行。

(三)涂敷法

将药物涂敷患处,以起到局部治疗作用。如对鼻疔、鼻疖、酒渣鼻等病,可用清热解毒消肿的药物涂敷。常用四黄散、黄连膏、紫金锭、硫磺散等,或用野菊花、木芙蓉叶、鱼腥草等鲜品捣烂外敷。如鼻息肉,可用明矾散、硇砂散等涂敷以敛湿消肿散结。鼻腔干燥疼痛,可用金黄膏、玉露膏涂敷以润燥止痛。将内服中药药渣布裹趁热敷于鼻部,用治鼻伤瘀肿疼痛,有祛瘀活血,止痛消肿的作用。对于鼻出血患者,可用冷水浸湿的毛巾或冰袋敷于前额或项部。

(四)塞鼻法

用纱布裹药末如枣核大,塞于鼻中,或以药棉或纱条蘸药末、药膏塞于鼻中,随所用药物不同,而达到各种治疗目的。如将血余炭、大黄粉、田七末、云南白药、百草霜等蘸于棉片上,贴于出血处或填塞鼻腔止衄。以95%的樟脑研末,纱布裹塞鼻中,以治鼻塞不闻香臭。

(五)熏鼻法

将药物煎沸,乘热以鼻吸入蒸汽,或以药液作超声雾化吸入鼻窍,而达治疗目的。一般可用辨证施治的内服煎剂,待煎熬时以其蒸汽熏吸,可起到疏散风寒,行气活血通络,宣通鼻窍的作用。对于鼻槁、鼻燥等病鼻内干燥疼痛,蒸汽熏鼻可滋润肌膜,润燥止痛,尤为适宜。

(六)鼻腔灌洗法

用于冲洗鼻腔内脓痂以及鼻槁的治疗。①将盛有温生理盐水300～500 mL的灌洗器挂于墙上高出头部30 cm。②灌洗器橡皮管一端接橄榄头,患者一手持橄榄头,一手端弯盘,头略前倾。③嘱患者张口自然呼吸,将橄榄头置一侧鼻前庭,慢慢打开灌洗器橡皮管上的活塞,使水缓缓冲入鼻腔而由对侧鼻孔及咽部吐出,同时配合轻轻擤鼻动作以助分泌物排出。两侧交替进行,先冲洗鼻腔堵塞较重的一侧,再冲洗对侧。洗毕,头向前倾,让鼻腔内残余盐水排出。擤鼻切忌过急过猛,勿同时紧捏两侧鼻孔用力擤鼻。

(七)鼻窦变压置换疗法

鼻窦变压置换疗法利用正负压交替原理可使药液导入各窦腔而达到治疗目的,适应于各鼻旁窦炎尤其是多发性或全鼻旁窦炎患者,特别适宜于儿童患者。先用0.5%～1%麻黄碱喷鼻腔,收缩两侧鼻腔黏膜,使窦口开放,擤除鼻涕。患者仰卧,肩下垫枕,垂头使颏部与外耳道口之连线与床面垂直。如此所有鼻窦的窦口均位于下方。自一侧前鼻孔滴入新麻黄生理盐水,即置换液,每侧 2～3 mL,保持头位不变 1～2 min,再于鼻腔内注入置换液 2～3 mL,淹没所有鼻窦开口,调整吸引器,使负压不超过 24 kPa(180 mmHg)。治疗者将吸引器相连的橄榄头塞入一侧鼻孔,另一侧鼻孔用手指捏闭鼻翼,然后嘱患者连续发出"开、开、开"的声音,使软腭断续上提,间歇关闭鼻咽腔;同时开动吸引器,1～2 s 后迅速移去,再塞入,如此反复 6～8 次,鼻腔与鼻窦发生正负压交替改变,使药液导入各鼻窦内。如为两则鼻旁窦炎,可用同法治疗对侧。术毕患者直立,因体位关系窦内的药液不致很快流出,可发挥治疗作用。

注意事项:①急性鼻炎、鼻旁窦炎、鼻出血、鼻部手术伤口未愈、高血压等患者,不宜用本法治疗;②吸引器的负压不宜太大,以防止黏膜损伤,一般不超过 24 kPa(180 mmHg)。

(八)上颌窦穿刺冲洗术

上颌窦穿刺冲洗术用于慢性化脓性上颌窦炎的治疗与诊断。

方法:①先在鼻腔内喷 1%麻黄碱生理盐水,使下鼻甲充分收缩,然后用 1%～2%的丁卡因棉片或棉拭子加少许肾上腺素溶液,置于下鼻道穿刺部位,约 10 min 取出。②医师右手持穿刺针,拇指和示指固定针管的后 2/3 处,无名指、小指立于患者上牙槽骨作支撑,掌心顶住针,以左手固定患者头部,穿刺针由前鼻孔伸入下鼻道,穿刺点距下鼻甲前端约 1.5 cm 处,针尖穿刺处是下鼻甲骨质附着处为最薄,易于穿透。针尖斜面应朝向鼻中隔,针头紧靠下鼻甲根部,针尖指向同侧眼外眦角,然后稍用力钻动,使穿刺针穿过下鼻道外侧壁进入上颌窦。注意穿刺时用力不可过猛,并以其余手指抵住患者唇部,有落空感时,立即停止前进,以防刺入过深。③如骨壁较厚,不能刺入时,可使患者头稍后仰,术者站立,用臂力将针缓慢钻入。如位置确实无误,只因骨壁过厚,亦可用小锤敲针柄。若穿刺针已刺入窦内,骨壁薄者,则可轻摇针柄,可觉针尖在窦腔内自由活动。穿刺成功,拔出针芯,抽吸无回血,即可以温无菌生理盐水冲洗。此时患者低头,张口呼吸,回水流入弯盘。

注意事项:①儿童 7 岁前上颌发育未完全不宜行上颌窦穿刺。②穿刺部位及穿刺方向要正确,防止刺入眶内及面颊部软组织,形成眼眶或面颊部肿胀诱发炎症。在未能肯定确已刺入上颌窦前,不要进行冲洗。③如注入生理盐水时遇到阻力,可能是穿刺针头不在窦内或刺入窦内的软组织中,也可能是窦口阻塞,此时应改换针的位置,并再以 1%麻黄碱液收缩中鼻道以开放窦口,如仍有阻力,则不应勉强冲洗。④拔出穿刺针后如遇出血,应用浸 1%～3%麻黄碱液或 1:1 000 肾上腺素棉片填下鼻道妥善止血。⑤在未确知针尖全部在窦腔中时,切忌注入空气,以免发生气栓。⑥在穿刺过程中,若患者发生昏厥等意外情况,必须停止穿刺,拔出穿刺针,平卧休息,密切观察并给予必要的处理。⑦如病情需要,可每周穿刺 1～2 次,亦可通过针管置入冲洗管进行连续治疗。

(九)鼻堤封闭

鼻堤封闭用于治疗慢性单纯性鼻炎,变应性鼻炎和血管运动性鼻炎。在窥鼻镜下以 5 号长黏膜针或 22 号腰穿针抽取 0.25%或 0.5%普鲁卡因,看清鼻堤(位于鼻骨内侧、中鼻甲前端外上方的鼻腔外侧壁上,为一丘状突起,黏膜下富含神经末梢。否则,应以麻黄碱棉片收缩下鼻甲前端后再检查),刺入黏膜下,回抽无血后,注入药液 0.5～1.0 mL,拔针后迅即塞入消毒棉片(或棉球)压迫针孔止血。每 2～3 d 注射 1 次,3 次为 1 个疗程,一般可进行 2～3 个疗程。

(十)鼻甲注射法

鼻甲注射法用于慢性鼻炎、肥厚性鼻炎的治疗。方法:①注射前鼻腔以 1%麻黄碱收缩鼻黏膜,鼻甲硬化剂注射者应加 1%丁卡因棉片做黏膜表麻。②鼻镜下以 5 号长黏膜针或 22 号腰穿针抽取药液0.5～1 mL,自下鼻甲前端刺入黏膜下,针尖沿鼻甲长轴推入,向后达下鼻甲后端,注意针尖方向勿使穿透黏膜。③注射时边退针边注射药液,务使药液均匀分布于鼻甲黏膜,忌用边进针边注射的注射方法,使针尖穿透黏膜而注射于鼻腔内。④单纯性鼻炎常用注射药物有0.5％普鲁卡因、维丁胶性钙及某些中药制剂。硬化剂注射有60％酒精、50％葡萄糖、鞣酸等,中药消痔灵、内痔散亦可酌情使用。

(十一)前鼻孔填塞止血法

前鼻孔填塞止血法用于鼻出血部位靠前,出血较剧或渗血面较大,一般方法难于止血者。

方法:①填塞前先用1％肾上腺素棉片或1％麻黄碱棉片加数滴1％～2％丁卡因收缩鼻腔黏膜,便于看清出血点和减少填塞时的疼痛。②将凡士林纱条一段双叠 8～10 cm,放入鼻腔后上方嵌紧,再将折叠部分上下分开,使成一向外开口的"口袋",然后以上下折叠的形式将其填入"口袋"内,如此紧填鼻腔而不致使纱条坠入鼻咽部。③填好后检查口咽部,如仍有活动出血,血液不断下流,应撤出纱条重填,填妥后,剪去鼻外多余纱条,用一干棉球将断端塞入鼻前孔内,外用纱布、胶布加以固定。

注意事项:不应盲目操作,动作粗鲁会造成黏膜损伤;填塞时间一般不宜超过 2 d,并服抗生素预防感染。如用碘仿纱布或抗生素油膏纱布,可以适当延长充填时间3～5 d。

(十二)后鼻孔填塞止血法

后鼻孔填塞止血法用于鼻出血较剧,出血部位靠后,经鼻前孔充填法未能止血者。

方法:①鼻腔内收缩,表面麻醉黏膜同前鼻孔充填法,同时咽部及鼻咽部喷1％～2％丁卡因麻醉剂。②先用纱布做成近似患者后鼻孔大小的锥形纱球或做成比鼻孔略大的枕形纱球,纱球尖端系粗丝线两根,底部系一根。③以小号导尿管从出血侧前鼻孔插入鼻腔,直至口咽部,以血管钳将其头端拉出口外,此时将纱球尖端的粗丝线缚于导尿管头端处,向外面抽导尿管尾端,则纱球经口腔借中指助力,将纱球送入,在腭垂处将纱球先下压后再上托,另一手牵引导尿管牵线,收紧使纱球固定于鼻后孔,将纱球之牵线用胶布固定于面颊部,底部单线或悬留软腭后面约5 cm长,或将底线固定在口角边,再做鼻前孔填塞。

注意事项:无菌操作,应用抗生素预防中耳炎等并发症,后鼻孔填充的患者痛苦,需要时用镇痛剂,2～3 d后无出血,可先抽取鼻前孔充填物,观察 1～2 min,再牵拉软腭后面或口角边的缝线,即可将纱球从后鼻孔取出,如仍有出血,则要重填。

三、咽喉科外治法

(一)开关法

开关法用于伴有牙关紧闭的咽喉危重症紧急抢救。常用方法有烟熏及取嚏法二种。烟熏法:用巴豆或蓖麻仁压油于纸上,取油纸捻成条,用火点燃后吹熄明火,以烟熏于鼻中,一时口鼻流涎,牙关自开,本法在古代应用甚多。取嚏法:多以通关散(皂荚末)等吹入鼻中取嚏,使牙关得开,以便给予外吹及内服药等进行治疗。此外,古代尚有以药物擦牙;药物抹于口唇内;药糊灌鼻;针刺十指尖出血;后颈窝风府穴涂油以铜钱刮之;蟾酥化水滴鼻等开关方法,现已少用。

(二)探吐法

探吐法是用药物或机械的方法,刺激咽喉引起呕吐,使涌吐痰涎,祛除病邪的治疗方法。在耳鼻咽喉科,主要用于咽喉实热重证、痰涎壅盛、气道阻滞、呼吸不通者。常以硬鸡翎,或蘸桐油饧搅入喉中使之涌吐,俟吐出痰涎,呼吸好转为止,随用甘草汤含漱以解桐油气。亦可取雄黄解毒丸七粒,醋磨或茶清送下,有涌吐痰涎、通窍开关救急作用。

(三)吹药法

吹药法适用于咽喉红肿、疼痛、腐烂、痰涎多等症。用清热解毒、消肿止痛、除痰祛腐、生肌收敛等药散,喷吹于咽喉部,达到直接治疗目的。选用药物当辨证施治,以清热解毒消肿为主的,如冰麝散、冰硼散;以祛腐解毒为主的,如锡类散、珠黄散;以止血祛腐为主的,如珍珠散;以导痰开关为主的,如通关散、二圣散;以破结溃坚为主的,如代针散、消肿代刀散、二味拔毒散;以生肌收敛为主的,如生肌散。吹药前应先用淡盐水或冷开水漱口,清除痰涎,然后用喷粉器将药粉均匀喷布于患处,每天6~7次。吹药时勿吹过多或用力过猛,以免呛入气道,引起咳嗽。

(四)排脓法

排脓法主要用于喉痈。操作时,令患者仰靠坐定,必要时由一人扶定其头,以压舌板固定舌体,充分暴露痈肿,选择痈肿最高突或软陷波动之处,取消毒的三棱针或小尖刀,轻轻刺破或切开,放出脓液(可轻轻挤压),令患者吐出。术后吹清热解毒药物。施术动作应敏捷,勿刺入过深,以免伤及深部肌肉及血脉而引起出血。如为乳蛾,喉核表面有黏膜下脓点,可用锐矴疔钩钩破。

(五)外敷法

外敷法敷患处者古称箍围,乃借药物的箍集包围作用,以缩小或消散痈肿之意。如咽喉病而致颈外红肿疼痛者,可用如意金黄散外敷,有清热解毒,消肿止痛作用。喉痹、喉风、汤水难下,可用生附子、吴茱萸捣研,醋调敷足心;虚火喉证,可用生附子、破故纸捣烂敷足心,有引热下行,开关通窍之效,亦属引火归原法。

(六)含漱法

含漱法用药液漱涤口咽,有清洁患部和清热解毒作用,可用于一切咽喉病证。咽喉腐烂、口秽不洁及咽喉病手术后尤应使用。每天含漱3~4次。常用方如漱口方,药物如银花、桔梗、甘草、玄参、蒲公英等。也可用新鲜草药如车前草、土牛膝根等捣汁含漱;或用硼酸漱口液之类。

(七)噙含法

噙含法即将药物含于口内或口咽部,使药物慢慢溶化,较长时间地浸润患处,然后徐徐咽下,以达到局部治疗作用,适于各种咽喉病证。可根据证候不同而选用铁笛丸、润喉丸、冰硼散、六神丸、喉症丸、藏青果、蜜炙附片等。

(八)咽喉麻醉剂喷雾法

咽喉麻醉剂喷雾法多用于咽喉部手术、内窥镜和内腔镜检查时的黏膜表面麻醉(3岁以下幼儿禁用,5岁以下及不合作小儿,一般不用或慎用)。

方法:①喷药前先向患者说明,每次喷入的药液均不可咽下,含3~4 min后再吐出。②过敏试验:用75%酒精将喷雾器头擦拭消毒。嘱患者将舌尖上翘,露出口底。将麻醉药液喷入舌下2~3喷,嘱患者闭口休息。观察15~20 min,密切注意患者面色及表情。如出现头昏、心悸、出汗或脸色苍白、呼吸急促等反应,立即令其吐尽口中药液,并用清水含漱,同时做必要的处理。③口咽部喷雾:嘱患者将舌自然平放口底并张口发"啊"的长音,自上而下对准腭垂、软腭、咽后壁、舌根,再从右至左或从左至右对准扁桃体及咽腭弓和舌腭弓,反复喷药3~4下,2~3 min后重复1~2次。④喉部喷雾:在口咽部喷雾2~3次后,将喷雾器头弯折向下,嘱患者伸舌并用纱布将舌前1/3包裹好(以免滑脱或牙齿损伤舌系带),患者自己用右手将舌拉出,口尽量张大并作深呼吸,将喷雾器弯头对准喉部,趁患者深吸气时,将药液喷入。每次3~4喷,连续3~4次。如需做声带息肉摘除等手术或纤维支气管镜,还需加下咽和喉部涂药。

注意事项:无论咽或喉喷雾,每次喷药前应先将咽、喉分泌物或残余药液吐出,以利药液与黏膜直接接触。

(九)蒸汽吸入法

根据病情,选用适当药物,煎煮时经口鼻吸入药物蒸汽而作用于咽喉,经药物的芳香辛散、温经祛寒作用与蒸汽的温热作用,达到畅通气血,温通经络,祛风散寒,清利咽喉的目的,多用于慢性咽喉病及风寒咽痛。方法:用热水一杯,干毛巾一条,将干毛巾围于口、鼻与杯口之间,张口徐徐呼吸,杯内放入药液,蒸汽的温度不可太高,以防烫伤。亦可用特制不锈钢高压蒸汽雾化杯蒸汽吸入。常用药物如紫苏、细辛、香薷、薄荷、橘皮、白芷等。

(十)超声雾化吸入法

超声雾化吸入法是用超声雾化器将药液形成雾状气体,经口或鼻吸入,从而弥散于呼吸道以发挥局部治疗作用。无条件者可用蒸汽吸入法,即将药液(中药煎液、复方安息香)加入一杯沸水中,将杯口置入口鼻之下,并用一块厚毛巾罩住入口及患部,以免蒸汽散失过快。每次15～30分钟,每天1～2次。

常用处方有:①庆大霉素 8 万单位,地塞米松 5 mg,蒸馏水 20 mL。必要时加入 α-糜蛋白酶 5 mg,用于各种炎症性咽喉病证。②银花 15 g,连翘 15 g,夏枯草 15 g,赤芍 15 g,甘草 10 g,桔梗 10 g,黄芩 10 g,板蓝根 20 g,大青叶 15 g,藏青果 15 g,牛蒡子 15 g,浙贝母 15 g,僵蚕 10 g 水煎 2 次,过滤取汁,药物浓度约为 60%,加入适量防腐剂,冷藏,每次用 20～30 mL。用于咽喉疼痛、声音嘶哑等属风热证、实热证者。③生地 30 g,玄参 15 g,藏青果 15 g,桑叶、菊花、桔梗、薄荷、浙贝母各 10 g,甘草 6 g,水煎 2 次,去渣取汁,药物浓度约为 60%,加入适量防腐剂,冷藏。每次取 20～30 mL,做超声雾化吸入。用于咽喉疼痛、声音嘶哑等属阴虚证、郁热证者。此外,亦可根据辨证论治的原则,使用自制中药处方。

(十一)喉上神经封闭法

(1)患者坐位或仰卧位,医师以示指仔细摸清舌骨大角与甲状软骨上角的位置,确定注射的部位。

(2)抽取 0.5% 普鲁卡因 1.2 mL,于舌骨大角与甲状软骨上角之间,针尖朝向会厌进针 1～1.5 cm 回抽无回血后,注入药液 1～2 mL。

(3)注意进针勿太深,以免穿透咽壁。

(十二)颈动脉封闭

颈动脉封闭主要用于颈动脉炎的治疗,对于不明原因的颈痛症亦可采用。方法:①患者坐位或仰卧位,消毒后医师以左手示指摸清患者颈动脉搏动的部位,选择患者颈动脉压痛最明显部位作为注射点。②医师右手持注射器抽取泼尼松混悬液 2 mL,在左手示指的导引下刺入颈动脉壁周围,回抽无血后注射药液于颈动脉周围。③一般注射于颈动脉的内侧为佳,外侧有可能刺中迷走神经或颈交感神经。注意针尖勿对准动脉干,确保无回血方可注射药液。④退针时要以棉签压迫针眼,防止针尖刺伤血管后的皮下出血。

(十三)咽后壁注射

咽后壁注射主要用于咽部慢性炎症的局部治疗。方法:①患者坐位,自然张口,咽后壁以红汞消毒。②以 5 号长黏膜针抽取 0.5% 利多卡因(或泼尼松混悬液、复方丹参注射液、消痔灵) 1 mL,于咽后壁正中或偏于一侧进针,注射药物于黏膜下。③进针深度一般不宜超过 0.5 cm,以免刺入椎前筋膜下,亦不可过于偏向外侧伤及颈交感神经或颈部大血管。

(十四)扁桃体周围脓肿穿刺抽脓术

扁桃体周围脓肿穿刺抽脓术用以明确脓肿是否形成及脓腔部位。

方法:用 1% 丁卡因喷咽 2～3 次,用 16～18 号粗针于脓肿最隆起处刺入,针进入脓腔即有脓液抽出。抽尽脓液后,不拔针头,将溶于 0.5% 普鲁卡因 2 mL 的 80 万单位青霉素溶液(先皮试,或用庆大霉素4 万单位)注入脓腔。

注意事项:注意穿刺方位正确,不可刺入太深,以免误伤咽旁隙内大血管。

(十五)扁桃体周围脓肿切开排脓

扁桃体周围脓肿切开排脓的方法:患者坐位,以 1% 丁卡因液喷咽部共 2～3 次。取腭垂根部作一假想水平线,下颌磨牙作一垂直线,二线交点内 1/3 处为切口部位,以尖刀刺入 1～1.5 cm 进入脓腔,再以弯血管钳朝向扁桃体被膜方向插入切口,撑开放出脓液。第 2 d 检查创口,必要时用血管钳再次撑开排脓。

注意事项:切口勿太偏向外侧伤及颈部大血管,术后予 1% 双氧水漱口或予脓腔冲洗。

(十六)咽后壁徽肿切开

咽后壁徽肿切开的方法:①患者仰卧垂头位,咽部以 1% 丁卡因液喷喉共 2～3 次麻醉咽腔;②以压舌板暴露咽后壁,以长 15 号针先穿刺抽出脓液,再以长柄尖刀于咽后壁中线偏患侧纵行切开脓肿,立即用吸引器吸净脓液,防止脓液误吸或造成窒息;③切口长度以 1～1.5 cm 为宜,术后切口不上引流条,每天以 1% 双氧水含漱 2～3 次。

注意事项:术中应准备氧气、气管切开包、喉镜及插管等器械,以便在意外情况时使用。术后使用抗生素控制感染。3 d 后复查伤口,如有积脓,再用血管钳撑开切口排脓。

(薛庆华)

第三节　针　灸　疗　法

一、体针法及常用穴位

体针法是治疗耳鼻咽喉病的常用针刺方法,具有调和气血、畅通经络、扶正祛邪的作用,耳鼻咽喉各科病证,多可单独或配合使用。体针法应辨证选穴,一般以取头面颈部及耳鼻咽喉邻近部位的穴位为主,配合与耳鼻咽喉经脉相关的四肢、躯干穴位。如耳病主要取手足少阳经,鼻病主要取手足阳明经及督脉,咽喉病主要取手足阳明经、手太阳经的穴位。除辨证选穴外,尚应考虑证之虚实,而采用补虚、泻实的行针手法。头面颈项部皮薄肉浅,且内寓大脑,血络丰富,针刺角度及深度应严格掌握。

二、水针法

水针法以往又称穴位注射法。即将小量药液注射于一定的穴位,通过针刺和药液对穴位的刺激及药理作用,达到治疗疾病的目的。本法可用于多种耳鼻咽喉病证。注射穴位的取穴原则同针刺法。如耳病可取听宫、听会、翳风、风池、完骨、瘈脉、足三里等;鼻病可取迎香、合谷、风池、肺俞、脾俞等穴位,尚可在鼻内下鼻甲前端(内迎香穴)进行药物注射,而起直接治疗作用;咽喉病可取曲池、天突、扶突、人迎、孔最、脾俞等穴位。注射药物应辨证选用,如证属气血不畅,经脉阻滞者,可选具行气活血、调畅经络作用的制剂如当归、红花、川芎、丹参注射液;慢性虚损病证,可用调畅气血,滋养经络的药物如当归、川芎注射液及维生素 B_1、B_{12} 注射液;实证热证则宜用清热解毒药液如鱼腥草、穿心莲、柴胡注射液。每次选用 1～2 穴,每穴注入药液 0.5～1 mL,每天或隔天 1 次,一般 5～10 次为 1 个疗程,疗程之间休息 5～7 d。

三、灸法

灸法是用点燃的艾炷或艾条,在体表经穴熏灼以达到防治疾病的一种疗法。其有温经通络、行气活血、祛湿散寒、强身保健作用,主要用于耳鼻咽喉病虚寒证。常用的灸法为温和灸和直接灸。温和灸法是将艾条点燃,对准施灸部位距 0.5～1 寸进行熏烤,使局部有温热感或微有灼痛感,一般灸15～20 min,至局部皮肤潮红灼热感为度。直接灸法是指将点燃的艾炷直接置于施灸穴位熏烤,每次7～15 次。

常用穴位如下。

百会:主治头痛、眩晕、耳鸣、鼻塞、鼻衄。温和灸或直接灸。

翳风:主治耳鸣、耳聋、眩晕。温和灸。

肾俞:主治耳鸣、耳聋、眩晕。温和灸或直接灸。

迎香:主治鼻塞、鼻衄、鼻渊、鼻出血等属虚证者。温和灸。

印堂:主治头痛头晕、虚证鼻病。温和灸。

囟会:主治鼻渊、鼻衄、头痛、眩晕。温和灸。

悬钟:主治虚性鼻病、鼻塞。温和灸。

上星:主治鼻塞、鼻出血、头痛、眩晕。温和灸。

合谷:主治鼻病、咽喉病虚证。温和灸或直接灸。

曲池:主治咽喉病虚证。温和灸。

足三里:强壮要穴,通治耳病虚证、鼻病及因风寒而致的喉痹、喉瘖等。温和灸或直接灸。

此外,前述针刺穴位及背部俞穴亦可据全身情况辨证择用。

四、耳针及常用耳穴

耳针及常用耳穴是用针刺或其他方法刺激耳穴,以防治疾病的一种方法。在选定的穴区内寻找反应点,寻找时,可用探针、火柴头、针柄按压,其有压痛的部位即是,选择 2～3 处,消毒后,用毫针刺入,深度以刺穿软骨,不超过对侧皮肤为度,留针 20～30 min。也可用皮内埋针,将特制的图钉形撳针刺入后,用胶布固定于耳郭皮肤上,留针 2～7 d。还可用磁石、菜籽、王不留行籽等以胶布固定作压迫刺激。耳鼻咽喉病证常用耳穴如下。

内耳:主治耳疖、耳疮、耳胀、耳闭、耳鸣等症。针刺或皮内埋针。

肾:主治耳胀、耳闭、耳鸣、眩晕等症。可用针刺法或皮内埋针。

内分泌:主治眩晕、鼻衄、喉痹、喉瘖、急喉风。针刺或皮内埋针。

枕:主治眩晕、耳鸣。用针刺法,或皮内埋针。

神门:主治眩晕、耳疖、耳疮、喉痹、喉瘖、腭垂水肿等。针刺法。

肾上腺:主治耳胀、耳闭、鼻塞、鼻衄、鼻槁、鼻鼽、腭垂肿胀、急喉风、风热乳蛾等。针刺或皮内埋针。

内鼻：主治伤风鼻塞、鼻出血、鼻衄、鼻槁、鼻渊等。针刺或皮内埋针。

外鼻：主治鼻疖、鼻窒。针刺或皮内埋针。

额：主治头痛、头昏、鼻窒、鼻渊。针刺或皮内埋针。

咽喉：主治喉痹、喉瘖、风热乳蛾等。针刺捻转法。

心：主治喉痹、喉瘖等。针刺或皮内埋针。

五、放血疗法

具有开窍泄热，通经活络，消肿止痛的作用，主要用于耳疖、咽喉痛肿、发热等急性属热等表热或实热证者。常用方法如下。

（一）刺少商、商阳、十宣出血

局部消毒后，将被刺指头捏紧（可减轻被刺时的疼痛），以消毒三棱针或粗毫针、新点水笔尖迅速直刺出针，挤出几滴血液后，以消毒棉球压迫止血。

（二）刺耳垂出血

先将耳垂揉搓，使之充血，局部消毒后紧捏耳垂，用上法速刺出针，挤出血液10滴左右，再以消毒棉止血。

（三）刺患处出血

将患处消毒后（耳部用络合碘；扁桃体或咽壁可不消毒），以稍粗的毫针速刺患处3～5下，1～3 mm深度，使之微微出血，清除血迹后再予局部用药（耳疖者可外敷药；咽部者可吹冰硼散之类），必要时第二天、第三天再重复1次。鼻疖一般不宜针刺患处，以免因挤压局部致邪毒扩散。

（薛庆华）

第四节　中医其他治法

一、擒拿

擒拿法是推拿手法之一，主要用于咽喉科病，因咽喉红肿疼痛剧烈，吞咽困难，汤水难下，不能进食者。

（一）单侧擒拿法

患者正坐，手向侧平举，拇指在上，小指在下，术者站于患者手之正侧面，用与患者侧手的示指、中指、无名指，紧按患者鱼际背部（相当于合谷穴处），小指扣于腕部，拇指与患者拇指螺纹相对，并用力向前压紧，另一手拇指按住患者上侧锁骨上缘肩关节处（相当于肩髃穴），示指、中指、无名指紧握腋窝处，并用力向外推开，如此反复多次，此时患者咽喉疼痛明显减轻，可以吞咽，助手可将汤药或半流质食物喂下。此法可连续使用。

（二）双侧擒拿法

令患者坐在无靠背的凳子上，术者站在患者背后，用两手从患者腋下伸向胸前，以示指、中指、无名指按住锁骨上缘，两肘臂压住患者胁肋，术者胸部紧贴患者的背部（肺的部位），即可开始擒拿。其法:两手用力向左右两侧拉开(沿锁骨到肩胛),同时两肘臂和胸部将患者胁肋及背部压紧,三方面同时使用气力。如此反复多次可使患者咽喉松动,便于吞咽,助手即将备好的汤药或稀粥给患者吞服。

二、导引

导引,又称"道引",义取"道气令和,引体令柔"的意思。它是古代流传的一种健身方法。唐·王冰谓:"导引,谓摇筋骨、动支节。"唐·释慧琳《一切经音义》:"凡人自摩自捏,伸缩手足,除劳去烦,名为导引"。可知导引以肢体运动、呼吸运动和自我按摩相结合为特点。导引具有疏通经络,行气活血,强筋壮骨,除劳去烦,导邪外出之功。对防治疾病,强身益寿有很大作用。现将耳鼻咽喉科导引方法简介如下。

(一)耳的导引法

1.按摩耳郭

用于防治耳鸣、耳聋。如《养生方》载:"以手摩耳轮,不拘遍数,所谓修其城郭以补肾气,以防聋聩也。"此法是用双手掌心,对称地按于两耳屏部,慢慢地向下、向后至耳根,再向上至乳突、至颞部,再向前、向下回到两侧耳屏。如此轻轻按摩,不计次数,一般按摩到两耳郭潮红发热为度。

2.咽鼓管自行吹张法

用于治疗耳胀、耳闭,可以通畅咽鼓管及活动鼓膜。方法是嘱患者捏鼻闭口鼓气入鼻咽,迫使空气窜入咽鼓管,患者在听见"轰"的一声之后觉得耳内发胀即可。有上呼吸道急性感染者忌用本法。鼻腔有涕液应先清除后再吹张。

3.鼓膜按摩法

用于治疗耳胀耳闭、鼓膜内陷、耳鸣耳聋。方法是用中指或示指尖插入外耳道口,轻轻摇动数次后,使外耳道的空气排出,即突然拔出,可重复 3～5 次;或用两手中指,分别反复按压两耳耳屏,耳屏掩住外耳道口,一压一放,重复数十次;或用两手大鱼际稍用力按压于外耳道口后,突然移开,反复多次。

4.鸣天鼓

用于防治耳鸣耳聋。《内功图说·十二段锦总诀》的方法:将两手心紧贴两耳,两手示指、中指、无名指、小指对称横按在枕部,两中指尖相触,再将两示指翘起叠在中指上面,然后把示指从中指上用力滑下,重重地叩击枕部,此时耳内可闻洪亮清晰之声如击鼓。先左手二十四次,再右手二十四次,最后两手同时叩击四十八次。《遵生八笺》的击天鼓,与鸣天鼓相似,方法是将两手的掌心紧贴于两耳外道口,使外耳道暂时处于密封状态中,然后将放在枕部的两手手指叩击枕部。上述方法每天可多次施行,应长期坚持。

5.耳眩晕导引法

实证取涌泉、大椎、囟会等穴,掐与擦各一百次;虚证取百会穴,掐与擦各一百次。

(二)鼻的导引法

1.外鼻自我按摩

用于经常鼻塞、流涕或多喷嚏等症。先将双手鱼际互相摩擦至发热后,即按鼻两侧,沿鼻根至迎香,上下往返摩擦至局部有热感为止。此后再由攒竹向太阳穴推,至局部有热感。每天 2～3 次。亦可用《养性书》灌溉中岳法,即以两手中指于鼻梁两边上下摩擦 20～30 次,至局部发热。通过鼻部自我按摩,可使鼻面部经络疏通,气血流畅,达到扶正祛邪之目的。

2.鼻出血导引法

如《陈希夷二十四次导引坐功图势》:"每天丑寅时,正坐,两手按膝、转头,推引各三五度。叩齿,吐纳咽液。"此法主要是防治鼻出血。方法是盘膝趺坐(即双足交叠而坐),身体笔直而不倾斜,左右两掌心覆盖于左右膝盖上,将头向左转,头面的正中线恰在肩上,约两次呼吸的时间。头位慢慢复位。然后再转向右侧,动作如上,头向左右各转 15 次。最后叩齿,鼓漱。

(三)咽喉的导引法

1.养津保喉导引法

"咽需液养,喉赖津濡",通过调息漱津,使咽喉常得津液滋润,对咽喉预防保健有重要作用。如《苏沈良方》:"每夜……盘足坐,叩齿三十六通,握固,闭息,内视五脏……待肠满气极,则徐徐出气,候出入息匀调,即以舌搅唇齿内外,漱炼津液。未得咽下,复作前法,闭息内观……调息漱津,皆依前法。如此者三,津液满口,即低头咽下。"此方法是于凌晨趺坐,上下牙齿相碰作响三十六次,两手紧握拳头,并要做到排除杂念,凝神聚意,好像见到自己的五脏六腑一样,运真气于丹田,调匀呼吸,然后以舌尖顶住上腭,又搅口内上下两旁,使水津目生,鼓漱三十六次。如上反复三次。《红炉点雪》有"平日睡醒时,即起端坐,凝神息虚,舌舐上腭,闭口调息,津液白生。分作三次,以意送下。此水潮之功也。"亦属养津保喉导引。类似导引法在很多医籍中均有提及,其作用相似。

2.喉痹自我导引法

《诸病源候论》有"一手长舒令掌仰,一手捉颏,挽之向外,一时极势二七。左右亦然。手不动;两向侧极势,急挽之二七。去……喉痹。"即一手长伸,手掌向上,另手提下巴向外牵拉,连续尽力牵拉十四次,左右均如此。然后手仍不动,向左右两侧尽量转动,再行快速牵拉下巴十四次。对喉痹有辅助治疗作用。

3.梅核气导引法

《红炉点雪》卷 4 中"鼓呵消积滞法"介绍了梅核气的导引法:"升身闭息,往来鼓腹,缓缓呵出,怡然运七次。"即端坐屏气,做腹部鼓缩运动,然后缓缓呼气,反复做七次,导引时须心情舒畅恬静。

三、按摩

按摩又称推拿、乔摩、按跷,即在人体一定部位上,运用各种按摩手法和进行特定的肢体活动来防治疾病的方法。治疗失音,可取人迎穴、水突穴、局部敏感压痛点及咽喉部三条侧线(第一条侧线在喉结旁开 1 分许直下;第三条侧线在喉结旁开 1.5 寸处直下;第二条侧线在第一、三条侧线中间)。操作时,患者取坐位或仰卧位,医者先于患者咽喉部三条侧线施行推法或拿法,往返数次,也可配合揉法。然后在人迎、水突穴及敏感压痛点处采用揉法。治疗咽喉疼痛,取风池、风府、天突、曲池、合谷、肩井。操作时患者取仰卧位,先在喉结两旁及天突穴处用推拿或一指推揉法,上下往返数次。再取坐位,按揉风池、风府、肩井等穴,配合拿风池、肩井、曲池、合谷等穴。按摩手法要求轻快柔和,不可粗暴用力。

四、提刮

提、刮法,具有疏通经脉,宣表透邪,祛风止痛之效。在耳鼻咽喉科,多用于治疗急性外感病,头痛不适,咽喉肿痛等症。

提法：用示指和中指蘸温水(或凉水)，捏、拧、提、弹患者皮肤，反复数次，使其局部皮肤出现紫红色斑块为度。常用部位有鼻根部、印堂穴、太阳穴、颈后大筋处、肩部大筋处、颈前正中处等。一般提捏2～3处，每处提捏到皮肤出现紫红条为止。提捏时用力要适当均匀。

刮法：用瓷匙、瓷碗或铜钱光滑边缘，蘸水或香油轻刮患者皮肤，至局部皮肤出现紫色斑块为度。常用部位有颈前、颈后、背脊及前臂内侧等。刮的方向多自上而下，有时也可循皮肤纹理方向。

提、刮时忌用暴力，不应破损皮肤，只要痧点或斑块显现即可。提刮之后，不可随即进热汤、温粥之类，以免热势复起，病情反复。

临床上应据病情不同选择提刮部位。如痰涎壅盛，气急发喘，痰鸣如锯，可刮颈前及两胁肋或提颈前；默默不语，语亦无声，或七情所致肝气郁结，突然声嘶或失音，可刮前臂内侧、胁肋部；咽喉肿痛失音，可沿前臂内侧、肘关节以上部位提刮，以透肺经之邪；头痛可刮风池穴及提捏明堂。

此外，尚有针挑法，即用消毒三棱针或粗毫针，在皮肤局部(在提法或刮法部位，除头面部位外)浅刺2～3下，或在两臂弯、两腿弯处找出痧筋(静脉怒张呈现深青色、紫色或深红色等)浅刺出血，有排泄热毒作用。本法多在提法或刮法后配合使用。

五、烙治法

烙治法是用特制的烙具烧热灼烙患处，为治疗咽喉疾病的一种方法。最早见于唐代《千金翼方》卷11："治咽中肿，垂肉，不得食方：先以竹筒内口中，热烧铁从竹中柱之，不过数度，愈。"明代《外科正宗》谓："凡喉闭不刺血，喉风不倒痰，喉痈不放脓，喉瘤、乳蛾不针烙，此皆非法。"可见，在当时烙治已成为治疗喉瘤、乳蛾的一种重要方法。烙治法可通过烧烙，被烙处干焦，形成瘢痕，使患部缩小甚至消失不再发病，或使出血部位结痂，达到止血的目的。此法操作简便易行，施烙时不出血，无痛苦，烙后对饮食、言语等均无妨碍。对喉核病而不适宜手术摘除者，如兼有心脏病、血液病、麻醉过敏等，用此法最为适宜。特别是对喉核病变的烙治，烧烙后仍保留有部分扁桃体组织，对机体免疫功能具有重要意义。

(一)烙治法的适应证和禁忌证

适应证：虚火乳蛾、石蛾、喉刺、帘珠喉痹、咽息肉、舌蕈、齿蕈、手术出血等。

禁忌证：一切急性炎症、高烧发热、咽喉肿痛、血瘤、5岁以下及不合作小儿、月经期或妊娠期妇女。

(二)烙治器械

1.压舌板

较普通压舌板长而宽，或用扁桃体手术用弯型压舌板，将舌头压下，以暴露患部，并保护舌部防止烫伤。

2.火针

用不锈钢线或自行车辐条制成。用时将其置酒精灯上烧红、蘸香油后，对准患处轻快刺烙，迅速退出。

3.割刀

尖叶刀或扁桃体手术刀，用时按常规消毒后，将患处用刀划破或割除。

4.烙铁

由烙铁和柄组成,用铁、铜或不锈钢制成。根据烙治部位及施烙面积不同,有圆形、长形、横形等,每种烙铁分大、中、小号,又有曲颈、直颈之分。施烙时,选用合适的烙铁,在酒精灯上烧红,蘸香油,令患者发"啊"音,将烙铁对准患处,迅速烧烙,闻有烙声响,即取出烙铁。如法连续烙之,每次烧烙次数视病证不同而定。

(三)临床几种常见病的烙治法

1.虚火乳蛾、石蛾

患者端坐,术部无须麻醉。先用火针对准蛾核刺烙 5～15 针,针刺深度为1.5～3 mm,留针 1～2 s。再用割刀将刺处纵行浅割,使微出血。继用烙铁烧烙。初次可用小号烙铁轻烙 3～5 烙铁,以后每次递加 5～10 烙铁,最多每次可烙百烙铁。每次烧烙至黄褐或焦黑即止,烙后吹冰硼散或锡类散。每次施烙间隔时间不宜长,以 2～3 d 为宜。若前次烙痂未脱落,可用割刀划除烙痂,再进行烙治,最终以烙平为度。一般来说,三度大者 20 次,二度大者 15 次,一度大者 10 次左右,可将乳蛾烙平。停烙后,残留部分形成瘢痕,故一般不易再急性复发,如继续复发疼痛者,为烙不及度之故,可待炎症消退后,再烙数次,以不发病为原则。

2.帘珠喉痹

喉底小瘰增生颗粒大者,每次选 1～3 个小瘰,用直颈小烙铁,每个小瘰烙 1～3 烙铁;小瘰颗粒小者,不适用烙铁,可用火针刺烙,每个颗粒刺烙 1～3 针,一般不宜多刺,多刺能引起肿痛。每隔3～4 d烙1 次,烙至近平复即停烙。不可重烙或烙成凹陷。

3.咽部息肉

息肉较大者,先用手术刀割去息肉,再用烙铁烙焦,血止为度。息肉较小,或不宜手术者,可选适当烙铁烙之。每次烙焦即止,每隔 3～4 d 烙 1 次。若有疼痛者,可先麻醉后再烙。一般烙至平复为止。

(薛庆华)

第二十一章

耳鼻咽喉疾病的中医辨证论治

第一节　耵　耳

一、概述

(一)定义与范畴

耵耳是指耵聍堵塞耳道引起症状而言。耵耳一病的确立,必须符合以下两个特点有耵聍堵塞耳道,而且又因此而引起症状者。耵耳又称"耵聍栓塞。"

(二)历史源流简述

本病在《黄帝内经》已有记载,《灵枢·厥病》曰:"若有干耵聍,耳无闻也",在《针灸甲乙经》中亦有相似记载,可见当时已认识到耳道内可形成"耵聍",并且可引起"耳无闻"等症状。

隋代,《诸病源候论·卷二十九》说:"耳耵聍者,耳里津液结聚所成,人耳皆有之,轻者不能为患,若加以风热乘之,则结聚成丸核,塞耳,亦令耳暴聋。"指出了耵聍栓塞的病因病机和症状,并分清了耵聍和本病的不同概念。

唐代,《备急千金要方·卷六下》有治耵聍栓塞的外用方三首。如"治耳聋干耵聍不可出方:捣自死白项蚯蚓,安葱叶中,面封头,蒸之令热,并化为水,以汁滴入耳中,满即止,不过数度,即挑易出。差后,发裹盐塞之。"可见当时对本病的处置已相当合理。后世医家多宗此法,拟出不少治疗本病的外用方。

宋代,《太平圣惠方·卷三十六》提出治"耵聋"用猪脂调墨塞耳,令耵聍濡润后挑之的方法。《圣济总录·卷一百一十五》记载有治耵聍方五首,其中三首均是软化干耵聍核的处方,如"治耵聍塞耳聋,强坚不可挑,塞耳。猪脂膏方。"《仁斋直指方·耳论》首次提出"耵耳"这一病名:"人耳间有津液,轻则不能为害,若风热搏之,津液结聚成丸核塞耳,则令暴聋,谓之耵耳"。

金元时代的《丹溪心法》,明代的《普济方·卷七十五》均记载有治本病的方药但均与唐、宋代时相仿,无太多进展。

至清代,对本病的认识渐趋完善。《杂病源流犀烛·卷二十三》将耵耳病因及辨证分为风热搏结经络,风温上郁,暑热上郁,少阳之火上郁,阴虚挟受暑风,阴虚风温相触等多方面,并各列其症状与治疗方药。本书还认识到耵耳可合并外耳道炎及中耳炎并记载了耵聍栓塞与咳嗽之间的病理联系,这些都是难能可贵的。

二、病因病理

本病病因病理,历代医家所述略同,均认为是风热之邪乘虚侵袭,与耳中津液结聚而成。《圣济总录·卷一百一十五》指出:"风热搏于经络,则耳中津液结聚,如麸片之状,久则丸结不消,或仿蚕蛹,致气窍不通,耵聍为聋。"但《杂病源流犀烛·卷二十三·耳病源流》则认为:"耵耳由来,亦复有辨,不止风热相搏一端也"。一般来说耳生理功能正常,则耵聍随下颌关节运动,向外排除脱落,不致发生耵耳。导致耵耳有以下几方面原因。

(1)如耳道局部受炎症等刺激或由于进入耳道的粉尘过多,风热邪毒乘虚外侵,则使耵聍分泌过多,排除功能受碍,结聚成丸核,阻塞耳窍而致病。

(2)耳道有畸形或肿物生长等,造成耳道狭窄,影响耵聍排出以致耵聍积聚形成本病。

(3)由于年老肌肉松弛,下颌关节运动无力,耵聍排出受限,积聚而成。

三、诊断要点

(一)症状

耳内有闷塞感,不适感或听力下降等。

(二)检查

见有耵聍堵塞耳道。

四、辨证施治

(一)辨证

主证:耳窍闷塞不适感,听力减退。局部检查有耵聍堵塞耳道。

兼证:若耵核压迫耳膜,可有耳鸣眩晕;若耵核遇水膨胀,可突发耳聋;若耵核长期压迫耳道肌肤,可引起疼痛,检查见耳道红肿、糜烂。

证候分析:耳为清空之窍,与肝胆关系密切,当肝胆蕴热,影响耳的生理功能,风热之邪得以乘机侵入,相搏不去,结聚而成丸核,并阻塞耳窍令气窍不通,则耳窍闷塞不适,听力减退。清窍受阻,清气不能上升脑海,心气痹阻,则耳鸣眩晕。若聍核长期压迫耳道肌肤,气滞血瘀,肝胆火热上蒸,加之风热之邪侵入,内外邪毒熏蒸,循经搏结于耳窍,引起肌肤红肿、糜烂、疼痛。

(二)治疗

目的是将耵聍取出。临床可根据耵聍的不同情况,采用不同方法。

1.外治

(1)耵核小而松动者:因其小且松动,只要取耵聍时动作轻柔,手法熟练,一般不会损伤耳道及耳膜,故可直接用耵聍钩、耳镊等器械取出。

取耵聍时,牵提耳壳使外耳道成一直线,用耵聍钩沿耳道壁插入耵聍旁,轻轻拨动,使其与四壁分离(注意勿使钩尖触及皮肤,以免引起疼痛和损伤),然后将钩尖进入一定深度后旋转90°角,以便钩住耵聍轻轻拉出。

(2)耵核大、坚硬,难于取出者:先用无刺激性的香油或其他植物油、饱和碳酸氢钠溶液等滴耳,每天5～6次,待2～3 d耵聍软化后再用器械或用冲洗法取出。取耵聍后,用清热解毒之黄连膏等涂搽耳道,以防染邪。

2.内治

(1)伴耳道肌肤损伤,红肿、糜烂、焮痛者,宜先用内治法,俟炎症消退后再取出耵聍。

(2)治则:清热解毒,消肿止痛。

(3)方药:栀子清肝汤(《杂病源流犀烛》)。

(4)邪热盛者可用龙胆泻肝汤。

五、预防及调护

(1)发现有较多耵聍后,必须到医院取出,不要自己动手挖耳,以免损伤耳道、耳膜或将耵聍推向深部。若仅有少许耵聍者,大多可自行排出,不必做特殊处理。

(2)有脓耳史或耳膜穿孔者,忌用冲洗法。

(3)戒除挖耳习惯,避免炎症长期刺激耳道,以免导致耵聍分泌增多或排出障碍是预防聍耳的基本措施。

六、小结

耵耳是耵聍阻塞耳道,并因此而引起症状者。本病以外治取出为主;如耵核大,坚硬,难于取出者,则先用药液滴耳,软化后再行取出;如伴有耳道肌肤损伤、红肿、糜烂者,则宜配合内治法。

(薛庆华)

第二节 鼻 疳

一、概述

(一)定义与范畴

鼻疳,是指鼻前庭及其附近皮肤糜烂浸淫,或红肿灼痒、结痂、皲裂为主要特征的鼻病。本病常反复发作,经久难愈,小儿多见。鼻前庭炎及鼻前庭湿疹可参考本病进行辨证施治。

本病在古代医籍中又有鼻疮、疳鼻等别称。

(二)历史源流简述

鼻疳一病,最早记载于《诸病源候论·卷四十八》"鼻之状,鼻下两边赤,发时微有疮而痒是也,亦名赤鼻,亦名疳鼻,然鼻是肺气所通,肺候皮毛,其气不和,风邪客于皮毛,次于血气,夫邪在血气,随虚处而停之,其停于鼻两旁与血气相搏成疮者谓之蜃鼻也。"论述了本病的病因病机及症状特点。

唐代,《备急千金要方·卷六上》中提出本病与"疳虫"有关,《外台秘要·卷二十二》提出肺脏有热的病因病机。

宋代,《太平圣惠方·卷八十七》认为此病与小儿乳食不调,上焦壅滞有关,并收集了不少内服与外治药方。

明代,在《证治准绳·幼科·集之八》中,也认为鼻疳是"乳食不调,壅热伤肺所致",主张补脾生肺治法,《外科启玄·卷八》则认为肺有湿热而起。

至清代,各医家对鼻疳的认识从病因病机,辨证治疗等方面总结了前人的经验,并作了较全面的论述。如《医宗金鉴》《外科证治全书》《寿世保元》等医著,均提出肺经壅热而致鼻疳,治以清肺热为主,并配合外治法。

总的来说,历代医家认为鼻疳以小儿多见,临床以肺热、脾胃失调为主,主张内外治疗相结合,其治法方药很有参考价值。

二、病因病理

(一)肺经蕴热,邪毒外袭

导致肺经蕴热的主要原因,是由于病后余热未清,或患鼻病长期不愈,致使肺经蕴热。又因起居不慎,风热邪毒乘虚侵袭,邪热引动肺热,上灼鼻窍,熏蒸鼻孔肌肤。或因鼻疾脓涕浸渍鼻窍肌肤,与湿热之邪交蒸鼻窍而为病。

(二)脾胃失调、湿热郁蒸

导致脾胃失调主要原因是饮食不节,或脾胃虚弱所致。由于饮食不节,脾失运化以致湿浊内停湿郁化热,或因小儿脾胃虚弱,易积食化热,疳热上攻。致使湿热之邪循经上犯,熏蒸鼻孔肌肤而为病。

三、诊断要点

(一)症状

鼻前孔及上唇肌肤疼痛,作痒,鼻内焮热,干痛,异物感。

(二)检查

可见鼻前孔及其附近上唇皮肤漫肿、潮红、溃烂流水、积结痂块。

(三)鉴别诊断

本病应与鼻疔相鉴别。

四、辨证施治

(一)肺经蕴热,邪毒外袭

1.辨证

主证:初起鼻前孔皮肤灼热干燥,微痒微痛,皮肤出现粟粒状小丘,继呈表浅糜烂,溢出黄色脂水,或结黄痂。周围皮肤潮红或皲裂,鼻毛脱落。

兼证:全身症状一般不明显,偶有头痛、发热、便秘、舌质红、苔黄、脉数。小儿可见烦躁哭啼,搔抓鼻部,甚则血水淋漓。

证候分析:鼻前孔皮肤灼热干燥、痒痛、粟粒状小丘,因肺经蕴热,风热湿邪外袭,外热引动肺火熏蒸鼻孔肌肤。热盛则肿而痛,风盛则痒。糜烂、流溢脂水,因热毒腐灼肌肤、溃破流血水。肌肤皲裂结痂、鼻毛脱落,是风热湿邪久郁鼻窍,肌肤损伤所致。

2.治疗

(1)内治。

治则:宜清热泻肺,疏风解毒。

方药:选用黄芩汤(《医宗金鉴》)。

若热毒壅盛,焮热痛甚者,可加黄连、丹皮,以清热毒凉血止痛。

临床上亦常用银翘散(《温病条辨》)合泻白散(《小儿药证直诀》)加减应用。

(2)外治:主要用清热解毒,收敛止痒的中草药外洗或外敷。

用内服中药渣再煎水热敷局部。

用漆大姑、苦楝树叶、桉树叶各 30 g 煎水洗患处。

黄连膏、玉露膏外敷,有润燥止痛、消肿解毒作用。

杏仁捣烂,人乳调敷患处,亦可用桃叶嫩心捣烂外敷。杏仁,《本草纲目》:"杀虫,治诸疮疥,消肿,去头面诸风气皶疱。"桃叶嫩心,清热除湿。

灼热焮痛者,可用辰砂定痛散(《医宗金鉴》),以生地汁或麻油调敷患处,有清热止痛的作用。

(二)脾胃失调,湿热郁蒸

1.辨证

主证:鼻前孔肌肤糜烂,潮红焮肿,常溢脂水,或结黄浊厚痂,痒痛。鼻毛脱落。病情反复发作,缠绵不愈。

兼证:或见鼻前孔皲裂出血,甚可侵入鼻翼口唇,鼻窍不适,言谈不爽。小儿可兼有腹胀、纳呆便溏,啼哭易怒,舌苔黄腻,脉滑数。

证候分析:脾胃失调,湿浊内生,湿郁化热,湿热循经上蒸,灼腐肌肤,故鼻前孔肌肤糜烂、潮红、焮肿;湿热灼腐肌肤,则脂液溢出,久积成黄浊厚痂,故流溢脂水,结黄浊厚痂;肌肤失养,皮肤皲裂,故鼻毛脱落;鼻窍不通、言谈不爽,因鼻窍糜烂红肿,脂溢结痂,阻塞窍道所致;病情缠绵,反复发作,因湿性黏滞不易速去,湿热伏留不散;食少腹胀,大便溏薄,舌苔黄腻,脉滑数,是小儿脏腑幼嫩,易因脾虚湿滞久郁的证候。

2.治疗

(1)内治。

治则:清热燥湿,解毒和中。

方药:萆薢渗湿汤(《疡科心得集》)加减。

原方用于下肢丹毒,湿疹,药疹及足癣继发化脓性感染等。本方用于治疗脾胃失调,湿热郁蒸之鼻疳,也取其清热利湿作用。

如湿热壅盛者,加黄连、苦参、土茯苓,以清热燥湿。如痒甚者,加荆芥、防风、白鲜皮、地肤子,除湿止痒。病情缠绵,反复发作者,加黄芪、白术、金银花,以扶正解毒。若小儿脾弱腹胀便溏者,可与参苓白术散合用,以健脾消积除湿。如久病虫疾者,加使君子、槟榔、榧子等,以祛虫解毒。

(2)外治:①参考"肺经蕴热,邪毒外袭"。②湿盛黄脂多者,可用明矾 3 g,生甘草 10 g 煎水外洗,有清热解毒、收敛的作用。③湿热盛,红肿、糜烂、脂水多,用青蛤散(《医宗金鉴》调敷患处。④苦参、枯矾各15 g,研末。生地黄汁适量,调匀涂敷,有清热燥湿敛疮止痒的作用。⑤疳烂久不愈者,取瓦松适量,烧灰存性研末,掺于患处,以燥湿敛疮。瓦松:有止血敛疮的作用。

五、预防与调护

(1)劝告患者不可因痒或结痂而用手指挖鼻,有结痂者,要待其自脱,以利早日治愈。

(2)积极治疗鼻腔疾病,减少湿浊之邪浸渍鼻窍肌肤。

(3)戒除挖鼻孔、拔鼻毛等不良习惯。

(4)忌食辛辣炙煿、肥甘厚腻之品,注意饮食,调理得当。

(5)对于小儿应注意调节饮食,并应防治各种寄生虫,以免造成疳热上攻。

六、小结

鼻疳为鼻科较常见之病,以小儿为多见。本病以鼻前孔处皮肤潮红溃烂,浸淫流水,积痂结块,灼热痒痛为特征。其发病与肺、脾关系比较密切。多因外感风热之邪或鼻疾脓涕浸渍鼻前孔肌肤,外邪引动肺热而发;或因小儿乳食不调,久病虫疾,致使脾胃不调,运化失职,湿浊内停,湿热上犯而致。临床辨证分为两型:一是肺经蕴热邪毒外袭,治以清热泻肺,疏风解毒,选用黄芩汤,或用银翘散合泻白散加减;二是脾胃失调,湿热郁蒸,治以清热燥湿,解毒和中,可选用萆薢渗湿汤。外治方面,可用清热解毒,除湿止痒的中草药渣煎汤外洗,或捣敷,或研为粉末掺于患处。本病应注意护理与预防。

(薛庆华)

第三节　鼻　衄

一、概述

(一)定义与范畴

鼻衄,即鼻出血,是多种疾病的常见症状,本节只讨论内因引起的鼻衄。出血严重者又称为鼻洪。鼻衄甚者,口鼻皆出血,称为鼻大衄、脑衄。若鼻衄经久不愈,称为鼻久衄。"红汗""倒经"都属于鼻衄的范畴。衊血,指鼻流污秽血水。伤寒太阳病,肝浮紧,发热身无汗,当汗而愈,但也有不汗而在鼻衄后自愈者,此种鼻衄,被称为"红汗"。每当行经前后,或正值经潮时,发生衄血或吐血者,称为"倒经"或"逆经",月经常在吐衄之后减少或不潮。

"衄"(音 nù),鼻衄,血从鼻窍流出之意。鼻衄一证,最早见于《黄帝内经》,如《素问·金匮真言论》说:"春善病鼽衄。"《素问·气厥论》说:"脾热移于肝,则为惊衄。历代医家根据鼻衄的症状、病因病机之不同,分别予以不同的名称。如根据鼻衄的情况有鼻大衄、脑衄、鼻久衄、鼻衄不止等称。根据鼻衄病因,有"虚劳鼻衄""伤寒鼻衄""时气鼻衄""热病鼻衄""温病鼻衄""五脏衄""酒食衄"等称。

(二)历史源流简述

鼻衄一证最早见于《黄帝内经》,始称衄。如《灵枢·百病始生》:"阳络伤则血外溢,血外溢则衄血。"《素问·金匮真言论》说:"春善病鼻衄。"此外在《素问·气厥论》《素问·互常政大论》《灵枢·寒热病》《灵枢·杂病》《灵枢·玉版》等,均有鼻衄的记载,对鼻衄的病因病机、治疗及预后等方面都有论述。此后,历代医家在《内经》的基础上,对鼻衄的病因病机、辨证治疗均有不同的见解,创立了各种理论,积累了丰富的经验。

秦汉时代,《伤寒论》太阳病篇提出伤寒鼻衄"衄乃解""血衄者愈",这种鼻衄后人亦称"红汗"。在太阳病篇中还提到"衄家,不可发汗",并记载了误汗后变证,这对后世医家治疗鼻衄有很大指导意义。在《金匮要略·惊悸吐衄下血胸满瘀血病脉证治第十六》中提出了衄血的脉证与预后,并有心气虚寒、心气不足而致鼻衄的证治。

晋代,《针灸甲乙经·卷十二》介绍了针刺治疗鼻衄的经验,《脉经》则从脉诊方面分述了鼻衄的预诊、脉证和治疗禁忌。

隋代,《诸病源候论·卷二十九》中对鼻衄的病因病机进行了较为详细的论述,其根据不同疾病而致鼻衄,分为虚劳鼻衄、伤寒鼻衄、时气鼻衄、热病鼻衄、温病鼻衄等。而且根据鼻衄的病情轻重缓急,又分鼻衄不止、鼻大衄、鼻久衄等。此外,对妇人鼻衄及小儿鼻衄的病因病机亦有论述。

唐代,各医家对鼻衄的治疗又有进一步的发展。如《备急千金要方·卷六上》有治疗鼻衄的内服方、外用吹鼻方、灌鼻方及针刺、灸法等。《千金方·卷一》介绍了治疗衄血的药品。

至宋代,各医家对鼻衄的病因病机的认识及其治疗多在前人基础上加以整理和总结。如《太平圣惠方》在第十卷、第十六卷、第十八卷、第三十七卷中均有鼻衄的记载,《圣济总录·卷第七十》中治疗鼻衄的方药,均是收集前人的经验加以整理和充实《三因极一病证方论·卷之九》把鼻衄的病因分内因、外因、不内外因,对后人颇有启发。

金元时代,《兰室秘藏·卷中》中载有人参饮及治疗脾胃虚弱,而致之鼻衄,黄芪白药汤为辛温补血益血之剂治疗鼻衄血多。《素问玄机原病式·六气为病》则认为鼻衄的病因以火热为主,《宣明论方·衄蔑证》提出胃火、胆热上逆致衄的病因病机。《丹溪心法·卷二》主张治疗鼻衄以凉血行血为主,用犀角地黄汤为主方。

明代,各医家对鼻衄的证治,有了较全面的认识。如《本草纲目·主治第三卷》按药物的功效总结了止血的中药219味。《景岳全书·卷三十》对鼻衄的临证治疗经验丰富,认为内热而致的鼻衄多在阳明,治以清降为主,并提出除因火致衄外,"阴虚者尤为多","阴虚之证,当专以补阴为主"。通过临床观察,还指出"衄血有格阳证者"。此外,《症因脉治·卷二》《秘传证治要诀及类方·卷之四》等医著中对鼻衄的辨证治疗均有比较详的论述。

清代,各医家对鼻衄的论述颇多,一般多是收集和整理前人的经验,从实证和虚证两方面加以论述,如《外科大成·卷三》较详论述了肺经血热妄行而致鼻衄的证治《医学求是·血证求原论》从肺、胃、肝、胆的相互联系,说明对鼻衄一证须反复详辨《血证论》较详细分析了鼻衄的辨治,对失血证有独到的见解,提出了血证治气的止血大法。这些理论,至今仍指导着临床。

综上所述,自春秋战国开始,经过历代医家的不断探索和总结,对鼻衄病因病机的理论阐述逐渐趋于完美,在辨证和治疗方面有十分丰富的经验,很有参考价值。

二、病因病理

(一)肺经热盛

热邪犯肺,上壅鼻窍,热伤脉络血液溢出而为衄。内因为肺经素有蕴热。外因为热邪侵袭,如风热之邪、燥热之邪、温热邪毒侵袭等。邪热从口鼻而入,首先侵犯肺脏灼伤肺经脉络,热迫血妄行,上循其窍而致鼻衄。如《外科正宗·卷之四》说:"鼻中出血,乃肺经火旺,迫血妄行而从鼻窍出也。"

(二)胃热炽盛

主要原因是患者平素饮酒过度,或嗜食辛燥炙煿之物,致使热蕴于胃,火热内燔,循足阳明之经上沸于鼻,灼伤鼻之脉络,血随热涌而致鼻衄。如《三因极一病证方论·卷之九》说:"病者饮酒过多,及啖炙煿五辛热食,动于血,血随气溢,发为鼻衄。"

(三)肝火上逆

主要原因是七情所侵,由于恼怒愤郁,情志不舒,则肝气郁结,气郁化火,肝火上逆,循经蒸迫鼻窍脉络而致鼻衄。如《三因极一病证方论·卷之九》说:"病者积怒伤肝,……皆能动血,蓄聚不已,停留胸间,随气上溢,入于清气道中,发为鼻衄。"

(四)肝肾阴虚

主要原因是病后体弱,或劳倦内伤,以致肝肾阴虚,或患者素体阴虚。水不涵木肝不藏血,则虚阳浮越,虚火随经上炎,伤及鼻之阳络,血从清窍溢出而为衄。如《景岳全书·卷三十》说:"衄血虽多由火,而惟于阴虚者为尤多,正以劳损伤阴,则水不制火,最能动冲任阴分之血。"

(五)脾不统血

主要是由于久病伤脾,或饥饱劳累,饮食不节,或思虑过度,损伤脾胃,均可导致脾气虚弱。脾为统血之官,气为血帅,若脾气虚弱,统血失司,气不摄血,血不循经而离脉道,则可致鼻衄。

综上所述,鼻衄的病因病机可分为虚、实两大类,实证者,则多因肺、胃、肝之火热为主,火性上炎,循经上蒸鼻之脉络而为衄;虚证者,多见于肝肾阴虚,虚火上越灼伤脉络而致衄,及脾气虚弱,气不摄血而为衄。

三、诊断要点

(一)症状

血从鼻孔流出,即可诊断为鼻衄。鼻衄轻者,仅涕中带血丝,严重者,血从口鼻涌出。

(二)检查

鼻腔前段出血,一般较容易发现出血点。鼻衄不剧者,可用 1%～3% 麻黄素溶液棉片收缩鼻黏膜后,从首先出血的一侧鼻腔寻找出血点。此时,应仔细检查鼻腔,特别是鼻中隔前下方的血管丛区,注意鼻黏膜表面有无充血、静脉曲张、糜烂、溃疡、血痂等。鼻腔后段出血,常迅速流入咽部,并从口吐出,鼻前孔镜多不能发现出血部位,须行鼻后孔镜检查,以寻找出血点。

除寻找出血点外,尚须找出鼻衄的原因,因此在作止血处理后,还要进一步做必要的全身检查。一般来说,局部疾病引起的鼻出血,多限于一侧鼻腔,而全身疾病引起的鼻出血,多为两侧鼻腔交替出血或同时出血。

(三)鉴别诊断

鼻衄甚者,血可溢从口出,或因大量血液被咽下,片刻后呕吐。因此,鼻衄应与吐血、咯血相鉴别。

咯血是肺络受伤所引起的病证,其血必经气道咳嗽而出,痰血相兼,或痰中带血丝,或纯血鲜红,间夹泡沫。

吐血其血由胃而来,从口而出,甚则倾盆盈碗,若血随呕吐而出,血色紫暗,夹有食物残渣,亦称呕血。

四、辨证施治

(一)肺经热盛

1.辨证

主证:鼻孔干燥,鼻出血,血色鲜红,血量较少,点滴而出,咳嗽痰少,口干身热;舌质红,苔薄白而干,脉数。

兼证:或见鼻塞,流涕黄浊,或咽喉疼痛,或兼有发热恶风寒,头痛等表证。

证候分析:鼻出血,血色鲜红是邪热犯肺,肺热壅盛,灼伤鼻窍脉络;鼻孔干燥是肺热壅盛,耗伤肺津,鼻窍失养,邪热犯肺,肺失清肃则咳嗽,因肺津受伤,肺失其滋润肃降之机,故咳嗽痰少而黏;邪热在肺卫,故血较少,点滴而出;热邪在表,故身热,口干,舌质红,苔薄白而干,脉数均为肺热之证;外邪袭肺,肺气不宣,故鼻塞流浊涕;或咽喉疼痛,因喉为肺之门户,热邪壅肺,则咽喉不利;或发热恶风寒头痛是风热在表,肺卫失宣。

2.治疗

治则:疏风清热,凉血止血。

方药:桑菊饮(《温病条辨》)加牡丹皮、白茅根、山栀炭等。

本方主治风温初起,邪在卫分,以咳嗽身热为主要证候,有宣肺泄热之功,用以治疗肺经热盛之鼻衄尤为适宜。

如热甚者,加黄芩,以加强清肺热之功。咳嗽痰稠者,加瓜蒌仁、贝母、冬瓜仁以清热化痰。

(二)胃热炽盛

1.辨证

主证:鼻衄量多,血色深红,鼻燥口干口臭,烦渴引饮,大便燥结,小便短赤;舌质红,苔黄,脉滑数。

兼证:或见齿龈肿胀,糜烂出血;或有胃脘不舒,嘈杂胀满,嗳气吞酸。

证候分析:因足阳明之经上循于鼻,若胃火炽盛,火热循经上灼鼻窍脉络,则鼻衄量多而色深红。热壅于里,故血色深红出血量多;鼻燥口干口臭,是热灼胃阴,火邪循经上炎;烦渴引饮,是热盛阳明,消灼津液;大便燥结,是因胃腑结热;小便短赤,舌质红,苔黄,脉滑数为胃热炽盛之证;或见齿龈红肿、糜烂出血,是火邪循经上炎,灼伤血络,迫血妄行;或见胃脘不舒、嘈杂胀满,嗳气吞酸,是热郁胃中,气机阻滞。

2.治疗

治则:清胃降火,凉血止血。

方药:选用犀角地黄汤。

临床上宜加白茅根、侧柏叶、旱莲草以加强其凉血止血之功。大便秘结者,加大黄、瓜蒌仁等以通腑泄热。若齿龈肿胀,糜烂出血者,可配合玉女煎(《景岳全书》)加减运用。若失血过多,面色苍白,宜配合黄精、首乌、桑椹子等以养血止血。

(三)肝火上逆

1.辨证

主证:鼻出血量较多,血色深红,不时举发,头痛头晕,口苦咽干,胸胁苦满;舌质红,苔黄,脉弦数。

兼证:或见烦躁易怒,或见梦多不寐,或耳鸣耳聋。

证候分析:鼻血量多,血色深红,为肝火上炽,灼伤血络,迫血外溢;鼻衄不时举发,为情志激动,肝火妄动,肝火上逆;头痛头晕,为气郁化火,风火上扰所致;口苦咽干,为肝胆火旺,伤津耗液;胸胁苦满,为火郁肝经,肝失条达;舌质红、苔黄、脉弦数,均为肝火内盛之证;或见烦躁易怒,为肝失条达;或见多梦不寐,为火扰则神不得安;或见耳鸣耳聋,是肝胆之火随经上逆,犯于清窍。

2.治疗

治则:清肝泻火,凉血止血。

方药:选用龙胆泻肝汤。

热甚者,去归尾可酌情加入水牛角、生石膏、黄连、竹茹等药,以清上炎之火。血量多可酌加白茅根、仙鹤草、旱莲草、藕节等以加强止血之功。口干甚者,可选加麦冬、玄参、知母、葛根等以清热养阴生津。

(四)肝肾阴虚

1.辨证

主证:鼻衄血色淡红,时作时止,口干津少,五心烦热;舌质红或红绛少津,舌苔少,脉细数。

兼证:或觉头晕眼花,或见耳鸣健忘,或见失眠心悸,或见潮热盗汗。

证候分析:肝肾阴虚,虚火上炎,伤及血络,故鼻衄血色淡红,时作时止;口干津少,为阴液不能上承;五心烦热,为虚火内生;舌质红或绛、少津、舌苔少、脉细数均为阴虚内热之证;或觉头晕眼花,为肝肾阴虚,虚火上扰,头目失于阴精的滋养;健忘耳鸣,为虚火上扰清窍;失眠心烦,是火扰神明;潮热盗汗是虚火内生。

2.治疗

治则:滋养肝肾,养血止血。

方药:知柏地黄丸。

出血者可加旱莲草、藕节、阿胶以加强其养血止血之功。如出血甚者,宜加胶艾四物汤(《金匮要略》)。本方是补血常用方,故对耗血过多的鼻衄,有养血止血的作用。

(五)脾不统血

1.辨证

主证:鼻衄渗渗而出,时衄时止,面色无华,神疲懒言,舌淡脉弱。

兼证:或见食少纳呆,或见四肢倦怠,大便溏薄。

证候分析:鼻衄渗渗而出,时衄时止,是因脾气虚弱,气不摄血,血无所主而外溢;面色不华,为气虚血不能上荣于面;神疲懒言、舌淡脉弱,均为气血亏虚之证;或见食少纳呆、大便溏薄,为脾虚运化失健;四肢倦怠,为脾胃气虚,气血生化不足,四肢肌肉无以充养。

2.治疗

治则:健脾益气,补血止血。

方药:选用归脾汤。

出血甚者,宜加侧柏叶、地榆、阿胶等加强止血之功。

除上述五型辨证治疗外,有的患者素体虚弱,鼻衄时面赤火升,四肢冰冷时,属阴虚及阳,阳虚上越之证。治宜滋阴导阳,引火归原,用附桂八味丸,使外浮之虚火归纳于本原。如《景岳全书·卷三十》说:"衄血有格阳证者,以阴亏于下而阳浮于上,俱察其六脉细数,全无热证,或脉且浮虚豁大,上热下寒而血衄不止,皆其证也。治宜益火之源,古有八味地黄汤,乃其对症之剂。"

附桂八味丸(《金匮要略》)为治疗肾阳不足的常用方。此处借以治疗虚阳上越而致之鼻衄。

若出血过多,阴液骤失,面色苍白,心神恍惚,或不省人事,四肢不温,脉浮大而无力,此为气随血泄,阴脱阳亡之危急证候,宜急投独参汤速服,以补气摄血,救逆扶危。

综上所述,鼻衄主要依据病情的缓急,出血量的多少,色泽的深浅以及全身症状辨证。一般来说,鼻衄可分虚实两大类。实证者,以肺、胃、肝之火热为主,鼻衄多突然发作,来势较急,血色深红,患者多有面鼻焮热,周身烘热的感觉。治疗上宜清热降火,凉血止血。虚证者,多见于肝肾阴虚和脾不统血,鼻衄多时作时止,渗渗而出,出而难止。治疗上分别以滋阴降火和健脾补气之法。

对于鼻中有活动性出血的患者,治疗上要遵照"急则治其标"的原则,使用各种止血方法,达到止血的目的。常用的外用止血法如下。

(1)冷敷法:以冷水浸湿的毛巾或冰袋敷于患者的前额或颈部。如《太平圣惠方·第三十七卷》中介绍:"盛新汲水,淋颈后宛宛中,淋不过一两罐即瘥。"此法即临床广泛运用之局部冷敷法。此法的作用是使血液流动变慢,减缓其涌溢之势。颈部有阳明经、督脉及太阳经等经络所过,因此,在颈部进行冷敷,有抑阳降火,凉血止血的作用。

(2)压迫法:①紧捏一侧或两侧鼻翼可达到止血目的,这种方法对鼻中隔立特氏区出血者,可直接压迫止血区而止血。②用手指柔按患者入前发际正中线1~2寸处。发际正中线为督脉经所过,督脉为阳脉之海,按压督脉经穴,有泄热降火而止衄的作用。

(3)导引法:令患者双足浸于温水中,或以大蒜捣烂,敷于足底涌泉穴上。一般右鼻出血,贴左足心,左鼻出血,贴右足心,两鼻孔俱出,两足心俱贴之。此法取大蒜辛温行水止衄之功,利用其辛温之性,以引火下行,使火归源则鼻衄可止。

(4)滴鼻法:用收敛止血的药物滴鼻。如用:①香墨浓研,滴入鼻中。香墨有收敛止血,清热解毒的作用。②麻黄素液滴鼻。③滴鼻灵滴鼻。

(5)吹鼻法:是用收敛止血的药物粉剂吹入鼻中,或将药粉放在棉片上,贴于出血处或填塞鼻腔而达到止血目的的方法。如用血余炭、马勃、百草霜、田七末、云南白药等。

(6)鼻腔填塞法:用于出血较剧或渗血面较大,用上述诸法难以止血者。①前鼻孔填塞法:填塞的目的是在出血部位直接压迫止血。注意忌盲目操作造成黏膜损伤。方法:填塞前先用1%麻黄素棉片收缩鼻腔黏膜,看清出血点,再用明胶海绵或凡士林纱条填塞患侧鼻腔。对于出血较剧,出血点不明或渗血面较大的病例,可将凡士林纱条的一段双叠8~10 cm,放入鼻腔后上方嵌紧,再将折叠部分上下分开,以短的那段纱条的末端开始,用上下折叠的形式将其填入"口袋"内,如此紧填鼻腔而不使纱条坠入鼻咽部。填妥后,剪去鼻外多余纱条,用一干棉球将断端塞于前鼻孔内,外用纱布胶布加以固定。填塞时间一般不宜超过2 d。②后鼻孔填塞法:经鼻腔填塞等法未能止血者,改用此法。方法:先用凡士林纱条做成近似患者后鼻孔大小(纱球底部相当于患者拇指第一指节粗细)的锥形纱球。纱球尖端系粗丝线两根,底部系一根,再用小号导尿管从出血侧前鼻孔插入鼻腔,直至口咽部,以血管钳将其头端拉出口外,此时将纱球尖端的粗丝线缚于导尿管头端处,向外抽回导尿管尾端,则纱球经口腔借器械(或手指)助力,越过软腭被拉到后鼻孔处。鼻腔随即用凡士林纱条填紧,将鼻外的两根线缚于一小块纱块上,固定在前鼻孔处。底部单线或悬留软腭后面(不宜太长,约5 cm即可),后鼻孔填塞时间不宜超过48 h,必要时需在拉出原来的填塞物后再重新填塞。拉出纱布时,先剪断前鼻孔固定的线头,取出前鼻孔的填塞物,用血管钳夹住纱布球露在口咽部的线头,将线连同纱布球经口部拉出。

五、预防与调护

(1)鼻衄患者,情绪多较紧张,恐惧不安,接诊时,医师须镇静而不慌乱,并安慰患者,使之安定,以配合医师治疗,迅速制止出血。止血操作时,动作要轻巧,防止粗暴,以免加重损伤。

(2)遇有活动性出血的患者,应先止血,然后再作必要的检查,寻找出血的原因必要时请其他科会诊。

(3)一般采取坐位或半坐卧位(疑有休克时,可取半卧低头位),嘱患者将流入口中之血液尽量吐出,以免咽下刺激胃部引起呕吐。

(4)对实证鼻衄患者,应指导其平时多服清热凉血之品,忌食辛辣刺激的食物,以免资助火热,加重病症。虚证鼻衄患者,平时则应多服滋阴养血之品,忌食生冷的食物。

(5)积极治疗可以引起鼻衄的各种疾病,是预防鼻衄的关键,并应戒除经常用力擤鼻或挖鼻的习惯。

(6)注意锻炼身体,预防感邪,气候干燥的季节,宜服清润的饮料,少食或不食辛辣燥热之品。在情志方面,应心情舒畅,思想开朗,不可思虑过度,尤忌暴怒愤郁。

六、小结

鼻衄是多种疾病的常见症状之一,可见于内、外、妇、儿各科之中。其病因比较复杂,归纳起来,由于脏腑功能失调而致的鼻衄可分实证、虚证两大类:实证鼻衄,多见于肺经热盛,胃火炽盛,肝火上逆三方面;虚证鼻衄,则见于肝肾阴虚,虚火上炎及脾气虚弱,气不摄血。

在辨证治疗方面,鼻衄主要依据病情的缓急,出血量的多少,血色的深浅,以及全身症状进行辨证治疗。一般来说,实证鼻衄,来势较急,出血量较多,血色鲜红或深红,病者在出血前,或出血中有面鼻燉热,周身烘热,口鼻干燥之感,治疗上应以清热降火为主;虚证鼻衄,鼻衄反复发作,时作时止,血色较淡红,量可多可少,甚则出血难止。治疗上,若肝肾阴虚者,宜滋阴降火为主;若脾气虚弱者,则应补脾摄血止血。

鼻衄为一急证,治疗上要遵照"急则治其标"的原则,活动性出血时,应首先使用各种止血方法,使鼻衄停止,然后再辨证求因,配合内治法。必要时须请其他各科会诊。

(薛庆华)

第四节 风 热 乳 蛾

一、概念

(一)定义与范畴

由风热邪毒侵袭,以咽喉疼痛,喉核红肿,核上或附有点状、片状腐物为主要症状的喉核疾病,称为风热乳蛾,急性扁桃体炎可参考本病进行辨证施治。

(二)历史源流简述

明以前,未见有"乳蛾"一名之记载,这时期的"喉痹""喉风"等,包括了多种咽喉疾病,其中也应包含了乳蛾一病在内。

马王堆汉墓出土的帛书《阴阳十一脉灸经》及《黄帝内经》已有"嗌痛""喉痹"等记载。隋唐,《诸病源候论·卷三十》有咽喉肿痛候的论述,并指出风热之毒结于喉间热盛则咽喉肿塞不通。唐代《备急千金要方》《外台秘要》亦载有不少治疗喉痹、咽肿咽痛的方药。

宋代,在《太平圣惠方》《圣济总录》等医书中,虽有治疗咽喉肿痛等症的论述但仍未有本病的专门论述。直至南宋时期 1174 年陈无择的《三因极一病证方论·卷十六》才首次出现"蛾聚"这一病名。

金元时代,对本病开始有较多论述。如《世医得效方·卷十七》有"单蛾风""双蛾风"之称。在《脉因论治·五十》论喉痛中提出"蛾闭"一名。可见,至金元时代随着经验的积累,医家们才开始把本病从"喉痹""喉风"中分别出来。

明代,《医林绳墨·卷七》把咽喉疾病"近于上者,谓之乳蛾、飞蛾,近于下者谓之喉痹,闭喉……近于咽嗌者,谓之喉风、缠喉风",正式提出了"乳蛾"这一病名并从发病部位的不同而区分出乳蛾、喉痹、喉风三种咽喉病,至今仍有临床指导意义。《普济方·卷六十》有单乳蛾、双乳蛾、单蛾风、双蛾风等论述,认为其病因病机多为风邪客于喉间,脾肺壅盛,风热毒气不能宣通而致,治以清热利咽,所列举之败毒散、利咽汤至今仍为临床所用。《外科正宗·卷二》则提出乳蛾应用针烙法,并认为咽喉病有虚火、实火之分。《幼科类萃·卷二五》有单双乳蛾可用针法,若病轻服药自退的记载。

至清代喉科发展较快,还出现不少喉科专著。在《疡科心得集》《重楼玉钥》《喉科秘旨》《喉科心法》《经验喉科紫珍集》《囊秘喉书》《咽喉脉证通论》等书中均有乳蛾的详细论述。如《重楼玉钥·卷上》认为"此症由肺经积热,受风邪凝结,感时而发。"认为多因感受风热、肺胃二经有热而致,其症乳蛾红肿在喉间,左右两边俱有细白星,红肿疼痛不能吞咽,治疗宜以清热解毒,除痰散结,外用吹喉,并有针刺疗法等。此外,少数医家亦有从心火、肝火等方面论述的。这些理论,一直指导着后世医家的临床实践。

二、病因病理

导致发生风热乳蛾的外因为感受风热邪毒,内因为肺胃有热,内外邪毒交结,引起不同的病理变化,出现不同的证候。

(一)风热邪毒侵袭

风热邪毒侵犯,首先犯肺,咽喉首当其冲,因脉络痹阻,肌膜受灼,遂致喉核红肿疼痛,并有营卫不调等表现,症状较轻,属表证。《疡科心得集·卷上》说:"夫风温客热,首先犯肺,化火循经,上逆入络,结聚咽喉,肿如蚕蛾,故名喉蛾。"

(二)邪热传里,肺胃热盛

风热邪毒壅盛,乘势传里;或平素脾胃蕴热较重,复挟外邪上攻。由于火热蒸腾,灼腐肌膜,煎炼津液,致喉核红肿疼痛较剧,核上脓点,白膜较多,并有热困阳明的表现,症状较重,属里证。《济生方·咽喉门》说:"摄养乖违,喜铒丹石,多食炙煿,过饮热酒,致胸膈壅滞,热毒之气不得宣泄,咽喉为之病焉……皆风热毒气之所致耳。"

本病多因摄养乖违,哺餐辛烈,致风热之邪内应于肺胃所致。但亦有人认为与情志内伤,引动肝胆之火上攻,挟痰凝聚有关。如张赞臣《诊治乳蛾的体会》说:"此证……或因七情失节,引动肝胆之火上攻。"

三、诊断要点

(一)症状

咽喉疼痛,吞咽不利,可有风热表证或胃腑热盛里证。

(二)检查

喉核红肿连及咽部周围,或有黄白色脓点,或脓点连合成片。

（三）鉴别诊断

喉核红肿较甚时，要与喉关痈相鉴别，核上白腐物较多时，要排除咽白喉。

四、辨证施治

（一）风热外侵，肺经有热

1.辨证

主证：咽部疼痛，喉核红肿，舌边尖红，苔薄白或微黄，脉浮数。

兼证：咽痛逐渐加剧，吞咽不便，当吞咽或咳嗽时疼痛加甚，咽喉干燥灼热。喉核红肿，连及周围。可有发热恶寒，头痛，鼻塞，体倦怠，咳嗽有痰等全身症状。

证候分析：喉核及其周围红肿，疼痛，吞咽困难，逐渐加剧，是因风热外邪与肺经热邪，结于喉核，波及四周，以致气血壅滞，脉络痹阻，不通则痛而致。咽喉干燥灼热为热邪灼伤阴津的表现。因邪气在表，阻遏卫气的正常宣发，郁而发热，肌表得不到卫气正常的温煦，故恶寒。邪滞经络，气血不得畅行，兼以风热上扰故致头痛、体倦。因肺气宣降失常，故见鼻塞，咳嗽有痰。舌尖反映上焦病变，热邪在肺故舌边尖红，邪未深入，舌苔无明显变化，所以薄白或微黄。外邪袭表，卫气与之相争，遂鼓动营气于外，加上邪热使气血运行加速，因而脉浮数。

2.治疗

（1）内治：具体如下。

治则：疏风清热，消肿利咽。

方药：疏风清热汤（经验方，见《中医喉科学讲义》1964年版）。本症为风热之邪，侵犯咽喉，内应于肺。故疏风解表，使邪从表解，清泄邪热，以清除内蕴之毒，加上宣肺利咽，望药力直达病所，消退咽喉红肿。

草药：选用疏风清热，解毒利咽药物。下面三方可酌情使用。①野菊花、白花蛇舌草、地胆头、崩大碗、白茅根各30 g，水煎服。本方有疏风清热，凉血解毒的作用。②火炭母、土牛膝根、岗梅根各60 g，水煎服。此方擅长于利湿解毒，清咽止痛。③山豆根10 g、锦灯笼30 g，水煎服。此方着重于消肿，解疮毒，苦寒泄热之力较强。

（2）外治：具体如下。

吹药：咽喉疾病，来势急骤，易酿成危候，故要求在治疗中能够迅速取效。吹药能使药末直达病所，补内治法的不足，所以收效迅速。此为传统的治疗方法是喉科多种外治法中最主要的一种，为风热乳蛾常用外治方法。

清热解毒，消肿祛腐是常用吹药的治疗原则，目的是清解热毒，消退红肿，祛除腐物，而收止痛祛病之效。①咽喉红肿，疼痛较轻，宜清热解毒，消肿利咽，可吹冰硼散（《外科正宗》）。②咽喉红肿较甚，疼痛较剧，或喉核有脓点者，宜泄热祛腐，除脓，可用珠黄散（经验方）。③咽喉疼痛甚剧，全身症状较重，或喉核白腐物较多，或反复发作者，宜清热泻火，凉血解毒，祛腐生肌，可用锡类散（《金匮翼》）。

含漱：以药液含于口内，漱后吐出，起治疗作用。若将药物煎煮成药液，乘温含漱，则一方面使药液浸渍患处，另一方面借温热的蒸气行气血，消肿胀。此即《儒门事亲·卷四·喉闭》所谓"以热导热"的方法。常用的含漱方药如：①银花、甘草煎水含漱，以清热消肿；②症轻者，用荆芥、菊花煎水含漱，以疏风清热；③症重者，宜加强疏风清热之力，并兼以解毒、消肿止痛，宜用漱口方（经验方）。

含服：含药物于口中，渐渐溶化后，慢慢咽下，使药物较长时间地经过咽喉部，作用于患处，直接起清润咽喉、除痰生津之功。常用的药物如铁笛丸（经验方）、润喉丸（经验方）。

雾化吸入或蒸汽吸入：选用清热解毒、利咽消肿的中草药煎水，通过超声雾化机使药液雾化吸入咽喉部，或作蒸汽吸入，每天1～2次，也可制成喷剂喷入咽中。

（3）针灸疗法：本疗法目的在于疏通经络、泄热、消肿、止痛。

针刺：因属肺胃实热证，故取手太阴，手足阳明经穴为主。常用穴位如下。合谷：手阳明经所过为"原"，为清热、散风、利咽止痛的要穴。内庭：足阳明经所溜为"荥"。曲池：手阳明经所入为"合"，有良好的泄热降温效果。天突：属任脉，清泄咽喉热毒。得气即止，不宜深入，以免发生意外。少泽：手太阳经所出为"井"。鱼际：手太阴经所溜为"荥"，对较重的咽部肿痛，效果尤佳。

以上穴位，每次选3～4穴，可用①表里配穴法：选用阳经和阴经的穴位相互配合，如合谷配鱼际。②上下配穴法：如上取合谷，下取内庭，本法应用较多。毫针刺入，强刺激，用泻法，每天1次，病重者，每天可针2次。

耳针：取扁桃体区压痛点埋针，埋针时间，患者可自行按摩以加强刺激。或行耳穴敷贴法。

穴位注射：通过针刺对穴位的刺激及药物的作用，从而调整机体的功能，改善病理状态的一种治疗方法。取脾俞（足太阳膀胱经）、肩井（足少阳胆经）内5分，曲池（手阳明大肠经），每穴注射鱼腥草注射液或柴胡注射液各2 mL。鱼腥草注射液功能清热、解毒、消肿、止咳、利尿。柴胡注射液的退热力颇强，用于高热患者尤为适宜。

（二）邪热传里，肺胃热盛

1.辨证

主证：咽喉疼痛剧烈，咽痛连及耳根及颔下，吞咽困难，喉核红肿较甚，表面或有黄白色脓点，或连成伪膜，高热，渴饮，口臭，舌质红赤，苔黄厚，脉洪大而数。

兼证：常有咽喉堵塞感，或有声嘶，颔下有瘰核，压痛明显，咳嗽，痰稠黄，腹胀，小便黄，大便秘结等。

证状分析：喉核红肿较甚，上有黄白色脓点，或片状腐物，为火热蒸腾、灼伤肌膜而致。颔下有瘰核，痰稠黄，乃津液被煎炼成痰，痰火郁结的表现。高热、口臭、腹胀，是邪热传里，胃腑热盛的症状。因热盛伤津，故口渴引饮。热结于下，故大便秘结，小便黄赤。舌质红、苔黄厚、脉洪大数，是因内热充斥气盛血涌，脉道扩大，熏蒸舌体而致。

2.治疗

（1）内治：具体如下。

治则：泄热解毒，利咽消肿。

方药：清咽利膈汤（《经验喉科紫珍集》）或普济消毒饮（《证治准绳》）。

主治积热咽喉肿痛，痰涎壅盛及乳蛾、喉痹、喉痛、重舌、木舌，或胸膈不利，烦躁，饮冷，大便秘结等证。

普济消毒饮是《证治准绳》引李东垣的方。其疏风消肿之力强于消咽利膈汤，但通腑泄热的作用不足，必要时，要加入泻下药。主治流行性热病，见有恶寒、发热、头面红肿、口渴、烦躁、咽喉肿痛、脉浮数有力等证。

加减法：如颔下瘰核疼痛较剧，加射干、瓜蒌、贝母以清热、化痰、散结。如高热，加石膏、天竺黄以清热泻火。如有白腐点或伪膜者，加马勃以祛腐解毒。如肿痛甚者，可含服六神丸，有清热解毒，消肿止痛作用。

草药：参考本节"风热外侵、肺经有热"型。

（2）外治。①含漱、含服、雾化吸入：参考本节"风热外侵、肺经有热"型。②吹药：乳蛾有脓点或伪膜，吹药更为重要，选用的药物可参照本节"风热外侵、肺经有热"型。

（3）针灸疗法：①参考本节"风热外侵、肺经有热"型。②点刺放血：本法是在一定的地方点刺，放出鲜血，而达到治疗目的的方法。有活血消肿，泄热透毒，通经活络的作用。若咽红肿痛甚者，尤为适用。常用于放血疗法的部位有耳壳背部明显的静脉或少商、商阳穴。方法是用三棱针或粗针刺之，放血2～5滴。

（4）其他疗法：吞咽困难，可用擒拿法及提刮法治疗。采用拿穴法，结合悬空擎举形成，再运用气功治疗危重的喉症，谓之擒拿法，又称擎拿法。疗效好坏，由术者气功功夫的深浅，体力的强弱来决定。提刮法可泄热透毒去瘀消肿。宜顺刮，不宜倒刮。

五、预防及调护

（1）从外因方面考虑"虚邪贼风避之有时"，故居处宜通风光亮，衣着要冷暖适中谨防冒寒感暑，注意口腔卫生，及时治疗邻近组织疾病。

（2）从内因方面考虑"平调阴阳"，保护和扶助正气，故要积极锻炼身体，增强体质，提高机体抵抗力。

（3）避免过分忌口或过食辛辣刺激食物。

（4）多饮清凉润肺饮料，如荸荠、白茅根、竹蔗水，或用玄参、生地、麦冬煎水服。

六、小结

本病是外感风热邪毒，内应于肺胃，引起咽喉疼痛，喉核红肿，表面或有黄白色脓点，甚则有伪膜的实热证。发病初期，偏于表，属肺经有热，治宜疏风清热，消肿利咽，用疏风清热汤加减。病情进一步发展，邪传于里，属肺胃热盛，治宜泄热解毒，消肿利膈。用清咽利膈汤加减。

本病应与咽白喉及喉关痈相鉴别。

（薛庆华）

第二十二章

耳鼻咽喉疾病的护理

第一节 耳 外 伤

一、耳郭外伤

(一)概述

耳郭外伤在外耳创伤中较为常见,是指由于各种外力因素造成的耳郭损伤,常见有机械性挫伤和撕裂伤,以及冻伤、烧伤等。临床以挫伤和撕裂伤多见,可单独发生,也可伴发头面部的外伤。

(二)病因和发病机制

因耳郭暴露于头颅两侧,容易遭受各种外力的撞击,同时由于耳郭软骨及附着的皮肤薄,血管位置表浅,受到外力后很容易造成损伤。挫伤多由钝物撞击导致;撕裂伤可由锐器或钝器所致;冻伤多因天气寒冷或使用冰枕时,局部保暖或保护不足所致;热蒸汽、某些高浓度化学药品或火灾时可致耳郭烧伤。

(三)治疗要点

(1)及时处理伤口:应尽早进行伤口清创、止血、缝合,撕裂伤应尽量保留皮肤,对位准确后用细针细线缝合,疏松包扎;耳郭血肿形成时,应早期进行抽吸,血肿面积较大者,则应尽早手术切开,清除积血和血凝块,局部可用碘仿纱条填塞或缝合后加压包扎。

(2)控制感染:应选用合理有效的抗菌药物,以预防和控制感染,避免感染造成软骨坏死液化。

(3)预防畸形:及时妥当的处理可预防畸形的发生,如处理裂口时应将皮肤与软骨膜对位缝合;外耳道皮肤伴有裂伤时应同时清创处理,预防瘢痕性外耳道狭窄或闭锁。

(四)护理评估

1.健康史

询问患者受伤原因及经过,了解其受伤的时间、地点、致伤物和外力的大小,以及出血情况和初步实施的处理措施等;评估患者有无头面部损伤,有无意识障碍等。了解患者耳部既往状况。

2.临床表现

耳郭创伤因其致病因素和受力程度的不同,出现的症状也不同。早期多表现为血肿、出血和耳郭撕裂、受损处感染、疼痛等;后期则表现为耳郭缺损和畸形。

(1)出血:多见于耳郭撕裂伤。轻者有少量出血,重者可累及颞浅动脉或耳后动脉受损,则出血量大。

(2)血肿:多见于挫伤时的出血积于皮下或软骨膜下,局部出现紫红色血肿,面积与所受外力程度有关,较大的血肿可波及外耳道。

(3)疼痛:耳郭损伤后可出现急性疼痛,局部因感染等原因肿胀明显时,可压迫耳郭感觉神经而引起剧痛。

3.并发症

耳郭外伤并发症的发生多因耳郭损伤后治疗不及时或不得当而致。

4.心理-社会状况

大多数患者平时忽略耳郭所起到的作用,对其保护未予重视。当耳郭受损发生一系列的病理改变时,患者则表现出紧张或焦虑等情绪变化。因此,护士应了解患者的年龄、性别、性格特点、受教育水平、职业及家庭经济状况等,评估其对疾病的认知程度,以掌握其心理状况。

(五)护理措施

(1)协助医师及时处理伤口,清除周围血迹或外耳道异物等,并用消毒棉球堵塞外耳道口,以防处置时消毒液或出血过多再次流入,如有脑脊液耳漏则禁止堵塞外耳道。

(2)观察伤口情况,注意耳郭修复后的皮肤有无红肿、触痛,发现异常及时通知医师。

(3)观察患者生命体征,注意体温变化,询问有无不适主诉,遵医嘱对症处理;合并脑外伤时注意有无脑脊液耳漏。

二、耳郭冻伤

(一)概述

耳郭冻伤又称为耳冻伤,是人体遭受寒冷侵袭而引起的耳郭局部损害。常发生于寒冷季节,多与耳郭保护不足有关。

(二)病因和发病机制

耳郭冻伤的发生与其特殊结构有密切关系,因耳郭暴露于头部两侧,皮肤菲薄,皮下组织较少,血管表浅,遇寒冷刺激后血管很容易收缩,血液循环不良,局部缺血、缺氧而发生冻伤。冻伤程度与寒冷的强度、湿度、风速以及受冻时间成正比,其发病机制是由于组织细胞被冷冻,细胞内或细胞间形成冰晶,红细胞和血小板凝集,毛细血管阻塞而引起的缺血性损害。

特别是在冬季严寒、湿冷的天气或使用冰枕降温时,耳郭保护不足,极易发生冻伤。南方冬季的天气阴冷,空气湿度大,室内无取暖设备,如若忽视对耳郭的保护,也很容易发生冻伤。当身体虚弱或处于疲劳、紧张状态,或在创伤情况下,也可降低人体对外界温度变化的调节适应能力,使局部热量减少而导致冻伤发生。

(三)治疗要点

(1)尽快复温。迅速脱离寒冷环境,在温暖的室内逐渐复温。

(2)控制感染。应选用合理有效的抗菌药物,以预防和控制感染,避免感染造成软骨坏死液化。

（3）耳郭溃烂或软骨暴露时可行手术治疗。

（四）护理评估

1.健康史

询问患者冻伤原因及经过，了解其受冻伤的时间、地点，以及局部的初步处理措施等；评估患者有无面部、手足等其他暴露部位的冻伤。了解患者耳部既往状况。

2.临床表现

根据出现症状的严重程度可分为轻、中、重 3 度。

（1）轻度：为红斑性冻疮，损伤仅为表皮层。局部红肿、疼痛、瘙痒，总想用手揉搓。

（2）中度：为水疱性冻疮，损伤达真皮层。除局部红肿，还可出现大小不等的水泡或血泡，疼痛剧烈。

（3）重度：为坏死性冻疮，皮肤全层受损，可深达软骨。耳郭皮肤出现溃烂、坏死，耳轮边缘及耳垂呈死灰色，知觉消失，累及软骨时可导致耳郭软骨膜炎发生，使耳郭弯曲变形。

3.并发症

耳郭冻伤可引起局部或全身并发症，其主要原因为冻伤程度严重或继发感染所致。

4.心理-社会状况

大多数患者平时忽略对耳郭的保护，当耳郭受损发生一系列的病理改变时，患者则表现出紧张或焦虑等情绪变化。因此，护士应了解患者的年龄、性别、性格特点、受教育水平、职业及家庭经济状况等，评估其对疾病的认知程度，以掌握其心理状况。

（五）护理措施

（1）帮助患者尽快脱离寒冷环境，送到温暖的室内逐渐复温，可用手轻轻按摩耳郭，促进局部血液循环。禁忌使用热毛巾、热水袋等热敷或立即到热的室内烤火，也不可用力揉搓冻伤的耳郭。

（2）遵医嘱局部可涂抹冻伤软膏，有水疱者局部消毒后抽吸水疱内液体包扎，必要时应用抗菌药物。

（3）如耳郭溃烂或耳软骨暴露需手术治疗时，遵医嘱进行手术前准备。

（4）患者及家属教育。

三、外耳道创伤

（一）概述

外耳道创伤多为挖耳不慎或使用器械操作不当造成的外耳道皮肤损伤，也可由邻近组织创伤累及外耳道受损，引起外耳道狭窄或闭锁。

（二）病因和发病机制

长期习惯挖耳是造成外耳道创伤最常见的原因，如果用力过度，或使用发卡、牙签、棉签等尖锐、不洁的器具挖耳时，很容易损伤外耳道皮肤；同时也会在挖耳时不慎将异物遗留在耳道内，取异物操作不当亦可损伤外耳道。严重者可损伤鼓膜，细菌伺机侵入而发生外耳道炎。当遭遇车祸、爆炸等重度创伤时，可导致外耳道皮肤撕裂或外耳道骨折的发生。

（三）治疗要点

（1）及时清创、止血，可用小刮匙或抽吸法清除外耳道的泥土、耵聍以及其他异物等，严禁做外耳道冲洗；如有出血，可在外耳道内填入无菌纱条压迫止血，皮瓣掀起者可用碘仿纱条压迫复位,禁止在外耳道内点药。保持外耳道清洁、干燥以预防感染。外耳道内也不宜涂擦红汞、甲紫等有色液体,以免妨碍观察。

(2)外耳道创伤严重者,可口服抗菌药物抗感染治疗。疼痛明显时,可给予止痛药物对症治疗。

(3)如伤及鼓膜,大多数外伤性鼓膜穿孔3~4周内可自行愈合,较大且经久不愈的穿孔可行鼓膜修补术。

(四)护理评估

1.健康史

询问患者受伤原因及经过,了解其受伤的时间、地点、致伤物和外力的大小,以及局部情况和初步实施的处理措施等;评估患者有无头面部损伤,有无意识障碍等。了解患者耳部既往状况。

2.临床表现

(1)外耳道仅有皮肤划伤时,局部可出现肿胀、疼痛,有少量出血;如为皮肤撕裂伤,则出血量较大。合并感染时,耳内胀痛明显,可有耳屏压痛和耳郭牵拉痛,外耳道有分泌物流出。

(2)若伤及鼓膜,可表现为突发耳痛、耳道出血,听力减退伴耳鸣、耳闷。

3.心理-社会状况

外耳道损伤大多发生于有挖耳习惯的人群当中,平时忽视对外耳的保护。外耳道受损后,轻者仍有"无所谓"的心态,而一旦局部症状加重,听力受到影响,患者则表现出恐惧、焦虑等心理变化。因此,护士应了解患者的年龄、性别、行为习惯、受教育程度、性格特点、职业等,了解其对本病的认知程度,了解其心理状态,使健康教育有效到位。

(五)护理措施

(1)协助医师彻底清创、止血,可用酒精擦拭外耳道及耳郭,并在外耳道口留置消毒棉球,防止脏物进入耳内。

(2)注意观察患者耳道内有无感染征象,发现异常应及时通知医师给予处理。如出现耳道内红肿,且有脓性分泌物流出,则表示已发生感染。

(3)注意观察患者体温变化,询问患者有无不良主诉,如有发热,局部疼痛加剧,应及时通知医师,遵医嘱给予对症处理。

(4)患者及家属健康教育:向患者及家属讲解疾病相关知识,消除其焦虑情绪,使其能够积极配合治疗与护理。告知患者平时不宜频繁挖耳,指导其正确的耳道清洁方法:在耵聍过多耳部不适时,可选择医用棉签轻轻清理,注意勿用力以免棉签折断遗留耳内,不可使用火柴棒、牙签、发卡等尖利不洁的器具;若是油耳,可将医用棉签蘸少许酒精,经常擦拭清洁外耳道。向患者讲解外耳道健康保健知识,改掉随手挖耳的不良习惯。

四、外耳道异物

(一)概述

外耳道异物为临床常见病,是指外界小的物体或虫类进入外耳道。儿童、成人均可发生。

(二)病因和发病机制

小儿多因好奇,玩耍时将弹珠、塑料片等小物体塞入耳内;成人多为挖耳或外伤时异物遗留所致;偶有虫类侵入耳内。常见异物大致分为植物性、动物性和非生物性3种。

1.植物性异物

如豆类等,进入耳道遇水膨胀易引起患耳胀痛或感染。

2.动物性异物

如蟑螂、飞虫等,侵入耳道内,因其爬行扑动可致患者耳内轰鸣,奇痒难忍,也可因其刺激鼓膜或外耳道后壁迷走神经耳支,引起耳痛和反射性咳嗽。

3.非生物性异物

如棉片、小纱条、棉签遗留、石子、木屑、铁屑溅入等,体积较小者初期可无明显变化,后期可因感染流脓或被耵聍包裹形成耵聍栓塞。

(三)治疗要点

(1)选择合适的器械和正确的方法将异物取出。①植物性异物可用耳钩或耳镊取出。对已泡胀的豆类异物,先用95%乙醇溶液滴入,使其脱水缩小后再取出。如异物较软可将耳钩直接刺入其中轻轻拉出。②对较硬的或圆球形异物,如小石子、玻璃球等,可沿外耳道与异物之间的缝隙轻轻将耳钩伸入异物内侧,慢慢向外拨动取出异物,如异物较为锐利,操作时应注意使其尖部避开外耳道皮肤。也可通过外耳道冲洗法取出异物。③动物性异物,先用植物油或酒精等滴入耳内,将虫杀死后再用镊子取出。

(2)对嵌入外耳道皮下或骨质中的异物,可考虑在麻醉状态下手术取出。对躁动不合作、异物较难取出的小儿,需在全麻下进行。

(3)外耳道感染者,可将异物取出后积极治疗外耳道炎。如耳道肿胀严重异物不易取出,可先进行抗感染治疗,待炎症控制后再取出异物。

(四)护理评估

1.健康史

了解患者年龄,询问是否有将异物塞入耳内以及异物的种类,休息环境是否有土栽植物,有无挖耳习惯或耳外伤史,有无耳部手术或治疗史等。评估患者耳道有无肿胀、畸形等。

2.临床表现

(1)一般小的无刺激性的异物无明显症状,体积较大者可有耳闷胀感、耳痛和反射性咳嗽等症状。

(2)豆类异物遇水膨胀后可加剧外耳道疼痛,患儿多表现为用手不停抓挠患耳,哭闹不止。活虫类异物可致耳内奇痒难忍,并有明显的轰鸣声。坚硬锐利的异物可损伤鼓膜,疼痛明显。

3.并发症

(1)外耳道炎:异物损伤耳道或异物长时间未取出而发生感染。

(2)耵聍栓塞:体积较小的异物在耳内时间过长被耵聍包裹所致。

(3)鼓膜损伤:盲目取异物损伤鼓膜。

4.心理-社会状况

因小的异物可能不会产生明显症状,小儿又不能正确表述,很容易被忽视,直到发生感染或耵聍栓塞时才到医院就诊,有时患者可因局部症状加重、知识缺乏而产生焦虑、恐惧心理。因此,护士应评估患者的年龄、性格特点、受教育程度和生活习惯、居住环境等。通过与患者沟通交流,了解对本病的认知程度以及心理状态。

(五)护理措施

(1)配合医师取出外耳道异物。

（2）观察患者症状,遵医嘱应用抗生素,预防和控制外耳道感染。

（3）患者及家属教育:①指导家长看护小儿不要将小玩物塞入耳内,成人应改掉用棉签棒、火柴棍等物挖耳的习惯,以防异物残留耳内。②卧室内消灭蟑螂、尽量不要放置土栽植物等,野外露宿时应加强外耳防护,以免昆虫进入耳内。③告知患者一旦异物进入耳内,应及时就医,切勿盲目自行取异物,以免将异物推至耳道深部误伤鼓膜。

五、慢性化脓性中耳炎

(一)概述

慢性化脓性中耳炎是指中耳黏膜、骨膜以及骨质的慢性化脓性炎症。临床上较常见,以耳内长期间断或持续性流脓、鼓膜穿孔、听力下降为主要临床表现。严重时可引起颅内外的并发症。急性化脓性中耳炎8周以上炎症仍未得到控制,则转为慢性。

(二)病因及发病机制

1.慢性化脓性中耳炎的病因

（1）急性迁延不愈(常见):①急性化脓性中耳炎治疗不彻底;②细菌毒性强;③患者抵抗力低下。

（2）咽鼓管功能异常,乳突气化不良

（3）病变严重,深达骨质

（4）邻近器官病变。鼻咽部病变:腺样体肥大、慢性扁桃体炎、慢性鼻窦炎等。

（5）抵抗力下降,免疫力低下。①急性传染病:猩红热、麻疹、肺结核等。②营养不良及贫血。

2.慢性化脓性中耳炎的致病菌

（1）金黄色葡萄球菌。

（2）铜绿假单胞菌。

（3）变形杆菌。

（4）克雷白杆菌等。

(三)治疗要点

治疗原则为控制感染,清除病灶,通畅引流,恢复听力,消除病因。

（1）药物疗法。①适应证:引流通畅者,以局部用药为主,炎症急性发作时,应全身使用抗生素;根据脓液细菌培养及药敏试验,指导性使用抗生素。②局部用药:抗生素滴耳液,用于鼓室黏膜充血水肿,分泌物较多时;乙醇或甘油制剂,适用于脓液少,鼓室潮湿者。

（2）手术疗法:①正规药物治疗无效,中耳有肉芽或息肉,或有鼓室黏膜明显肥厚,CT提示侵犯骨质,选择乳突开放＋鼓室成形术。②中耳炎症完全吸收,但遗留鼓膜紧张部中央穿孔者,行鼓室成形术。

(四)护理评估

1.健康史

评估患者有无急性化脓性中耳炎患病史,是否积极进行了治疗。病程是否迁延超过8周。有无鼻咽部疾病,如腺样体肥大、慢性扁桃体炎、慢性化脓性鼻窦炎等疾病。有无罹患致使抵抗力下降的疾病。

2.临床表现

（1）耳部流脓:呈间歇性或持续性,当上呼吸道感染或外耳道再次感染时流脓增多。分泌物性质为黏液性或黏稠脓性,可有臭味,偶见血液。

(2)听力下降:不同程度的传导性或混合性听力损失。听力下降的程度和性质与鼓膜穿孔的大小、位置、听骨链的连续程度、迷路破坏与否有关。

(3)耳鸣:部分内耳受损患者出现耳鸣。

(4)眩晕:一般较少出现眩晕症状。当慢性中耳炎急性发作,破坏迷路时,可出现剧烈眩晕。

3.心理-社会状况

因慢性化脓性中耳炎间断性流脓、听力下降等特点。患者常常表现出焦虑、自卑等负性情绪。由于听力下降也造成了感知觉的障碍,影响休息睡眠。护士应评估患者的情绪状况、对疾病的认知程度,通过疾病知识、手术过程、疾病预后等相关信息的宣教,提高其对疾病的认知,促进患者的主动配合。

(五)护理措施

(1)针对患者的听力下降明显的问题和出现的耳鸣症状,积极对症处理,并选择合适时机安排手术。针对其负性情绪做好心理疏导。

(2)听力下降容易引起的感知觉紊乱的问题,指导倾听的技巧和其分散注意力的方法以减少听力下降及耳鸣对患者的影响。

(3)手术前后积极使用抗生素控制已有或可疑的感染。对耳分泌物进行细菌培养和药物敏感试验,以选择针对性药品。配合医师换药,注意无菌操作。疑似有颅内并发症的患者,头痛时不可随意给予止痛片,以免掩盖症状。

(4)手术后加压包扎,并持续至拆线,注意观察敷料有无松脱,如渗血较多,可更换外层敷料,重新加压包扎;若出血过多,应使用止血药物,并及时处理。

(5)有的患者术后因眩晕引起感知改变,要正确评估患者眩晕的程度。起床时动作要慢,要有人搀扶。指导患者使用呼叫器求助,必要时使用床挡,防止坠床。

(6)健康宣教:①行鼓膜修补术者,半年内避免乘坐飞机,术后术耳禁用过氧化氢溶液滴耳,以免影响鼓膜正常愈合。②勿用手挖耳,出院后一月内每天用挤干的酒精棉球塞住外耳道口,以免感染,并可防止耳道渗液流至面颊。③掌握正确擤鼻的方法:按住单侧鼻孔轻轻擤或将鼻涕吸入口中吐出。④预防感冒,保持鼻腔通畅。⑤洗头和沐浴时可用干棉球塞入外耳道,谨防污水进入耳内,暂停水上运动。⑥术后两周进行门诊随访。术后 3 个月左右,耳道内有渗液。若渗液颜色、气味异常则应立即就医。

(陶海霞)

第二节 外鼻炎症

一、鼻前庭炎

(一)概述

鼻前庭炎是发生在鼻前庭皮肤的弥漫性炎症,分为急性和慢性两种。

(二)病因和发病机制

(1)急、慢性鼻炎、鼻窦炎、变应性鼻炎等鼻分泌物的刺激。

(2)长期有害粉尘,如烟草、皮毛、石棉、水泥等工作环境刺激。

(3)鼻腔异物、鼻腔及鼻窦肿瘤、鼻内特殊传染性疾病等的分泌物刺激。

(4)经常挖鼻或摩擦导致鼻前庭皮肤继发损伤感染等。

(三)治疗要点

首先要治疗原发疾病,如鼻腔、鼻窦的病变。其次,避免有害物质刺激,摒弃挖鼻的不良习惯。

(1)局部治疗。①急性期:给予湿热敷配合外用抗生素软膏,如莫匹罗星软膏、红霉素软膏。②慢性期:给予3%过氧化氢溶液清除脓液和痂皮,再涂抗生素软膏。渗出多者给予5%氧化锌软膏。局部加用红外线理疗、激光治疗。

(2)全身治疗。①急性期:严重者口服或静脉使用抗生素,如青霉素类、大环内酯类、头孢菌素类等。②慢性期:适量补充B族维生素。

(3)其他治疗:积极治疗原发病,保持鼻腔通畅及清洁。对于屡治不愈者,应排除糖尿病可能。

(四)护理评估

1.健康史

评估患者发病的原因、时间,疼痛的性质及持续时间,是否有明显的诱因及伴随症状等。

2.临床表现

(1)症状:发病时主要是鼻前庭皮肤疼痛。①急性者感鼻前庭处剧痛,尤以擤鼻涕或挖鼻时明显。②慢性者感觉鼻前庭有痒、灼热、干燥及异物感,常影响呼吸。

(2)体征:①急性者鼻前庭内及其与上唇交界处皮肤弥漫性红肿,或有皲裂及浅表糜烂,鼻毛上附有黏脓块等。②慢性者鼻前庭鼻毛稀少,局部皮肤增厚,甚至结痂或皲裂,揭除痂皮后有小出血创面。

3.并发症

主要引起海绵窦血栓静脉炎及周围蜂窝织炎。

4.心理-社会状况

鼻前庭炎可发生于各年龄层。护士应评估患者和家属对疾病的认知程度,受教育水平。了解患者的学习、家庭生活和工作环境、卫生习惯、饮食习惯等。

(五)护理措施

(1)向患者解释疼痛的原因、处理方法。

(2)指导患者局部和全身用药的方法,并嘱其坚持治疗至痊愈。

(3)需热敷患者应教会其正确的热敷方法。

(4)根据医嘱合理使用抗生素。如应用青霉素类药应做青霉素皮肤过敏试验。

(5)患者或家属健康教育。

二、鼻疖

(一)概述

鼻疖是发生在鼻前庭或鼻尖部的毛囊、皮脂腺或汗腺的局限性急性化脓性炎症。

（二）病因

金黄色葡萄球菌等致病菌感染所致。

（1）因常挖鼻、拔毛使鼻前庭皮肤受损。

（2）继发于鼻前庭炎。

（3）鼻腔、鼻窦发生化脓性炎症时，因脓液反复刺激，使局部皮肤损伤，诱发感染。

（4）当机体抵抗力低时，如糖尿病患者。

（三）治疗要点

严禁挤压，控制感染，预防并发症。

（1）局部治疗。①疖肿未成熟：严禁挤压疖肿，忌做切开引流。疖肿敷以10％鱼石脂甘油，促使其成熟穿破。局部辅助热敷、激光照射、超短波、透热疗法，促使其吸收。②疖肿已成熟：待自行穿破或用探针蘸少许硝酸银腐蚀脓头，促其破溃排脓。可用尖刀将脓头表层皮肤挑破，取出脓栓，彻底排脓，并将局部清洁消毒。患处涂抹抗生素软膏，如莫匹罗星软膏、红霉素软膏，控制感染。

（2）全身治疗：①口服使用抗生素，控制感染，预防颅内并发症。②并发海绵窦血栓性静脉炎，必须住院治疗，静脉使用足量、敏感抗生素，并加强支持疗法。

（四）护理评估

1.健康史

评估患者发病的原因、时间，疼痛的性质及持续时间，是否有鼻前庭炎病史及糖尿病等。

2.临床表现

（1）症状：鼻前庭皮肤疼痛剧烈，表现为灼痛、胀痛。①局部红肿热痛，呈局限性隆起，可伴低热和全身不适。疖肿形成期有明显跳痛，成熟后顶部出现黄色脓点，破溃后有脓液流出，有时排除黄色脓栓。病变大多在1周内自行破溃而愈。②颌下或颏下淋巴结肿大，有压痛。

（2）体征：①一侧鼻前庭内有丘状隆起，周围浸润发硬，发红。②疖肿可有数个，但多限于一侧。

3.并发症

主要是临床处理不当，炎症向周围扩散，引起上唇和面颊部蜂窝织炎，表现为同侧上唇、面颊和上睑红肿热痛等。

（1）鼻翼或鼻尖部软骨膜炎，由炎症向深层扩散波及软骨膜。

（2）面颊部及上唇蜂窝织炎，提示炎症已向上方扩散，易合并海绵窦感染。

（3）海绵窦栓塞，为最严重的颅内并发症。临床变现为寒颤、高热、头剧痛、患侧眼睑及结膜水肿、眼球突出、固定、甚至失明以及视盘水肿等。

（4）眼蜂窝织炎，出现眼球突出及疼痛，进而发生眼眶脓肿。

4.心理-社会状况

鼻疖可发生于各年龄层。护士应评估患者和家属对疾病的认知程度，受教育水平。了解患者的学习、家庭生活和工作环境及患者对疾病的心理反应特点等。

（五）护理措施

（1）指导患者遵医嘱正确用药和采取治疗、消炎止痛，促使脓肿成熟，控制感染，并嘱其坚持治疗至痊愈。

（2）叮嘱患者患病后禁止挤压鼻疖，以防感染扩散引起颅内海绵窦血栓性静脉炎。

(3)根据医嘱合理使用抗生素。

(4)患者或家属健康教育。

三、酒渣鼻

(一)概述

酒渣鼻为外鼻的慢性皮肤损害,常伴有鼻尖及鼻翼痤疮和皮肤充血,以红斑和毛细血管扩张为主,又称玫瑰痤疮或赤鼻。发病年龄较寻常痤疮晚。

(二)病因

病因不明,可能与以下因素有关:①毛囊蠕形螨寄生;②局灶性感染;③鼻腔疾病;④嗜酒及喜辛辣刺激性食物;⑤月经不调;⑥胃肠功能障碍、营养不良、维生素缺乏;⑦内分泌紊乱和精神紧张、情绪激动;⑧心血管疾病。

(三)治疗要点

对症治疗,去除加重本病的诱因,避免复发。

1.一般治疗

避免冷热刺激,忌酒及辛辣食物,保持胃肠功能正常及大便畅通。

2.局部治疗

(1)硫黄制剂,如2%硫黄冷霜、复方硫黄洗剂,局部外搽,每天2次。

(2)对丘疹脓疱性损害可用莫匹罗星、红霉素抗生素软膏。

(3)对皮损炎症较重者可用糖皮质激素,如0.1%醋酸泼尼松霜局部外搽。

(4)其他制剂,如肤螨克星霜、5%甲硝唑霜剂局部外搽,每天2次。

3.全身治疗

口服使用抗生素,控制感染四环素对伴发眼部症状也有一定作用。起始剂量为0.5~1.0g/d,分次口服。1个月后,逐渐减至0.25~0.5 g/d。疗程为3~6个月,其他抗生素如甲硝唑、替硝唑、罗红霉素等。

4.辅助治疗

(1)口服维生素类,如维生素B_2、维生素B_6等辅助治疗。

(2)中医中药,红斑期服用消肺饮;鼻赘期服用桃红四物汤。

5.手术治疗

中晚期酒渣鼻者鼻部毛细血管明显扩张,皮脂腺和结缔组织增生,鼻部皮肤潮红、肥大,表面有大小不等的鼻赘,单靠药物难以达到治疗目的,必须通过手术的方法恢复鼻部形态。行酒渣鼻切割术以破坏扩张的毛细血管及增生的结缔组织,使毛囊上皮细胞再生,创面愈合,形成正常或接近正常的表皮。目前对于中晚期的酒渣鼻常采用CO_2激光、高频电离子术、冷冻术等方法治疗。若第1次手术不满意,应待创面愈合后间隔3个月,再行第2次手术。

(四)护理评估

1.健康史

评估患者发病的原因、时间,是否有鼻腔及其全身性疾病,平时的饮食习惯、营养状况等。

2.临床表现

(1)症状:早期多无自觉症状,自觉鼻部灼热,如发生感染,有疼痛感。根据皮损进展可分为3期。①第1期:红斑期。鼻尖及鼻翼皮肤弥漫性充血,皮肤潮红,皮脂腺开口扩大,分泌物增加,使皮肤呈油光状,饮酒、刺激性食物、冷热刺激或情绪紧张时加重。初起为暂时性红斑,日久红斑持续不退,毛细血管呈树枝状扩张。②第2期:丘疹期。外鼻皮肤潮红持续不退,呈紫红色,毛细血管扩张更明显,常并发丘疹和脓疱疮,日久皮肤逐渐增厚呈橘皮样。③第3期:鼻赘期。由于长期慢性充血,鼻部结缔组织增生,出现多个结节,互相融合,表面凹凸不平。鼻部肥大,毛孔明显扩大,皮脂腺口扩大,能挤出白色黏稠的皮脂,毛细血管显著扩张,纵横交错,外观形成为鼻赘。

近年临床研究表明,酒渣鼻患者的眼部也可受到一定影响。部分患者的眼睛经常容易充血,并伴有刺激症状,患者常主诉烧灼感和针刺感,感觉异常干燥、瘙痒或轻度过敏。此型患者易得睑腺炎,严重时因角膜病变而失明。

(2)体征:皮肤损害呈对称分布,见于鼻部、两颊、眉间、颏部,以鼻尖最为显著。

3.心理-社会状况

酒渣鼻以中老年和男性居多。护士应评估患者和家属对疾病的认知程度,受教育水平。了解患者的学习、家庭生活和工作环境及患者饮食习惯,性格特点,对疾病的心理应对等。

(五)护理措施

(1)指导患者遵医嘱正确用药和采取治疗,控制感染,改善面部皮肤情况,并嘱其坚持治疗至痊愈。

(2)根据医嘱合理使用抗生素。

(3)手术治疗应观察创面的出血、移植游离皮片情况。遵医嘱给予止血剂治疗。

(4)患者或家属健康教育。

(陶海霞)

第三节　咽部炎症

一、慢性咽炎

(一)概述

慢性咽炎是由多种病因引起的咽部黏膜、黏膜下及其淋巴组织的慢性炎症反应,多发生于成年人。本病具有反复发作、难以治愈的临床特点。本病发病率在我国人群中占咽喉部疾病的10%~12%,城市发病率比农村高。

(二)病因及发病机制

慢性咽炎病因复杂,可由病毒感染、细菌感染引起。病原体可直接感染咽部,也可由邻近组织感染蔓延所致。主要病因可分为两类。

1.局部因素

(1)急性咽炎反复发作转为慢性,此为主要原因。

(2)上呼吸道慢性炎症刺激,如慢性鼻炎、鼻窦炎等,可因其炎性分泌物经后鼻孔流至咽后壁刺激黏膜或者患者因长期鼻阻塞、张口呼吸引起黏膜过度干燥所致;慢性扁桃体炎、牙周炎也可引起慢性咽炎。

（3）粉尘、有害气体刺激、食物被过量农药污染等均可导致慢性咽炎的发病率不断增高。

（4）长期烟酒过度、嗜食刺激性食物往往可引起或加重本病。

（5）职业因素，如教师、播音员、歌唱家等，由于过度发声，出现咽喉干燥，导致咽部黏膜受损而引发慢性咽炎。

2.全身因素

（1）胃食管反流、糖尿病、贫血、慢性下呼吸道炎症、消化不良、肝肾疾病、心血管疾病等慢性病可引发本病。

（2）内分泌紊乱、自主神经失调、维生素缺乏、免疫功能失调等也可能与本病有关。

（三）治疗原则

1.病因治疗

注意病史的询问，努力寻找其病因或诱因并去除，如戒除烟酒等不良嗜好；保持室内空气清新；积极治疗鼻、咽等邻近器官的慢性炎症及其他全身相关性疾病。

2.局部治疗

（1）慢性单纯性咽炎。含嗽疗法：常用复方硼砂溶液、2％硼酸液、生理盐水、呋喃西林溶液、甘草煎汤含漱，以保持口腔清洁。含服法：华素片、碘喉片、金嗓清音丸、银黄喉片、薄荷喉片、西瓜霜润喉片、健民咽喉片或草珊瑚含片等。咽部涂药法：碘甘油、2％硼酸甘油、5％硝酸银涂擦咽后壁，有收敛消炎作用。雾化吸入疗法：用双黄连超声雾化吸入；用大佛喉露、冰硼散、双料喉风散等直接吹于咽喉部；以内服之中药煎水，装入保温杯中，趁热吸入药物蒸汽，每天 1～2 次。

（2）慢性肥厚性咽炎：除上述治疗外，还可应用电凝、冷冻、激光、微波、射频等治疗。亦可局部涂用 10％硝酸银，或配合中医灼烙法。但应注意，治疗范围不宜过广、过深，以免形成过多斑痕，甚至造成萎缩性咽炎。③萎缩性咽炎与干燥性咽炎：小剂量碘剂，如 2％碘甘油涂于咽后壁黏膜，可促进腺体分泌，改善干燥症状；雾化吸入疗法亦能减轻干燥症状；服用维生素 A、维生素 B_2、维生素 C、维生素 E 等可促进黏膜上皮生长。

（四）护理评估

1.健康史

仔细询问患者有无全身严重疾病，如贫血、消化不良、下呼吸道慢性炎症、心血管疾病、内分泌功能紊乱、维生素缺乏及免疫功能低下等；了解患者有无急性咽炎反复发作病史，有无邻近器官急慢性炎症，如鼻炎、鼻窦炎、扁桃体炎等；评估患者病程的长短，有无治疗经历和治疗效果等。

2.临床表现

（1）全身症状：一般无。

（2）局部症状：咽部可有各种不适感觉，如异物感、发痒、灼热、干燥、微痛等。常有黏稠分泌物附着于咽后壁，晨起时可出现频繁的刺激性干咳，伴恶心，甚至咳出带血的分泌物。萎缩性咽炎时咽干较重，有时咳出带臭味的痂皮。

3.心理-社会状况

由于本病改变了患者的舒适感且反复发作，病程长，患者易产生紧张、焦虑、烦躁等不良情绪。因此，护士应该评估患者对该病的认识程度及情绪变化，评估患者的年龄、性别、文化层次、信息需求等。了解患者的饮食、生活习惯、职业及工作环境等可能不利于疾病康复的外因。

（五）护理措施

1.心理护理

慢性咽炎一般病程较长,治疗过程较缓慢,患者对治疗信心不大,从而担心预后,容易出现焦虑、暴躁等心理。因此,应耐心做好解释和疏导工作,消除患者的心理障碍,使患者认识到心理情绪波动对机体免疫力的影响,帮助患者保持愉快稳定的心理状态,提高机体免疫力,促进康复。

2.用药指导

（1）涂药后嘱患者坚持5分钟不吞咽唾液,以保持药液在局部的浓度,并嘱其30分钟内不能进食或饮水,以延长药物的作用时间,确保疗效。

（2）雾化吸入时指导患者正确的吸入方法:吸入前先咳痰,保持呼吸道通畅,吸气后屏气片刻,呼气时闭口,有利于药液有效地分布于咽部,以免气雾外泄;雾化吸入过程中注意观察患者呼吸情况,如出现反射性咳嗽,暂停吸入。

（3）服中药应少量多次含服,尽量使药物在咽喉部停留时间延长,发挥药物最大疗效。西药雾化、微波理疗时也必须按时服中药,不可间断。

3.饮食指导

（1）养成良好饮食习惯:日常生活中以清淡、易消化的食物为主,多饮水,多食蔬菜水果,并注意饮食调配。

（2）摒弃不良饮食习惯:如嗜好辛辣刺激、过热、过冷、腌制的食物;嗜饮烈酒、浓茶;进食过快;暴饮暴食。

（3）指导患者早晚及餐后用漱口液漱口,每次含漱时间宜稍长,保持口腔清洁。

4.环境与活动

（1）保持居处适宜的温、湿度,经常开窗通风,保持居处空气流通。

（2）感冒流行期间尽量避免出入公共场所,预防感冒。

（3）必要时带口罩,适当隔离。

（4）督促患者生活和工作要有规律,劳逸结合。

（5）动员患者积极参加体育活动,从而达到增强体质的目的。

二、急性咽炎

（一）概述

急性咽炎是咽黏膜、黏膜下组织以及咽部淋巴组织的急性炎症,常为上呼吸道感染的一部分。本病相当于中医学的风热喉痹。可单独发生,亦可继发于急性鼻炎、急性扁桃体炎。急性咽炎多发生于秋冬及冬春之交。

（二）病因及发病机制

1.病毒感染

以柯萨奇病毒、副流感病毒、腺病毒多见,鼻病毒及流感病毒次之。病毒可通过飞沫或密切接触而传染。

2.细菌感染

以链球菌、葡萄球菌多见,且以A组乙型链球菌引起感染者症状较重。若细菌或毒素进入血液,导致远处器官发生化脓性病变,称之为急性脓毒性咽炎。

3.物理及化学因素

如环境空气干燥、高温、刺激性气体、粉尘、烟雾等均可导致本病。

上述原因中,以病毒感染和细菌感染较多见。在幼儿中,急性咽炎常为急性传染病的伴发症状或先驱症状,如流感、猩红热、麻疹等。在儿童或者成人,则多继发于急性鼻炎之后。烟酒过度、疲劳、受凉及全身抵抗力下降均为本病的诱因。

(三)治疗原则

(1)全身症状较轻或无,可采取局部治疗,如复方硼砂溶液含漱;含服喉片,如度芬喉片、碘喉片等,每天4～6次;还可用1%～3%碘甘油、2%硝酸银涂抹咽后壁肿胀的淋巴滤泡,以达到消炎作用。

(2)全身症状较重者,如有高热,可给予水杨酸制剂解热镇痛,同时应用抗生素,并嘱患者卧床休息,多饮水及进食流质饮食。

(3)中医中药:应用含有抗病毒和抗菌作用的中药制剂,如六神丸、喉痛解毒丸等。

(四)护理评估

1.健康史

仔细询问患者有无全身严重疾病,如白血病、再生障碍性贫血、猩红热、麻疹、伤寒、流感、疟疾、糖尿病、坏血病、恶液质、药物中毒等;发病前有无受凉、疲劳、烟酒过度、感冒、发热等情况;有无上呼吸道感染史;有无与上呼吸道感染的患者密切接触史等。

2.临床表现

(1)局部症状:一般起病较急,初觉咽部灼热、干燥、粗糙感,咳嗽,继有咽痛,多为灼痛,且空咽时咽痛加剧。咽侧索受累时,疼痛可放射至耳部。

(2)全身症状:成年人全身症状较轻或无,但幼儿和成人重症患者,除上述局部症状外,还可伴有较重的全身症状,如寒战、高热、头痛、全身不适、口渴、食欲缺乏及便秘等,甚至有恶心、呕吐等。其症状的轻重与年龄、免疫力及病毒、细菌毒力等有关。全身症状较轻,且无并发症者,一般1周内可愈。

3.并发症

治疗不及时,可引起中耳炎、喉炎、鼻窦炎及上下呼吸道的急性炎症。若病菌或其毒素进一步侵入血液循环,可引起诸多全身并发症,如急性肾炎、风湿热及败血症等。

4.心理-社会状况

患者多对本病认识不足,不及时就医,可导致严重的并发症。因此,护士应该评估患者对该病的认识程度及情绪变化。了解患者的文化层次、饮食习惯、生活习惯等。

(五)护理措施

(1)心理护理:多数患者会因为感觉咽干、咽痛、咽喉部异物感等不适而产生焦虑、烦躁等不良情绪,影响患者的治疗与康复。应向患者做好解释工作,安慰好患者,尽快解除患者的不良情绪。

(2)病情观察:主要观察患者疼痛与体温情况。

(3)饮食指导和环境及活动健康指导可参考"慢性咽炎"相关内容。

(4)向患者讲解相关并发症的重要先兆症状,嘱患者做好自我观察和监测,如有任何相应不适,应及早来院就诊。

三、咽结核

(一)概述

咽结核多由外部结核杆菌侵入咽部黏膜而发病,可继发于喉结核、肺结核,也可单独发病。发病年龄多在 20~40 岁。临床上不多见。

(二)病因及发病机制

咽结核是由结核杆菌感染所致,分为原发性和继发性。继发性咽结核是由其他部位结核杆菌经过血循环系统或淋巴系统传播至咽部引起,多继发于肺结核。

(三)治疗原则

咽结核一旦确诊应采取正规抗结核药物治疗,并要坚持早期、适量、规律、联合和全程用药原则。同时加强营养、注意休息。定期复查肝肾功能。对颈部肿块较大的还可以考虑手术治疗。

(四)护理评估

1.健康史

询问患者发病前是否患过肺、喉等其他部位的结核及其治疗情况;有无与肺结核患者接触的经历。

2.临床表现

根据发病部位可分为:鼻咽结核、口咽结核、喉咽结核。根据全身情况及病情的急缓可分为急性粟粒性咽结核和慢性溃疡性咽结核。临床表现包括:

(1)局部症状:咽痛、颈部包块、鼻塞、流涕、耳鸣、耳闷、听力下降、鼻咽部结节性肿物或糜烂溃疡等。

(2)全身症状:低热、消瘦、盗汗、贫血等。

3.心理-社会状况

因该病为传染性疾病,患者及家属易产生恐惧及焦虑情绪,注意评估患者及家属对该病的认识情况,同时评估患病对患者家庭经济及工作的影响。

(五)护理措施

1.心理护理

充分理解、尊重患者,耐心向患者及家属介绍疾病的相关知识及预后。同时做好相关的传染病防治知识,减轻患者焦虑心理,鼓励患者保持乐观情绪,提高自身的免疫能力以早日康复。

2.用药护理

向患者说明规律、全程用药的重要性以取得其配合,保证治疗计划的顺利完成。用药过程中密切观察治疗效果及不良反应。鼓励患者多饮水,以碱化尿液,促进药物的代谢和排泄。咽痛剧烈者,可用 0.5% 丁卡因做咽部喷雾。

3.活动指导

用药过程可分为强化阶段和巩固阶段,强化阶段督促患者多卧床休息,保证充足的睡眠;巩固阶段可进行适当的有氧锻炼,如太极拳、慢跑等,以提高机体自身的抗病能力。

4.饮食指导

患者常因咽喉疼痛、吞咽困难不愿进食或进食很少而造成营养不良。鼓励患者进食,可以从流质或半流质饮食过渡到正常饮食,饮食以高蛋白、糖类、维生素类为主,宜食新鲜蔬菜、水果及豆类。禁食辛辣刺激性食物及烟酒,并保持口腔清洁。

5.预防传播他人

结核患者的传播方式通常为咳嗽、咳痰、大声说话等将带有细菌的飞沫散布的空气中传染他人,因此,应向结核患者做好详细的健康指导:①患者应单居一室,接受阳光照射,每天开窗通风2～3次,保持室内空气流通。②患者的衣物、被褥要经常单独清洗,阳光下暴晒。③患者的餐具应单独使用,煮沸消毒。④不要随地吐痰,要将痰吐在纸上烧掉或消毒后丢弃。⑤在隔离期不要到公共场所去活动,也不要近距离对别人咳嗽、高声谈笑,咳嗽、打喷嚏时要用手帕或手巾掩口鼻,以免传染给他人。外出要戴口罩。⑥家庭中其他成员应及时到结核病防治机构检查,以便早发现,早治疗。尤其是老人、儿童机体抵抗力较低,容易感染上结核病。

四、急性扁桃体炎

(一)概述

急性扁桃体炎为腭扁桃体的急性非特异性炎症,常伴有程度不等的咽黏膜和淋巴组织炎症,是耳鼻咽喉科常见病,中医称"烂乳蛾"或"喉蛾风"。本病多发生儿童及青少年,冬春两季发病多见。

(二)病因及发病机制

急性扁桃体炎主要为乙型溶血性链球菌、葡萄球菌、肺炎链球菌等感染引起,腺病毒也可引起本病,常见诱因如下。

(1)机体因过度疲劳、体质虚弱、烟酒过度、受凉等因素导致机体抵抗力降低。

(2)上呼吸道、鼻窦、齿龈等邻近器官的炎症。

(3)物理性创伤或化学性有害气体刺激。

(三)治疗原则

1.一般治疗

本病有传染性,保持室内空气流通,防止飞沫或接触传染。给予营养丰富、高蛋白、易消化饮食,禁烟酒、辛辣刺激性食物,保持大便通畅。

2.药物治疗

根据病原菌选用敏感的抗菌药物,经验用药首选青霉素,肌内注射或静脉注射均可。体温过高者可给予解热镇痛药。

3.对症治疗

可选用复方硼酸溶液、复方氯乙定含漱液、1∶5 000 呋喃西林溶液漱口;扁桃体周围脓肿时,可先穿刺抽脓减压或切开引流,待炎症控制后择期行扁桃体切除术。

(四)护理评估

1.健康史

询问患者是否有上呼吸道感染、鼻窦炎、齿龈炎等邻近器官的炎症;有无过度疲劳、体质虚弱、烟酒过度、物理性创伤或化学性有害气体刺激等;是否出现畏寒发热,咽痛的程度及有无放射痛,是否经常发作类似疾病等。

2.临床表现

(1)症状:起病急,病程较短。以发热、畏寒、剧烈咽痛并放射至耳部为主要症状,常伴吞咽痛等。急性化脓性扁桃体炎全身症状较重,小儿可因高热引起抽搐、呕吐等。

(2)体征:患者呈急性病容。局部检查见咽黏膜弥漫性充血,以腭扁桃体及双侧腭弓最明显,扁桃体肿大。化脓性扁桃体炎时,表面可见黄白色脓点,或上隐窝口有黄白色渗出物;下颌角淋巴结肿大,压痛。

3.并发症

(1)局部并发症:炎症可向周围扩散,引起扁桃体周围蜂窝织炎、扁桃体周围脓肿,还可以扩散到邻近器官,引起急性中耳炎、鼻窦炎、口腔炎、喉炎、支气管炎及肺炎等。

(2)全身并发症:少见。偶有心肌炎、风湿热、关节炎及其他结缔组织炎发生,多认为与溶血性链球菌感染有关。

4.心理-社会状况

本病起病急,高热畏寒,尤其是小孩,可因高热导致抽搐,患者及家属可能会非常紧张、焦虑,护理人员应评估患者或家属的年龄、性别、情绪状态、文化层次及经济水平等,同时注意评估患者工作及居住环境、日常生活习惯,有无不良嗜好等。

(五)护理措施

(1)根据医嘱予以及时准确用药,观察药物疗效。

(2)观察患者口腔局部红肿及疼痛情况、体温的变化,体温过高者,给予物理降温,酒精擦浴,必要时遵医嘱给予退热药。

(3)嘱患者进食后用漱口液漱口,保持口腔清洁。咽痛剧烈者,可遵医嘱给予止痛剂。

(4)注意观察患者有无一侧咽痛加剧,张口受限等扁桃体周围脓肿的表现,发现异常及时报告医师。

(5)健康教育:该病具有传染性,患者应该适当隔离;禁烟酒,少食辛辣刺激性食物的刺激;作息要规律,勿熬夜;加强体育锻炼,以提高机体抵抗力。

五、慢性扁桃体炎

(一)概述

慢性扁桃体炎多由急性扁桃体炎反复发作或因扁桃体隐窝引流不畅,窝内细菌、病毒滋生感染演变而来。好发年龄为 7～14 岁。成人也不少见。

(二)病因及发病机制

链球菌和葡萄球菌为本病的主要致病菌。

临床实践和研究结果发现,各种原因引起的机体抵抗力降低,细菌性变态反应,自身变态反应,内分泌因素如肥胖、糖尿病等,代谢障碍,神经系统因素,扁桃体血管通透性增加等因素在慢性扁桃体炎的发生和发展过程中都起到重要作用。

反复发作的急性扁桃体炎使隐窝内上皮坏死,细菌与炎性渗出物充塞其中,隐窝引流不畅,导致本病的发生。还可继发于猩红热、白喉、流感、麻疹等急性传染病以及鼻腔及鼻窦感染。

(三)治疗要点

1.非手术疗法

适用于 4 岁以下儿童、60 岁以上老年人或不愿、不宜手术治疗者。

(1)一般治疗:鼓励锻炼身体,保证营养,生活起居规律,不过度疲劳,增强机体抵抗力。

(2)适当使用抗生素。对于有周期性炎症发作者,可在预期发作前 1～2 周予以口服抗生素预防发作,如头孢拉定、环丙沙星等。

(3)中医药疗法。根据中医辨证施治原则,可复用中药或中成药,如牛黄解毒片、冬凌草片、六神丸、银黄含片等。

(4)免疫疗法或抗变应性治疗:可使用有脱敏作用的细菌制品(如用链球菌变应原和疫苗进行脱敏)以及各种增强免疫力的药物,如注射胎盘球蛋白、转移因子等。

(5)局部涂药、隐窝灌洗、冷冻和激光疗法等临床也有应用,但疗效尚不确定。

2.手术疗法

对那些不可逆性的炎症病变可考虑施行扁桃体切除术。

(四)护理评估

1.健康史

询问患者发病前有无急性扁桃体炎、呼吸道炎症反复发作史以及全身性疾病史,有无肥胖、糖尿病病史等。

2.临床表现

(1)症状:少数患者平时自觉症状少或无,多数患者有以下1项或多项症状。①急性扁桃体炎反复发作史:每年少则1次,多则10余次,间歇期咽内可有发干、发痒、异物感、刺激性咳嗽等轻微症状。②口臭:扁桃体隐窝内潴留干酪样腐败物或有大量厌氧菌感染,常出现口臭。③呼吸、吞咽或言语共鸣障碍:小儿扁桃体过度肥大时,可出现睡眠时打鼾、呼吸不畅、吞咽或言语共鸣障碍等。④全身中毒症状:当隐窝内脓栓被咽下时,可刺激胃肠道,或隐窝内细菌、毒素等被机体吸收导致全身反应,可出现消化不良、头痛、乏力、低热等症状。

(2)体征。①扁桃体外观变化:扁桃体和舌腭弓呈慢性充血,黏膜呈暗红色,隐窝口可见黄、白色干酪样点状物溢出。成人扁桃体多已缩小,但可见瘢痕,凹凸不平,常与周围组织粘连。扁桃体肿大分为3度,具体如下。Ⅰ度:扁桃体不超出咽腭弓;Ⅱ度:扁桃体超出咽腭弓游离缘;Ⅲ度:扁桃体超出咽腭弓接近或达到中线,双侧扁桃体肿大几乎触碰。②舌腭弓与咽腭弓变化:呈带状充血,边缘水肿、肥厚、粘连等。③触诊常可摸到肿大的下颌角淋巴结:一侧或双侧,单个易推动,一般无压痛。如有压痛则提示扁桃体有活动性炎症。

3.并发症

(1)全身并发症:①咽鼓管炎。②风湿性关节炎。③中耳炎。④风湿热。⑤颈淋巴结炎等。⑥心肌炎。

(2)局部并发症:①内分泌紊乱。②咽炎。③自主神经功能失调。④喉炎。⑤生活或劳动环境不良等。

4.心理-社会状况

因平时无明显症状,患者多不予重视。急性扁桃体炎反复发作或出现并发症及拟定手术时,患者则表现出紧张或恐惧等。因此,护士应评估患者对疾病的认知程度及情绪状况,受教育水平。了解患者的饮食习惯、生活和工作环境,有无理化因素的长期刺激,有无经常过度疲劳、受寒潮湿、营养不良等。

(五)护理措施

(1)非手术治疗的患者指导其按医嘱正确用药并注意观察药物的疗效及不良反应;适当的运动锻炼,均衡营养,充足睡眠,规律作息,不过度疲劳等,提高机体自身抵抗力。

(2)无论何种手术方式,术后护理重点均包括:预防出血和感染,减轻疼痛。

(陶海霞)

第四节　喉部急性炎症

一、急性会厌炎

(一)概述

急性会厌炎是一种起病突然,发展迅速,容易造成上呼吸道阻塞的疾病。可分为急性感染性会厌炎和急性变态反应性会厌炎。急性感染性会厌炎是以会厌为主的声门上区喉黏膜急性非特异性炎症。不仅累及会厌,同时或多或少地波及声门上区各结构,因此也称为"急性声门上喉炎"。成人、儿童皆可发生,男性多于女性,男女之比为(2~7):1,早春、秋末发病者多见。急性变态反应性会厌炎属I型变态反应,致敏原多为药物、血清、生物制品或食物。多发生于成年人,常反复发作。

(二)病因及发病机制

1.原发性

细菌或病毒感染是急性感染性会厌炎最常见原因,尤以B型嗜血流感杆菌最多,其他常见的致病菌有金黄色葡萄球菌、链球菌等,也可与病毒混合感染。身体抵抗力降低、喉部创伤、年老体弱者均易感染细菌而发病。

2.继发性

由急性扁桃体炎、急性咽炎、急性舌扁桃体炎、口腔炎、鼻炎等邻近病灶蔓延而侵及会厌部。亦可继发于急性传染病后。

3.外伤性

创伤、异物、刺激性食物、吸入刺激性有害气体、放射线损伤等都可引起声门上黏膜的炎性病变。

4.变态反应

当抗原进入机体后,产生相应的IgE抗体,再次接触相同抗原时,发生肥大细胞和嗜碱细胞脱颗粒,释放大量血管活性物质,导致血管扩张,通透性增加,引起会厌、杓会厌襞的高度水肿。抗原多为药物、血清、生物制品或食物。药物中以青霉素最多见,阿司匹林、碘或其他药物次之;食物中以虾、蟹或其他海鲜多见。

(二)治疗要点

成人急性会厌炎较危险,可迅速发生致命性呼吸道梗阻。一旦确诊需住院。治疗以抗感染及保持呼吸道通畅为原则。重症者应床旁备置气管切开包。

1.控制感染

(1)足量使用有效抗生素和糖皮质激素:因其致病菌常为B型嗜血流感杆菌、葡萄球菌、链球菌等,故首选头孢类抗生素。地塞米松肌内注射或静脉注射,剂量可达 0.3 mg/(kg·d)。

(2)局部用药:局部用药目的是保持气道湿润、稀化痰液及消炎。常用的药物组合有:①庆大霉素 160 000 U,地塞米松 5 mg,糜蛋白酶 5 mg。②卡那霉素 1 g,醋酸可的松 25 mg,麻黄碱 40 mg。可采用以上两者的一种组合加蒸馏水至 10 mL,用喷雾器喷入咽喉部或氧气、超声雾化吸入,每天 4～6 次。

（3）切开排脓:如会厌舌面脓肿形成,或脓肿虽已破裂仍引流不畅时,可在吸氧及保持气道通畅下,用喉刀将脓肿壁切开,并迅速吸出脓液,避免流入声门下。如估计脓液较多,可先用空针抽吸出大部分再切开。体位多采用仰卧垂头位,肩下垫一枕垫,或由助手抱头。感染病灶尚未局限时,不可过早切开,以免炎症扩散。不能合作者应用全麻,成人可用表面麻醉。

2.保持呼吸道通畅

建立人工气道(环甲膜切开、气管切开或气管插管)是保证患者呼吸道通畅的重要方法,应针对不同患者选择不同方法。有下述情况者,应考虑行气管切开术:出现烦躁不安、发绀、三凹征、肺呼吸音消失,发生晕厥、休克等严重并发症者应立即进行紧急气管切开术。实施气管切开术时,注意头部不宜过于后仰,否则可加重呼吸困难或发生窒息。因会厌高度肿胀,不易插管。环甲膜位置表浅而固定,界限清楚,对于严重呼吸困难高龄的喉下垂,颈短肥胖,并有较重的全身性疾病的患者,选用环甲膜切开具有快速、反应轻等优点。Gonzalez(1986)建议将急性会厌炎分为 4 级。

3.抗过敏治疗

急性变态反应性会厌炎成人皮下注射 0.1% 肾上腺素 0.1～0.2 mL,同时肌内注射或静脉滴注氢化可的松 100 mg 或地塞米松 10 mg。会厌及杓会厌襞水肿非常严重者,应立即在水肿明显处切开 1～3 刀,减轻水肿程度。治疗中及治疗后应密切观察。一小时后,若堵塞症状不减轻或水肿仍很明显,可考虑做预防性气管切开术。因声门被四周水肿组织堵塞而较难找到,可用喉插管或硬管支气管镜使气道通畅,也可选择紧急气管切开术或环甲膜切开术,如窒息应同时进行人工呼吸。

4.其他

保持水电解质酸碱平衡,注意口腔卫生,防止继发感染,鼓励进流质饮食,补充营养。

(四)护理评估

1.健康史

评估患者有无呼吸道感染、咽炎、扁桃体炎等领近气管炎症;有无过度劳累、外伤史、较长时间接触有毒气体、接触变应原等情况;询问发病的时间,起病的缓急,有无呼吸困难、声嘶、有无变态反应性疾病的过去史和家族史。

2.临床表现

（1）症状。①发病情况:起病急骤,常在夜间突然发生,病史很少超过 6～12 小时。多数患者入睡时正常,半夜突感咽喉疼痛或呼吸困难而惊醒。②发热:成人在发病前可出现畏寒发热,多数患者体温在 37.5～39.5 ℃,少数可达 40 ℃以上。患者烦躁不安,精神萎靡不振,全身乏力。发热程度与致病菌的种类有关,如为混合感染,体温大多较高。③咽喉疼痛:为其主要症状,吞咽时疼痛加剧。④吞咽困难:吞咽动作或食团直接刺激会厌,导致咽喉疼痛,口涎外流,拒食。疼痛时可放射至下颌、颈、耳或背部。如会厌及杓状软骨处黏膜极度肿胀,可发生吞咽困难。⑤呼吸困难:因会厌黏膜肿胀向后下移位,同时杓状软骨、杓会厌襞、咽后壁等处黏膜也水肿,使喉入口明显缩小,阻塞声门而出现吸气性呼吸困难,伴有高调吸气性哮鸣。如病情继续恶化,可在 4～6 小时内突然因喉部黏痰阻塞而发生窒息。患者虽有呼吸困难,但发音多正常,有的声音低沉、含糊,很少发生嘶哑。⑥昏厥、休克:患者可在短时间内出现昏厥或休克,表现为呼吸困难、精神萎靡、体弱、四肢发冷、面色苍白、脉细速、血压下降等。因此要密切观察,做好抢救准备;一旦出现上述情况应立即抗休克治疗。⑦变态反应性会厌炎常在用药 0.5 小时或进食 2～3 小时内发病,主要症状是喉咽部堵塞感和说话含混不清,但声音无改变,无畏寒发热、呼吸困难,亦无疼痛或压痛,全身检查多正常。间接喉镜或电子喉镜检查可见会厌明显肿胀。本病虽然症状不很明显,但危险性很大,有时在咳嗽或深吸气后,甚至患者更换体位时,水肿组织嵌入声门,突然发生窒息,抢救不及时可致死亡。

(2)体征:患者急性面容;严重者伴喉阻塞体征;炎症向邻近组织扩散,可出现颈前皮下红肿、甲状舌骨膜处压痛;一侧或两侧颈深上群淋巴结肿大伴压痛。

3.心理-社会状况

患者起病急,咽喉部疼痛剧烈,严重者口水也无法下咽,甚至呼吸困难,因此患者和家属就诊时常表现出焦急、恐惧,护士应注意评估患者和家属的心理、情绪状况。对无呼吸困难的患者,往往容易掉以轻心,误认为只是普通的咽喉炎,不必住院治疗,对此护士要注意评估患者对疾病的认识程度、文化层次等,使其对疾病能够有正确的理解和认识,防止意外发生。

(五)护理措施

(1)保持呼吸道通畅:按医嘱及时给予抗生素和激素类药物,并观察用药后的效果。严密观察呼吸情况,及时发现呼吸困难、吸气性软组织凹陷、喉喘鸣等喉阻塞症状。必要时吸氧、监测血氧饱和度,床旁备气管切开包,严重呼吸困难者做好气管切开术的准备。向患者讲解本病的特点及危害,使其理解并配合治疗护理措施,不随意离开病房。气管切开术者按气管切开术后护理。

(2)减轻疼痛:向患者解释引起疼痛的原因及疾病过程,使患者理解并能放松。静卧休息,进清淡无刺激、流质或半流质饮食,以减轻对会厌的刺激。保持口腔清洁,进食后用漱口液漱口。不发音或少发音、轻咳嗽,以利声带休息。

(3)注意患者的体温变化,随时调节室内温湿度,保持空气流通。体温过高者可采用物理降温或根据医嘱药物降温。

(4)健康指导:向患者讲解本病的特点及预防措施,提高患者和家属对本病的认识,由变态反应所致者应避免与变应原接触。生活有规律,不过度疲劳,戒烟酒,积极治疗邻近器官感染,如出现咽喉剧痛、吞咽困难、呼吸困难等症状时应及时就诊。

二、急性喉炎

(一)概述

急性喉炎是喉黏膜的急性弥漫性卡他性炎症,以声门区为主,是成人呼吸道常见的急性感染性疾病之一。急性喉炎可单独发生,也可继发于急性鼻炎、咽炎,是上呼吸道感染的一部分。男性发病率较高,冬、春季为好发季节,占耳鼻咽喉科疾病的 $1\%\sim2\%$。

(二)病因

1.感染

感染为主要病因,多发生于上呼吸道感染后,在病毒感染的基础上继发细菌感染。常见的致病病毒包括:流感病毒、副流感病毒、鼻病毒、腺病毒;常见细菌有金黄色葡萄球菌、溶血性链球菌、肺炎链球菌等。

2.有害气体

吸入氯气、氨气、一氧化氮等有害气体、吸入过多的生产性粉尘,可引起喉部黏膜的急性炎症。

3.职业因素

教师、演员、售货员等使用嗓音较多,如发声不当或用嗓过度时,常易诱发此病。

4.外伤

异物刺激,颈部或咽喉部外伤及检查器械均可损伤喉部黏膜,也可以造成喉黏膜水肿或黏膜下血肿从而继发急性喉炎。

(三)治疗要点

(1)声带休息:是急性喉炎最重要的治疗措施。

(2)急性喉炎患者的一般治疗。

(3)早期使用足量广谱抗生素,病毒感染时可加用抗病毒药物。

(4)糖皮质激素治疗:声带明显充血肿胀者可口服或静脉应用糖皮质激素,迅速消除喉部黏膜水肿,减轻声音嘶哑的程度。声门下型喉炎的患者,给予吸氧、并且严密观察呼吸情况,及时静脉应用糖皮质激素,以防呼吸困难的加重。

(5)雾化吸入:可使雾状药物直接作用于喉部,有利于消炎消肿,稀释喉部分泌物,减轻喉部疼痛感。常用药物有庆大霉素等抗生素加用地塞米松等类固醇激素。

(6)对症治疗:咳嗽严重患者应用止咳药物控制咳嗽,以免因咳嗽造成声带剧烈震动;痰液较多者应用痰液稀释剂;咽喉疼痛可适当应用润喉片及局部喷雾治疗。

(四)护理评估

1.健康史

询问患者近日有无上呼吸道感染、鼻炎、咽炎发作,有无颈部或咽喉部外伤史,或喉镜等检查史;了解患者的职业,是否存在用声过度、用声不当的情况;了解患者近日是否存在劳累、受凉、工作压力大等导致机体抵抗力下降的因素;评估工作环境中是否存在接触或吸入有害气体、生产性粉尘的可能。

2.临床表现

(1)声音嘶哑:为急性喉炎的主要症状。由于声带黏膜充血水肿所致,常以晨起为甚。症状较轻者发声时音质欠圆润和清亮,音调变低、变粗;较重者声音嘶哑,发声费力,甚至仅能耳语,或完全失声。

(2)喉部疼痛:患者感喉部不适、干燥、烧灼感、异物感,喉部及气管前可有轻微疼痛,发声时尤其明显,通常不影响吞咽。

(3)咳嗽:因喉黏膜发炎时分泌物增多,常有咳嗽,起初干咳无痰,至晚期喉部则有黏液脓性分泌物,因较稠厚,常不易咳出。分泌物若黏附于声带表面可加重声音嘶哑。

(4)全身症状:成人一般全身中毒症状较轻。较重的细菌感染者可伴有发热、畏寒、倦怠、食欲缺乏等全身症状。

(5)邻近器官感染的症状:由于呼吸道黏膜彼此延续,急性喉炎可为急性鼻炎或急性咽炎的下行感染,故常同时伴有鼻部、咽部的炎性症状。

3.并发症

(1)呼吸困难:少数重症成人急性喉炎由于喉腔黏膜水肿可引起吸气性呼吸困难,常出现于声门下型急性喉炎中,由于声门下区域空间较为狭窄,黏膜高度水肿易造成气道受阻。

(2)急性喉炎症状较重时易出现下行感染,出现气管、支气管、肺等下呼吸道感染症状。

4.心理-社会状况

急性喉炎症状较轻时,患者常表现为发音音质、音色改变、轻度喉部不适,以为是普通感冒而不引起重视,不能及时得到治疗使病情进展,易造成慢性喉炎。若症状较重,特别是完全失声或出现呼吸困难时,患者常表现出焦虑、恐惧。护士应评估患者的文化教育程度、对疾病的认知度及情绪状态。

(五)护理措施

(1)向患者解释引起声音嘶哑和疼痛的原因、主要治疗要点,强调早期治疗的重要性,使患者理解以提高医从性。

(2)向患者解释少说话或禁声的原因及重要性。

(3)指导患者及时正确用药,观察药物疗效、有无发生不良反应。

(4)指导患者正确雾化吸入的方法及注意事项。

(5)病情较重者,需严密观察患者的呼吸情况,糖皮质激素应用后的效果。备齐抢救药品及物品。

(6)健康指导:向患者讲解本病的特点、常见的诱因及预防措施,提高患者和家属对本病的认识。告知患者多饮水,保持大便通畅,避免刺激性食物,禁烟酒。养成良好的生活习惯,均衡营养,避免过度劳累。教师等使用嗓音较多的患者应注意避免发声不当和过度用声。

三、喉白喉

(一)概述

喉白喉也称白喉,是一种由白喉杆菌引起的急性呼吸道传染病,主要通过空气飞沫直接传播,其次为通过使用染菌的手巾、食具、玩具、书报等间接传染。本病多发于1~5岁的儿童。白喉好发于秋冬和春季期间,目前已很少见。

(二)病因及发病机制

1.传染源

白喉杆菌是严格寄生于人的细菌,传染源为患者和恢复期带菌者。白喉杆菌菌体细长稍弯,粗细不一,菌体一端或两端排列呈棒状,排列不规则。革兰氏染色阳性,无荚膜、鞭毛,不产生芽胞;对湿热的抵抗力不强,对一般消毒剂敏感。60 ℃经10分钟或煮沸迅速被杀死,但对干燥、寒冷和日光的抵抗力较其他无芽孢的细菌为强,本菌的致病物质主要是白喉毒素。白喉毒素是含有两个二硫键的多肽链,分子量为62 000。经蛋白酶水解后,可分为A和B两个片段,中间仍由二硫键联接。B片段,无酶活性,但能与宿主易感细胞表面特异性受体结合,并通过易位作用使A片段进入细胞。A片段具有酶活性,能将氧化型烟酰胺腺嘌呤二核苷(NAD+)水解为烟酰胺及腺嘌呤二磷酸核糖(ADPR)两部分,并催化延伸因子-2(EF-2)与ADPR共价结合,使EF-2失去转位活性,从而中止肽-tRNA及mRNA在核糖体上由受位转移至供位,肽链不能延长,细胞蛋白质合成受阻,细胞死亡,病变产生。白喉杆菌尚能产生一些侵袭性物质,如类似于结核杆菌的索状因子,能破坏细胞的线粒体膜,导致呼吸和氧化磷酸化作用受到抑制。白喉杆菌侵入易感者上呼吸道,通常在咽部黏膜生长繁殖,并分泌外毒素及侵袭性物质,引起局部炎症和全身中毒症状。局部黏膜上皮细胞发生坏死,血管扩张,粒细胞浸润及纤维渗出,因此形成灰白色膜状物,称为假膜,若病损进一步扩展至喉部或气管内,可引起呼吸道阻塞,甚至窒息。尽管细菌一般不侵入血流,但外毒素可被吸收入血,迅速与易感组织细胞结合,使心肌、肝、肾和肾上腺等发生退行性病变,并可侵犯腭肌和咽肌的周围神经细胞,临床上出现心肌炎和软腭麻痹、声嘶、肾上腺功能障碍,血压下降等症状。

2.传播途径

本菌存在于假膜及鼻咽腔或鼻分泌物内,经飞沫、污染物品或饮食而传播。

3.易感人群

人群普遍易感,易感性的高低取决于体内抗毒素的量。

(三)治疗要点

(1)白喉杆菌属于革兰氏阳性菌,青霉素是首选药物,青霉素可以通过抑制白喉杆菌细胞壁的合成而起较强杀菌、抑菌作用,还可防止继发感染。宜及早足量使用。一般使用时间为 7～10 天用至症状消失和白喉杆菌培养阴转为止。如果对青霉素过敏,或应用青霉素 1 周后培养仍是阳性者,也可以使用红霉素。

(2)抗毒素治疗,可中和白喉杆菌毒素。对密切接触过白喉患者的易感儿童,可肌内注射白喉抗毒素作紧急预防,同时注射白喉类毒素以便延长免疫力。白喉抗毒素为特效治疗制剂,应在发病早期注射足量的白喉抗毒素,一般用量为 20 000～100 000 U,做肌内注射,重者可做静脉滴注。

(3)对症治疗,直接喉镜或支气管镜检查并取出伪膜。有呼吸困难和喉阻塞症状者,应及时施行气管切开术。

(4)患者应严格隔离,加强口腔及鼻部护理。密切注意心脏情况,给予心电监护或定期查心电图,如有心肌损害,患者应卧床休息 3～6 周。

(四)护理评估

1.健康史

评估患者近日有无上呼吸道感染史,发生的时间,是否接触白喉患者等;并了解患者的预防接种史。

2.临床表现

(1)全身症状:白喉毒素侵入血液,患者出现全身中毒症状,表现为全身乏力、恶心、胃食欲缺乏、有时出现呕吐,头痛,可伴有发热。

(2)局部症状:患者可出现咽喉部疼痛、声音嘶哑、哮吼样咳嗽及呼吸困难。喉白喉多由咽白喉向下蔓延所致,少数可见原发于喉腔。病变侵入喉腔后,多出现咳嗽和声嘶。当喉黏膜肿胀或有假膜阻塞声门时,可引起吸气性呼吸困难和喉喘鸣。病情持续发展,出现三凹征,如不及时解除阻塞,将窒息致死。喉部黏膜肿胀有时可向下扩延至气管支气管,可引起下呼吸道阻塞。

3.并发症

白喉杆菌产生的外毒素侵入血液后可并发周围循环衰竭、心肌炎、周围神经麻痹等。

4.心理-社会状况

评估患者的年龄、性别、性格特点、家属的情绪状态、对本病认识程度等。

(五)护理措施

(1)患儿卧床休息不少于 3 周,给予充足的营养、水分、电解质和维生素的摄入。进食以清淡、易消化、无刺激的半流质或流质为主。

(2)体温高的患者可给予物理降温,或根据医嘱给予药物治疗。同时注意水和电解质的平衡。

(3)根据医嘱给予抗生素和抗毒素治疗,注意观察用药后的反应,及时汇报医师。

(4)观察患者的呼吸情况,当患者出现吸气性呼吸困难时,可给予氧气吸入和雾化吸入。若症状未缓解出现重度喉梗阻时,需即刻行气管切开术。

(5)喉白喉气管切开术后呼吸系统的观察仍很重要。气管切开后可解除呼吸道梗阻,改善呼吸困难。但对于假膜向下延伸至气管和支气管的患者,应用白喉抗毒素后,可因假膜脱落而再次阻塞呼吸道。因此护士除应密切观察呼吸情况外,还应勤吸痰。吸痰时,保持吸痰管负压,边吸边退,中途勿停吸,禁止来回抽吸或提插,以免假膜脱落阻塞支气管。还应做好随时抢救的各项准备。

(6)白喉外毒素侵入血液后能迅速与全身各组织细胞结合,产生中毒性病变,以心肌最为显著,因此需严密观察白喉外毒素对循环系统的影响。

(7)气管切开患者按气管切开手术前后护理。

(8)应做好消毒隔离工作。

(9)患者应隔离至症状全部消失,病灶培养2次阴性为止,与患者密切接触者也应做好必要的检查和隔离工作,防止疾病传播。

(10)健康指导:嘱家长严格按期为患儿注射白喉疫苗;抵抗力低下、有呼吸道感染时、季节变化时尽量不要带小儿去公共场所。预防接种效果良好,可显著降低发病率和病死率。6个月以上至3岁儿童应预防接种百白破三联疫苗制剂或明矾淀白喉类毒素。8岁以上锡克氏试验阳性者也需接种。

四、喉头水肿

(一)概述

喉头水肿为喉部黏膜下疏松部位组织液浸润的病变。由多种病因造成。可分为感染性和非感染性两种。喉头水肿是五官科常见症状,急性严重者可引起窒息死亡。

(二)病因及发病机制

病因很多,主要分感染和非感染性。

(1)感染性疾病:一般非特异性感染如急性喉炎、喉软骨膜炎、喉脓肿、扁桃体周围炎和脓肿、咽侧和咽后间隙感染。特殊感染如喉梅毒、喉结核。

(2)非感染性疾病:各类喉创伤、喉血管神经性血肿、以及变态反应和一些全身性疾病均可引起喉头水肿。

(3)各类喉创伤。

(4)喉血管神经性水肿:是多系统损害的遗传性血管神经性水肿在喉局部的表现,是一种家族遗传性病变。是因为患者血清中C_1-酯酶抑制剂含量低、功能不全或缺乏所致。C_1-酯酶抑制剂,对多种特异性蛋白裂解酶有广泛而重要的调节作用,从而影响纤维蛋白溶解、凝血、激肽形成和补体系统。如其含量低,使过敏毒素和缓激肽释放过多,血管通透性增高,局部形成水肿。

(5)变态反应:常见的有青霉素针剂、碘化钾口服液等药物导致的变态反应,也见于食用海鲜食品等引起喉头水肿。此类变态反应主要为由IgE介导的I型超敏反应。

(6)其他一些全身疾病也可导致喉头水肿。

(三)治疗要点

主要是针对病因进行治疗。感染性喉头水肿予以针对性的广谱抗生素抗感染、消肿,同时静脉滴注糖皮质激素,给予雾化吸入局部用药。变应性喉头水肿可口服抗组胺药物。对遗传性血管神经性喉头水肿,尤其是发作频繁、症状严重者可用促进C_1-INH合成类药物,并补充外源性C_1-INH浓缩剂。对急性发作患者,可应用浓缩C_1-INH制剂静脉注射使其达正常水平。喉头水肿严重导致喉梗阻已有气管切开术指征者应先行气管切开,再进行病因治疗。

(四)护理评估

1.健康史

了解患者过敏史,近期有无急性喉炎等咽喉部感染和接触吸入有害气体或过热气体,有无遗传性血管神经性疾病,及其他全身性疾病,有无家族史,颈部有无肿瘤及手术史,了解患者呼吸困难发生的时间、程度等。

2.临床表现

急性感染性喉头水肿及非感染性喉头水肿主要症状均有声嘶、语音含混、咽喉梗阻感。急性感染性喉头水肿可伴有发热、喉痛,严重者可有吸气性呼吸困难及喉喘鸣、软组织凹陷等喉梗阻表现。非感染性者有原发疾病的临床表现。如遗传性血管神经性喉头水肿,反复出现无痛性水肿,多数在10岁时开始,表现为皮肤于睑、唇、面部、四肢部位出现硬性水肿,伴有浅红色斑。其他系统亦可出现水肿症状,如上呼吸道、消化道黏膜水肿并伴有相应的症状;中枢神经系统可出现脑水肿引起头痛等颅内压增高表现。

3.并发症

喉头水肿黏膜肿胀明显时,可导致喉阻塞。

4.心理-社会状况

喉头水肿常起病急骤,病因复杂,尤其是非感染性喉头水肿,伴随全身症状而易被忽视。一旦发病,患者常表现为紧张、恐惧,甚至有濒死感。因此护士要评估患者的年龄、性别、文化层次、情绪状态、对本病的认识程度等,同时还要评估家属的心理状况、详细询问病史,以求早日明确病因,进行对因治疗。

(五)护理措施

(1)心理护理:加强与患者及家属的沟通,观察患者的面容表情、情绪状态,了解患者的心理状态。分析引起患者焦虑、恐惧的原因。向患者解释喉喘鸣、声嘶、呼吸困难产生的原因,目前的治疗方法和疗效,减轻患者和家属的恐惧心理,帮助患者树立信心。告知患者医师护士会经常巡视病房,了解疾病的进展情况,做好气管切开及各种抢救仪器、设备的准备工作,一旦患者病情变化,可立即投入使用。

(2)根据病情,立即按医嘱给予足量糖皮质激素、抗生素或抗组胺类药物等,同时给予吸氧,告知患者用氧注意事项,密切观察患者的呼吸情况,做好气管切开的准备工作。

(3)重度喉阻塞患者,及时行气管切开术,按气管切开术护理。喉头水肿症状好转后,可先试堵管48小时,若患者无胸闷、气促、呼吸困难等不适时可考虑拔除气管套管。

(4)气管切开术后患者不能发音,伤口疼痛难以表达,常会出现焦虑、烦躁,故术后24小时内需专人护理,细心观察患者,及时处理患者的不适,多用眼神与患者交流,增强患者对护理人员的信任,待病情缓解后可给予患者使用书写板,与患者进行书面沟通,亦应多与患者交谈,猜测患者的要求,患者可以点头或摆手示意。同时指导患者家属多与患者交流,以稳定患者情绪。

(5)对症护理:患者由于吞咽疼痛,进食困难,故护士应鼓励患者进食流质或半流质饮食,并注意营养的摄入,餐后及时漱口,保持口腔清洁。

(6)健康指导:告知患者和家属,该病发迅速,若不及时救治易导致死亡,因此有症状或不适要及时就诊;有药物过敏史者及过敏体质者应避免与变应原接触;平时应注意休息、劳逸结合、经常参加体育锻炼,提高机体抵抗力,避免咽喉部感染;避免咽喉部外伤及与有害气体接触;积极治疗全身性疾病;对于遗传性血管神经性喉头水肿的患者应按医嘱长期用药治疗,预防喉头水肿发生,进行拔牙或咽喉部检查等操作前应按医嘱加大药物使用剂量。

(陶海霞)

参 考 文 献

[1] 吴敏曼.耳鼻咽喉疾病临床诊治精要及新进展[M].长春:吉林科学技术出版社,2023.

[2] 韩秀丽.耳鼻咽喉病症中医特色外治疗法[M].北京:中国纺织出版社,2021.

[3] 刘旭阳,张清炯.临床儿童耳鼻咽喉头颈外科学[M].北京:科学出版社,2022.

[4] 吴革平.耳鼻咽喉与眼科疾病临床诊疗技术[M].济南:山东大学出版社,2021.

[5] 张标新,刘业海.耳鼻咽喉头颈外科科普知识手册[M].合肥:中国科学技术大学出版社,2023.

[6] 周旭峰.现代耳鼻喉学基础与实践[M].北京:中国纺织出版社,2021.

[7] 薛贵芝,张标新.耳鼻咽喉头颈外科健康促进手册[M].合肥:中国科学技术大学出版社,2021.

[8] 王宇,石德晶,王玉婷.五官科疾病诊疗精要[M].北京:中国纺织出版社,2021.

[9] 孙彦,李娜.耳鼻咽喉头颈外科手术操作方法与技巧[M].北京:人民卫生出版社,2023.

[10] 刘汝洋.现代耳鼻喉科临床诊治要点[M].南昌:江西科学技术出版社,2020.

[11] 姚鸿超,张佳蕊,苏虹.耳鼻喉疾病诊疗与实践研究[M].北京:中国纺织出版社,2022.

[12] 王云霞,阎妍.耳鼻喉健康顾问[M].郑州:郑州大学出版社,2020.

[13] 白晓明,朱锡林,杜金凤,等.耳鼻咽喉科疾病治疗精要[M].上海:上海交通大学出版社,2023.

[14] 曹华琳.现代耳鼻喉科疾病诊治[M].南昌:江西科学技术出版社,2020.

[15] 陈敏良.实用耳鼻咽喉疾病诊断与治疗[M].长春:吉林科学技术出版社,2020.

[16] 王静.新编耳鼻喉疾病临床治疗要点[M].开封:河南大学出版社,2020.

[17] 李伟.眼耳鼻喉口腔疾病诊疗新方略[M].天津:天津科学技术出版社,2022.

[18] 吴丽华.耳鼻咽喉疾病临床诊疗学[M].哈尔滨:黑龙江科学技术出版社,2020.

[19] 郑亿庆.耳鼻咽喉疾病概要[M].北京:人民卫生出版社,2019.

[20] 王园园.新编五官科疾病综合治疗学[M].长春:吉林科学技术出版社,2020.

[21] 刘君.现代耳鼻咽喉与眼科疾病诊疗精粹[M].济南:山东大学出版社,2022.

[22] 郭春献.临床耳鼻咽喉疾病诊断与治疗[M].哈尔滨:黑龙江科学技术出版社,2020.

[23] 呼明燕.眼耳鼻咽喉与口腔科疾病诊疗技术[M].长春:吉林科学技术出版社,2022.

［24］许政敏,刘大波.临床儿童耳鼻咽喉头颈外科学［M］.北京:人民卫生出版社,2022.

［25］阮岩.岭南中医耳鼻咽喉科学［M］.北京:人民卫生出版社,2020.

［26］孙书成.中医耳鼻咽喉科医师处方手册［M］.郑州:河南科学技术出版社,2022.

［27］宋镇.实用耳鼻喉疾病治疗学［M］.沈阳:沈阳出版社,2020.

［28］王霞,王艳玲,杨洪涛,等.耳鼻咽喉科常见病诊断与治疗［M］.北京:科学技术文献出版社,2022.

［29］付玉贵.耳鼻咽喉头颈外科常见疾病规范化诊疗［M］.长春:吉林科学技术出版社,2020.

［30］马芙蓉,刘博.耳鼻咽喉头颈外科分册［M］.北京:人民卫生出版社,2020.

［31］党晓辉.新编耳鼻咽喉与眼科诊疗学［M］.天津:天津科学技术出版社,2019.

［32］佟勇.临床耳鼻咽喉科学新进展［M］.汕头:汕头大学出版社,2020.

［33］朱恒涛.新编耳鼻咽喉疾病临床诊治要点［M］.北京:科学技术文献出版社,2020.

［34］李岩,郑岩.耳鼻喉科疾病诊疗与康复［M］.北京:科学出版社,2021.

［35］冯宣付.耳鼻喉临床诊治精要［M］.北京:科学技术文献出版社,2021.

［36］李毅,刘宇,李钢.鼓室内注射地塞米松和盐酸氨溴索治疗分泌性中耳炎［J］.西北药学杂志,2023,38(2):198-202.

［37］徐世翔,张继屏,庄运岭.多学科协作诊疗难治性鼻出血16例［J］.武警医学,2023,34(5):421-422.

［38］段晓征,易洪利,刘爽,等.儿童急性细菌性扁桃体炎临床指南第一轮专家问卷分析［J］.中国中医药信息杂志,2022,29(6):110-114.

［39］杨晓喆,赵金铭,司马宇彤,等.吸烟和饮酒对成年人过敏性鼻炎和非过敏性鼻炎发病的影响:一项病例对照研究［J］.中国耳鼻咽喉头颈外科,2023,30(7):438-442.

［40］张丽月,陈幼芬.布地奈德吸入治疗小儿急性感染性喉炎的临床效果探究［J］.北方药学,2022,19(7):81-8390.